DNA SEGREDOS & MISTÉRIOS

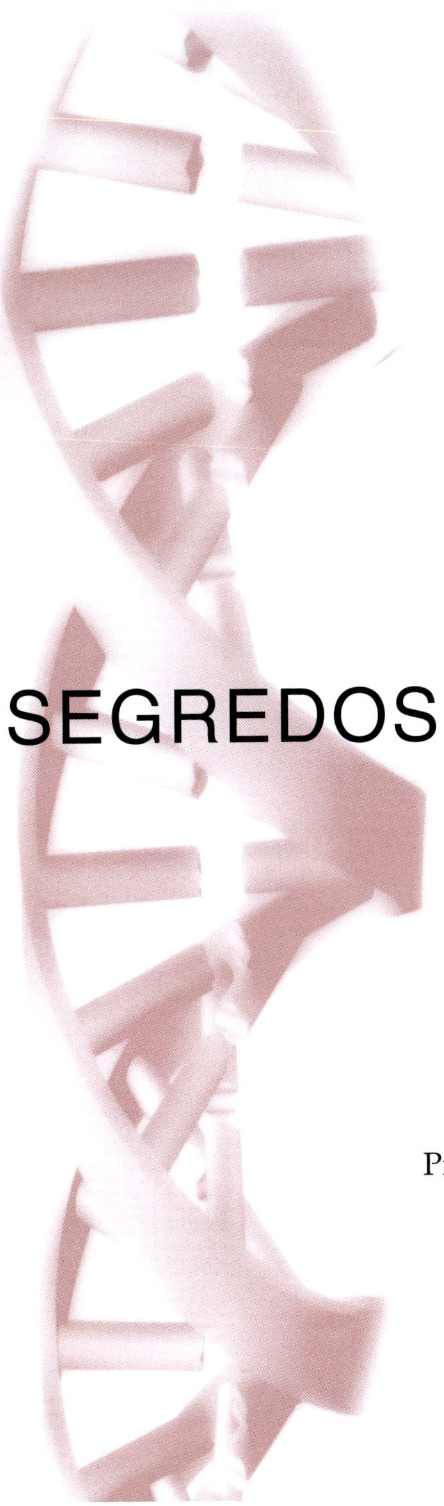

DNA

SEGREDOS & MISTÉRIOS

Solange Bento Farah

Professor Adjunto do Departamento
de Genética Médica, UNICAMP
sbfarah@shaw.ca

sarvier

DNA: SEGREDOS & MISTÉRIOS
Solange Bento Farah
Sarvier, 2ª edição, 2007

Capa
Pintura em seda
Criação: Solange Bento Farah
Execução: Maria Helena de Toledo Capinzaiki

Projeto gráfico/editoração eletrônica
CLR Balieiro Editores

Impressão/Acabamento
Gráfica Ave-Maria

sarvier
Sarvier Editora de Livros Médicos Ltda.
Rua dos Chanés nº 320
CEP 04087-031 Telefax (11) 5093-6966
e-mail sarvier@uol.com.br
São Paulo – Brasil

Dados Internacionais de Catalogação na Publicação (CIP)
(Câmara Brasileira do Livro, SP, Brasil)

Farah, Solange Bento
DNA segredos e mistérios / Solange Bento Farah.
-- 2. ed. -- São Paulo : Sarvier, 2007.

Bibliografia.
ISBN 978-85-7378-173-1

1. DNA 2. Engenharia genética 3. Genética
médica I. Título.

CDD-574.873282
07-0341 NLM-QU 55

Índices para catálogo sistemático:
1. DNA : Biologia celular 574.873282

Dedicado à memória de meu pai, Jean Salim Farah.
Quando soube que eu havia sido aprovada para cursar a Faculdade de Ciências Biológicas da USP, em 1969, ele me disse "Biologia é a ciência do futuro". Quem diria! Ele estava certo.

AGRADECIMENTOS

A Fernando Silva Xavier e Cid A. Balieiro, meus editores, por terem acreditado neste livro desde o primeiro momento e pelo apoio irrestrito.

A Maria de Lourdes Balieiro, da CLR Balieiro Editores, por sua dedicação, paciência e carinho na montagem gráfica do livro.

A Maria Ofélia Serafim, pela cuidadosa revisão de ortografia e por sua amizade.

A todos os amigos da família Sarvier, que sempre me receberam com carinho e sorriso nos lábios.

A Maria Helena de Toledo Capinzaiki, minha professora de pintura em seda, pelo talento e entusiasmo dedicados à arte da capa.

Ao Fred Mandl, parceiro e cúmplice, razão para eu suportar os invernos canadenses e responsável pelo *kickoff* da 2ª edição.

A minha irmã, Samira Bento Farah, presença constante em todos os momentos importantes da minha carreira e da minha vida, por seu amor, apoio e lágrimas.

Prefácio da segunda edição

Por que a biotecnologia tem tido uma evolução tão rápida se comparada com outras especialidades? Parece-me que a principal razão é que, de tempo em tempo, se faz alguma descoberta que não é somente importante por si só, mas que também abre novos caminhos que levam a outras descobertas. Daí para frente, é como uma bola de neve que, quanto mais gira, mais aumenta seu volume.

Desde a primeira edição deste livro, em 1997, a biologia molecular passou por intenso desenvolvimento. O genoma humano foi completamente seqüenciado, produtos geneticamente modificados invadiram o mercado, foi descoberto o sistema de interferência por RNA e a descrição da molécula de DNA completou seu 50º aniversário. Motivado pelo Projeto Genoma Humano, ou em conseqüência dele, uma série de técnicas foi desenvolvida, como PCR em tempo real, SAGE, *microarrays* de DNA, *lab-on-chip*, entre outras. Mais ainda, conceitos básicos como o "dogma da biologia" ou "um gene-uma enzima" foram abalados e tiveram que ser redefinidos. Com essa explosão de informação, vale a pena escrever um livro sobre engenharia genética e biotecnologia sabendo que provavelmente estará desatualizado antes mesmo da sua publicação? Qual a justificativa para se publicar mais um livro, quando tamanha quantidade de informação se encontra disponível na internet, ao alcance da ponta dos nossos dedos?

Na verdade, a internet talvez tenha sido a principal razão que encontrei para justificar a mim mesma a dedicação necessária para enfrentar este projeto, o qual consumiu mais de um ano da minha vida. Sem dúvida alguma, a internet tornou-se a grande fonte de informação e um fórum expansivo para o debate de idéias. Entretanto, a quantidade de informação disponível é tão avassaladora que, a menos que se tenha alguma experiência e compreensão prévia do assunto, é muito difícil fazer senso do resultado de uma consulta ou construir uma visão global. O leitor menos preparado pode afogar-se em um mar de fatos e dados e acabar formando uma idéia errada do quadro geral, ou gastar um tempo considerável na busca de um dado específico. Portanto, pareceu-me que seria válido fornecer ao leitor as linhas gerais dos progressos e as novas possibilidades que estão sendo exploradas. Compreendidos os princípios básicos, a informação complementar e recente pode ser encontrada na internet. Para facilitar sua vida, coloquei no final do livro muitos *websites* como referência. Alguns deles são dedicados ao público geral, com informações simples e onde os processos moleculares podem ser assistidos em elucidativos desenhos animados. Outros são *websites* de organizações oficiais, nos quais se encontra informação confiável e atualizada periodicamente. Com isso, espero ter prolongado a vida útil deste livro.

Tomei tais cuidados, pois a intenção é atingir o maior público possível, independentemente de sua formação anterior. Mais do que nunca acredito que a informação contida neste livro afeta a vida de todos nós. Basta você olhar ao seu redor. Do alimento que se compra no supermercado, ao parente que morreu de câncer, a genética tem aplicações práticas e imediatas que dizem respeito a todos. Não se tem escapatória e acabou-se o tempo no qual a genética era vista como um ramo secundário da medicina. A forma como a medicina é praticada hoje mudará radicalmente na próxima década. A aplicação da tecnologia genética tornará a medicina muito mais personalizada, fazendo-se necessário que cada médico, independente de sua especialidade, torne-se um geneticista.

Ainda mantive a forma simples e fácil de descrever os fatos. Afinal, a proposta deste livro é preencher o espaço existente entre a literatura científica e a mídia não especializada. Apesar de não ter me aprofundado em detalhes técnicos, o texto tem precisão científica e, sempre que possível, expliquei como os resultados foram alcançados, pois ciência não é mágica. Além disso, procurei rechear a leitura com fatos curiosos e estatísticas fascinantes. Mas, se mesmo assim você se deparar com o nome complicado de uma enzima, por favor não ponha o livro de lado. Pule aquela palavra ou frase, que a idéia ainda fará sentido. Escrevi este livro para compartilhar o prazer que sinto com a evolução do conhecimento, e não para aborrecê-lo. Espero que você participe desse sentimento. Afinal, o que é a vida sem prazer?

Conteúdo

Introdução

De tempos em tempos, a introdução de novas tecnologias em nosso cotidiano provoca uma verdadeira revolução em conceitos preestabelecidos alterando radicalmente o rumo da vida em sociedade. Quem pode hoje imaginar o funcionamento do sistema bancário sem o uso de computadores?

Entretanto, a influência de uma nova descoberta científica sobre a vida do público em geral nem sempre pode ser prontamente reconhecida.

Quando a estrutura da molécula do ácido desoxirribonucléico (DNA) foi elucidada por Watson e Crick em 1953, essa descoberta pareceu importante somente para aqueles cientistas diretamente envolvidos com o estudo do problema. Mesmo assim, nem esse grupo restrito de cientistas pôde vislumbrar a revolução que, algumas décadas depois, tal descoberta provocaria em várias áreas do conhecimento humano. Menos evidentes, ainda, eram as aplicações potenciais dessa nova aquisição para a melhora da qualidade de vida do público em geral. Esse quadro foi, entretanto, dramaticamente alterado quando os primeiros experimentos realizados em 1973 por Herbert Boyer, da Universidade da Califórnia, São Francisco, e Stanley Cohen, da Universidade de Stanford, abriram novas possibilidades para a construção de uma molécula de DNA recombinante em um tubo de ensaio.

Para se entender o significado da "construção de uma molécula de DNA recombinante" é preciso ter-se em mente que o DNA é a principal chave de todo o enigma da vida. A aparência de cada espécie biológica, suas funções primárias, a expectativa de vida dos indivíduos que compõem a espécie e mesmo sua sobrevivência no planeta estão definidas no DNA contido no núcleo de cada uma de suas células. Em outras palavras, o DNA especifica nos mínimos detalhes o que cada célula de cada planta ou animal é capaz de realizar. Por essa razão, o DNA tem sido referido como *molécula da vida*. No entanto, apesar de sua imensa responsabilidade na criação e no desenvolvimento da vida, o DNA é uma molécula tão simples e monotonamente repetida que por muito tempo foi difícil aceitá-lo como a substância que guarda toda a informação hereditária requerida para o desenvolvimento de um organismo. O DNA pode ser comparado a um programa de computador, onde a combinação de códigos muito simples (zero e 1) permite a execução de tarefas extremamente complicadas, dada a infinidade de combinações possíveis de se obter.

A manipulação do DNA significa, em sua essência, a manipulação da vida. No momento em que se tornou viável cortar e rejuntar em um tubo de ensaio moléculas de DNA de espécies diferentes para construir uma molécula de DNA recombinante, tornou-se, teoricamente, possível a criação de novas formas de vida.

Os primeiros experimentos nesse sentido foram apresentados na Conferência de Gordon sobre ácidos nucléicos, um encontro histórico que ocorreu entre 130 biologistas moleculares em junho de 1973 em New Hampshire, EUA. O impacto dessa nova tecnologia na comunidade científica foi tão grande, que os participantes do encontro votaram a favor de uma moção para que os organizadores do congresso enviassem uma carta ao Presidente da Academia Americana de Ciência e para o Presidente do Instituto Americano de Medicina, solicitando a instituição de um comitê para investigar as possíveis conseqüências da técnica do DNA recombinante. Essa mesma carta foi publicada logo em seguida na revista *Science*, anunciando publicamente a preocupação dos cientistas com os possíveis danos biológicos decorrentes desses experimentos.

Em seus principais trechos a carta salientava:

> "Estamos escrevendo ao Senhor, em nome de vários cientistas, para comunicar um assunto de profundo interesse.
>
> ..... atualmente nós temos a capacidade técnica de juntar, covalentemente, moléculas de DNA de origens diferentes.
>
> ..... Essa técnica pode ser usada, por exemplo, para combinar DNA de vírus animais com o DNA de bactéria, ou DNAs de diferentes origens virais podem ser ligados. Dessa forma, novos tipos de vírus ou de plasmídeos híbridos, com atividade biológica de natureza imprevisível, poderão ser eventualmente criados. Esses experimentos oferecem um excitante e interessante potencial tanto para o avanço do conhecimento em processos biológicos fundamentais, como para suavizar problemas da saúde humana.
>
> Certamente, tais moléculas híbridas podem causar danos aos pesquisadores e ao público. Embora nenhum dano tenha sido estabelecido ainda, manda a prudência que os prejuízos potenciais sejam seriamente considerados.

.... Os conferencistas sugerem que a Academia estabeleça um comitê de estudo para considerar esse problema e para recomendar ações específicas e normas que sejam apropriadas."

MAXIME SINGER e DIETER SOLL

Science, 21 de setembro de 1973

Seguindo a analogia entre a molécula de DNA e um programa de computador, a possibilidade de formar moléculas híbridas de DNA, recombinando espécies biológicas que jamais se cruzariam na natureza, significa, por exemplo, a fusão aleatória de dois programas de computador. O novo programa obtido pode apresentar maior eficiência que qualquer um dos programas iniciais, ou ter a capacidade de realizar novas funções não programadas anteriormente ou, ainda, ser totalmente inútil, mas, com certeza, os resultados esperados desse experimento são absolutamente imprevisíveis.

A imagem do DNA, até então inviolável, tinha sido definitivamente alterada por esse tipo de experimento. Os genes, unidades fundamentais da vida contidos no DNA, podiam agora ser isolados, alterados, reproduzidos milhões de vezes e transplantados de um para outro organismo vivo. O capítulo da **Engenharia Genética**, um dos mais excitantes na história da Biologia, começava a ser redigido.

Essa nova metodologia apresentava um potencial tão positivo quanto assustador que, em um ato inédito de autocensura, o comitê estabelecido pela Academia de Ciência propôs que a pesquisa nesse campo fosse temporariamente suspensa, até que os riscos potenciais pudessem ser mais bem avaliados. Esse documento, publicado em julho de 1974 nas revistas *Science* e *Nature*, ficou conhecido como *moratorium* ou carta de Berg, em referência a Paul Berg, presidente do comitê. Até mesmo algumas companhias industriais aceitaram colaborar com a proposta do comitê suspendendo a produção de enzimas de restrição, ferramentas fundamentais para se obter uma molécula de DNA recombinante.

Em fevereiro de 1975, a Conferência de Asilomar, Califórnia, reuniu os mais renomados cientistas do mundo, convidados para opinar sobre o assunto. Ficou decidido nesse encontro que o *moratorium* seria substituído por normas de segurança que deveriam ser respeitadas pelos laboratórios envolvidos nesse tipo de pesquisa.

Quando os riscos da tecnologia do DNA recombinante começaram a ser discutidos também na imprensa não-especializada, teve início um grande debate, nem sempre coroado por lucidez e bom senso. Algumas das previsões mais otimistas levavam em conta a possibilidade de se criar novos "Frankensteins" ou mesmo de se acabar com a raça humana caso um vírus capaz de, por exemplo, provocar câncer escapasse dos laboratórios.

Após várias décadas de intensa pesquisa em Engenharia Genética desenvolvida em milhares de laboratórios do mundo todo, ficou demonstrado que a tecnologia do DNA recombinante é absolutamente segura. Nenhum único acidente comprometendo a segurança de pesquisadores ou do público foi reportado até hoje. Evidentemente, não se pode excluir a possibilidade da utilização deliberada dessa metodologia para fins ilícitos.

Por outro lado, os benefícios já alcançados, com o emprego das técnicas de DNA recombinante em inúmeras áreas da pesquisa científica, foram tremendos e as perspetivas futuras são incalculáveis. Literalmente, nenhuma área da biomedicina permaneceu intocável após o aparecimento dessa nova metodologia. Mais ainda, profissionais de outros ramos têm sido beneficiados com novas aplicações dessa descoberta. Pela primeira vez a Biologia deixou de ser uma ciência puramente acadêmica, atrativa somente àqueles envolvidos em desvendar os mistérios fundamentais da vida, para atrair também o interesse de executivos com um faro especial para descobrir onde novas perspectivas de lucro estão borbulhando. Por apresentar implicações nos mais diferentes ramos da sociedade, a Engenharia Genética chama a atenção de juristas, industriais, investidores, agropecuaristas e governantes, entre outros.

O impacto provocado na sociedade em geral levou mais de dez anos para emitir seus primeiros reflexos visíveis em nosso país. A discussão atual sobre as aplicações da metodologia do DNA recombinante não envolve mais os possíveis riscos casuais de acidentes biológicos, mas concentra-se nos problemas e decisões éticas que deverão ser, mais cedo ou mais tarde, discutidos e assumidos. Somente uma sociedade bem informada sobre o assunto será capaz de assegurar que essa tecnologia seja empregada de maneira ética e humana.

Embora o DNA seja hoje assunto citado até em novelas, isso não significa que a sociedade brasileira adquiriu a informação necessária para assumir uma posição consciente diante de problemas que será, certamente, um dia chamada a opinar. Ao contrário, a popularização do assunto, se não acompanhada de informação correta, tende a gerar conceitos que estão mais para a ficção do que para a realidade científica.

A quantidade de informação produzida ao longo destes anos foi tão grande que alguém interessado em se inteirar do assunto enfrentará dificuldades para encontrar um texto conciso e compreensível. Por essa razão, mesmo entre a comunidade universitária, os conceitos básicos da Engenharia Genética não foram ainda suficientemente disseminados a ponto de permitir a utilização dos benefícios dessa nova metodologia nos diferentes campos de ação.

Um médico envolvido em seu trabalho clínico, mesmo reconhecendo a necessidade de se inteirar sobre novas descobertas e fatos relacionados com Engenharia Genética, uma vez que isso pode afetar a prática de sua profissão no dia-a-dia de seu consultório, dificilmente encontrará o tempo necessário para se debruçar sobre artigos que utilizam uma nomenclatura complexa e especializada.

Minha intenção ao escrever este livro foi a de ajudar aqueles profissionais, não diretamente envolvidos com a Biologia Molecular, mas que já se deram conta da revolução que está ocorrendo, a encontrarem o fio da meada.

Também gostaria muito que mais pessoas vissem a Engenharia Genética como vejo: uma excitante aventura intelectual; uma área de estudo destinada a acelerar nossa compreensão sobre a vida; uma tecnologia em crescimento que terá cada vez mais impacto positivo sobre a sociedade humana; uma metodologia que abre nossa imaginação para possibilidades até então aventadas somente pela ficção científica.

O assunto, por sua natureza técnica, é intimidante, embora os princípios básicos sejam simples e, acredito, possam ser compreendidos por qualquer pessoa que a isso se disponha.

A Engenharia Genética não pode ser abordada de forma inteligente sem pelo menos algumas referências a conceitos básicos da Biologia e Química. Entretanto, na redação deste livro procurei manter os termos técnicos ao mínimo. Quando não foi possível evitá-los, sua introdução foi acompanhada por definições claras e compreensíveis. Além disso, cada novo termo ou conceito importante aparece a primeira vez citado no texto em negrito, para chamar a atenção do leitor. No final de cada capítulo incluí um resumo dos pontos mais importantes aí discutidos. Um glossário foi colocado no final do livro para rápida referência. O texto foi, por outro lado, fartamente ilustrado, facilitando a visualização dos conceitos e mecanismos apresentados.

Dessa forma, espero que este livro possa ser útil a professores e alunos do segundo grau. Além disso, por apresentar uma visão geral das aplicações da Engenharia Genética, este livro pode também ser interessante aos alunos universitários, que terão os detalhes mais profundos discutidos nos cursos de biologia celular, molecular e bioquímica.

Como tentei fazer um livro abrangente, o texto será muito básico para alguns. Para se contar uma longa história desde o começo, evidentemente, a história não pode ser contada com riqueza de detalhes. Por exemplo, a discussão sobre a célula dada no Capítulo 1 pode ser superficial e maçante para um médico, mas pareceu-me necessária e importante para um advogado interessado em entender como a análise do DNA pode esclarecer um crime. Por outro lado, nunca é demais relembrar o conhecimento que pode ter sido aprendido mas abandonado nos bancos escolares.

Enfim, espero que os cuidados tomados na redação deste livro colaborem para despertar também o interesse daqueles indivíduos leigos no assunto, mas que cultivam uma curiosidade intelectual e não querem perder o trem do futuro.

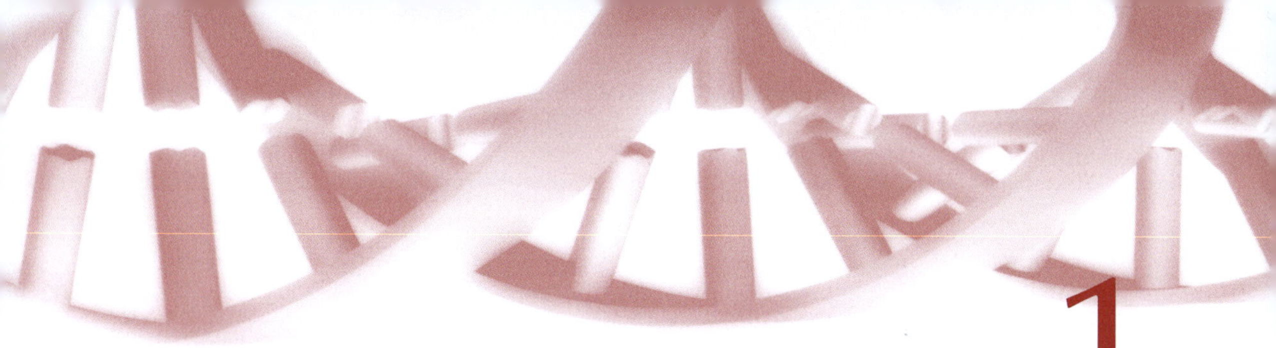

1

Da célula ao DNA

Células: pequenas fábricas que formam os organismos vivos

Quando se pretende apresentar os fenômenos biológicos para um iniciante, a primeira dificuldade é decidir por onde começar, pelo ovo ou pela galinha. Os processos biológicos funcionam de forma tão integrada que não é fácil definir o ponto de início da história. A célula, entretanto, pode ser uma boa opção, uma vez que é a unidade fundamental da vida.

A **célula** pode ser definida como a menor parte de um organismo vivo capaz de desenvolver, de forma autônoma, as funções básicas que caracterizam a vida: a reprodução e o crescimento.

As formas mais simples de vida são representadas por **organismos unicelulares**, nos quais todas as funções vitais estão concentradas em uma única célula, como, por exemplo, bactérias e algumas algas.

Nos organismos mais complexos, ditos **multicelulares**, o número de células varia em função da complexidade apresentada. No caso do homem, por exemplo, estima-se que um indivíduo adulto de tamanho médio seja composto por 100 trilhões de células (10^{14}).

As células que participam da formação de um mesmo organismo não são todas iguais. Elas podem assumir diferentes formas, tornando-se especializadas no desempenho de determinadas funções. Por exemplo, as **hemácias**, glóbulos vermelhos do sangue, têm como principal função o transporte de oxigênio e gás carbônico através do organismo. As modificações que ocorrem em uma célula, a fim de torná-la mais eficiente no desempenho de determinada função, acabam por alterar sua forma e conteúdo, resultando na **diferenciação celular**. Essa divisão de trabalho, observada entre as células de um organismo complexo, representa grande economia de energia, aumentando muito a eficiência do organismo para realizar suas funções biológicas.

Células que se diferenciaram para realizar a mesma função formam um **tecido**; os tecidos organizam-se em órgãos para formar o indivíduo. Toda essa estrutura deve funcionar de forma extremamente precisa e harmônica, caso contrário, as conseqüências para o indivíduo como um todo podem ser graves e, algumas vezes, tão drásticas que o tornam incompatível com a vida.

Embora existam diferenças marcantes entre as células das várias espécies, ou entre as células de um mesmo organismo, como acabamos de citar, há também muito de comum entre elas. A similaridade observada entre os mais diferentes tipos celulares é decorrente do fato de que todos os organismos vivos são, em última análise, descendentes da primeira forma de vida que apareceu há 3,5 bilhões de anos. Em outras palavras, desde as bactérias, passando por todas as formas de vida vegetal e animal, até o homem, evoluíram de uma mesma célula primitiva que apareceu um dia na Terra sob condições muito especiais de temperatura, radiação e composição química. Esse fato tem grande importância para a Engenharia Genética, como veremos nos capítulos seguintes. As técnicas aí empregadas tiram vantagem dessa similaridade, deixando as diferenças à parte.

Portanto, a discussão aqui proposta não será prejudicada se deixarmos de lado os inúmeros detalhes que tornam um tipo celular diferente do outro. Aliás, a célula tem uma organização tão complexa que é, por si só, assunto suficiente para um livro. Por isso serão abordados aqui somente os fatos relevantes a nossa discussão.

A figura 1.1A representa uma célula animal típica. Geralmente, as células são muito pequenas, com diâmetro de cerca de 10 milésimos de milímetro ou 10µ (1 micro = 1µ = 0,001mm). Isso significa que não podem ser observadas a olho nu, mas podem ser facilmente reconhecidas com o auxílio de microscópio. A simples observação da figura mostra que uma célula é dividida em dois compartimentos básicos: o **núcleo** e o **citoplasma**.

Podemos imaginar uma célula como uma pequena fábrica na qual são produzidas as substâncias químicas necessárias para o desempenho de suas tarefas fundamentais, ou seja, crescer, reproduzir-se em novas células e desempenhar a parte do trabalho geral que lhe cabe na organização de um ser vivo. Para tanto, inúmeras reações químicas ocorrem em uma célula, e as funções específicas de cada célula dependem das substâncias químicas aí produzidas.

Nesse sentido, o núcleo seria o escritório administrativo da fábrica, onde são tomadas as decisões sobre o que será fabricado, em que quantidade e em que momento, definindo, assim, qual o tipo de trabalho que será realizado por uma célula particular. O núcleo também controla a divisão celular. Por outro lado, o citoplasma é, basicamente, o local onde todo esse trabalho é realizado, no qual estão presentes o maquinário e a linha de montagem da fábrica. Dessa forma, o citoplasma não é

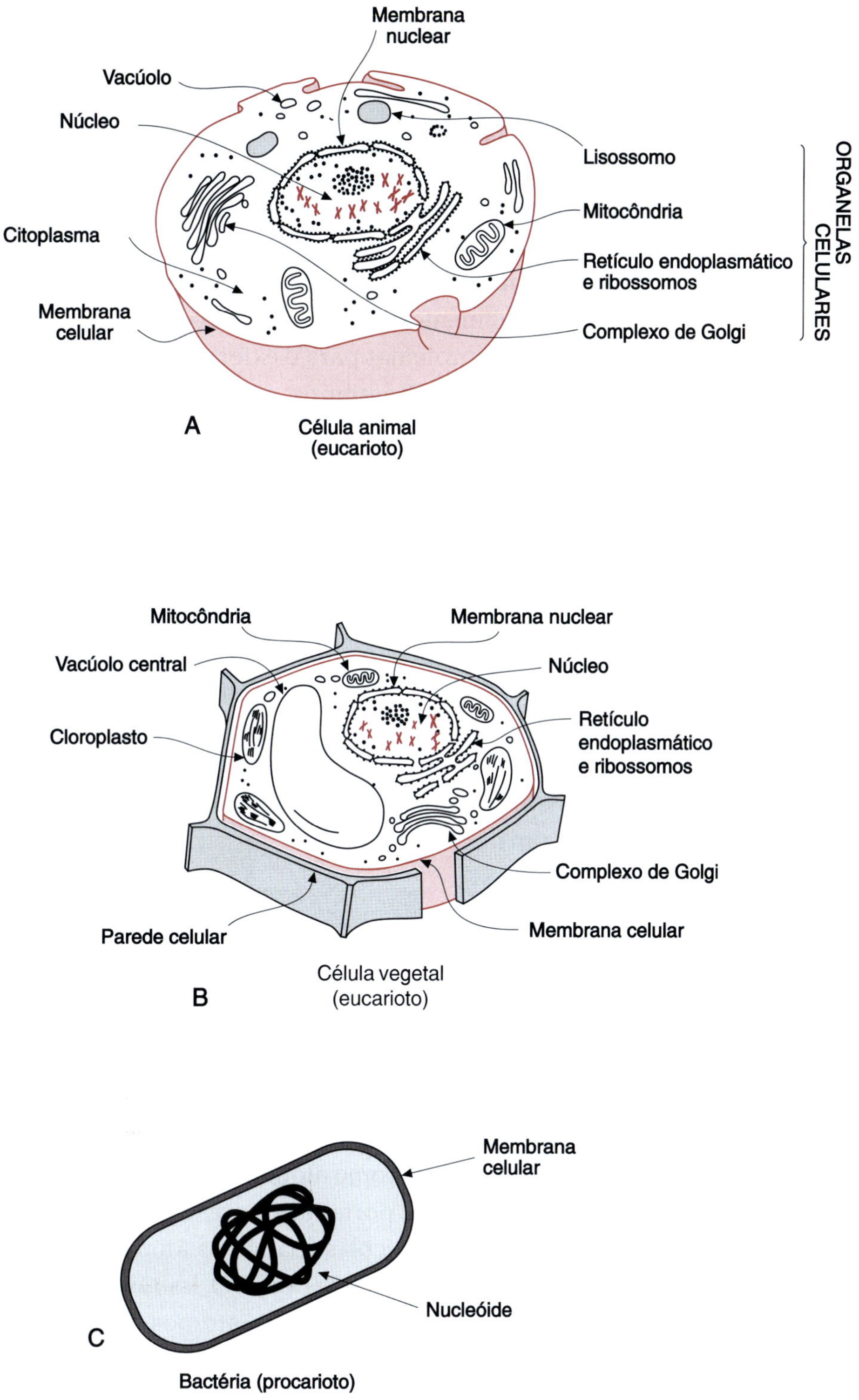

Figura 1.1 ■ Esquema de uma célula de eucarioto animal (**A**) e vegetal (**B**) e procarioto (**C**).

uma massa amorfa; ao contrário, possui uma estrutura dividida em vários compartimentos altamente organizados, referidos como **organelas celulares**.

Cada uma dessas organelas tem função bem definida no trabalho geral que a célula deve desenvolver, algumas delas aparecem representadas na figura 1.1A. A célula, como qualquer fábrica, depende de energia para funcionar. A energia é geralmente obtida por meio da digestão dos alimentos. Como exemplos de organelas citoplasmáticas podemos citar as **mitocôndrias**, responsáveis pela produção de energia, os **lisossomos**, onde os alimentos são digeridos, o **complexo de Golgi**, que concentra e excreta as proteínas para o exterior da célula, e, de maior interesse para o nós, os **ribossomos**, organelas onde as proteínas são fabricadas que, geralmente, aparecem ligadas a um sistema de membranas do citoplasma, o **retículo endoplasmático**.

Certas particularidades diferenciam as células vegetais das animais. Na figura 1.1B podemos notar a presença da **parede celular**, composta principalmente por celulose que reveste as células vegetais, o **vacúolo central**, cavidade delimitada por membrana que armazena e excreta substâncias, e os **cloroplastos**, organelas onde ocorre a fotossíntese.

As bactérias são células mais simples, nas quais não existe membrana nuclear separando o conteúdo do núcleo do citoplasma (Figura 1.1C). Assim, bactérias, vírus e algumas algas são organismos designados como **procariotos** em contraposição aos **eucariotos** (plantas e animais), que apresentam um núcleo verdadeiro.

Átomos, elementos e compostos químicos

Antes de prosseguirmos em nossa apresentação da célula, parece fundamental introduzirmos alguns conceitos básicos para aqueles não familiarizados com termos como átomos e moléculas.

Qualquer corpo físico, portanto, os organismos vivos também, é formado por pequenas partículas chamadas átomos. Todos já viram algum dia a água ser representada por H_2O. Isso significa que cada molécula de água é composta por dois átomos do elemento químico hidrogênio ligados a um átomo do elemento químico oxigênio.

Um **elemento químico** é uma substância pura que não pode ser quebrada por processos químicos em partículas mais simples. Há mais de 100 elementos químicos conhecidos, entre os que ocorrem na natureza e aqueles fabricados pelo homem, e cada um deles tem suas características particulares. Surpreendentemente, poucos elementos são encontrados nos seres vivos e somente quatro deles, hidrogênio, oxigênio, carbono e nitrogênio, compõem 99% da matéria viva.

O **átomo** é a menor unidade de um elemento químico que guarda suas propriedades. Os átomos ligam-se para formar os compostos químicos. As **moléculas** são as unidades dos compostos químicos, portanto, a molécula da água (H_2O) representa a quantidade mínima de átomos ligados que ainda guarda as características do composto químico água. Outros compostos químicos são formados por muitos átomos. Assim, por exemplo, a molécula do composto químico glicose, um açúcar, é formada por 6 átomos de carbono, 12 átomos de hidrogênio e 6 átomos de oxigênio.

É muito importante a forma como os átomos estão ligados e arranjados entre si para compor uma molécula. Uma situação na qual um átomo de hidrogênio aparece ligado a um átomo de oxigênio e este liga-se a um átomo de carbono será absolutamente diferente da situação na qual, por exemplo, um átomo de hidrogênio e outro de oxigênio aparecem ambos ligados diretamente ao átomo de carbono.

O tamanho das moléculas encontradas em uma célula varia, existindo desde moléculas muito pequenas, como as da água, até moléculas gigantescas, como as das proteínas. As moléculas menores são representadas principalmente pelos vários tipos de sais, açúcares, aminoácidos e ácidos gordurosos e desempenham funções fundamentais na célula como, por exemplo, a produção e o armazenamento de energia. Embora tais moléculas sejam de importância vital para os organismos vivos, elas podem ser praticamente esquecidas em nossa discussão, a não ser por estarem relacionadas com as moléculas gigantescas ou **macromoléculas**.

Algumas moléculas orgânicas, isto é, moléculas encontradas nos organismos vivos, são extremamente longas e podem ser formadas por milhares ou mesmo centenas de milhares de átomos. Construir essas macromoléculas adicionando um a um os átomos de carbono, oxigênio, hidrogênio e nitrogênio, aqui e ali, até se atingir a organização final, seria extremamente difícil para a célula. Talvez por isso a natureza tenha simplesmente optado por juntar pequenas moléculas específicas para formar as longas cadeias lineares observadas nas macromoléculas. Em outras palavras, macromoléculas, como por exemplo as proteínas, são **polímeros** formados por muitas moléculas menores, chamadas **monômeros,** e que, no caso das proteínas, correspondem aos aminoácidos.

Além das proteínas, os ácidos nucléicos são a segunda classe de macromoléculas de particular interesse para os biologistas moleculares.

As proteínas

Os **aminoácidos**, pequenas moléculas que compõem as **proteínas**, podem ser de 20 tipos diferentes. Cada um deles tem um nome, mas costumam ser também referidos pelas três primeiras letras de seu nome ou por uma única letra do alfabeto escolhida por convenção (Figura 1.2).

Aminoácidos	Nomes abreviados		Símbolos
Glicina	Gly	G	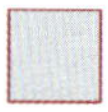
Alanina	Ala	A	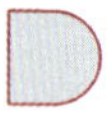
Valina	Val	V	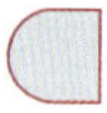
Leucina	Leu	L	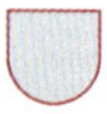
Isoleucina	Ile	I	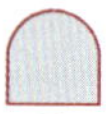
Serina	Ser	S	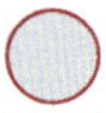
Cisteína	Cys	C	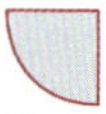
Metionina	Met	M	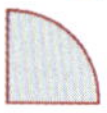
Tirosina	Tyr	Y	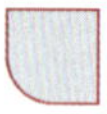
Fenilalanina	Phe	F	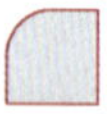
Triptofano	Trp	W	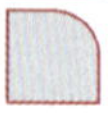
Histidina	His	H	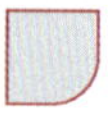
Arginina	Arg	R	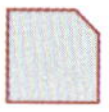
Lisina	Lys	K	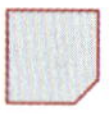
Aspartato	Asp	D	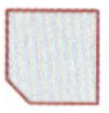
Glutamato	Glu	E	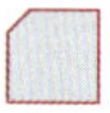
Asparagina	Asn	N	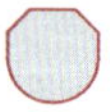
Glutamina	Gln	Q	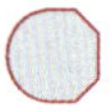
Prolina	Pro	P	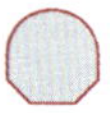
Treonina	Thr	T	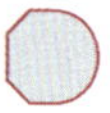

Figura 1.2 ■ Os 20 aminoácidos.

Todos os 20 aminoácidos apresentam a mesma estrutura básica: um átomo de carbono central aparece simultaneamente ligado a um grupo amino, um grupo carboxila e um átomo de hidrogênio. O que faz a diferença entre um aminoácido e outro é o quarto grupo lateral ligado ao carbono. O grupo amino tem carga positiva, enquanto o grupo carboxila tem carga negativa. Portanto, a carga final do aminoácido depende da carga presente no grupo lateral (Figura 1.3).

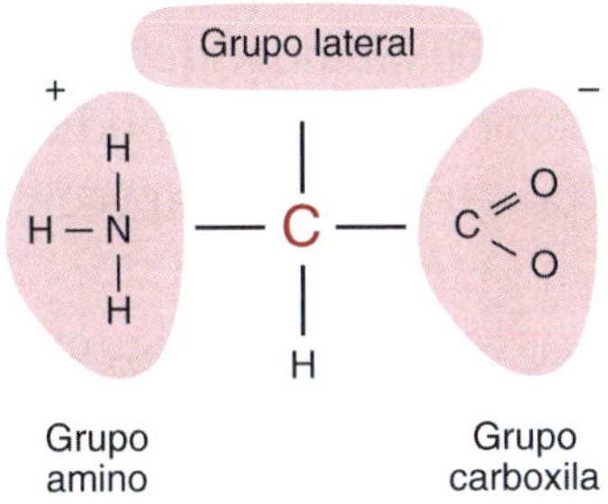

Figura 1.3 ■ Estrutura geral dos aminoácidos.

A síntese de uma proteína tem início quando o grupo carboxila de um aminoácido reage com o grupo amino de outro, em uma reação química chamada de **ligação peptídica**, na qual é eliminada uma molécula de água (Figura 1.4). O resultado dessa reação é um **dipeptídeo**.

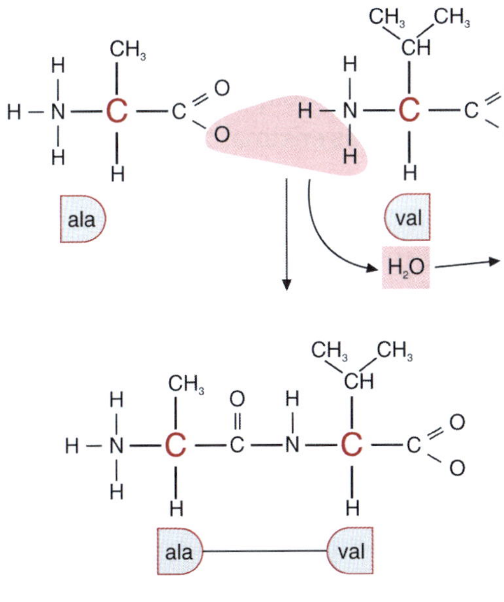

Figura 1.4 ■ Ligação peptídica.

Note que um dipeptídeo ainda tem em uma das pontas um grupo amino e na outra um grupo carboxila. O grupo carboxila livre pode reagir com um grupo amino de outro aminoácido para formar um **tripeptídeo**. Esse processo pode repetir-se indefinidamente, ou seja, não importa quantos aminoácidos já foram ligados, sempre poderá ser adicionado mais um no grupo carboxila livre.

Os aminoácidos ligam-se uns aos outros para formar longas **cadeias polipeptídicas** lineares que contêm uma mistura de centenas, ou mesmo de milhares, daqueles 20 tipos diferentes de aminoácidos. Uma proteína típica contém de 50 a 2.000 aminoácidos e, eventualmente, pode ser formada por duas ou mais cadeias polipeptídicas sintetizadas separadamente, que se juntam posteriormente para compor a proteína final (Figura 1.5).

A função das proteínas nas células varia. Algumas compõem as membranas celulares, ou as fibras de colágeno, que ajudam a manter as células ligadas, ou, ainda, formam as fibras musculares. Tais proteínas são chamadas de **estruturais**, pois, da mesma forma que tijolo, ferro e madeira compõem a estrutura de uma casa, elas participam da estrutura do organismo. Outras proteínas atuam defendendo o organismo contra elementos indesejáveis como bactérias e vírus. Um bom exemplo são os **anticorpos** que dão proteção contra doenças infecciosas. Há ainda outras proteínas que têm a função de transportar moléculas para dentro das células ou forçar a saída de produtos tóxicos delas. Mas as proteínas que realmente interessam a nossa discussão são as **enzimas**.

Praticamente todas as reações químicas que ocorrem em uma célula exigem a participação de uma enzima. Na temperatura em que a vasta maioria das células subsiste, as reações químicas só ocorrem devido à função catalítica desenvolvida pelas enzimas. Elas são capazes de aproximar duas moléculas, permitindo que ocorra uma reação química entre elas. Em outras palavras, as enzimas aceleram a taxa de uma reação química sem, propriamente, participar dela. Com isso, uma mesma molécula de enzima pode funcionar inúmeras vezes. É mais ou menos como aquele sujeito que provoca uma discussão entre duas pessoas até que se inicie uma briga, mas ele próprio sai ileso e pronto para provocar outra briga logo ali adiante.

A característica mais importante das enzimas é sua especificidade. A enzima responsável por quebrar moléculas de açúcar da cana-de-açúcar não pode atuar na quebra das moléculas do açúcar do leite, nem na síntese de moléculas de gordura. Praticamente, cada enzima é capaz de catalisar somente uma reação química. A especificidade deve-se ao fato de que, para uma enzima atuar, é necessário que ela se encaixe nas moléculas que participam da reação química, chamadas de **substrato**.

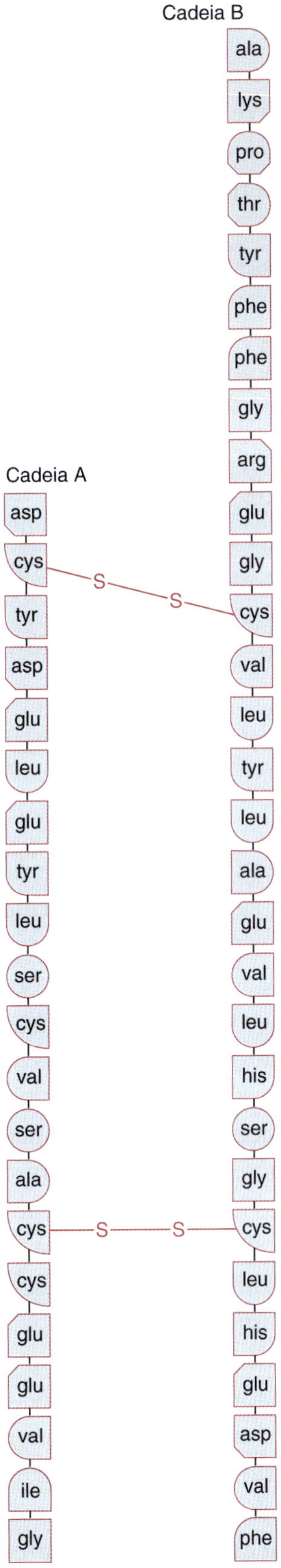

Figura 1.5 ■ Esquema da proteína insulina composta de duas cadeias polipeptídicas (cadeias A e B) ligadas por átomos de enxofre (S).

O encaixe entre as moléculas de enzima e as dos substratos deve ser perfeito, como o de uma chave na fechadura (Figura 1.6). É evidente, portanto, que a forma da molécula de uma enzima é fundamental para o desempenho correto de sua função.

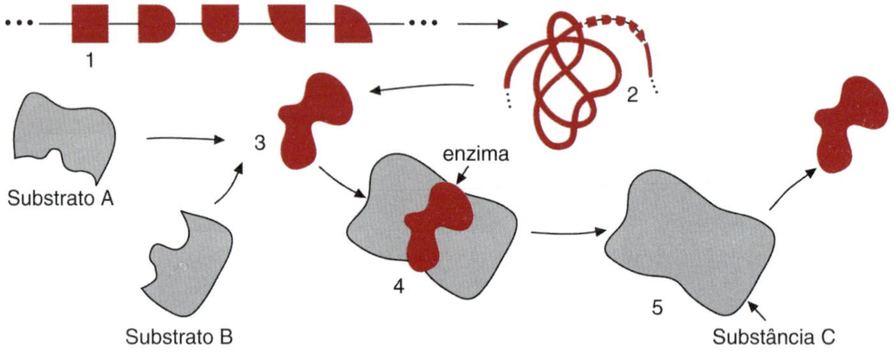

Figura 1.6 ■ A seqüência de aminoácidos (1) define a forma espacial da enzima específica (2 e 3), que agrega os substratos A e B (4), formando a substância C (5).

Mas o que determina a estrutura tridimensional de uma proteína? Depois que os aminoácidos são ligados de forma linear definindo a **estrutura primária**, a longa cadeia polipeptídica resultante dobra-se sobre si mesma assumindo uma forma espacial própria, conhecida como **estrutura terciária** da proteína. Desse modo, é possível que o aminoácido de número 3 fique próximo, por exemplo, dos aminoácidos 37 e 104, dando uma configuração típica à molécula. O modo como uma cadeia polipeptídica será dobrada depende, aparentemente, só da seqüência de aminoácidos que a compõe. Em outras palavras, a interação entre diferentes grupos laterais dos aminoácidos que formam a cadeia polipeptídica faz com que uma dada seqüência de aminoácidos assuma naturalmente uma forma tridimensional específica.

Considerando-se que (1) uma célula desempenha suas funções de acordo com as enzimas ali presentes, (2) que as enzimas atuam em substratos específicos conforme a forma de suas moléculas e (3) que a forma da molécula de uma enzima é definida pela seqüência de aminoácidos presentes na cadeia polipeptídica, podemos afirmar que os processos vitais que ocorrem na célula dependem, em última análise, dos aminoácidos escolhidos para formar as proteínas celulares e da ordem em que são ligados.

Não se sabe quantas proteínas existem na natureza, mas esse número é certamente imenso. Estima-se que entre todas as células do corpo humano sejam sintetizadas por volta de 90.000 proteínas diferentes. Uma vez que as características de uma proteína são definidas pela sua seqüência de aminoácidos e que os aminoácidos podem estar arranjados em uma proteína, virtualmente, de infinitas maneiras, torna-se compreensível a diversidade de proteínas observada entre os seres vivos.

A pergunta-chave é: como a síntese de tantas proteínas diferentes é realizada de forma tão precisa dentro das células? A resposta a essa questão nos reporta ao segundo grupo de macromoléculas, os ácidos nucléicos.

Os ácidos nucléicos

A diferença fundamental entre os ácidos nucléicos e as proteínas é que as proteínas desempenham um trabalho dentro da célula. As proteínas são os operários da fábrica, cada uma realizando uma função diferente de acordo com sua forma tridimensional. Os ácidos nucléicos, por outro lado, são o sistema de computadores dessa fábrica, que guardam em seus programas e arquivos inúmeras informações, sendo, portanto, capazes de dirigir o trabalho geral das células, mas eles próprios quase nunca realizam o trabalho.

Há dois tipos de ácidos nucléicos, abreviados como **DNA** e **RNA**, que controlam de forma integrada a síntese de proteínas. Cada proteína que será sintetizada na célula tem sua informação, ou seja, a seqüência de seus aminoácidos, arquivada em um computador central, o DNA. No entanto, aqui existe um pequeno detalhe: o DNA fica na administração da fábrica, o núcleo, e a síntese de proteínas acontece nos ribossomos, organelas do citoplasma. A informação para a síntese de proteínas deve ser, portanto, de alguma forma, transportada do núcleo para o citoplasma. Esse problema foi, entretanto, facilmente solucionado. Quando determinada proteína precisa ser fabricada na célula, seu arquivo específico é copiado em um "disquete", o RNA, que é, então, transportado para o citoplasma.

Uma vez que todo o segredo da informação arquivada no DNA está guardado na estrutura de sua molécula, este é o primeiro ponto que precisa ficar claro.

Estrutura da molécula de DNA

O DNA, como qualquer outro polímero, é formado por monômeros, chamados **nucleotídeos** (Figura 1.7). Cada nucleotídeo é composto de um **grupo fosfato**, um **açúcar** e uma **base nitrogenada**.

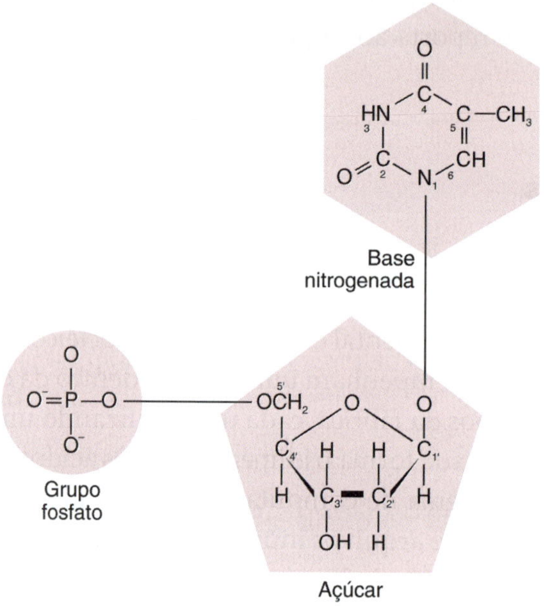

Figura 1.7 ■ Estrutura de um nucleotídeo.

O nome complicado do DNA, **ácido desoxirribonucléico**, é dado pelo açúcar que está presente em sua molécula, a **desoxirribose**, formada por uma anel de átomos de carbono e oxigênio. Ligado ao átomo de carbono de número 5 do açúcar, aparece o grupo fosfato carregado com carga negativa. Isso torna o nucleotídeo, bem como toda a molécula de DNA, negativos.

As bases nitrogenadas são assim designadas, pois são formadas de anéis de carbono e nitrogênio. Há quatro tipos de bases: **citosina** e **timina**, com um simples anel e **adenina** e **guanina**, que contêm dois anéis de carbono e nitrogênio. Uma vez que o nome de cada base começa com uma letra diferente, elas podem ser referidas unicamente por **C**, **T**, **A** e **G**. Note que os átomos que compõem os anéis das moléculas de açúcar e das bases nitrogenadas recebem uma numeração diferente. A fim de se evitar qualquer confusão, quando os números se referem à molécula de açúcar, eles são seguidos pelo sinal linha ('). Com a ligação de uma das quatro bases no carbono 1' do açúcar, está formado um nucleotídeo completo.

Açúcar + fosfato são componentes invariáveis nos nucleotídeos e apresentam uma função unicamente estrutural na molécula de DNA. A parte que guarda a informação importante sobre os programas para a síntese das proteínas são as bases nitrogenadas. De acordo com a base presente, quatro tipos de nucleotídeos são possíveis.

Milhares de nucleotídeos empilham-se em uma forma linear para constituir uma cadeia da molécula de DNA. O grupo fosfato liga o carbono 3' do açúcar de um nucleotídeo ao carbono 5' do açúcar do nucleotídeo seguinte, por meio de uma **ligação fosfodiéster** (Figura 1.8A). Com isso, haverá sempre em uma das pontas da cadeia um grupo fosfato livre no carbono 5' da desoxirribose, enquanto a outra ponta da cadeia é constituída por um grupo OH livre ligado ao carbono 3'. Ambas as pontas da cadeia podem ser então referidas como terminal 5' e 3', respectivamente (Figura 1.8B).

A molécula de DNA é, na verdade, constituída por duas cadeias de nucleotídeos que se enrolam originando a famosa **dupla hélice** descrita por Watson e Crick em 1953 (Figura 1.9). É interessante notar que essas duas cadeias se dispõem de modo antiparalelo, ou seja, enquanto uma vai da direção 5' para 3', a outra corre na direção oposta, de 3' para 5'. Ambas as cadeias são mantidas juntas por meio de ligações químicas fracas conhecidas como **pontes de hidrogênio**, que ocorrem entre as bases nitrogenadas de cadeias diferentes. As pontes de hidrogênio aparecem representadas na figura 1.9 pelas linhas pontilhadas. Além disso, dada a estrutura das quatro diferentes bases, uma **A** sempre se liga a uma **T**, enquanto uma **C** sempre aparece ligada a uma **G**.

A estrutura da molécula de DNA tem sido classicamente comparada a uma escada enrolada sobre si mesma, sendo os corrimãos formados pela parte invariável da molécula, fosfato + açúcar, e os degraus formados por pares de bases **A-T** ou **C-G**. Dessa forma, uma cadeia é complementar à outra. Se em dada posição existe **A** em uma das cadeias, a base correspondente na cadeia complementar será **T**. Por outro lado, onde existe **C**, na cadeia complementar vai aparecer **G**. Portanto, quando se conhece a seqüência de bases de uma das cadeias, é fácil deduzir a seqüência da cadeia complementar. Assim, a seqüência de nucleotídeos **A-C-T-G** em uma cadeia permite afirmar que a cadeia complementar será **T-G-A-C**.

Sob certas condições, por exemplo, aumentando-se a temperatura, é possível romper as pontes de hidrogênio que ligam as duas cadeias, em

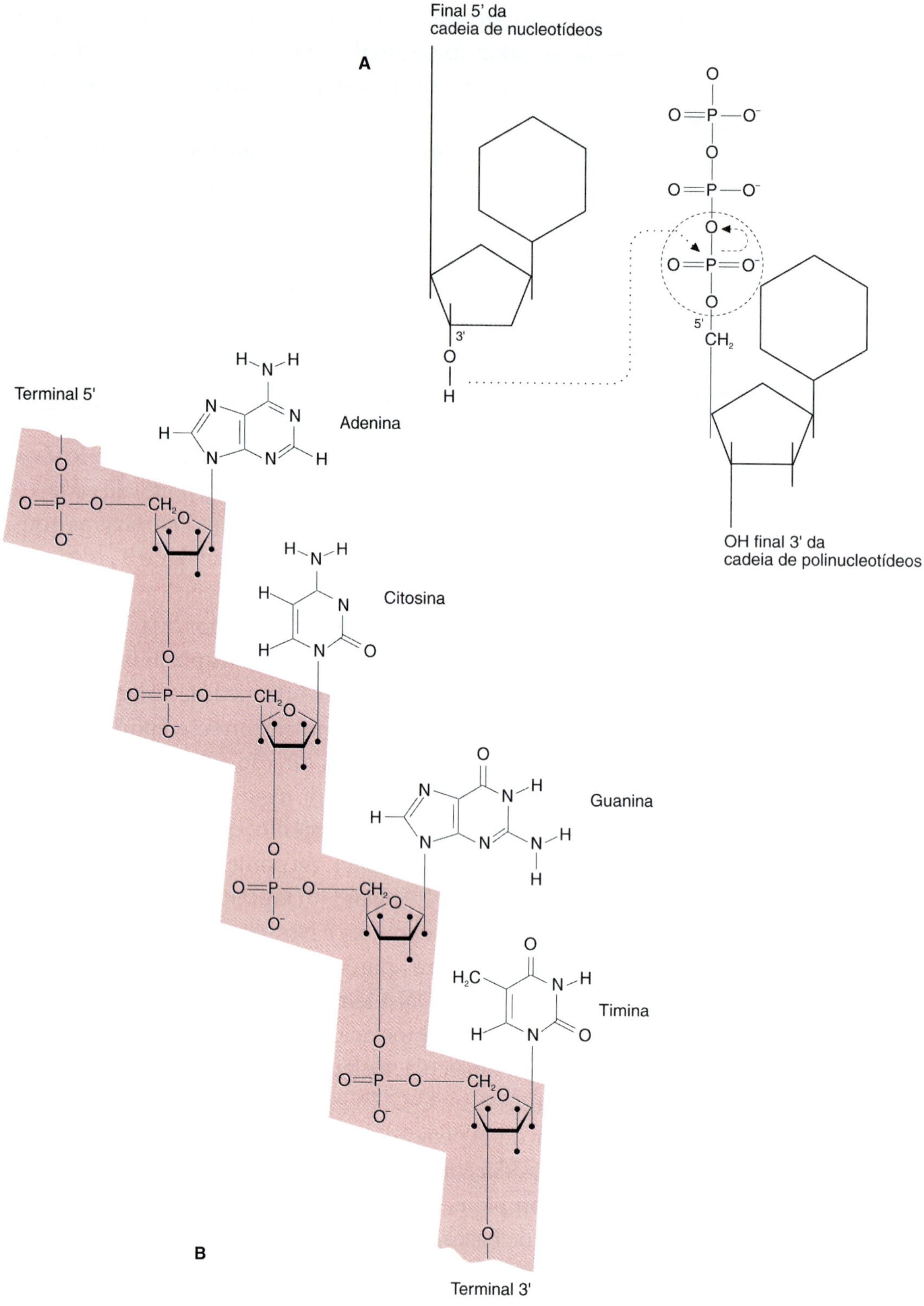

Figura 1.8 ■ **A**) A ligação fosfodiéster ocorre entre o **grupo OH** (no carbono 3' do último nucleotídeo da cadeia) e o **trifosfato** (no carbono 5' do nucleotídeo recém-acoplado). **B**) A cadeia de nucleotídeos mostrando o terminal 5' (grupo fosfato) e 3' (grupo OH) em cada ponta.

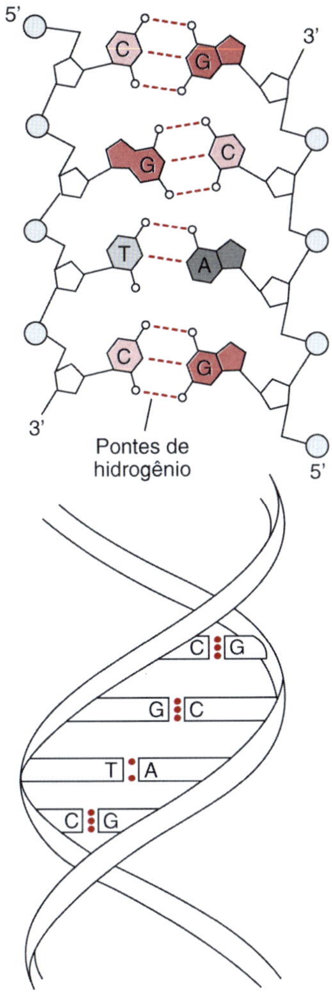

Figura 1.9 ■ Ligação de duas cadeias de nucleotídeos por pontes de hidrogênio formando a dupla hélice.

um processo chamado de **desnaturação**. Se a temperatura volta a cair, cada cadeia de DNA tende a encontrar sua cadeia complementar e formar a dupla hélice outra vez. Essa tendência natural da molécula de DNA de se **renaturar** tem sido imensamente utilizada na prática pelos biologistas moleculares em um processo que ficou conhecido como **hibridização**, o qual será descrito com detalhe no Capítulo 3.

É importante destacar que na hibridização são respeitadas as mesmas regras de pareamento entre **A-T** e entre **C-G**. Por outro lado, vale observar na figura 1.9 que entre **A-T** existem duas pontes de hidrogênio, enquanto entre **C-G** estão presentes três pontes, que geram uma ligação mais forte. Dessa forma, uma molécula de DNA rica em pares **C-G** requer, para sua desnaturação, temperatura mais alta que uma molécula de DNA do mesmo tamanho, mas composta principalmente por pares **A-T**. Esse fato deve ser considerado quando se pretende separar duas cadeias de DNA no laboratório.

Estrutura da molécula do RNA

O RNA tem uma estrutura muito semelhante à do DNA, sendo também composto por nucleotídeos. A primeira diferença, entretanto, é que o açúcar presente é a **ribose** em vez da desoxirribose, daí seu nome, **ácido ribonucléico**. A molécula de ribose difere da molécula de desoxirribose por apresentar um grupo OH ligado ao carbono 2' em vez de um átomo de hidrogênio (Figura 1.10).

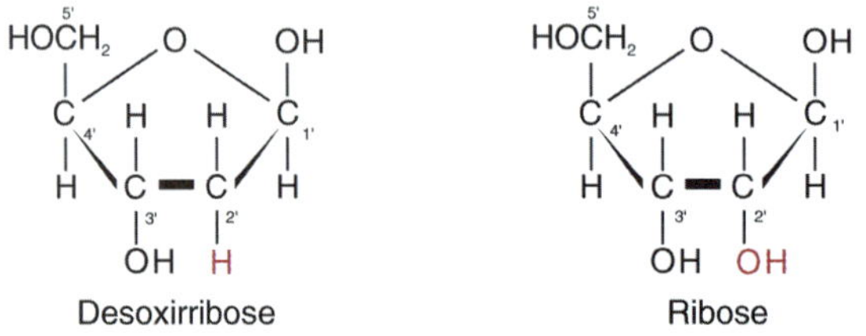

Figura 1.10 ■ Molécula de açúcar do DNA e RNA.

Outra diferença é que a base timina do DNA é substituída no RNA pela base **uracila** (**U**). Enquanto o DNA é formado pela dupla hélice, o RNA é encontrado principalmente como uma cadeia simples de nucleotídeos, embora a molécula de RNA possa dobrar-se e formar cadeia dupla entre bases complementares.

Existem três tipos de RNA, mas, sem dúvida alguma, o mais importante para a nossa discussão é aquele que copia a informação contida no DNA e transporta essa informação ao citoplasma. Esse RNA é chamado **mensageiro** (**mRNA**), pois carrega uma mensagem específica do computador central, o DNA, até o citoplasma. O RNA mensageiro funciona como um disquete de computador no qual um programa pode ser copiado fielmente para facilitar o transporte.

Os outros dois tipos de RNA têm papel auxiliar na síntese das proteínas. O **RNA ribossômico** (**rRNA**) liga-se às proteínas para compor os ribossomos, que são as organelas do citoplasma, onde acontece a síntese de proteínas, enquanto o **RNA transportador** (**tRNA**) carrega os aminoácidos no citoplasma que se juntarão para formar uma nova cadeia polipeptídica.

O código do DNA

Como a molécula de DNA carrega a informação correta da seqüência de aminoácidos que compõem milhares de proteínas na célula?

Comparando-se a molécula de DNA com a cadeia polipetídica, ambas são formadas por cadeias lineares, sem ramificações. Portanto, o código no DNA deve ser linear, de acordo com a seqüência de nucleotídeos na molécula. Além disso, cada posição na molécula de DNA pode ser ocupada por um dos 4 nucleotídeos, enquanto na proteína qualquer um dos 20 aminoácidos pode aparecer em determinado ponto.

É óbvio, portanto, que o código não pode ser um simples nucleotídeo controlando a posição de um aminoácido, pois, nesse caso, teríamos somente quatro possibilidades. Mesmo dois nucleotídeos não seriam suficientes para definir a posição dos 20 aminoácidos na cadeia polipeptídica, pois o número de códigos possíveis seria somente 16. Se, por outro lado, cada três letras do DNA definir um dos aminoácidos, teremos 64 possibilidades, mais do que suficiente para designar os 20 aminoácidos diferentes.

Em 1966, o código do DNA ou **código genético** foi completamente decifrado. Ficou, então, claramente demonstrado que: 1. todos os aminoácidos nas proteínas são codificados por uma combinação de três bases do DNA, formando um tríplex chamado **códon**; 2. um mesmo aminoácido pode ser definido por mais de um códon e, por isso, o código é dito degenerado; 3. existem três códons que, em vez de determinar a entrada de um aminoácido específico na cadeia polipeptídica, funcionam como o fim de um programa, determinando a interrupção da cadeia que está sendo sintetizada (Figura 1.11).

Vale a pena lembrar aqui que o RNA mensageiro não é fabricado como uma cópia exata do DNA, mas sim como uma molécula complementar que respeita as mesmas regras de ligação entre as bases nitrogenadas, somente que a base timina (T) do DNA é substituída pela base uracila (U) no RNA. A seguir aparece exemplificado como uma mensagem presente no DNA será **transcrita** para o RNA e, observando-se a figura 1.11, podemos **traduzir** o código determinando quais aminoácidos seriam adicionados na molécula de proteína nesse caso:

1ª base	2ª base: U		2ª base: C		2ª base: A		2ª base: G		3ª base
U	UUU	Phe	UCU	Ser	UAU	Tyr	UGU	Cys	U
	UUC	Phe	UCC	Ser	UAC	Tyr	UGC	Cys	C
	UUA	Leu	UCA	Ser	UAA	Fim	UGA	Fim	A
	UUG	Leu	UCG	Ser	UAG	Fim	UGG	Trp	G
C	CUU	Leu	CCU	Pro	CAU	His	CGU	Arg	U
	CUC	Leu	CCC	Pro	CAC	His	CGC	Arg	C
	CUA	Leu	CCA	Pro	CAA	Gln	CGA	Arg	A
	CUG	Leu	CCG	Pro	CAG	Gln	CGG	Arg	G
A	AUU	Ile	ACU	Thr	AAU	Asn	AGU	Ser	U
	AUC	Ile	ACC	Thr	AAC	Asn	AGC	Ser	C
	AUA	Ile	ACA	Thr	AAA	Lys	AGA	Arg	A
	AUG	Met	ACG	Thr	AAG	Lys	AGG	Arg	G
G	GUU	Val	GCU	Ala	GAU	Asp	GGU	Gly	U
	GUC	Val	GCC	Ala	GAC	Asp	GGC	Gly	C
	GUA	Val	GCA	Ala	GAA	Glu	GGA	Gly	A
	GUG	Val	GCG	Ala	GAG	Glu	GGG	Gly	G

Figura 1.11 ■ Código genético. Cada conjunto com três bases (códon) determina a entrada de um aminoácido específico ou marca o fim da síntese na cadeia polipeptídica (códons hachurados). AUG códon de iniciação.

DNA 5' ••• AGGTTCCTATAA ••• 3'
TRANSCRIÇÃO ⟶ ↓ 3' ••• TCCAAGGATATT ••• 5' (cadeia molde)
mRNA 5' ••• AGGUUCCUAUAA ••• 3'
TRADUÇÃO ⟶ ↓ ↓ ↓ ↓ ↓
Proteína Arg - Phe - Leu - Fim
terminal amino terminal carboxila

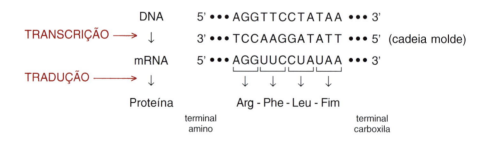

A seqüência de eventos exemplificada acima foi sugerida primeiramente por Crick em 1957 e ficou conhecida como **Dogma Central** da biologia molecular. Essa teoria estabelece que o fluxo da informação genética na célula é unidirecional, sendo que o DNA é transcrito em RNA, o qual é então traduzido em proteína. Entretanto, dois outros eventos constituem exceção a essa regra. Primeiro, por ocasião da divisão celular, o DNA é copiado em outras moléculas de DNA, em um processo conhecido como **duplicação do DNA**. Segundo, alguns vírus, que possuem como material genético o RNA em vez do DNA, têm sua molécula de RNA copiada e revertida em DNA em um processo chamado de **transcrição reversa** (Figura 1.12).

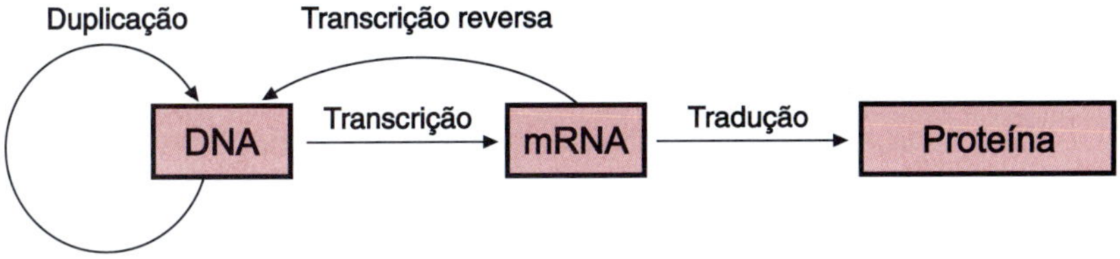

Figura 1.12 ■ Dogma central: estabelece que o fluxo da informação genética na célula é unidirecional. A duplicação do DNA e a transcrição reversa constituem exceções a essa regra.

A síntese de proteínas

■

Um sinal, que vem de dentro ou de fora da célula, avisa que é hora de sintetizar uma proteína particular. Um dos arquivos do DNA (computador central) é então copiado no RNA (disquete). A mensagem está contida na seqüência de bases de uma das duas cadeias que formam a dupla hélice do DNA (cadeia molde). Para que essa mensagem seja transcrita em RNA é necessário, antes de mais nada, que a dupla hélice se abra separando as duas cadeias de polinucleotídeos. Com o auxílio da enzima **RNA polimerase**, o RNA é então formado copiando a mensagem do DNA de forma complementar, como exemplificado acima.

Nos organismos superiores, incluindo o homem, um arquivo do DNA com a mensagem para a síntese de uma cadeia polipeptídica é, geralmente, interrompido por certas porções que não têm função codificante e, portanto, não aparecem representadas na proteína. Tais porções são referidas como **íntrons**, enquanto as regiões que carregam a informação codificada para a síntese de proteínas são os **éxons**. Quando um arquivo é ativado, o RNA copia fielmente tanto os íntrons como os éxons; entretanto, antes de o RNA deixar o núcleo, as porções correspondentes aos íntrons são removidas, em um evento chamado de **processamento do RNA** ou ***splicing***. Dessa forma, no RNA mensageiro, aquele que efetivamente carrega a mensagem para o citoplasma, estão presentes somente as porções que correspondem aos éxons.

No citoplasma, o RNA mensageiro liga-se ao ribossomo e, à medida que o arquivo começa a ser traduzido, a cadeia polipeptídica vai sendo montada. Pequenas moléculas de RNA transportador presentes no citoplasma colocam os aminoácidos corretos de acordo com a seqüência de códons. Existem vários tipos de tRNA e cada um deles é capaz de ligar uma das extremidades de sua molécula especificamente a um dos 20 diferentes aminoácidos presentes no citoplasma. Na outra extremidade da molécula o tRNA possui três bases expostas, chamadas de **anticódon**, pois são complementares a cada códon do mRNA. Dessa forma, quando o tRNA emparelha o anticódon com o códon do mRNA que está sendo traduzido, ele transporta o aminoácido correto para a cadeia polipeptídica, sendo depois liberado. Por exemplo, o anticódon do tRNA que se liga especificamente à fenilalanina é AAA, o qual emparelha com o códon UUU do mRNA. Por outro lado, o anticódon do tRNA que se liga ao glutamato é CUC, permitindo o pareamento com o códon GAG do mRNA. Os aminoácidos colocados na posição correta juntam-se por meio de ligações peptídicas para compor a cadeia em formação, como mostra a figura 1.13. Quando a cadeia polipeptídica está completa, ela se desprende do ribossomo.

À medida que a cadeia polipeptídica vai sendo sintetizada, ela se dobra sobre si mesma, assumindo uma forma específica que depende unicamente da seqüência de aminoácidos na cadeia. A forma tridimensional da molécula de proteína determina sua função no organismo vivo.

Salvo raras exceções, todos os seres vivos utilizam o mesmo código genético. É provável que o código genético, como é conhecido atualmente, tenha sido estabelecido durante bilhões de anos de evolução da vida na Terra e permaneceu praticamente inalterado. Isso explicaria por que formas tão diferentes de vida, como o homem e as bactérias, utilizam as mesmas regras de codificação. Entretanto, atualmente, os cientistas acreditam que não foi por acaso que o código genético escolhido e preservado pela natureza tenha sido especificamente aquele apresentado na figura 1.11. Observando-se a tabela é evidente que alguns aminoácidos podem ser especificados por dois, quatro ou até seis códons diferentes. No entanto, códons similares, ou seja, aqueles que têm em comum duas das três letras, especificam aminoácidos também similares quanto às propriedades de repelir (**hidrofobia**) ou de atrair (**hidrofilia**) a água. Tais propriedades determinam a configuração espacial da molécula de proteína recém-sintetizada, pois a cadeia polipeptídica tende a se dobrar posicionando os aminoácidos hidrofóbicos internamente, longe do citoplasma aquoso, enquanto os aminoácidos hidrófilos permanecem na superfície da molécula. Dessa forma, na eventualidade de acontecer um erro de codificação em um simples nucleotídeo, existe grande pro-

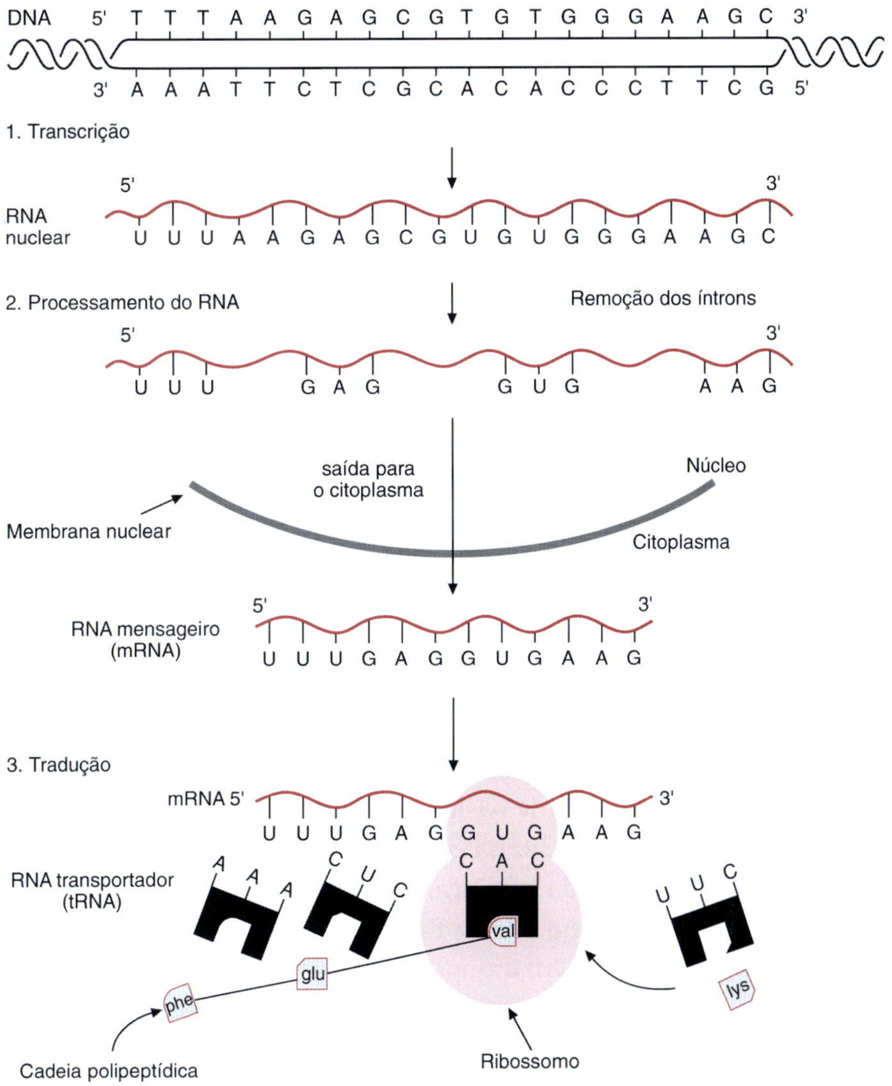

Figura 1.13 ■ Síntese de proteínas. Pelo processo de transcrição a mensagem contida em um segmento de DNA é copiada para uma molécula de RNA. Os íntrons são então retirados formando o RNA mensageiro (mRNA) maduro, que deixa o núcleo para se ligar ao ribossomo. No processo de tradução, o RNA transportador (tRNA) ajuda a traduzir o código genético em aminoácidos, os quais se ligam formando a cadeia polipeptídica.

babilidade de que a troca de aminoácidos não altere o grau de hidrofobicidade e, portanto, não modifique a configuração da molécula de proteína. Nessas cirscunstâncias, um erro não seria tão drástico para o organismo vivo, pois a estrutura tridimensional da molécula e, conseqüentemente, sua função seriam preservadas. Outra observação interessante é que os códons que especificam um mesmo aminoácido normalmente diferem quanto à terceira base, justamente a posição do nucleotídeo mais suscetível a erros na tradução. Assim, o código genético, como é conhecido atualmente, seria um resultado fascinante da evolução, que aconteceu a fim de diminuir a probabilidade de erros e manter o controle de qualidade na fábrica célula.

O que é um gene?

Por incrível que pareça, ainda não existe uma resposta universal para esta questão. Com o avanço do conhecimento, o conceito de gene foi mudando para englobar novas idéias. Antes de ficar estabelecido que o material genético das células é o DNA, os genes eram estudados de modo indireto. A análise do comportamento dos genes era feita por meio da observação dos seus efeitos nos organismos. O gene era então considerado a unidade básica da informação genética responsável pela transmissão hereditária de características visíveis ou mensuráveis. Com o progresso da genética, Beadle e Tatum, 1941, estabeleceram o conceito de **Um Gene = Uma Proteína**, ou seja, gene seria a entidade responsável por produzir uma proteína. Entretanto, novas descobertas vêm demonstrando que a realidade é muito mais complexa do que esse modelo simples e claro. Por exemplo, alguns genes não produzem proteínas. O produto final desses genes é o RNA ribossômico ou transportador ou ainda um RNA com função reguladora, que nunca chega a ser traduzido. Em outros casos, onde a proteína é composta por mais de uma cadeia polipeptídica, existe um arquivo para cada uma das cadeias e, portanto, tal proteína é codificada por mais de um gene (veja exemplo da Figura 1.5). Além disso, em procariotos vários genes são transcritos conjuntamente, produzindo um único mRNA, que é separado posteriormente. Por outro lado, em eucariotos um gene quase sempre tem sua seqüência codificante interrompida pelos íntrons, que não aparecem representados na proteína, como foi citado acima. Esse quadro é complicado mais ainda quando consideramos as seqüências responsáveis pelo controle da expressão dos genes.

Mesmo em uma célula tão simples como uma bactéria, o número de diferentes proteínas sintetizadas é tão grande que o DNA necessário para codificar todas elas tem mais de 3 milhões de **pares de bases** (**pb**). Em uma célula humana, muito mais complexa, o DNA é 1.000 vezes maior que na bactéria, contendo aproximadamente $3{,}2 \times 10^9$pb. Considerando-se o tamanho médio de um gene humano, essa quantidade de DNA seria suficiente para codificar 3 milhões de proteínas de tamanho médio. Mesmo considerando que uma proteína pode ser codificada por mais de um gene, o DNA presente nas células humanas é muito maior que o necessário para codificar as 90.000 diferentes proteínas que, estima-se, estão presentes na totalidade das células humanas. Ou seja, no computador que o DNA representa, existe um excesso de memória em relação aos arquivos (genes) ali contidos. Aparentemente, o excesso de DNA é maior quanto mais complexo for o organismo. Nas células humanas, por exemplo, somente 1,5% do DNA codifica efetivamente proteínas.

A grande vantagem dos organismos multicelulares é que pode existir uma divisão de trabalho entre as células. Uma bactéria, por ser um organismo unicelular, tem que produzir todas as enzimas necessárias para seu funcionamento. No corpo humano, no entanto, a diferenciação celular permite que as células do pâncreas produzam insulina, as células do estômago secretem suco gástrico, enquanto as células do cérebro se encarregam de transmitir impulsos nervosos, e assim por diante. Com isso, as enzimas necessárias em cada tipo celular são diferentes, e somente uma porcentagem do total de genes presentes em uma pessoa será ativada em determinado tecido, em dado momento. Além disso, diferentes genes expressam-se em várias fases do desenvolvimento do organismo, do embrião ao adulto.

Fica claro, então, que deve existir um controle muito eficiente para definir quais genes serão ativados e quais proteínas serão produzidas em cada tecido, a cada momento do desenvolvimento. O controle da **expressão gênica** é feito por outras seqüências de DNA que ativam o gene, informando o momento no qual deve-se expressar e em que intensidade. O estudo da expressão dos genes é um dos campos mais fascinantes da Biologia Molecular. Avanços nessa área permitirão um dia entender, por exemplo, por que uma célula, a partir de um dado momento, começa a se dividir de forma descontrolada originando um câncer.

As seqüências que controlam a expressão gênica não estão presentes dentro da região codificadora do gene, a qual será transcrita em mRNA. Na verdade, algumas das seqüências que determinam a expressão gênica podem localizar-se a uma distância de muitos pares de bases, mas ainda ter um papel essencial no funcionamento do gene.

A figura 1.14 mostra esquematicamente a organização de um gene em eucariotos. A enzima RNA polimerase controla o processo de transcrição e para tanto liga-se ao DNA em uma seqüência anterior à porção codificante, chamada de **seqüência promotora** ou simplesmente **promotor**. Seqüências específicas determinam o início e o término da transcrição, definindo a **unidade de transcrição**, a qual produz uma molécula de RNA. Esse RNA, produzido inicialmente, é referido como **RNA heterogêneo nuclear** (**hnRNA**) ou **transcrito primário**. Antes de o RNA ser exportado do núcleo, passa por uma série de modificações, as quais incluem a remoção dos íntrons, a adição da molécula de CAP (7-metil-guanosina) no terminal 5′ e da cauda de poli-A no terminal 3′. O processamento do hnRNA gera o RNA mensageiro maduro que sai do núcleo e começa a ser traduzido no citoplasma. A tradução ocorre na direção 5′→ 3′, tendo início no códon AUG, que determina o aminoácido metionina, e prossegue até encontrar um códon de final (UAA, UGA ou UAG). A porção do mRNA antes do códon da metionina e depois do

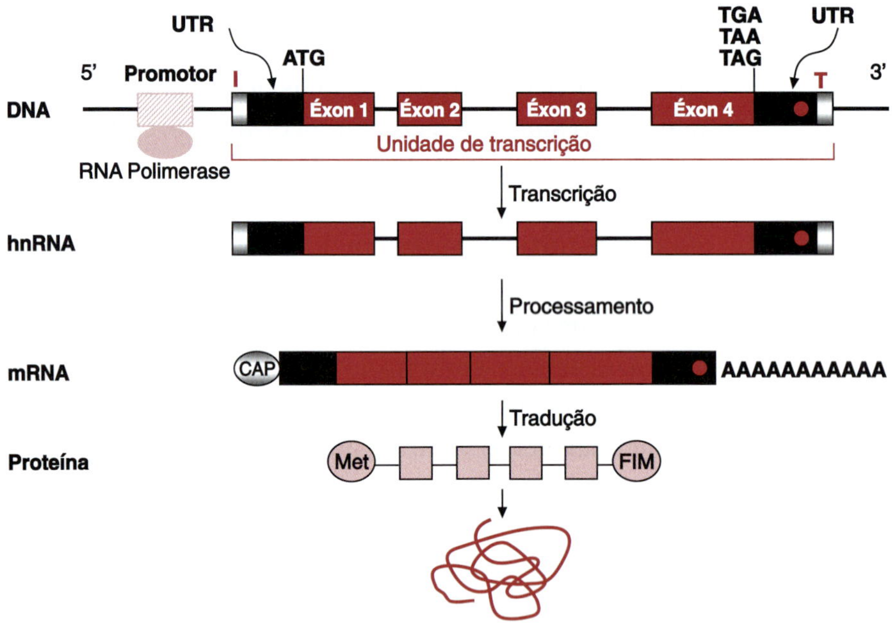

Figura 1.14 ■ Organização do gene em eucariotos. A enzima RNA polimerase liga-se à seqüência promotora e dá início à transcrição. A unidade de transcrição é definida pelo sítio de início (I) e de terminação (T). As seqüências correspondentes aos íntrons são removidas do RNA inicialmente transcrito (hnRNA), e a molécula CAP e a cauda de poliadenina são adicionadas. O mRNA assim processado deixa o núcleo e no citoplasma é traduzido na cadeia polipeptídica, a qual se inicia com o códon AUG da metionina e prossegue até encontrar um códon de final. UTR é uma região não traduzida do gene (*untranslated region*).

códon de terminação não são traduzidas, sendo referida como 5′ UTR e 3′ UTR, respectivamente (UTR = *untranslated region*).

Atualmente, o termo gene é empregado para descrever o segmento de DNA que corresponde à unidade de transcrição e que, na maioria das vezes, é traduzido em uma proteína, juntamente com os elementos de controle da transcrição (seqüências promotoras e de terminação).

Os cromossomos

O DNA de uma célula humana apresenta um comprimento total de quase 2 metros. Uma vez que existem aproximadamente 10^{14} células no corpo humano, isso significa que, alinhando-se ponta a ponta o DNA de todas as células de um ser humano, teríamos cerca de 2×10^{14} metros de DNA, o que representa mais de 500.000 vezes a distância entre a Terra e a Lua!!!!

Provavelmente, para facilitar a organização desses quase 2 metros de DNA dentro do núcleo de cada célula, o DNA é dividido em vários elementos distintos, chamados **cromossomos**. Cada cromossomo é formado por uma única molécula de dupla hélice de DNA supercondensada com proteínas. Como uma vez ou outra, por exemplo quando um gene é ativado, a molécula de DNA deve abrir-se em um ponto específico para permitir que o RNA copie sua mensagem, é fácil imaginar que o empacotamento do DNA nos cromossomos deve seguir um esquema muito preciso para não "embaraçar" a molécula. Primeiramente, a dupla hélice dá duas voltas enrolando-se em uma estrutura composta por proteínas básicas, as **histonas** (Figura 1.15A). O complexo formado pelo DNA e proteína é chamado de **nucleossomo** e compõe uma fibra com aspecto de contas de colar. Essa fibra torna a se enrolar sobre si mesma novamente, em um segundo nível de compactação, conhecido como **solenóide**. O solenóide forma alças que, de ponto em ponto, ligam-se ao esqueleto do cromossomo composto por proteínas ácidas, as **proteínas não-histônicas**. Se os cromossomos forem tratados de forma a retirar as proteínas histônicas, o esqueleto cromossômico será exposto com as alças dos solenóides expandidas (Figura 1.15B).

As células mantêm, na maior parte do tempo, o DNA compactado nas alças dos solenóides ligadas ao esqueleto cromossômico. Entretanto, o nível de compactação não é estável nem é o mesmo ao longo dos cromossomos. Quando um gene é ativado, o DNA desenrola-se para permitir sua transcrição em RNA. Portanto, a compactação do DNA é

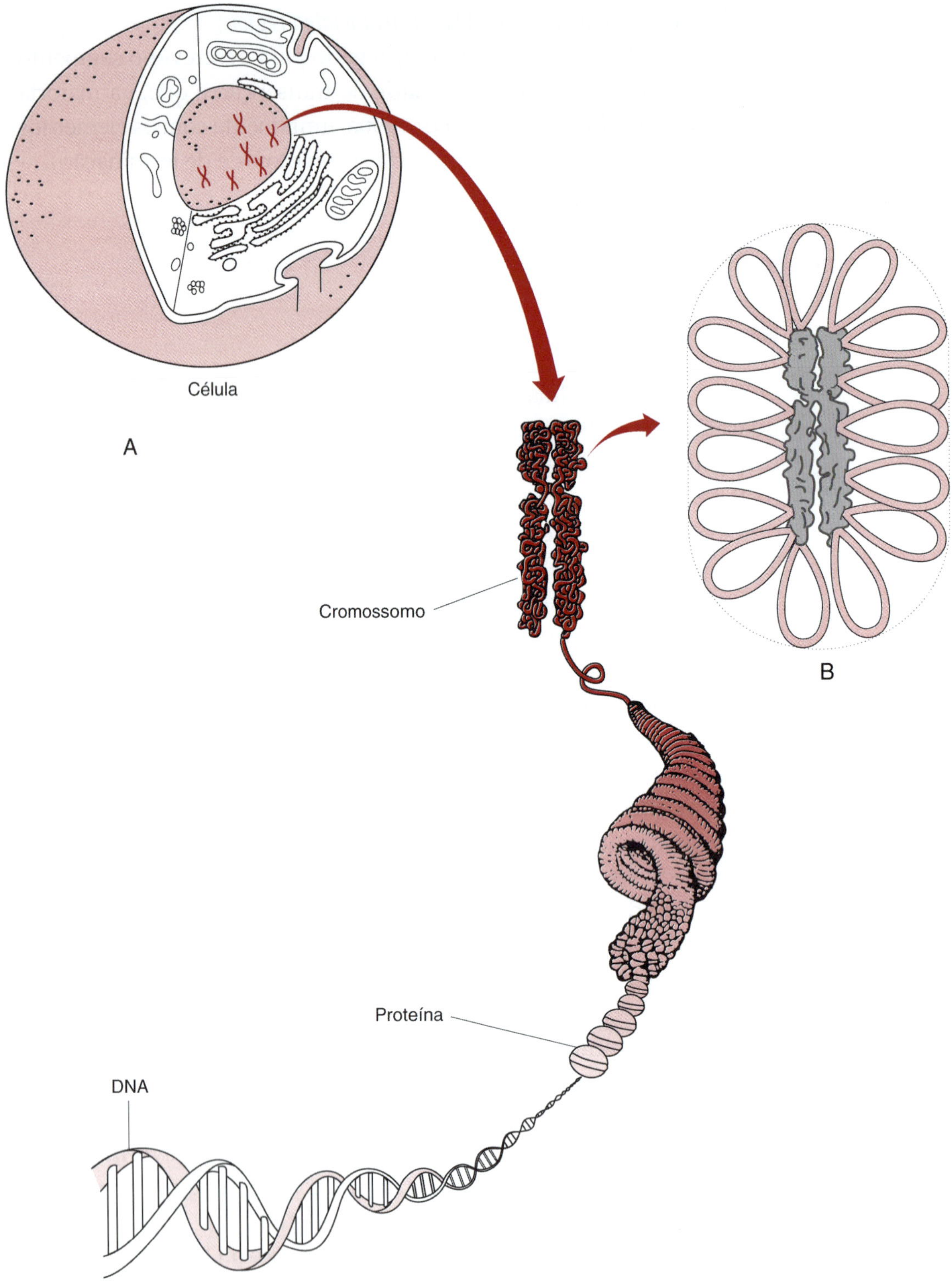

Figura 1.15 ■ **A**) Compactação da molécula de DNA com proteínas para formar os cromossomos que se encontram no núcleo das células. **B**) Esqueleto cromossômico formado por proteínas não-histônicas e as alças do solenóide expandidas.

uma das formas de controle da expressão de um gene. Por outro lado, quando as células se dividem, o DNA nos cromossomos condensa-se em níveis ainda maiores.

Nas células humanas existem 46 cromossomos, dos quais 44 formam 22 pares compostos por elementos idênticos, e são designados **autossomos**. Os outros dois cromossomos formam o par de **cromossomos sexuais**, que na mulher é composto por dois cromossomos X, e no homem por um X e um Y. A figura 1.16 mostra os cromossomos humanos arranjados aos pares, conforme uma classificação convencional, constituindo o **cariótipo** humano.

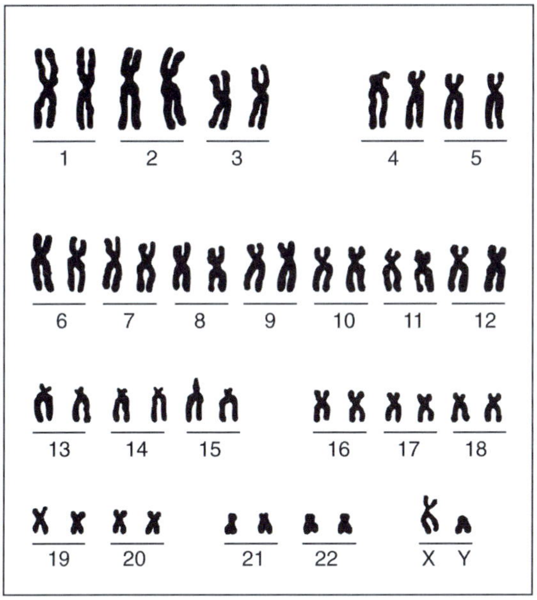

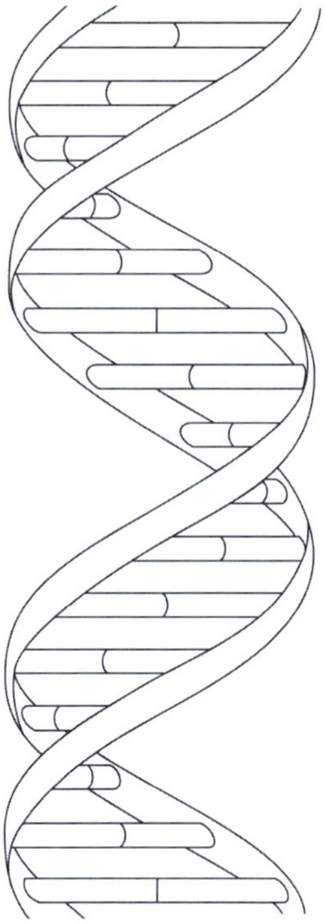

Figura 1.16 ■ Cariótipo de um homem normal. Os pares de 1 a 22 constituem os autossomos. Os cromossomos X e Y constituem o par sexual.

O número e a forma dos cromossomos são característicos para cada espécie e todas as células de um organismo apresentam o mesmo número de cromossomos. Nos mamíferos, as hemácias, células vermelhas do sangue, representam, entretanto, uma exceção a essa regra. Durante a diferenciação celular, para melhor desempenhar a função de transportar oxigênio e gás carbônico, as hemácias eliminam o núcleo da célula. Por não terem núcleo, as hemácias, obviamente, não apresentam cromossomos, nem DNA, nem genes.

A divisão celular

Foi apresentado aqui, de forma simplificada, como o DNA codifica as proteínas da célula. Entretanto, há outras façanhas que o DNA deve realizar. O crescimento do corpo é dado pela multiplicação de células e milhões de divisões celulares ocorrem ao longo da vida de um organismo. Cada vez que uma célula se divide, a molécula de DNA deve-se duplicar para continuar controlando a síntese das proteínas nas células-filhas. A estrutura complementar entre as duas cadeias da dupla hélice de DNA facilita sua autoduplicação.

Quando a molécula de DNA se duplica, as duas cadeias separam-se de forma idêntica a que acontece quando um RNA deve ser transcrito. Cada cadeia servirá de molde para a produção de uma cadeia complementar, resultando em duas moléculas de DNA com exatamente a mesma informação genética, como mostra a figura 1.17. Essas duas moléculas formam agora as **cromátides-irmãs** de um cromossomo e mantêm-se ligadas pelo **centrômero** até que ocorra a divisão celular.

Durante a divisão celular, o centrômero divide-se e as cromátides-irmãs separam-se, sendo que cada uma delas se dirige para uma das células que se originarão. Desse modo, as duas células-filhas contêm a mesma informação genética da célula inicial, pois cromátides-irmãs resultam da duplicação do DNA e, portanto, representam duas cópias idênticas (Figura 1.18). O processo de duplicação do DNA repete-se antes de cada divisão celular. Esse tipo de divisão celular, o qual permite o crescimento de um organismo pela formação de células-filhas com o mesmo número de cromossomos e a mesma informação genética da célula inicial, é chamado de **mitose**.

Em organismos superiores, com reprodução sexuada, um indivíduo é formado a partir de uma única célula inicial, o **zigoto**, a qual resulta da fusão de um óvulo com um espermatozóide, os **gametas**. Do zigoto até se formar um organismo adulto, com aproximadamente 100 trilhões de células, devem ocorrer inúmeras divisões celulares do tipo mitose. Entretanto, a formação dos gametas requer um outro tipo de divisão celular. Para manter o número cromossômico da espécie, o óvulo e o espermatozóide devem conter a metade do número de cromossomos presentes nas outras células. A divisão celular capaz de reduzir o número cromossômico à metade é chamada de **meiose**.

Observando-se a figura 1.19 é fácil entendermos como isso acontece. Primeiro ocorre uma divisão onde se separam os **cromossomos homólogos**, ou seja, os dois elementos que formam um par cromossômico.

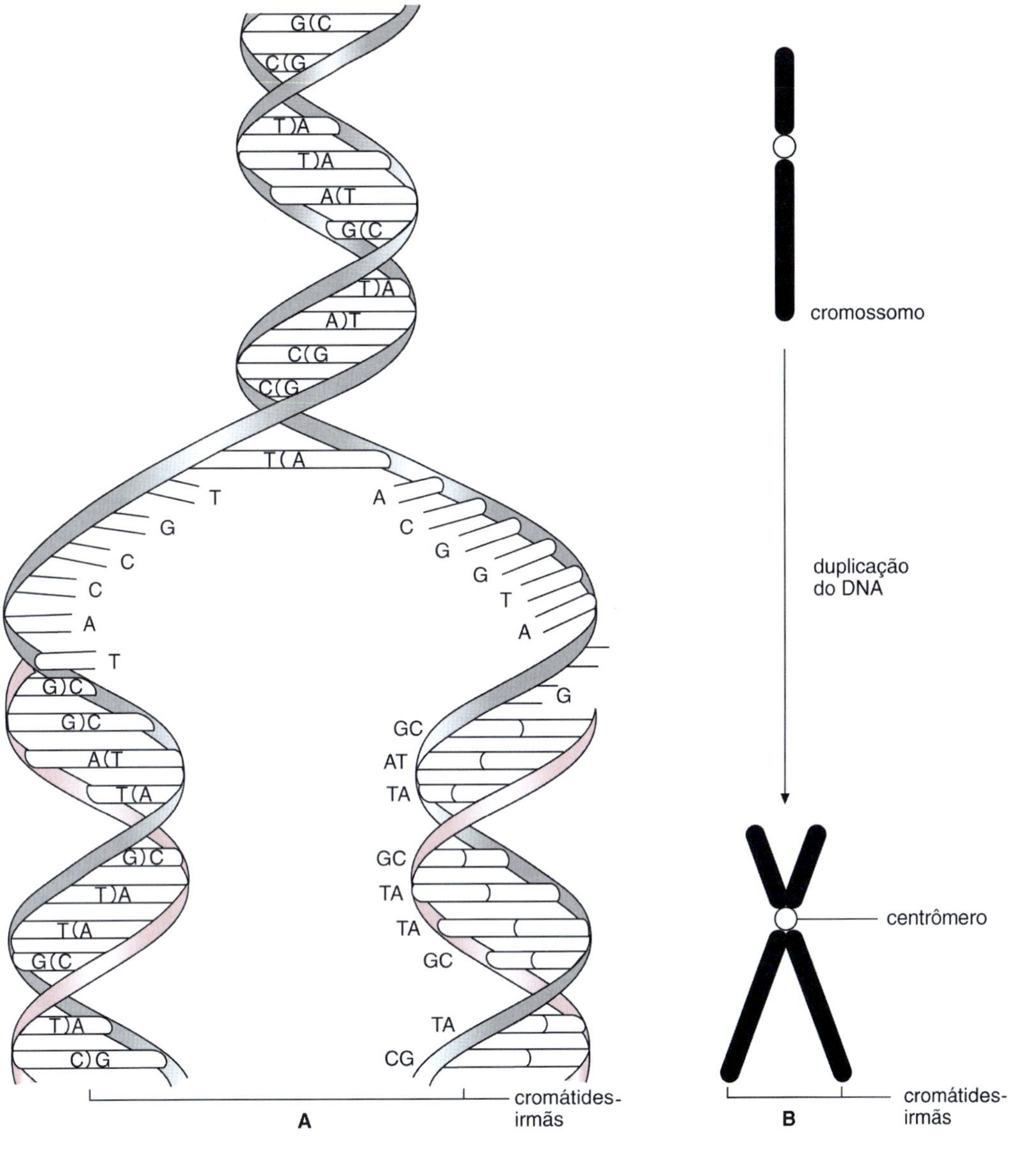

Figura 1.17 ■ Duplicação da molécula de DNA (**A**) e a aparência do cromossomo antes e após a duplicação (**B**). As cromátides-irmãs que compõem um cromossomo são réplicas idênticas.

As duas células resultantes dessa primeira divisão já têm a metade dos cromossomos da célula inicial. Em uma segunda etapa, separam-se as cromátides-irmãs. Assim, na meiose, para cada duplicação do DNA ocorrem duas divisões celulares. Dessa forma, uma célula com dois cromossomos (formando um par) dará origem, através de meiose, a quatro células com um cromossomo cada uma.

Quando existe reprodução sexuada, há, portanto, dois tipos de divisão celular: a mitose, que ocorre em todas as células do corpo, as **células somáticas**, para a multiplicação celular, e a meiose, que acontece nas células que formarão os gametas, ou seja, a **linhagem germinativa**.

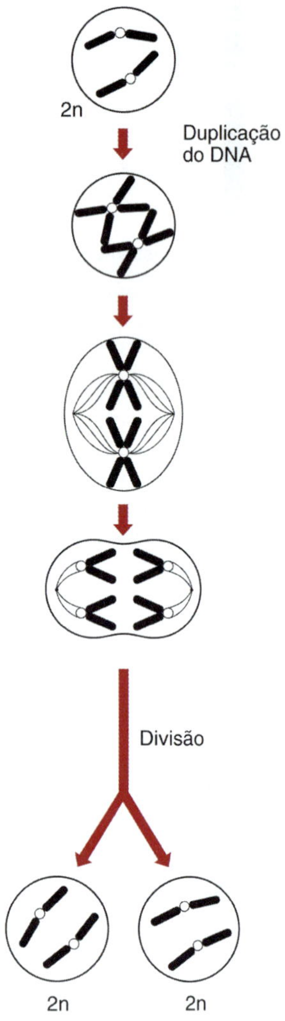

Figura 1.18 ■ Mitose.

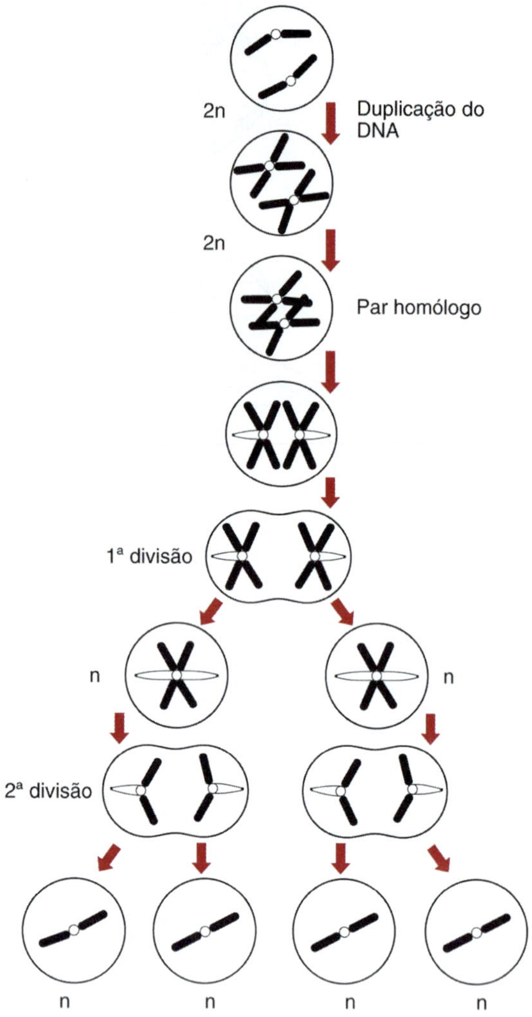

Figura 1.19 ■ Meiose.

Na espécie humana, os gametas contêm 23 cromossomos, sendo que no óvulo estão presentes 22 autossomos mais um cromossomo X e no espermatozóide 22 autossomos mais um cromossomos X ou Y. As células somáticas humanas, por sua vez, apresentam dois conjuntos dos cromossomos presentes nos gametas, isto é, 23 pares de cromossomos ou 46 cromossomos. Assim, dizemos que as células somáticas são **diplóides** (*diploos* = duplo) e, de modo geral, o número cromossômico diplóide de uma espécie é representado por **2n** (na espécie humana 2n = 46). Já os gametas são **haplóides** (*haploos* = simples), ou seja, têm somente um cromossomo de cada par de cromossomos homólogos, sendo esse número simbolizado por **n** (na espécie humana n = 23).

A **gametogênese**, que é o processo de formação dos gametas, acontece nas **gônadas** ou glândulas reprodutoras, masculina (testículo) ou feminina (ovário). Embora similar do ponto de vista cromossômico, a **espermatogênese**, que dá origem aos espermatozóides, e a **oogênese**, que origina os óvulos, diferem em uma série de aspectos fundamentais (Figura 1.20).

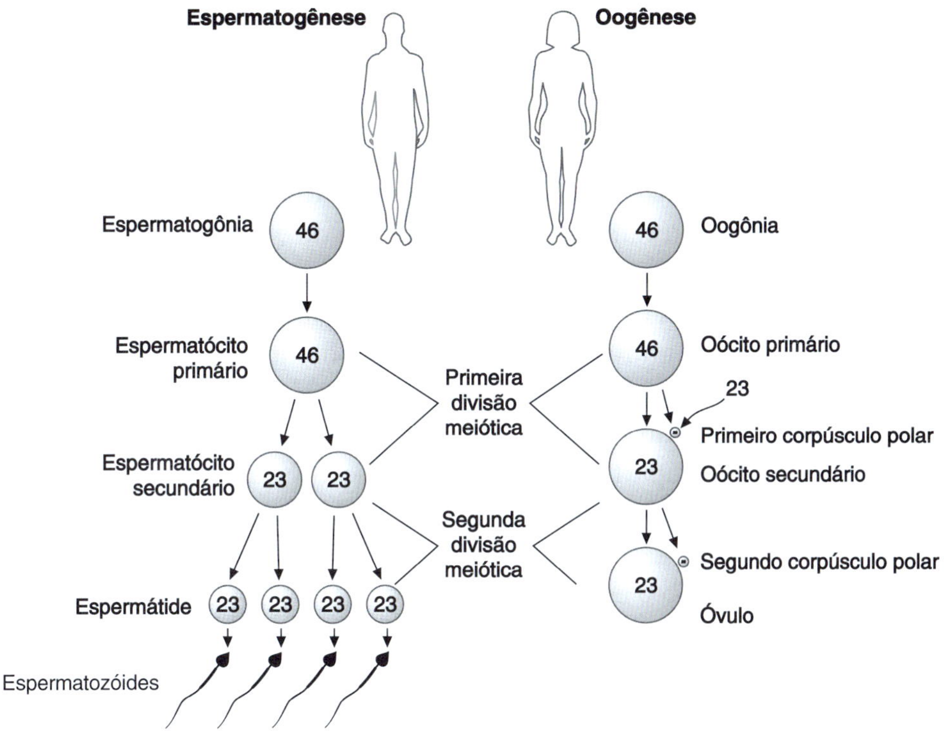

Figura 1.20 ■ Espermatogênese e oogênese.

As **espermatogônias** são células presentes na parede dos túbulos seminíferos que constituem os testículos. Essas células são diplóides e multiplicam-se por constantes mitoses até que algumas delas param de se dividir e aumentam de tamanho, preparando-se para a meiose. Nesse estágio, são chamadas de **espermatócito primário**. Cada par de cromossomo homólogo no espermatócito primário separa-se e, ao final da primeira divisão da meiose, originam-se dois **espermatócitos secundários** com a metade do número de cromossomos. Quase que imediatamente, os espermatócitos secundários entram na segunda etapa da meiose, originando quatro **espermátides** haplóides. As espermátides então, sem sofrer novas divisões celulares, diferenciam-se em espermatozóides, formando a cabeça que contém o núcleo e os cromossomos, o pescoço e a cauda para a locomoção. As espermatogônias estão em constante divisão e à medida que se multiplicam vão empurrando as células sucessivas para o centro dos túbulos seminíferos, que acabam ficando repletos de espermatozóides. A linha de produção dos espermatozóides é constante, desde a puberdade até a idade avançada, sendo que 50 milhões de espermatozóides podem ser produzidos por dia dentro dos testículos.

Na oogênese, a história é diferente. O processo tem início no ovário em desenvolvimento, quando o embrião está ainda no útero. Nesse estágio, todas as oogônias multiplicam-se por mitose e produzem os oócitos primários que entrarão em meiose. Entretanto, a primeira divisão da meiose é estacionada até a puberdade, quando os hormônios femininos induzem o término da primeira divisão meiótica antes de cada ovulação. Portanto, a célula eliminada do ovário é um oócito secundário, o qual somente completará a segunda meiose após a fecundação. Ao nascimento, os ovários estocam aproximadamente 400.000 oócitos secundários, entretanto, somente cerca de um em cada mil será expulso do ovário a cada mês durante o período de vida fértil da mulher. Outra peculiaridade é que nas divisões celulares da oogênese o citoplasma não é repartido de modo simétrico. Assim, após a primeira divisão da meiose, além do oócito secundário, forma-se uma segunda célula muito pequena, o **primeiro corpúsculo polar**, que normalmente degenera. Quando o espermatozóide penetra no oócito secundário e estimula o término da meiose, ocorre a formação do **segundo corpúsculo polar**. Portanto, na oogênese de cada oócito primário resulta somente um gameta funcionante e não quatro como na espermatogênese.

Uma vez que a penetração do espermatozóide é o estímulo para o término da meiose, a rigor a célula fecundada é o oócito secundário, o qual se torna o zigoto, sem nunca passar pela fase de óvulo. Apesar disso, é comum chamarmos de óvulo a célula que recebe o espermatozóide. Após a fusão dos núcleos do óvulo e do espermatozóide, o zigoto começa as divisões mitóticas para formar uma esfera maciça com 16 células, chamada de **mórula**, pois lembra uma amora. A mórula absorve líquidos do útero e forma uma esfera oca, com um aglomerado de células em um dos pólos, chamada de **blastocisto** ou **blástula**. A **massa celular interna** (**MCI**) dará origem a todo o corpo do feto, enquanto a camada de células superficiais constitui o **trofoblasto**, o qual formará a placenta e a membrana protetora extra-embrionária. À medida que as células da massa celular interna vão se dividindo, uma nova cavidade é formada no estágio de **gástrula** e posteriores dobraduras sucedem-se até o desenvolvimento completo do feto (Figura 1.21).

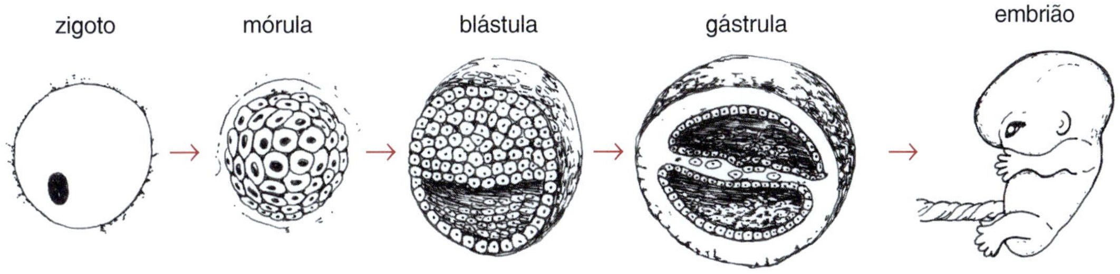

Figura 1.21 ■ Estágios do desenvolvimento embrionário nos seres humanos.

Por ocasião da fecundação, o óvulo e o espermatozóide contribuem, cada um, com a metade dos cromossomos que irão compor o zigoto diplóide e, posteriormente, o indivíduo adulto. Assim, em cada par cromossômico encontrado em um indivíduo adulto, um elemento é de origem paterna (transmitido pelo espermatozóide) e o outro é de origem materna (transmitido pelo óvulo) (Figura 1.22).

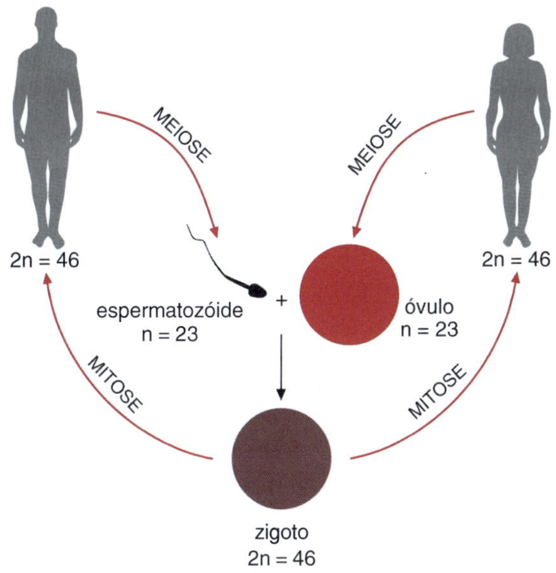

Figura 1.22 ■ A manutenção do número cromossômico da espécie.

É por isso que o DNA costuma ser referido como o material genético ou hereditário da célula, pois o conjunto dos genes ali presente representa o material que um organismo *herda* dos seus ancestrais, o qual é necessário e suficiente para o controle de seu completo desenvolvimento. Se um óvulo fertilizado por um espermatozóide se desenvolverá em um sapo ou em um príncipe, depende basicamente das enzimas que essa célula inicial e as sucessivas produzirão. Como as informações para a síntese das enzimas estão arquivadas no programa do DNA, é o DNA que define o tipo de organismo que irá se desenvolver.

Princípios da Genética

Genes distribuem-se nos cromossomos de forma linear e cada gene tem uma posição definida em determinado cromossomo, a qual é chamada de **loco**. Os cromossomos homólogos apresentam os mesmos locos e na mesma ordem. Isso quer dizer que, em posições ou locos correspondentes, os cromossomos homólogos exibem genes para uma mesma característica genética, embora a informação genética (ou a seqüência de bases) contida em cada loco muitas vezes não é idêntica. Por exemplo, na figura 1.23 está representado um par de cromossomos homólogos, no qual se destacam três locos, A, B e C, que determinam três características genéticas diferentes. Nos locos correspondentes em um par de homólogos, a informação genética para uma dada característica pode ser exatamente igual (A1 e A1) ou diferente (B1 e B2 ou C1 e C2). As formas alternativas de um gene, que podem ocorrer em determinado loco cromossômico, são designadas por **alelos**. Quando um indivíduo possui alelos idênticos para um dado loco, dizemos que ele é **homozigoto**. Caso apresente, no mesmo loco, alelos diferentes em cada cromossomo homólogo, dizemos que ele é **heterozigoto** para aquela característica genética ou para aquele gene. No exemplo da figura 1.23, o indivíduo seria homozigoto para o loco A e heterozigoto para os locos B e C.

Vamos considerar um exemplo real para exemplificar como os alelos são transmitidos, de pais para filhos, através dos gametas. O tipo de sangue que cada um possui, tipos A, B, AB ou O, é determinado por alelos presentes em um loco do cromossomo 9. Esses alelos podem ser **I^A**, **I^B** ou **i** e cada indivíduo apresenta, no par de cromossomo 9, a combinação de dois desses alelos, que determinam seu tipo sangüíneo. Assim, temos as seguintes possibilidades:

Alelos (genótipo)	**Tipo de sangue (fenótipo)**
I^AI^A	A
I^Ai	A
I^BI^B	B
I^Bi	B
I^AI^B	AB
ii	O

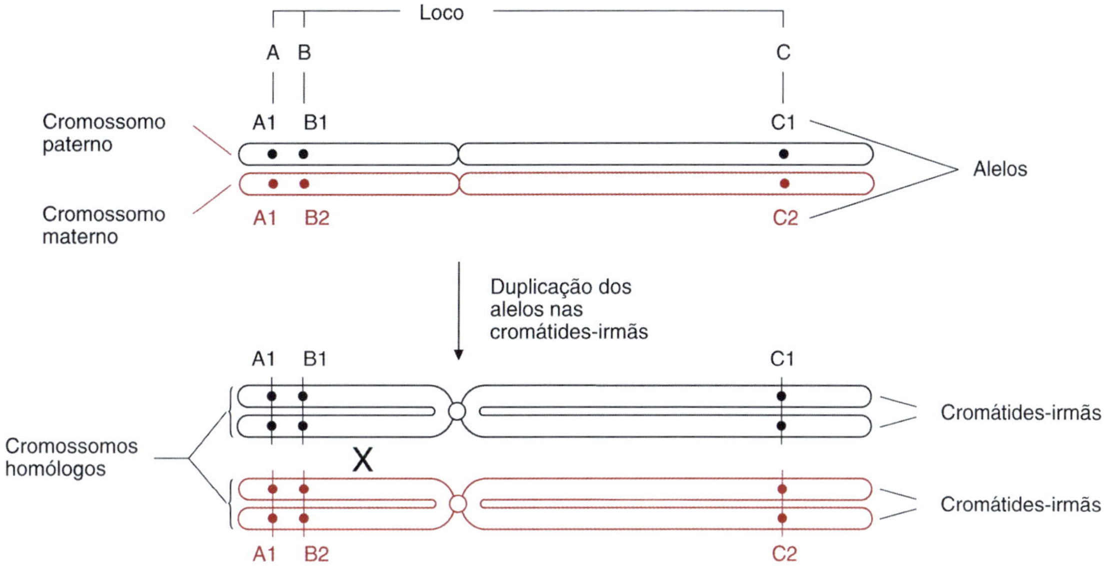

Figura 1.23 ■ Par de cromossomo 9 humano com alguns locos marcados.

Os alelos presentes em determinado loco constituem o **genótipo**, enquanto as características que se observam em um indivíduo, em nível morfológico ou bioquímico, representam seu **fenótipo**. O termo genótipo também designa o conjunto de todos os alelos presentes em um indivíduo, ou seja, sua constituição genética. Assim, as características que o indivíduo exibe em seu fenótipo são resultantes de sua constituição genética mais a influência de fatores do meio ambiente.

Fenótipo = Genótipo + Fatores ambientais

A influência dos fatores ambientais pode ser menor ou maior, dependendo da característica em questão. No caso do sistema sangüíneo ABO, os fatores ambientais têm importância desprezível. Entretanto, uma pessoa que, por exemplo, tenha predisposição genética para doenças cardíacas poderá evitar um infarto do coração se mantiver uma dieta saudável, baixa em colesterol, e praticar exercícios físicos. Em outras palavras, o genótipo seria comparável à pauta musical de uma sinfonia, enquanto o fenótipo seria a música que se ouve no concerto, que depende da habilidade dos músicos, da qualidade dos instrumentos, da acústica da sala etc.

No caso do exemplo citado anteriormente, podemos observar que um indivíduo com tipo sangüíneo A (fenótipo) pode ter os alelos I^AI^A ou I^Ai (genótipo). Da mesma forma, o fenótipo B pode ser determinado pelo genótipo I^BI^B ou I^Bi. Entretanto, o fenótipo O só acontece quando o alelo i está presente em dose dupla. Se um fenótipo se expressa mesmo quando somente um cromossomo do par apresenta o alelo correspondente, dizemos que esse fenótipo é **dominante**. Por outro lado, se a expressão de um fenótipo exige a presença de dois alelos do mesmo tipo, trata-se de um fenótipo **recessivo**. Portanto, os fenótipos A e B são dominantes em relação ao fenótipo O.

Mas o que acontece quando um indivíduo possui os alelos I^A e I^B? Os dois genes apresentam expressão no fenótipo e por isso seu tipo sangüíneo será AB. Nesse caso, como a expressão de um dos alelos não se sobrepõe à expressão do outro, dizemos que os alelos são **codominantes**.

Os gametas, por serem células haplóides, apresentam somente um alelo para cada loco. Assim, um indivíduo com genótipo I^AI^B formará metade dos seus gametas com o alelo I^A e a outra metade com o alelo I^B. Entretanto, todos os gametas formados por um indivíduo com genótipo I^AI^A terão obrigatoriamente o alelo I^A. Isso porque os cromossomos homólogos se separam na primeira divisão da meiose e carregam cada alelo para uma das células-filhas (Figura 1.19). Os alelos voltam a se encontrar outra vez, de forma casual, no zigoto que formará um novo indivíduo na próxima geração. Dessa maneira, se em um casal ambos forem do tipo de sangue AB, eles poderão gerar filhos com os tipos de sangue AA, AB, BB (Figura 1.24).

Esse é um princípio básico da genética, o qual estabelece que genes de um mesmo par de alelos se segregam (separam-se) na formação dos gametas, sendo conhecido como 1ª Lei de Mendel. Gregor Mendel (1822-1884), um monge de Brünn, Áustria, cruzava ervilhas com diferentes características para observar como elas se expressavam nas gerações futuras.

De seu trabalho com ervilhas, Mendel enunciou também a 2ª Lei da Genética: genes não-alelos recombinam-se (misturam-se casualmente) de forma independente. Na meiose, os cromossomos de origem materna e paterna, que formam os pares de cromossomos homólogos, segregam-se aleatoriamente na primeira divisão meiótica para formar os gametas (Figura 1.25).

Embora Mendel tenha publicado seus resultados em 1865, o significado dessas descobertas não foi compreendido até 1890. Seu trabalho é notável, pois foi realizado muito antes de conhecermos os cromossomos. Em 1903, quando Sutton e Boveri estabeleceram a relação entre genes e cromossomos, ficou claro que são os cromossomos que carregam os genes e as conclusões de Mendel tornaram-se óbvias.

Entretanto, ao longo de cada par de cromossomos homólogos há muitos genes e se dois genes não-alelos estiverem presentes no mesmo cromossomo, como eles podem exibir recombinação independente?

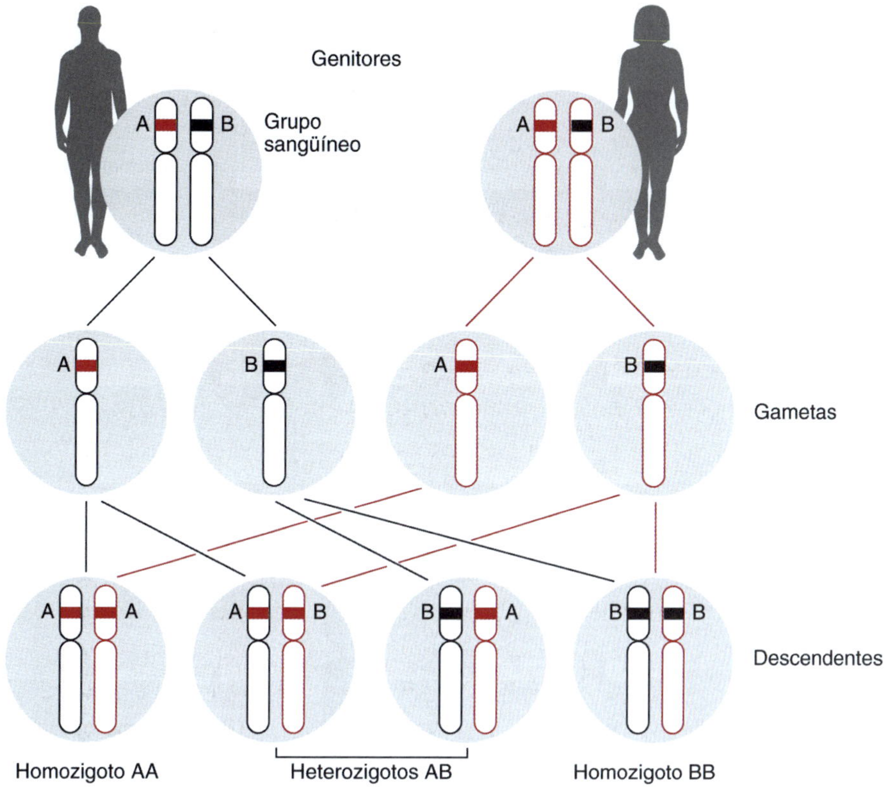

Figura 1.24 ■ Segregação de alelos na formação dos gametas e sua combinação na próxima geração.

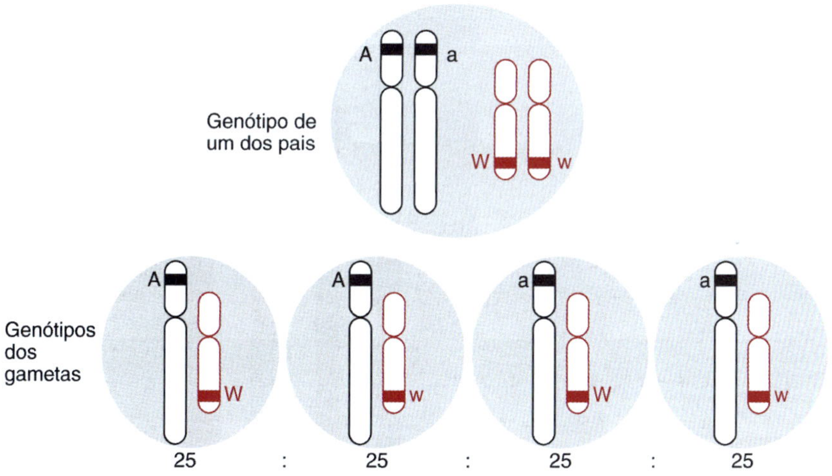

Figura 1.25 ■ Recombinação entre cromossomos de diferentes pares e porcentagem de cada gameta.

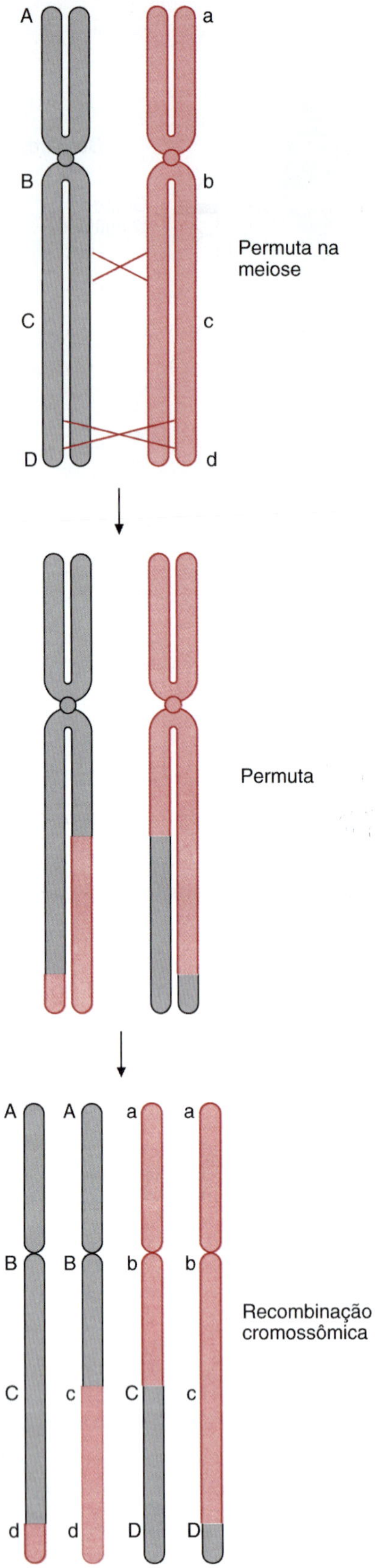

Figura 1.26 ■ Permuta entre cromossomos homólogos durante a meiose e os cromossomos resultantes que misturam as características paternas e maternas.

Acontece que elementos de um mesmo par cromossômico trocam partes correspondentes entre si, em um fenômeno conhecido como **permuta** ou ***crossing-over***. Durante a meiose, os pares de cromossomos homólogos alinham-se colocando os alelos correspondentes lado a lado. Em pontos escolhidos ao acaso, os cromossomos homólogos sobrepõem-se e trocam segmentos correspondentes, de tal forma que, quando eles se separam, cada homólogo tenha uma nova combinação de alelos (Figura 1.26). Entretanto, como veremos mais adiante, a recombinação nesse caso nem sempre é completamente casual e dependente das distâncias entre os genes no cromossomo.

Graças a esses dois mecanismos de recombinação, aquele que ocorre entre os homólogos e aquele dentro de um par de homólogos, as combinações de genes que transmitimos aos nossos filhos não são exatamente iguais às nossas. São, antes sim, uma combinação casual dos genes que possuímos. A combinação de genes para a formação dos gametas ocorre ao acaso e permite um número tão grande de possibilidades diferentes, que é impossível para um casal formar gametas iguais e gerar dois filhos idênticos. Isso só acontece quando as crianças são gêmeos idênticos, originados do mesmo zigoto, devido à separação das células embrionárias (Figura 1.27). Quer dizer, quando um determinado espermato-

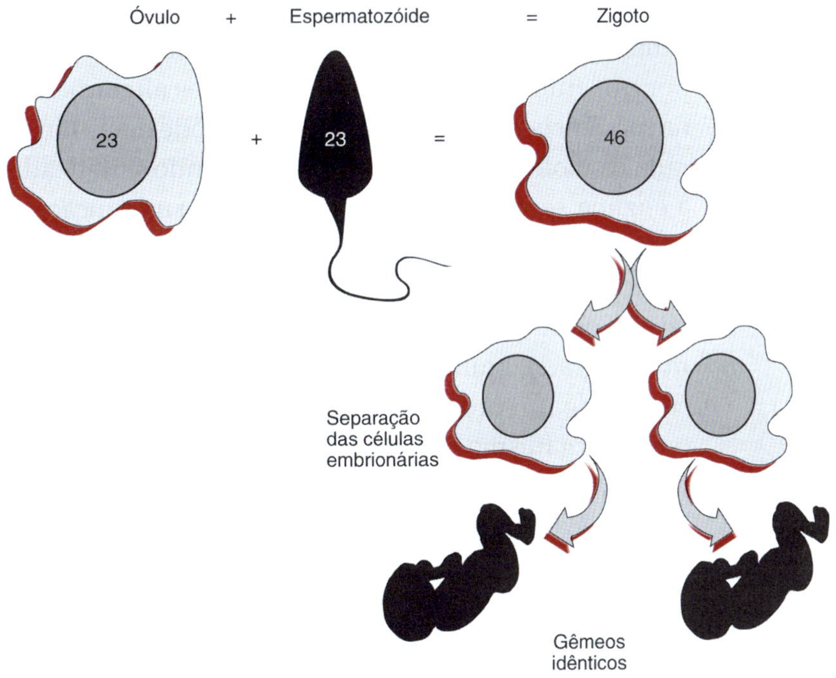

Figura 1.27 ■ Formação de gêmeos idênticos. O zigoto é formado a partir da fusão do óvulo com o espermatozóide. Após a primeira divisão mitótica, as células-filhas separam-se originando dois indivíduos idênticos.

zóide de um dado pai se encontra com determinado óvulo de uma dada mãe, resulta na formação de um indivíduo único, geneticamente diferente de todos os seus irmãos, irmãs ou de qualquer outro indivíduo da população. Portanto, a recombinação casual dos genes na formação dos gametas é a grande fonte da variabilidade genética que observamos entre os indivíduos.

Quando um erro acontece

Qualquer processo que se repete inúmeras vezes é passível de erro. Embora o DNA duplique sua molécula com precisão espantosa, com milhões de divisões celulares que acontecem ao longo da vida de um organismo, é óbvio que erros podem ocorrer. Como em qualquer fábrica, existe dentro da célula um sistema de "controle de qualidade", que tende a reparar os erros que acontecem na cópia da informação genética e é conhecido como **sistema de reparo do DNA**. Mesmo assim, algum defeito pode, eventualmente, escapar, provocando uma **mutação**.

Durante a replicação do DNA, por exemplo, uma base **A**, que deveria se alinhar com uma base **T** na molécula complementar, pode, eventualmente, alinhar-se com um base **C**. Caso isso ocorra dentro de um gene, é possível que a posição correspondente na proteína seja ocupada por um aminoácido diferente. A simples alteração de um aminoácido na seqüência da cadeia polipeptídica pode determinar uma forma alterada na molécula da enzima que está sendo sintetizada. Dessa maneira, a enzima seria incapaz de desenvolver sua função, uma vez que não pode ligar-se ao substrato. Nesse caso, não acontecerá a reação química específica controlada por essa enzima. Como a célula é uma pequena fábrica onde milhares de reações químicas acontecem, algumas de forma integrada, a ausência de uma reação química pode provocar a interrupção de um processo vital importante com conseqüências drásticas para o organismo como um todo. As conseqüências não serão menos drásticas se uma mutação afetar uma proteína estrutural.

Várias doenças humanas são conhecidas atualmente, em que a causa primária é a presença de um nucleotídeo trocado no DNA causando a alteração de um único aminoácido em uma proteína fundamental para a célula. Um exemplo clássico dessa situação é a anemia falciforme, doença que afeta a hemoglobina e será discutida no Capítulo 6.

As mutações em um gene podem também causar a adição ou a **deleção** (deficiência) de um par de bases (Figura 1.28). Nesse caso, a proteí-

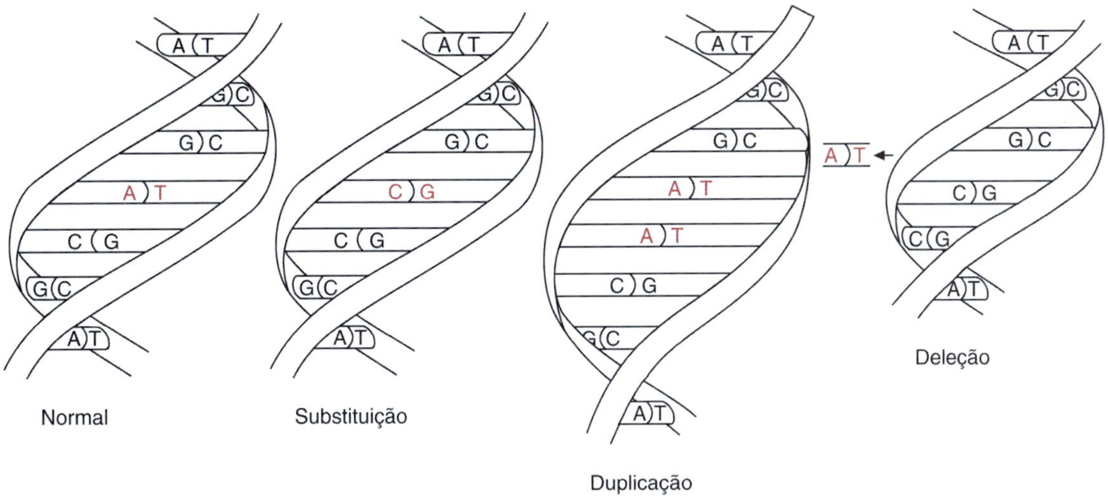

Figura 1.28 ■ Três tipos de mutação no DNA.

na formada será completamente incorreta, uma vez que a leitura dos tríplex seria alterada daquele ponto em diante. Por exemplo, na sentença GOL SAI NUM DIA BOM, consideremos cada palavra como um códon de três letras do DNA. Se o primeiro **O** for substituído pela letra **A**, o sentido da frase ainda poderá ser compreendido (GAL SAI NUM DIA BOM). Entretanto, se o primeiro O for eliminado, a leitura da frase toda será alterada a partir daquele ponto: GLS AIN UM D IAB OM. Além disso, a alteração na leitura dos códons freqüentemente provoca o aparecimento de um dos códons de terminação da síntese, o que gera uma proteína truncada e sem função.

Quando a mutação ocorre durante a mitose em uma célula somática, ela será transmitida somente para as células-filhas descendentes. Uma das conseqüências de mutações em células somáticas é o desenvolvimento de um tumor. Além disso, acredita-se que o envelhecimento de um indivíduo seja devido às mutações acumuladas durante sua vida. Em todo o caso, uma mutação desse tipo só teria conseqüências para aquele organismo.

Entretanto, uma mutação que ocorra durante a divisão das células germinativas pode provocar a formação de um óvulo ou de um espermatozóide com a informação genética alterada, causando o aparecimento de um novo organismo mutante. Em outras palavras, as mutações que ocorrem durante a meiose podem ser transmitidas para as novas gerações.

Como as mutações ocorrem ao acaso, sem nenhum planejamento, na grande maioria das vezes, as células com um gene mutante são menos eficientes no desempenho de suas funções. Entretanto, algumas vezes, as mutações podem ser inócuas ou, eventualmente, benéficas para o organismo. Mutação pode provocar o aparecimento de uma nova enzima na célula, tornando um organismo ainda mais eficiente para sobreviver em determinado meio ambiente.

Suponha que uma mutação em um peixe permita a degradação de um composto químico tóxico. Se esse animal viver em um rio poluído por esse tóxico, a mutação lhe traria grandes vantagens, acarretando em maior sobrevida e maiores chances de reprodução para o peixe. Com isso, a mutação tenderia a se estabelecer na população dos peixes que vivem no rio poluído.

A partir daquela célula primitiva que surgiu um dia na Terra, todas as formas de vida conhecidas até hoje, inclusive as formas extintas, evoluíram acumulando mutações que lhes foram benéficas em determinado momento e em dado meio ambiente. Na verdade, as mutações são a única fonte nova de variabilidade genética em uma população.

Quando Watson e Crick descreveram a estrutura da molécula de DNA em 1953, os cientistas ficaram impressionados como uma molécula tão simples podia realizar as complexas funções a ela atribuídas. Espera-se que a molécula que contém a informação genética seja capaz de: 1. codificar proteínas; 2. transmitir essa informação para as células-filhas; e 3. gerar, eventualmente, alterações no código, justificando o aparecimento de novas e variadas formas de vida. A estrutura da molécula do DNA permite explicar essas três funções fundamentais por meio do código genético, da duplicação da molécula e das mutações, respectivamente.

Algumas palavras a mais sobre as células

A partir do exposto, a definição de célula torna-se ainda mais compreensível. A célula é realmente a unidade fundamental da vida, pois até as formas mais simples, capazes de sobreviver independentemente, têm, no mínimo, a estrutura de uma célula. As bactérias, por exemplo, são consideradas as células mais simples. Embora certamente necessitem de um número muito menor de proteínas para desenvolver suas funções, uma bactéria funciona basicamente da mesma forma que uma célula humana. As instruções para a síntese de proteínas também estão contidas em seu DNA, conforme o mesmo código genético utilizado por todas as outras formas de vida, inclusive o homem. Salvo pequenos detalhes relativos ao modo como as proteínas são sintetizadas nas bactérias, as regras gerais que regem a informação genética se aplicam a todos os organismos vivos, quer procariotos, quer eucariotos.

Os vírus são muito mais simples ainda que as bactérias, não chegam a ter uma estrutura celular, mas, em compensação, não podem sobreviver de forma independente. Eles são formados, basicamente, pela molécula de DNA (ou de RNA), empacotada em uma cápsula de proteína. Os vírus necessitam parasitar uma célula e utilizam o maquinário da célula hospedeira que eles infectam para duplicar sua molécula de DNA, sintetizar proteínas e reproduzirem-se (Figura 1.29).

O grupo de vírus mais bem estudado sob o ponto de vista genético é o dos **bacteriófagos**, ou simplesmente **fagos**, ou seja, vírus que infectam bactérias. A perpetuação desses vírus pode dar-se de duas maneiras diferentes. Após infectar uma bactéria, a molécula de DNA viral replica-se muitas vezes, produzindo muitos vírus, até, por fim, destruir a bactéria hospedeira. Nesse caso, o ciclo de reprodução do vírus é chamado **ciclo lítico**. Alternativamente, o DNA viral pode integrar-se no cromossomo da bactéria, permanecendo assim de forma estável, mas não definitiva, no que se costuma referir como **ciclo lisogênico**. Embora o DNA viral, enquanto integrado ao cromossomo da bactéria, possa ser passado de uma geração de bactérias para a seguinte centenas de vezes, existem alguns fatores que provocam a liberação do DNA do vírus, induzindo o retorno para o ciclo lítico.

Em todo o caso, os vírus, as bactérias ou qualquer outra forma de vida encontrada na natureza utilizam sempre o mesmo código genético mostrado na figura 1.11. Esse fato é fundamental para a Engenharia Genética. Da mesma forma que uma bactéria aceita a infecção de um vírus e permite a duplicação da molécula de DNA viral e a síntese das proteínas aí codificadas, um gene humano pode também ser introduzido em uma bactéria para se multiplicar em milhões de cópias e produzir a proteína que ele codifica em grandes quantidades. Ou seja, apesar da imensa variabilidade das formas vivas, quando se chega na essência do DNA todas as diferenças desaparecem. DNA é DNA, nos vírus, bactérias, plantas ou seres humanos.

Uma outra observação que permite visualizar o conceito de célula como unidade da vida é que, mesmo em organismos multicelulares, um indivíduo todo se desenvolve a partir de uma única célula, o zigoto. Uma vez que da célula inicial até o indivíduo adulto somente acontecerão divisões mitóticas, que não alteram a informação genética, todas as células de um indivíduo têm o mesmo número de cromossomos e o mesmo conjunto de genes da célula inicial, salvo as mutações que possam ocorrer no meio do caminho.

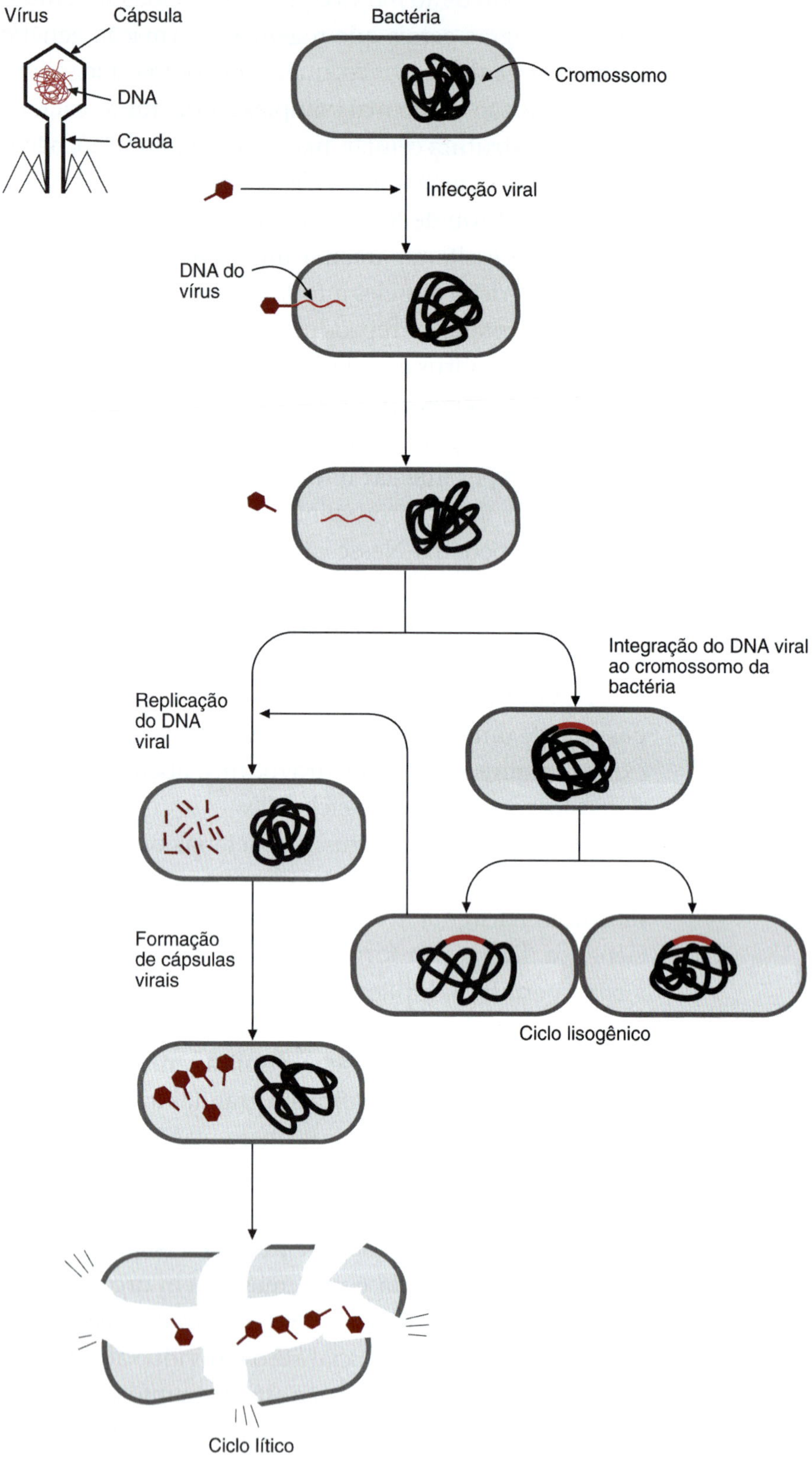

Figura 1.29 ■ Estrutura do vírus e seu ciclo de reprodução.

Dessa forma, quando se pretende examinar um gene, isso pode ser feito a partir de qualquer tecido. Não importa se o gene está ativado ou não em determinado tecido, ele estará, certamente, presente mesmo que silencioso. Com isso, podemos estudar o gene da insulina, enzima produzida fundamentalmente nas células do pâncreas, examinando esse gene em qualquer outra célula do organismo, por exemplo, nas células brancas do sangue.

RESUMO

1. As células representam a unidade dos organismos vivos e são compostas por dois compartimentos básicos: o núcleo e o citoplasma.
2. O núcleo controla as substâncias que serão produzidas pela célula, o que define suas funções, enquanto o citoplasma contém as organelas responsáveis por desempenhar tais funções.
3. As proteínas são longas cadeias lineares formadas pela ligação de inúmeras moléculas pequenas, os aminoácidos.
4. As enzimas são as proteínas que incrementam as reações químicas que acontecerão em uma célula, definindo o trabalho que a célula vai desempenhar.
5. A função de uma enzima depende da forma espacial de sua molécula, a qual é definida pela seqüência de aminoácidos na cadeia polipeptídica.
6. A seqüência de aminoácidos para todas as proteínas que a célula produz está guardada no DNA presente no núcleo da célula.
7. O DNA é uma molécula também linear formada pela ligação de inúmeros nucleotídeos que podem ser de quatro tipos: adenina (**A**), timina (**T**), citosina (**C**) e guanina (**G**).
8. Cada três letras do DNA controla a entrada de um aminoácido na molécula da proteína, conforme o código genético.
9. A informação genética do DNA é transcrita em um RNA que carrega essa mensagem para o citoplasma onde ela será traduzida em uma seqüência de aminoácidos. Esse conceito é conhecido como Dogma Central da biologia molecular.
10. Gene é a unidade de transcrição, a qual contém as seqüências codificadoras, mais os elementos necessários para controlar a expressão do gene.
11. A molécula de DNA é empacotada com proteínas para formar os cromossomos, cujo número e forma são característicos para cada espécie.
12. Há dois tipos de divisão celular: a mitose, que acontece nas células somáticas e mantém a informação genética e número cromossômico, e a meiose, que acontece nas células germinativas para a produção dos óvulos e espermatozóides.
13. Por ocasião da fecundação cada gameta haplóide contribui com metade do número de cromossomos para formar um zigoto diplóide.

14. Os genes distribuem-se de forma linear nos cromossomos em posições definidas, os locos.
15. Os cromossomos componentes de um mesmo par são ditos homólogos e apresentam locos correspondentes.
16. Alelos são as formas alternativas de um mesmo loco.
17. Um indivíduo pode ser homozigoto ou heterozigoto se ele apresentar dois alelos iguais ou diferentes para um certo loco, respectivamente.
18. Se uma característica se expressa em heterozigotos, ela é dita dominante, enquanto uma característica recessiva só se expressa em homozigotos.
19. Fenótipo é a expressão dos genes que possuímos (genótipo) mais a influência do meio ambiente.
20. Genes alelos segregam-se na meiose, enquanto genes não-alelos se recombinam.
21. Quando dois genes estão presentes em um mesmo cromossomo, a recombinação é devido ao *crossing-over* e a taxa de recombinantes permite estimar a distância entre dois genes ligados.
22. Um erro na seqüência de nucleotídeos no DNA representa uma mutação, causando a produção de uma enzima alterada que pode ser incapaz de realizar sua função.
23. Todas as células de um organismo contêm os mesmos genes, embora em cada célula somente um conjunto desses genes esteja ativado.
24. Todas as formas de vida seguem esses princípios básicos e codificam suas proteínas basicamente conforme o mesmo código genético.

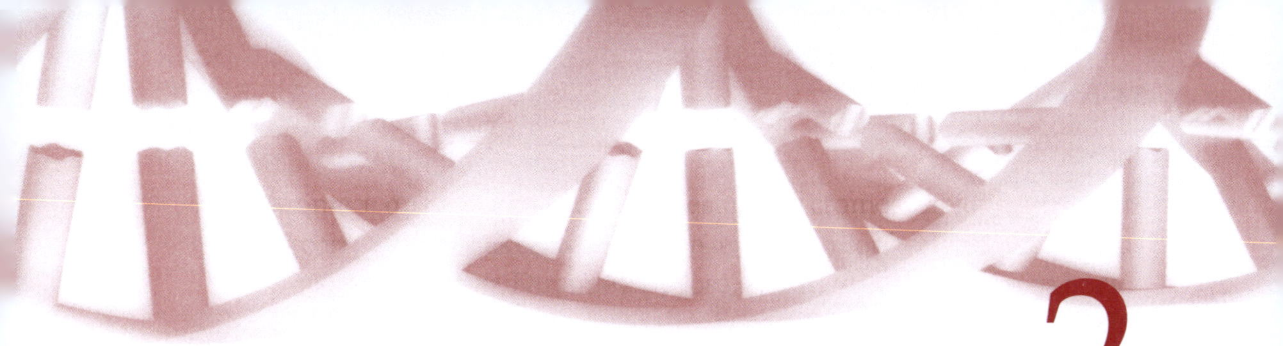

2

Construindo a molécula de DNA recombinante

O homem não se satisfaz somente com a aquisição de novos conhecimentos. Tão logo algum novo fenômeno é compreendido, o próximo passo é tentar controlar e dominar esse evento. Desde o momento em que a estrutura da molécula de DNA foi esclarecida e ficou claro como os genes podem produzir inúmeras proteínas preciosas dentro de uma célula, os cientistas sonham em poder administrar essa pequena fábrica de proteínas. Isto é, sonham em isolar um determinado gene, multiplicá-lo e conseguir quantidades razoáveis da proteína que o gene codifica. Mesmo porque algumas proteínas são verdadeiras minas de ouro. A insulina, por exemplo, referida no capítulo anterior, é utilizada no tratamento do diabetes, uma doença que afeta aproximadamente 1 em cada 200 indivíduos da raça branca. O mercado potencial de consumo da insulina representa milhões de dólares.

O maior problema para se isolar um gene é que o DNA é uma molécula relativamente simples e muito regular. A grande variação ao longo da molécula de DNA refere-se à composição das quatro diferentes bases nitrogenadas, que apresentam, entretanto, características químicas muito semelhantes. Depois da polimerização dos nucleotídeos, as macromoléculas resultantes têm, portanto, as mesmas propriedades químicas, independentemente da seqüência de bases que possuem. Isso torna praticamente impossível separar moléculas de DNA, de diferentes origens, com base unicamente no comportamento químico.

Há também o problema do tamanho. A molécula de DNA que compõe um cromossomo dos organismos superiores é muito longa e contém milhares de genes. O DNA, quando extraído da célula, é muito frágil e tende a se quebrar. Como a molécula se quebra casualmente, as quebras podem acontecer dentro dos genes separando um arquivo em dois ou mais fragmentos diferentes. Além disso, os poucos genes dispersos entre o DNA restante não podem ser reconhecidos por métodos químicos. Infelizmente, também, um gene não é quimicamente diferente de outro, e genes não carregam uma etiqueta que designa a proteína que eles produzem.

Dessa forma, encontrar um gene específico entre o DNA total de uma célula é, ainda hoje, uma tarefa árdua, mas há anos era simplesmente impossível.

Essa situação só pôde ser superada com o desenvolvimento de métodos para se criar uma molécula de DNA recombinante. Quando se pretende analisar uma estrutura complexa, como, por exemplo, o motor de um jato, e entender como cada peça funciona, fica muito mais fácil se o motor for desmontado e as peças separadas de forma organizada. É mais ou menos isso que se faz com o DNA total de um organismo, o **genoma**, quando se pretende isolar um gene específico.

Primeiro, a molécula de DNA, extraída da célula e contendo o gene que interessa, é cortada de forma controlada em fragmentos menores. Cada um desses fragmentos é então ligado a uma outra molécula de DNA capaz de transportá-los separadamente para dentro de uma célula hospedeira apropriada. A célula que recebe a molécula híbrida, formada com DNA de origens diferentes, passa a funcionar como uma máquina de copiar, duplicando essa molécula a cada divisão celular. Dessa forma, cada fragmento é produzido em grande quantidade, permitindo o trabalho de se localizar em qual fragmento está o gene que interessa e que pretendemos isolar.

Esse processo, que explora a capacidade natural das células de replicar sua molécula de DNA antes de cada divisão celular, é conhecido como **clonagem gênica**, pois cria uma população de clones geneticamente idênticos.

Colocado dessa forma, o método para se isolar um gene parece simples. No entanto, considerando-se que, por exemplo, o genoma humano tem 3.000 milhões de pares de bases (3×10^9pb) e que um gene pode conter menos que 2.000pb, isso significa que um gene pode ser um fragmento de DNA perdido entre 1,5 milhão de outros fragmentos praticamente iguais. Localizar um gene dentro do genoma humano é, portanto, muito pior que encontrar uma agulha em um palheiro. Pelo menos a agulha é diferente da palha, tanto em relação ao aspecto como à composição química, enquanto um gene não se distingue quimicamente do restante do genoma.

O conjunto de técnicas que envolve o processo de isolamento de um gene tornou-se viável somente com a aquisição de novos materiais. Recentes descobertas, somadas a técnicas e conhecimentos antigos, permitiram completar a metodologia da clonagem gênica. Além do mais, à medida que entendermos como esses métodos funcionam, ficará claro que, na maioria das vezes, os cientistas exploram as propriedades naturais das moléculas e dos organismos para alcançar seus objetivos. Portanto, quanto mais e melhor se conhecer as moléculas orgânicas e os fenômenos biológicos, mais técnicas poderão ser criadas, permitindo maior interferência nos fenômenos naturais.

Enzimas de restrição: tesouras do DNA

Sem dúvida alguma, a descoberta das enzimas de restrição foi a grande chave para o desenvolvimento da Engenharia Genética.

As **enzimas de restrição**, ou **endonucleases**, como também são chamadas, são naturalmente produzidas em algumas bactérias com a finalidade de protegê-las contra a infecção viral. Quando um vírus injeta sua molécula de DNA na bactéria, a fim de realizar seu ciclo reprodutivo, algumas vezes, a bactéria reconhece esse DNA como estranho e destrói essa molécula utilizando as enzimas de restrição para cortá-la em inúmeros fragmentos. O nome dessas enzimas refere-se a sua função, uma vez que elas *restringem* a multiplicação do vírus, que poderia interferir no funcionamento da bactéria. Por outro lado, o termo endonucleases é devido ao fato de que essas enzimas cortam o DNA no interior da molécula, em contraposição às exonucleases que digerem as pontas da molécula.

Mas, se essas enzimas são capazes de destruir o DNA viral, por que não degradam também o DNA da bactéria?

Isso se deve ao modo pelo qual as enzimas de restrição atuam. Essas enzimas têm a propriedade de cortar a dupla hélice do DNA de forma muito precisa. Primeiro elas reconhecem uma seqüência específica no DNA que, normalmente, varia entre 4 e 6 bases e, então, cortam cada cadeia em um dado ponto. No DNA da bactéria, entretanto, todas as seqüências de reconhecimento da enzima de restrição, ou **sítios de restrição**, aparecem ligadas a uma molécula protetora, na verdade, um grupo metil (CH_3). Isso impede que a enzima de restrição atue no DNA da bactéria, prevenindo sua destruição, enquanto a mesma enzima pode atacar livremente o DNA do vírus (Figura 2.1). O grupo metil é adicio-

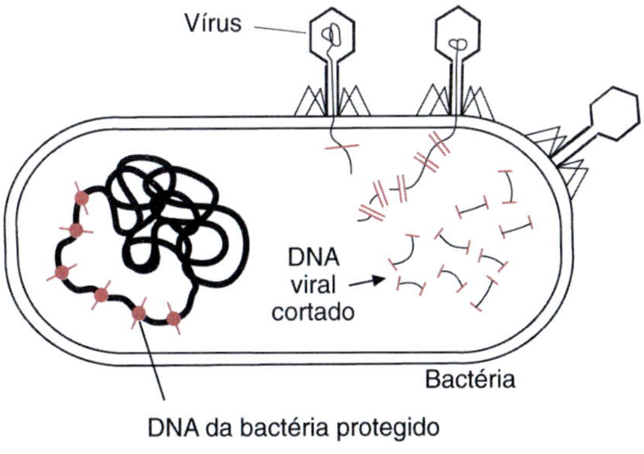

Figura 2.1 ■ Algumas linhagens de bactérias, resistentes à infecção viral, possuem enzimas de restrição capazes de cortar o DNA do vírus em seqüências específicas. Nesses mesmos pontos, o DNA da bactéria aparece protegido, evitando sua degradação.

nado à molécula de DNA graças a atuação da enzima metilase. Muitas vezes o gene que codifica a enzima de restrição e a metilase encontra-se em posição adjacente no genoma.

Com a descoberta das enzimas de restrição em 1970, os cientistas tinham em mãos, pela primeira vez, verdadeiras tesouras químicas capazes de cortar a molécula de DNA de modo previsível. Basicamente, existem três tipos de enzima de restrição, sendo o tipo II particularmente útil em experimentos de Engenharia Genética. Nessa categoria, as bases de reconhecimento da enzima exibem a mesma leitura nos dois sentidos. Por exemplo, a enzima de restrição *Eco*RI reconhece a seguinte seqüência de bases:

```
          ————————————>
5 '• • • —G—A—A—T—T—C— • • • 3 '
3 '• • • —C—T—T—A—A—G— • • • 5 '
          <————————————
```

Nessa seqüência, a leitura da esquerda para a direita na cadeia superior é exatamente igual à da cadeia inferior quando lida da direita para a esquerda. Esse tipo de seqüência de DNA é chamado de **seqüência palindrômica**. Em cada ponto da molécula de DNA que essa específica seqüência ocorrer, a enzima *Eco*RI é capaz de fazer um corte muito preciso entre as bases G e A de cada cadeia. As pontas do DNA cortado pela *Eco*RI terão, assim, o seguinte aspecto:

```
5 '• • • —G                        —A—A—T—T—C— • • • 3 '
                        e
3 '• • • —C—T—T—A—A—                         G— • • • 5 '
```

Não se conhece a razão pela qual as enzimas de restrição agem em seqüências desse tipo ou porque elas cortam o DNA desse modo, mas isso certamente facilita a vida dos pesquisadores. As pontas do DNA cortado por essas enzimas apresentam pequenas "caudas" com o mesmo número de bases livres. Pela própria estrutura do DNA, essas pontas têm a tendência de se rejuntar, pois são complementares. Lembrando as regras de pareamento entre as bases do DNA, podemos notar que a seqüência -T-T-A-A-, produzida em uma das pontas, requer para o pareamento exatamente a seqüência -A-A-T-T- presente na outra ponta da molécula. Moléculas de DNA cortadas com a mesma enzima de restrição tendem, portanto, a se unir novamente, como mostra a figura 2.2. Com o auxílio da enzima **DNA ligase**, a ligação torna-se permanente, uma vez que essa enzima atua recompondo as ligações químicas da dupla hélice de DNA.

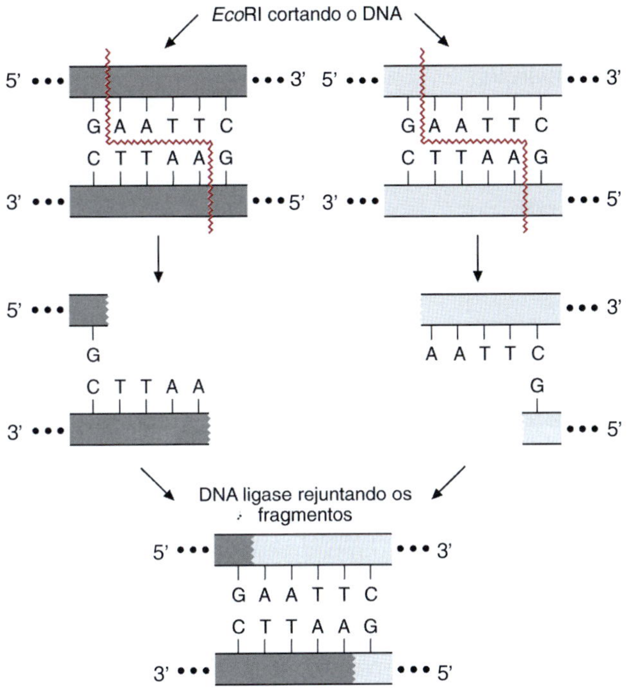

Figura 2.2 ■ Enzimas de restrição cortam o DNA formando pontas complementares que podem ser unidas pela enzima DNA ligase.

Atualmente conhecemos aproximadamente 900 enzimas de restrição, isoladas de mais de 230 espécies de bactérias, cada uma delas agindo em uma seqüência específica do DNA. Essas enzimas são designadas de acordo com o microorganismo de onde são extraídas e algumas delas aparecem na figura 2.3. As três primeiras letras referem-se ao nome científico do microorganismo e, por isso, são escritas em itálico. A letra que segue descreve a linhagem da bactéria, e o número romano designa a ordem de descoberta da enzima. Assim, por exemplo, *Eco*RI é o nome da enzima extraída da bactéria *Escherichia coli*, linhagem R, sendo a primeira enzima de restrição identificada nesse organismo.

Como cada enzima corta a dupla hélice de DNA toda vez que o sítio de restrição que ela reconhece está presente, milhões de fragmentos podem ser produzidos, dependendo do tamanho e da complexidade do DNA. Metade das pontas dos fragmentos recém-cortado apresenta seqüências complementares à outra metade das pontas. Isso significa que a cauda de cada segmento de DNA é capaz de se religar, não somente ao fragmento ao qual estava unido anteriormente, mas também a qualquer outro fragmento que lhe seja complementar, criando novas combinações na seqüência da molécula de DNA. Além disso, moléculas

Microorganismos	Enzimas	Seqüências do sítio de restrição
Thermus aquaticus	*Taq*I	5' ... T C G A ... 3' 3' ... A G C T ... 5'
Haemophilus haemolyticus	*Hha*I	5' ... G C G C ... 3' 3' ... C G C G ... 5'
Escherichia coli	*Eco*RI	5' ... G A A T T C ... 3' 3' ... C T T A A G ... 5'
Providencia stuarti	*Pst*I	5' ... C T G C A G ... 3' 3' ... G A C G T C ... 5'
Microcoleus	*Mst*II	5' ... C C T *N* A G G ... 3' 3' ... G G A *N* T C C ... 5'
Nocardia otitidis-caviarum	*Not*I	5' ... G C G G C C G C ... 3' 3' ... C G C C G G C G ... 5'

Figura 2.3 ■ Algumas enzimas de restrição e as seqüências nas quais atuam. A letra *N* na seqüência designa que qualquer base pode estar nesta posição.

de DNA de espécies diferentes, cortadas com a mesma enzima, apresentam a mesma probabilidade de se ligar nas extremidades que os fragmentos complementares de uma mesma espécie.

Pronto! Estava criada a possibilidade de se construir uma molécula de **DNA recombinante**, misturando-se a informação genética de espécies absolutamente diferentes que jamais se cruzariam de modo natural.

Portanto, o primeiro passo no processo para se isolar um gene específico havia sido superado. O complicado motor podia ser desmontado. Moléculas de DNA tão complexas como as encontradas nas células humanas podiam agora ser cortadas em um tubo de ensaio de forma sistemática. O DNA total de um organismo quando cortado (ou digerido) com uma enzima de restrição gera milhões de fragmentos de diferentes tamanhos e o gene que nos interessa está contido em um desses fragmentos. A partir daí, é "só" uma questão de se encontrar o fragmento correto!!!!!!

Vetores: moléculas de transporte

■

O segundo passo para a clonagem de um gene é transferir as moléculas de DNA recombinante do tubo de ensaio para uma célula hospedeira, capaz de multiplicar esses fragmentos e, com isso, produzir material suficiente para a árdua tarefa de se "localizar a agulha no palheiro". Esse trabalho pode ser realizado pelas bactérias que se encarregam de replicar os fragmentos de DNA, da mesma forma que duplicam o DNA viral. Mas, antes de mais nada, os inúmeros fragmentos precisam ser transportados para dentro das bactérias.

Mais uma vez, a solução foi encontrada na natureza. As bactérias contêm uma longa molécula de DNA circular que controla suas funções e reprodução. Entretanto, muitas bactérias, além desse DNA, dito cromossômico, apresentam também pequenas moléculas de DNA circular conhecidas como **plasmídeos**. Os plasmídeos carregam genes que não são essenciais para a vida das bactérias e, de vez em quando, essas moléculas passam de uma bactéria para outra, transferindo características genéticas entre as células.

Os plasmídeos são, portanto, um veículo ideal para transportar os fragmentos de DNA para dentro das bactérias. Além de sua capacidade natural de penetrar nas bactérias, os plasmídeos duplicam-se independentemente do DNA das bactérias. Isso permite a formação de múltiplas cópias do plasmídeo, com o fragmento inserido, dentro de cada bactéria. A duplicação do plasmídeo é garantida por uma região da molécula que contém as seqüências necessárias para a execução desse processo, conhecida como **origem de replicação** (**ori**), embora todas as enzimas utilizadas na multiplicação da molécula sejam fornecidas pela célula hospedeira. Outra grande vantagem dos plasmídeos é que muitas vezes eles carregam genes que conferem à bactéria resistência a antibióticos. Essa é uma característica genética muito importante para a bactéria, pois garante sua sobrevivência mesmo na presença de uma substância nociva. Aparentemente, a finalidade dos plasmídeos na natureza é transferir genes importantes de uma bactéria para outra, pois, sendo eles uma forma de DNA parasita, qualquer vantagem que essas moléculas conferirem à bactéria hospedeira aumenta sua probabilidade de propagação.

Se moléculas de plasmídeos forem digeridas com a mesma enzima de restrição usada para gerar os fragmentos na complexa molécula de DNA, fragmentos e plasmídeos terão em suas pontas as mesmas bases livres. Os fragmentos de DNA podem ser inseridos em plasmídeos e, dessa forma, transportados para o interior das bactérias. As bactérias encarregar-se-ão de produzir inúmeras cópias do plasmídeo recombinante, como esquematizado na figura 2.4.

O plasmídeo que contém um fragmento de DNA humano é um bom exemplo de uma molécula de DNA recombinante, composta por DNA de duas espécies diferentes, de uma maneira que jamais aconteceria de modo natural, sem a interferência do homem.

O mecanismo pelo qual, na natureza, o plasmídeo penetra na bactéria não foi ainda completamente desvendado. Aparentemente, quando

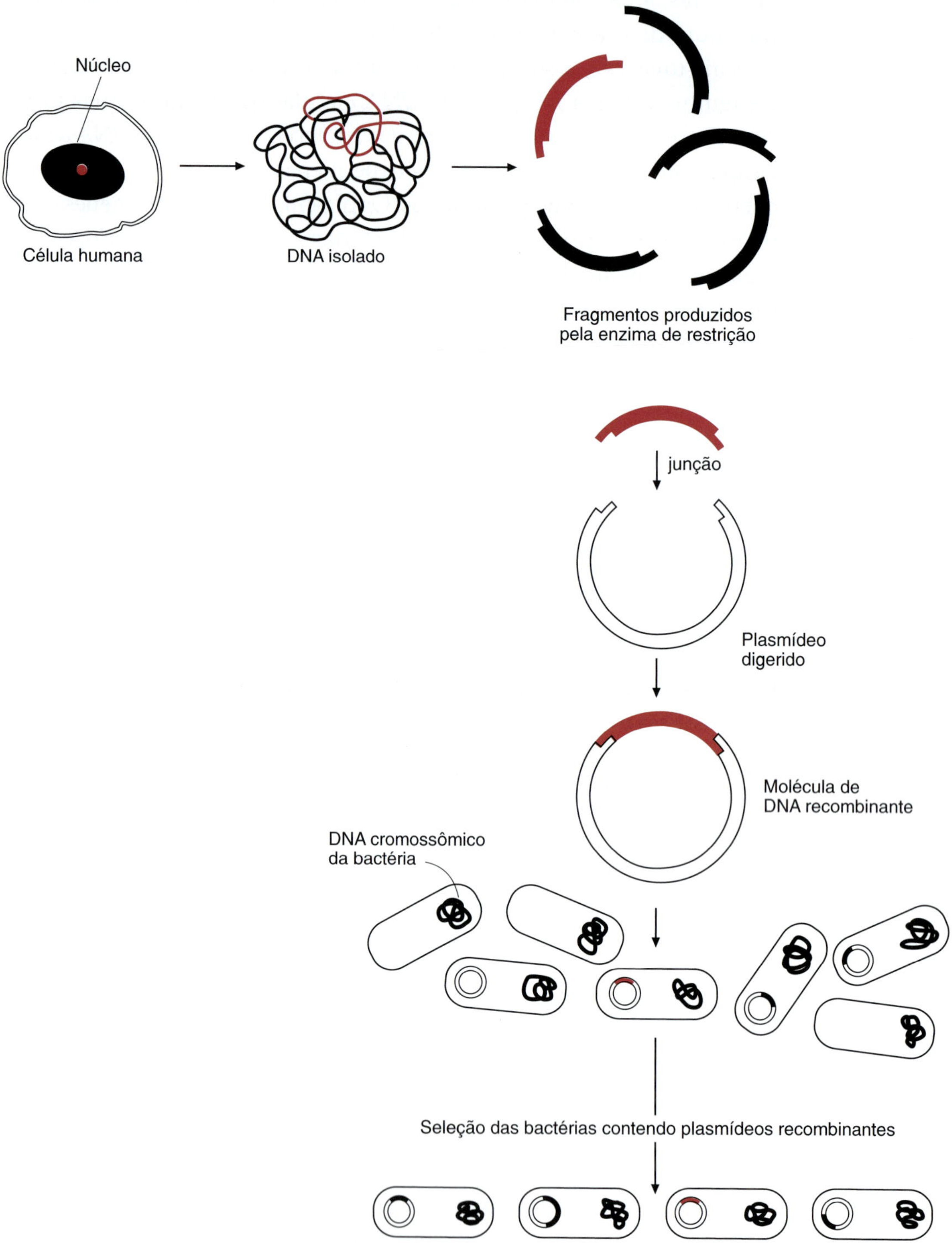

Figura 2.4 ■ Clonagem de fragmentos de DNA utilizando-se como vetor o plasmídeo e a seleção das bactérias com plasmídeo recombinante. O fragmento vermelho contém o gene que se pretende isolar.

as bactérias se encontram em fase de multiplicação intensa, a membrana apresenta poros que permitem a entrada de DNA. Entretanto, como a membrana celular e o DNA plasmídico apresentam cargas negativas, existe uma repulsão natural. Para incrementar a absorção de plasmídeos pelas bactérias, no laboratório o processo é realizado na presença de íons positivos de cálcio (Ca^{++}), para anular o mecanismo de repulsão (Figura 2.5). Mesmo assim, o plasmídeo entrará em somente algumas poucas bactérias, daí a necessidade de se selecionar aquelas que efetivamente receberam o plasmídeo.

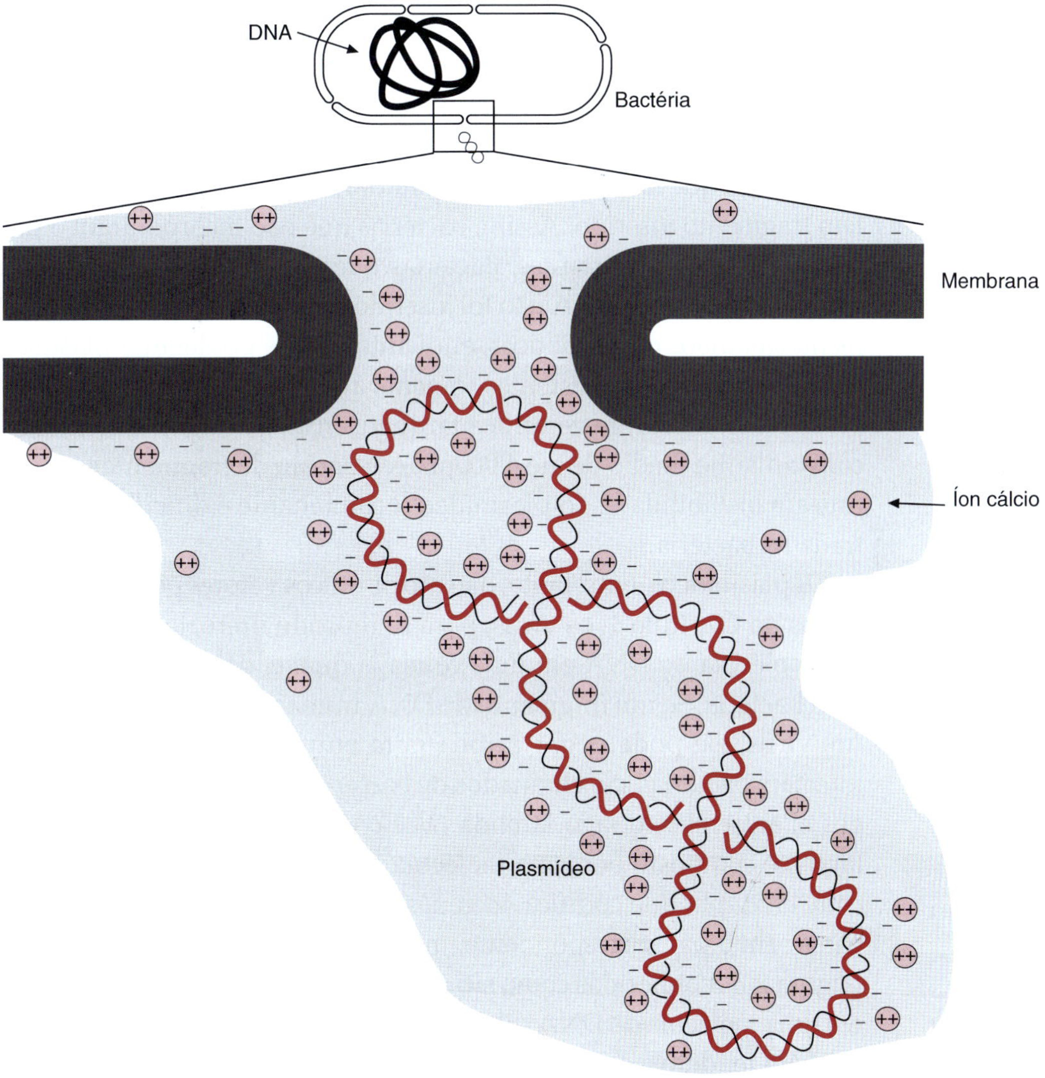

Figura 2.5 ■ A presença de Ca^{++} na solução diminui a repulsão entre a membrana da bactéria e o plasmídeo (ambos carregados negativamente), aumentando a probabilidade de absorção do plasmídeo pelas bactérias.

Qualquer elemento genético capaz de transportar genes costuma ser referido pelos biologistas moleculares como **vetor**. Os plasmídeos são os vetores mais comumente utilizados em Engenharia Genética e, entre eles, o plasmídeo pBR322 é o mais popular. Ele é composto por 4.362pb e tem dois genes que conferem resistência aos antibióticos ampicilina e tetraciclina, além da origem de replicação. Em outras palavras, as bactérias que carregam esse plasmídeo são capazes de sobreviver e de se multiplicar mesmo em um meio de cultura com tais antibióticos, no qual outras bactérias seriam destruídas. Isso permite a seleção de bactérias que contêm plasmídeo. Por outro lado, exatamente dentro de cada um desses genes existem sítios para enzimas de restrição, por exemplo para as enzimas *Pst*I e *Bam*HI, como mostra a figura 2.6. Se fragmentos estranhos de DNA forem clonados nessas posições, de forma a interromper os genes de resistência, as bactérias com o plasmídeo recombinante perderão a resistência àquele antibiótico. O padrão de resistência da bactéria aos antibióticos possibilita reconhecer as bactérias que carregam plamídeo recombinante das que não o possuem ou, ainda, daquelas cujo plasmídeo não tem fragmento inserido. Assim, bactérias que não incorporaram o plasmídeo não serão resistentes. Bactérias que incorporaram o plasmídeo, mas o fragmento de DNA não foi inserido, serão resistentes, simultaneamente, a ambos os antibóticos, enquanto as que possuem o plasmídeo recombinante serão resistentes somente a um dos antibióticos.

Os plasmídeos, em geral, aceitam a inserção de fragmentos de DNA com tamanho médio de até 4.000pb. A inserção de fragmentos maiores causam instabilidade do plasmídeo recombinante e dificultam sua entrada na bactéria.

Os plasmídeos, entretanto, não são os únicos vetores possíveis. Como vimos no Capítulo 1, os vírus, para se reproduzirem, também injetam sua molécula de DNA em uma célula, a qual é, na maioria das vezes, uma bactéria. Se um fragmento de DNA humano for ligado ao DNA de um vírus, ele pode pegar carona para entrar na bactéria. Vírus que infectam bactérias são chamados de bacteriófagos ou simplesmente fagos e, entre eles, o fago lambda (λ) é o mais utilizado. O genoma do fago λ é composto por uma molécula de DNA linear de dupla cadeia com 48.514pb, que codifica 46 genes. Nas pontas, o DNA apresenta 12 bases sem o par correspondente, mas que são complementares entre si (Figura 2.7), conhecidas como **sítio *cos***. Como as pontas coesivas criadas em uma molécula de DNA digerida por enzima de restrição, os sítios *cos* também tendem a se reassociar, tornando a molécula circular após sua entrada na bactéria. Uma vez que vários genes do fago λ não são essenciais para sua reprodução no ciclo lítico, esses genes podem ser retirados, permitindo a inserção de fragmentos de DNA com até 23.000pb.

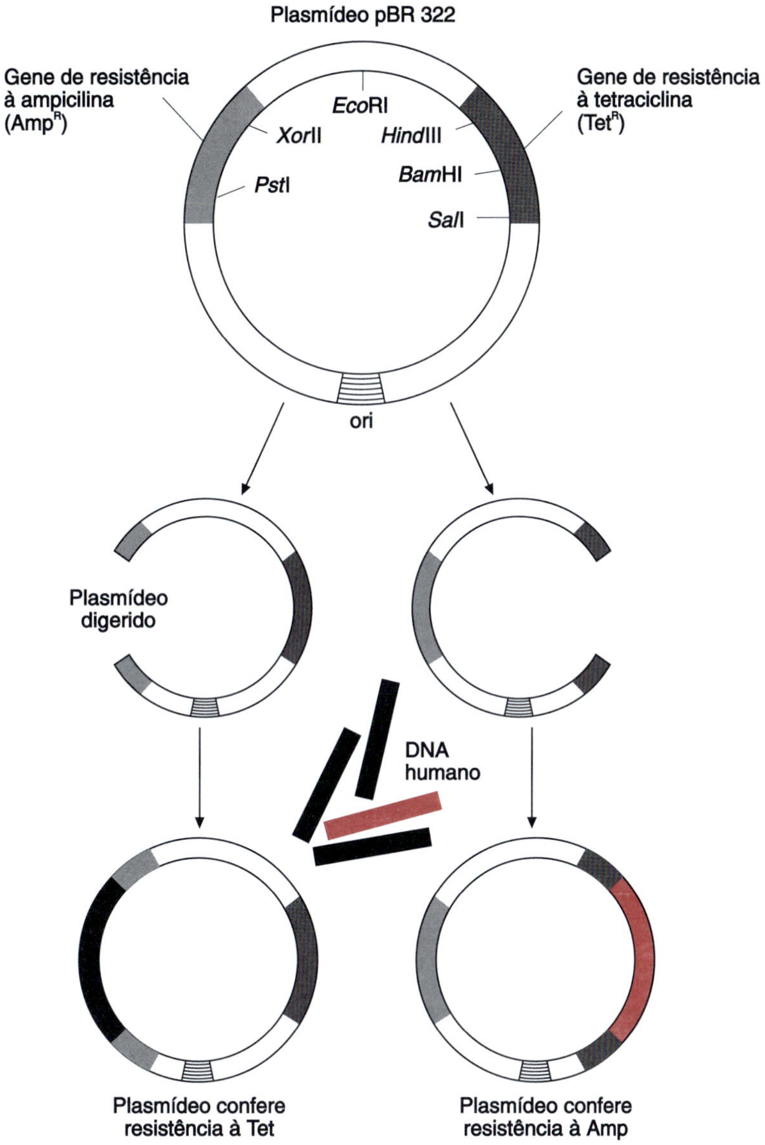

Figura 2.6 ■ Plasmídeo pBR322. A inserção de um fragmento de DNA no interior de um gene, que confere resistência ao antibiótico ampicilina e tetraciclina, inativa este gene.

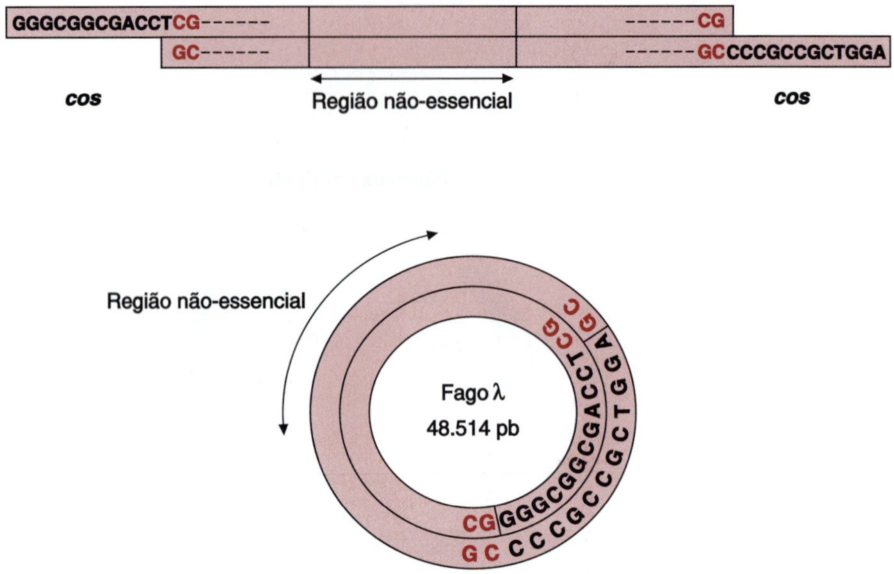

Figura 2.7 ■ Diagrama do genoma do fago λ em sua forma linear e circular. Após a infecção da bactéria, a molécula circulariza-se pareando as bases complementares dos terminais *cos*. A região que carrega genes não-essenciais para o ciclo lítico pode ser retirada para dar lugar ao inserto.

O fago M13 exibe características diferentes do fago λ, que o tornam muito atraente para aplicações específicas em Engenharia Genética. O genoma do fago M13 é uma molécula com cadeia simples de DNA circular, chamada de cadeia +, com 6.407pb. Ao penetrar na bactéria, o genoma do fago M13 é convertido em cadeia dupla, pela síntese da cadeia complementar do DNA (cadeia –). Nesse estágio, o fago é referido como RF (*replicative form*) e rapidamente se multiplica até alcançar cerca de 100 moléculas dentro da bactéria, quando então são formadas novas partículas virais que deixam a célula hospedeira sem provocar lise. Uma vez que todos os genes no fago M13 são considerados essenciais para o ciclo reprodutivo, não é possível a retirada de material genético para ceder lugar ao inserto que desejamos clonar. Dessa forma, somente fragmentos pequenos, com até 1.500pb podem ser clonados no fago M13 com certa eficiência. Mesmo assim, esse vetor é atraente, pois, devido ao seu genoma ser uma cadeia simples de DNA, é utilizado para seqüenciamento (Capítulo 4) e em experimentos de mutagênese dirigida (Capítulo 8).

Outros vetores foram desenvolvidos, nos quais fragmentos de DNA muito maiores podem ser colocados. **Cosmídeos** são moléculas construídas de tal forma que apresentam as vantagens dos dois vetores citados anteriormente: contêm genes que permitem a seleção da bactéria, como os plasmídeos, e aceitam a clonagem de fragmentos de DNA grandes (por volta de 40.000pb), como os bacteriófagos. Na verdade, os cosmídeos são simples plasmídeos que possuem os terminais *cos* do fago λ, como aparece refletido no nome do vetor.

Para o desenvolvimento de projetos de seqüenciamento de genomas complexos, foi fundamental a criação de vetores que permitissem a clonagem de fragmentos ainda maiores de DNA. Um desses supervetores utiliza, como célula hospedeira para sua amplificação, as **leveduras** em vez das bactérias. Leveduras são organismos unicelulares, mas com vários cromossomos lineares, como os organismos superiores. Segmentos muito longos de DNA, em média com 400.000pb, podem ser multiplicados em leveduras. Esse vetor tem sido designado como **YAC**, abreviação do termo em inglês *Yeast Artifitial Chromosome* (cromossomo artificial de levedura), pois comporta-se dentro da célula como um cromossomo que se duplica antes de cada divisão celular.

O vetor YAC é construído incluindo três tipos de seqüências de DNA específicos do cromossomo da levedura: telômero, origem de replicação e centrômero. **Telômeros**, que estão presentes nas pontas de todos os cromossomos, protegem o final da molécula de DNA contra a degradação por enzimas e garantem a duplicação correta nas regiões terminais dos cromossomos. As seqüências de origem de duplicação espalham-se pelo cromossomo e representam sítios do início da duplicação do DNA antes da mitose. Os centrômeros são as seqüências que ligam os cromossomos às fibras do fuso durante a mitose. O DNA clonado no vetor YAC substitui os genes do cromossomo da levedura e as células transformadas podem ser identificadas pela seleção de genes marcadores (Figura 2.8). Uma vez que trabalhar com levedura é bem mais complicado que com bactérias, posteriormente foi desenvolvido também o vetor BAC (*Bacterial Artificial Chromossome*), que permite a clonagem de aproximadamente 200.000pb.

Atualmente, existe uma longa lista de vetores que reúnem características diferentes e que foram construídos com a finalidade de facilitar o trabalho dos pesquisadores. Esses vetores podem ser obtidos comercialmente ou construídos com a adição de genes específicos a fim de realizarem determinada função. A escolha do vetor ideal depende, basicamente, do tamanho do fragmento que se pretende transportar para a célula hospedeira e da finalidade da clonagem. Se a clonagem não é feita apenas para multiplicar o fragmento inserido, mas também de se obter a proteína que o gene codifica, outras seqüências precisam estar presentes no vetor. Um gene clonado em um vetor somente será transcrito em uma proteína se seqüências que controlam a expressão do gene estiverem presentes. Vetores que incorporam os sinais de transcrição (seqüência promotora) e de tradução são chamados de **vetores de expressão** (Figura 2.9). Outra estratégia interessante é colocar em

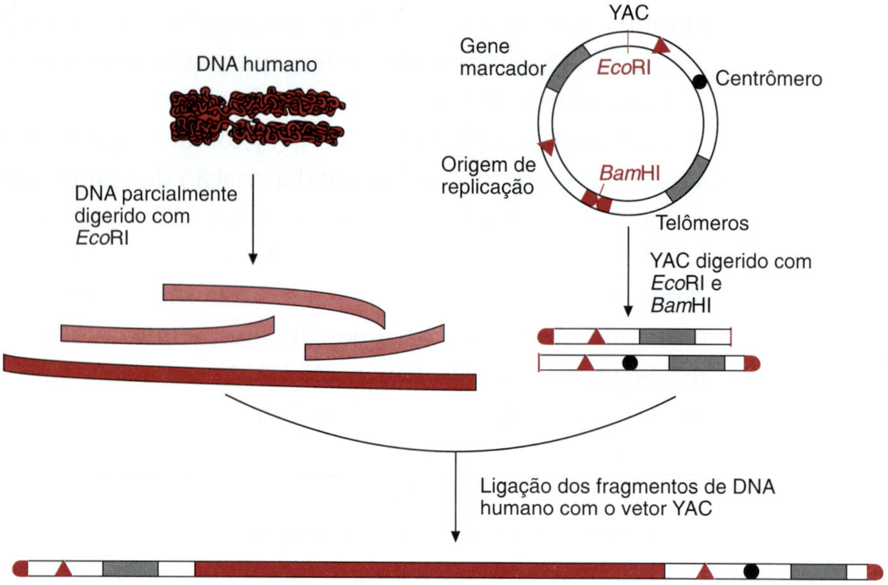

Figura 2.8 ■ Clonagem de grandes porções de DNA genômico no vetor YAC. Esse vetor possui o mínimo de seqüências de DNA para que se comporte como um verdadeiro cromossomo após sua transferência para as células de levedura, ou seja, origem de replicação, telômeros e centrômero.

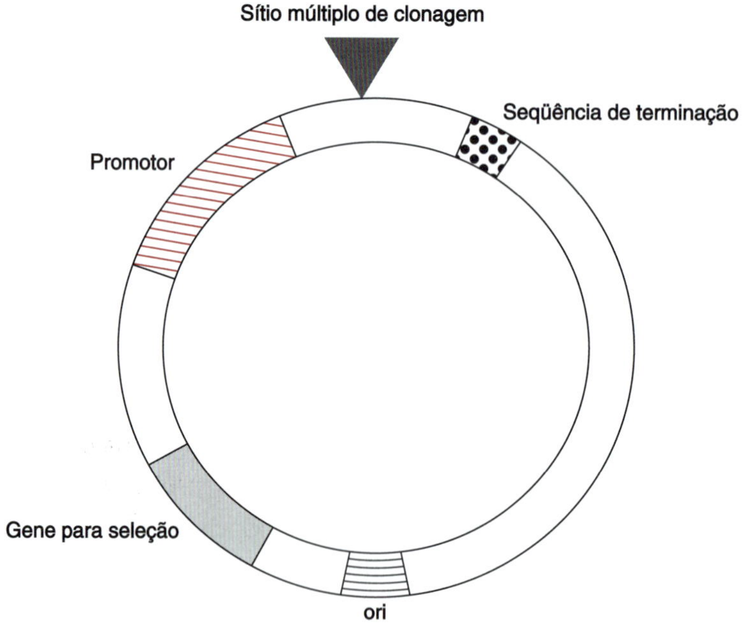

Figura 2.9 ■ Um vetor de expressão típico contém a seqüência promotora, uma região com múltiplos sítios de restrição para clonagem do inserto, outras seqüências importantes para a transcrição e tradução do gene inserido, como seqüência de terminação, além da origem de replicação e um gene marcador para a seleção da bactéria que apresenta o vetor.

um plasmídeo duas seqüências de origem de replicação, a primeira que permite a duplicação da molécula na bactéria e a segunda para a duplicação em outra célula hospedeira escolhida. Isso facilita muito o trabalho, pois a etapa de caracterização do inserto pode ser realizada na bactéria e, posteriormente, o mesmo vetor pode ser transferido, por exemplo, para células de mamíferos. Tal vetor é conhecido como *shuttle*, pois pode ser transportado de uma espécie para outra.

Bactérias: fábricas biológicas do DNA recombinante

Após o fragmento do DNA ter sido clonado no vetor, ele deve, então, ser introduzido na célula hospedeira. A célula hospedeira ideal para realizar essa função é a bactéria, pois ela se divide rapidamente. Em condições ideais, bactérias podem reproduzir-se a cada 20 minutos. Cada vez que o cromossomo bacteriano é duplicado, duplica também o vetor carregando o fragmento de DNA. Além disso, como discutimos acima, alguns vetores são capazes de se duplicar independentemente do cromossomo bacteriano, produzindo assim várias cópias a cada geração de bactérias. Dessa forma, em poucas horas bilhões de cópias de um fragmento de DNA são produzidas em cultura de bactérias. Outra vantagem é que bactérias podem ser facilmente cultivadas em laboratório, tanto em meio líquido como sólido, podendo também ser mantidas por muito tempo em estado latente sem sofrer divisão.

Se poucas bactérias forem colocadas em meio líquido, com os nutrientes necessários, após algumas horas de incubação haverá uma superpopulação de bactérias. O número destas pode ser tão grande para o espaço e os nutrientes fornecidos que as células começam a morrer. O aumento no número de bactérias cultivadas em meio líquido pode ser visualizado, pois, à medida que a cultura se expande, o meio torna-se túrbido.

Por outro lado, se as bactérias forem plantadas em meio sólido, em uma placa de Petri, cada célula irá formar uma pequena **colônia** composta de células exatamente iguais (Figura 2.10). Se a concentração inicial das bactérias plantadas for muito grande ou se a cultura crescer por um período muito longo, as colônias podem ficar tão próximas que se torna impossível visualizá-las como pontos separados. Nesse caso, o crescimento confluente das bactérias formará um "tapete" que cobre de modo uniforme toda a superfície do meio de cultura na placa de Petri.

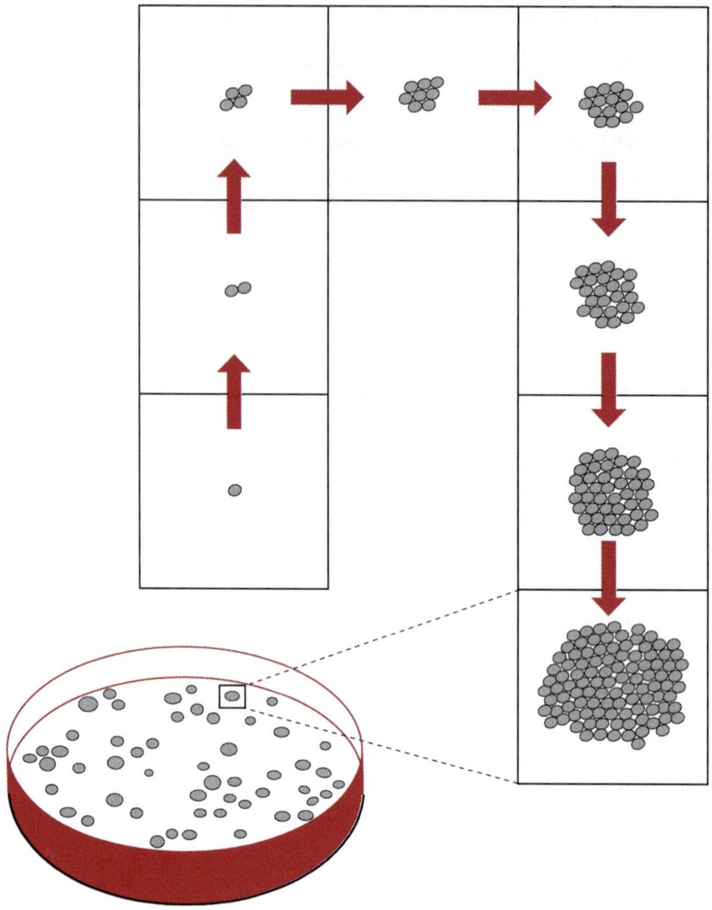

Figura 2.10 ■ Colônias de bactérias.

Quando se multiplica um conjunto de plasmídeos recombinantes em bactérias, cada colônia representa um **clone**. O termo clone designa um conjunto de bactérias geneticamente iguais, pois se originaram de uma única célula inicial e, portanto, carregam exatamente o mesmo DNA cromossômico e o mesmo plasmídeo recombinante. Em outras palavras, cada clone representa um conjunto de múltiplas cópias de um mesmo fragmento de DNA inserido no vetor. Evidentemente, se o propósito for analisar os diferentes clones para se isolar aquele que carrega o gene de nosso interesse, o crescimento confluente das colônias deve ser evitado (Figura 2.11A).

Entretanto, quando se utiliza como vetor um bacteriófago, os clones são visualizados de modo diferente. Nesse caso, a infecção das bactérias pelos vírus é feita com uma concentração muito maior de células de bactérias que de partículas virais. Dessa forma, nem todas as bactérias serão infectadas por vírus e, naquelas bactérias infectadas, aumenta-se

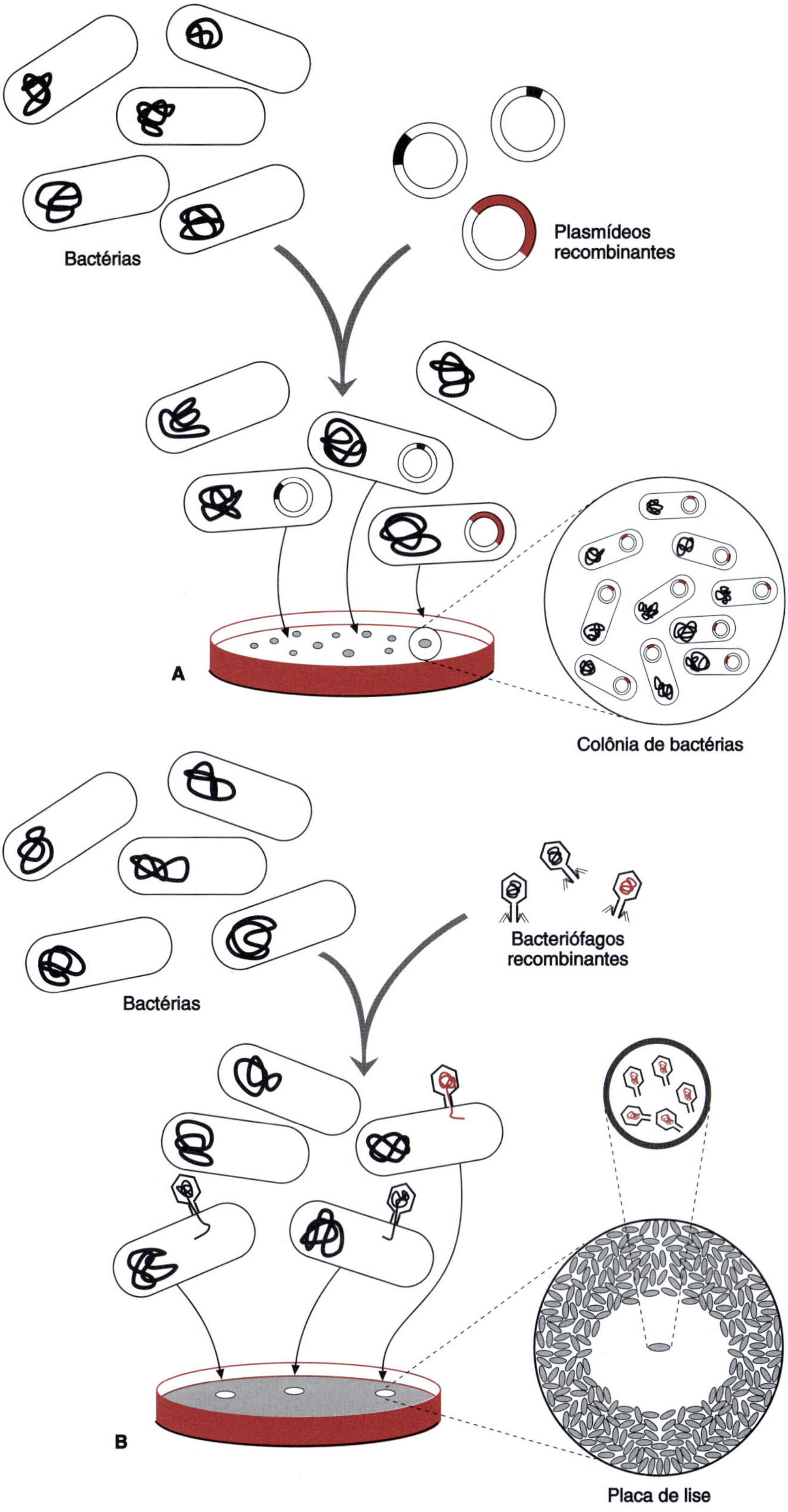

Figura 2.11 ■ Amplificação de plasmídeos (**A**) e bacteriófagos (**B**) para a obtenção de diferentes clones.

a probabilidade de que cada célula de bactéria receba somente um exemplar do bacteriófago. Células de bactérias sem vírus crescem em meio sólido como colônias, que, quando confluentes, formam um "tapete" de revestimento. Por outro lado, cada célula de bactéria infectada pelo vírus formará uma **placa de lise**. A placa de lise é, na verdade, a ausência de bactérias que se observa como resultado da destruição celular causada pelo vírus durante o ciclo lítico (Capítulo 1). Cada placa de lise, nesse caso, representa um clone com múltiplas cópias do mesmo fragmento de DNA inserido no bacteriófago (Figura 2.11B).

Para diminuir riscos de acidentes biológicos, os cientistas preferem trabalhar com espécies de bactérias bem conhecidas. Nenhuma bactéria tem sido mais estudada que a *Escherichia coli* ou *E. coli* que normalmente habita o intestino humano. Além disso, para maior garantia ainda, os cientistas criaram certas linhagens de *E. coli* enfraquecidas e que, praticamente, só sobrevivem em tubos de ensaio sob condições especiais. O que se pretende com esses cuidados é evitar que bactérias, carregando **DNA exógeno** estranho ao seu genoma, "escapem" do laboratório para se cruzar com bactérias selvagens na natureza.

Considerando que uma molécula de DNA tenha sido digerida com uma dada enzima de restrição e que os inúmeros fragmentos produzidos tenham sido multiplicados separadamente em bactérias, ainda resta encontrar qual clone contém o fragmento com o gene que pretendemos isolar. Essa é a parte mais importante e difícil do trabalho e merece, portanto, um capítulo à parte. De toda maneira, após o isolamento de determinado clone, a molécula de DNA recombinante pode ser indefinidamente multiplicada em bactérias em um processo conhecido como **amplificação**.

Suponhamos que um fragmento de DNA inserido em um plasmídeo tenha sido amplificado em cultura de bactérias por algumas horas. Nas inúmeras células obtidas após várias gerações de bactérias, existiriam diversas cópias do plasmídeo carregando o fragmento amplificado. Provocando-se a ruptura dessas células vamos obter uma mistura que contém o DNA cromossômico da bactéria, as moléculas de plasmídeos e os restos celulares. Como os vetores são, normalmente, moléculas pequenas e com características próprias, podem ser facilmente separados do DNA da bactéria. No caso dos plasmídeos, isso é possível, por exemplo, por meio de ultracentrifugação diferencial (Figura 2.12A), a qual separa os plasmídeos, muito mais leves, do restante do DNA total da bactéria. Outra possibilidade é tratar a mistura de DNA com substância básica. Pela configuração circular da molécula, os plasmídeos são resistentes a esse tratamento, permanecendo em suspensão, enquanto o DNA da bactéria precipita (Figura 2.12B).

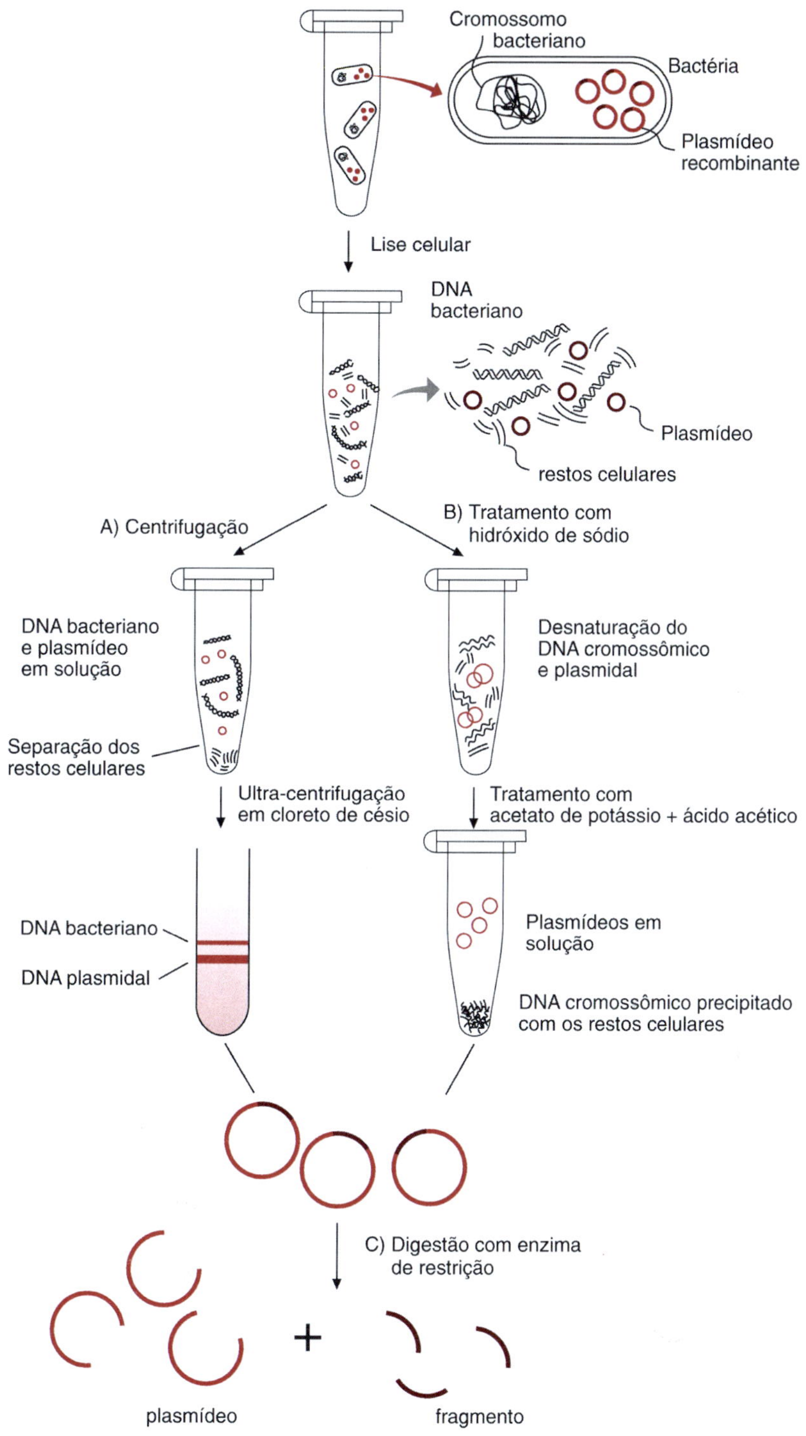

Figura 2.12 ■ Dois métodos para isolamento de plasmídeos: por ultracentrifugação (**A**) e por tratamento com substância básica, o hidróxido de sódio (**B**). O hidróxido de sódio desnatura completamente o DNA bacteriano, entretanto, o plasmídeo, por ser uma molécula circular, mantém as duas fitas interligadas. O tratamento com acetato de potássio + ácido acético torna o pH neutro, fazendo o DNA bacteriano renaturar-se parcialmente e precipitar juntamente com os restos celulares, enquanto os plasmídeos permanecem em solução. O fragmento pode ser recuperado digerindo-se os plasmídeos com a mesma enzima de restrição utilizada na clonagem.

Obtida uma massa purificada de plasmídeos, o fragmento que eles carregam poderá ser liberado utilizando-se a mesma enzima de restrição usada para a clonagem (Figura 2.12C).

Vantagens da molécula de DNA recombinante

Vamos imaginar que se pretenda obter, em grande quantidade, a seqüência de DNA que representa determinado gene humano. Considerando que cada célula humana possui duas cópias desse gene (uma no cromossomo de origem paterna e outra no cromossomo de origem materna), um indivíduo adulto teria um total de 200 trilhões ou 2×10^{14} cópias desse gene.

Suponha agora que o mesmo gene tenha sido clonado em um plasmídeo para ser multiplicado em bactéria. Em um cálculo conservativo, cada bactéria pode conter 200 cópias do plasmídeo, portanto, podemos obter a mesma quantidade de cópias do gene em um litro de cultura de bactérias em algumas horas (Figura 2.13).

Essa simples comparação mostra claramente a importância de construir a molécula recombinante e o poder das técnicas de clonagem gênica.

Por que construir uma molécula de DNA recombinante

Na verdade, a partir da construção da molécula de DNA recombinante, as possibilidades são tantas e tão variadas que a maior parte deste livro refere-se as suas inúmeras aplicações. Entretanto, só a título de antecipação, destacamos aqui, brevemente, algumas das áreas onde o emprego da tecnologia do DNA recombinante tem provocado maior impacto:

1. **Estudo da estrutura dos genes**. Localizar um gene em uma região muito precisa de um cromossomo tornou-se muito mais viável após o desenvolvimento de técnicas que lidam diretamente com a molécula do DNA, permitindo também o isolamento de genes específicos. Com isso, podemos estudar a estrutura gênica, compreender os mecanismos que regulam a expressão de um gene em determinado tecido, deduzir sua função e determinar o efeito de uma mutação gênica.

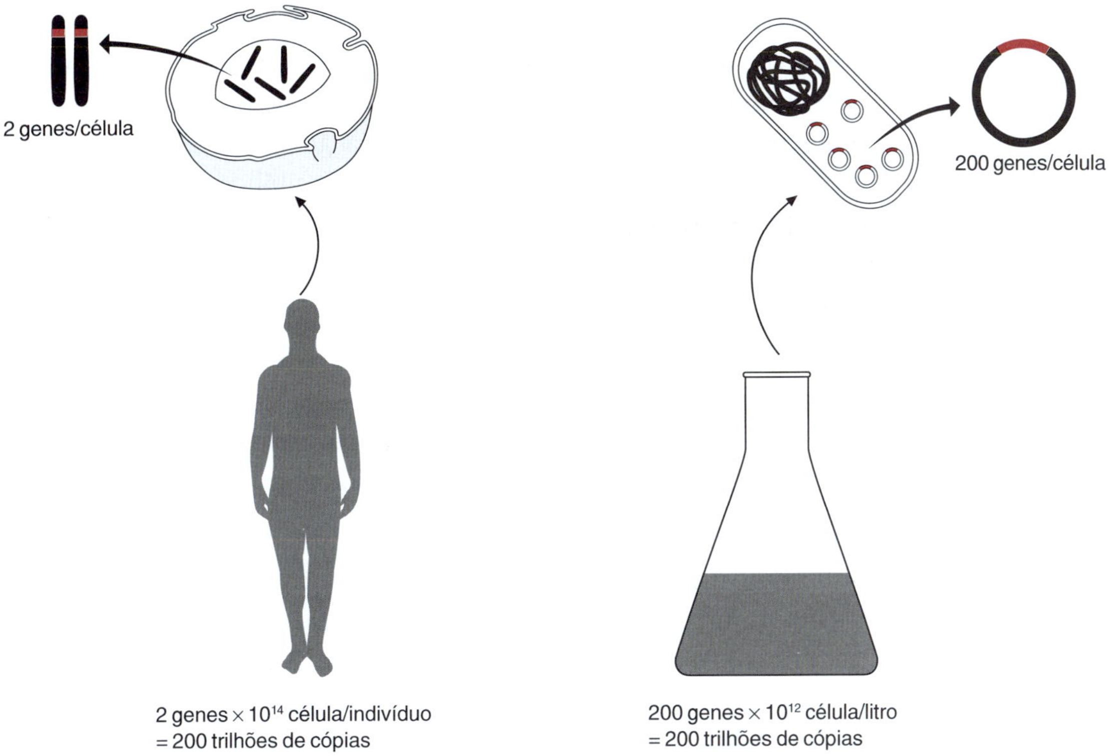

Figura 2.13 ■ Comparação entre o número de cópias de um gene que pode ser extraído de um indivíduo adulto e da cultura de 1 litro de bactérias, considerando-se que cada bactéria pode apresentar até 200 cópias do plasmídeo recombinante.

2. **Seqüenciamento de genomas**. A determinação de toda seqüência de nucleotídeos do DNA de várias espécies, inclusive o homem, permitiu mudar o foco de atenção dos genes para os genomas, levando ao desenvolvimento de uma nova disciplina conhecida como genômica, na qual a função de um gene é estudada dentro do contexto do genoma total. Inúmeras técnicas poderosas foram criadas para a comparação entre genomas, as quais vêm gerando surpreendentes dados sobre interação gênica e evolução das espécies.

3. **Diagnóstico clínico**. Antes da metodologia do DNA recombinante, as doenças causadas por mutações em um gene só podiam ser estudadas a partir de suas manifestações clínicas ou das alterações encontradas nas proteínas correspondentes. Atualmente, comparando-se a seqüência de nucleotídeos de um gene de um indivíduo normal com a de um indivíduo afetado por uma doença genética, a mutação que causa aquela doença pode ser precisamente determinada. Esse avanço teve grandes implicações no diagnóstico das doenças genéticas, abrindo novas possibilidades para se determinar se um indiví-

duo carrega um gene alterado mesmo sem apresentar nenhuma manifestação clínica. Com isso, indivíduos normais, mas com grande potencial de transmitir uma doença genética aos seus descendentes, podem ser identificados em uma população. Além disso, a análise direta do DNA ampliou imensamente as possibilidades para o diagnóstico pré-natal das doenças genéticas.

4. **Terapia gênica**. A possibilidade atual de se introduzir um gene em um organismo tornou real o antigo sonho de se corrigir as doenças genéticas. Detectada uma mutação em um indivíduo, a substituição do gene mutante por um normal é atualmente viável. Embora ainda apresente dificuldades técnicas e implique vários problemas de ordem ética, a terapia gênica apresenta grande potencial futuro.

5. **Melhoramento animal e vegetal**. Se, por um lado, a terapia gênica utilizada em larga escala representa ainda uma possibilidade futura, o melhoramento genético, pela introdução de novos genes em espécies animais e vegetais, é hoje uma realidade. Plantas resistentes a pragas, adaptadas a diferentes condições de nutrientes ou do solo, produzindo frutos com maior teor de proteínas, ou animais que produzam mais leite ou cuja carne tenha menos colesterol podem ser atualmente criados para melhor atender os interesses dos agropecuaristas ou dos consumidores.

6. **Criação de modelos animais**. Por meio da clonagem gênica é possível provocar mutação em um gene específico na linhagem germinativa de animais para mimetizar uma doença genética que ocorre na espécie humana. Modelos animais criados dessa maneira são ideais para o estudo da estrutura, função e regulação de um gene, além de facilitarem nossa compreensão sobre a fisiopatologia da doença.

7. **Obtenção de grandes quantidades de proteínas raras**. A Engenharia Genética tem sido empregada na fabricação de proteínas preciosas para o tratamento de doenças humanas e na produção de vacinas. As bactérias, carregando um gene humano clonado em um vetor, são capazes de duplicar indefinidamente essa seqüência de DNA, bem como de produzir a proteína que esse gene codifica. Dessa forma, podem ser utilizadas como verdadeiras indústrias de proteínas humanas. Insulina, hormônio do crescimento ou vacina contra hepatite são alguns exemplos de substâncias produzidas com o emprego da tecnologia do DNA recombinante. Essa talvez seja a área de aplicação da Engenharia Genética que tem produzido resultados mais concretos e imediatos.

RESUMO

1. A clonagem de um gene é o processo que permite isolar, do DNA total de uma célula, determinada seqüência de DNA e multiplicá-la indefinidamente em clones exatamente iguais.
2. A clonagem gênica envolve quatro passos:
   - cortar uma complexa molécula de DNA de forma sistemática produzindo fragmentos previsíveis;
   - ligar cada um desses fragmentos em um vetor;
   - inserir o vetor dentro da bactéria para a obtenção de inúmeras cópias → **clones**;
   - selecionar o clone com o fragmento que interessa.
3. As enzimas de restrição existem naturalmente nas bactérias para protegê-las contra a infecção viral. Tais enzimas são capazes de reconhecer seqüência específicas de 4 a 6 bases no DNA, os **sítios de restrição**, e cortar a molécula nesse ponto, gerando pontas complementares.
4. A molécula de DNA recombinante é formada por fragmentos de DNA de origens diferentes que foram cortados com a mesma enzima de restrição e ligados artificialmente com o auxílio da enzima **DNA ligase**.
5. A molécula de DNA recombinante pode ser utilizada para entender a estrutura de um gene e os elementos que regulam sua expressão, para alterar o patrimônio genético de uma espécie ou para a obtenção de grandes quantidade de proteínas raras e preciosas.

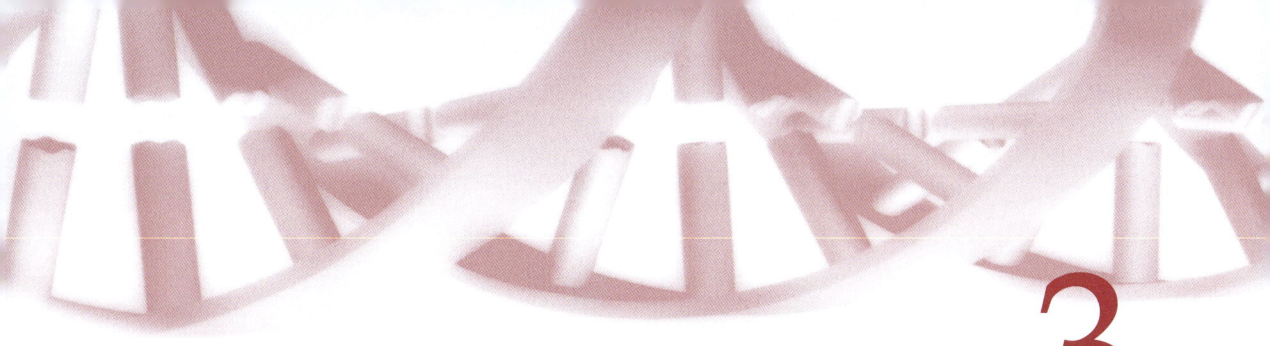

3

Isolamento de um gene específico

Bibliotecas de DNA

No capítulo anterior aprendemos como "desmontar", de forma organizada, uma complexa molécula de DNA de um organismo superior. Fragmentos de DNA, resultantes da digestão de uma molécula complexa, são utilizados na construção de moléculas recombinantes, cada uma delas composta pelo vetor e um dos fragmentos. A coleção dessas moléculas de DNA recombinante é chamada de **biblioteca** ou **banco**. O gene que nos interessa isolar deve estar contido em um fragmento particular dessa coleção.

Imagine, por exemplo, que se pretenda isolar um gene humano. A criação de um banco de DNA humano (Figura 3.1) envolve os seguintes passos:

1. Extração do DNA cromossômico de uma amostra de células do corpo humano.
2. Digestão do DNA total (dos 46 cromossomos) com uma enzima de restrição capaz de produzir fragmentos de tamanhos apropriados.
3. Digestão do DNA do vetor escolhido, digamos vírus, com a mesma enzima de restrição utilizada para cortar o DNA humano, de forma a se obter pontas que sejam complementares às pontas dos fragmentos de DNA humano.
4. Mistura do conjunto dos fragmentos do DNA humano com uma quantidade adequada do vetor digerido, para que vetor e fragmentos se liguem de modo casual, mas de preferência que somente um fragmento de DNA humano seja inserido em cada molécula do vetor.
5. Infecção das bactérias com os vírus recombinantes, de tal forma que cada placa de lise, resultante do crescimento dos vírus, represente o clone de uma molécula recombinante específica.

A coleção dessas moléculas recombinantes, onde o genoma humano está completamente representado pelo menos uma vez, constitui um **banco genômico**. Evidentemente, o número de clones necessários para

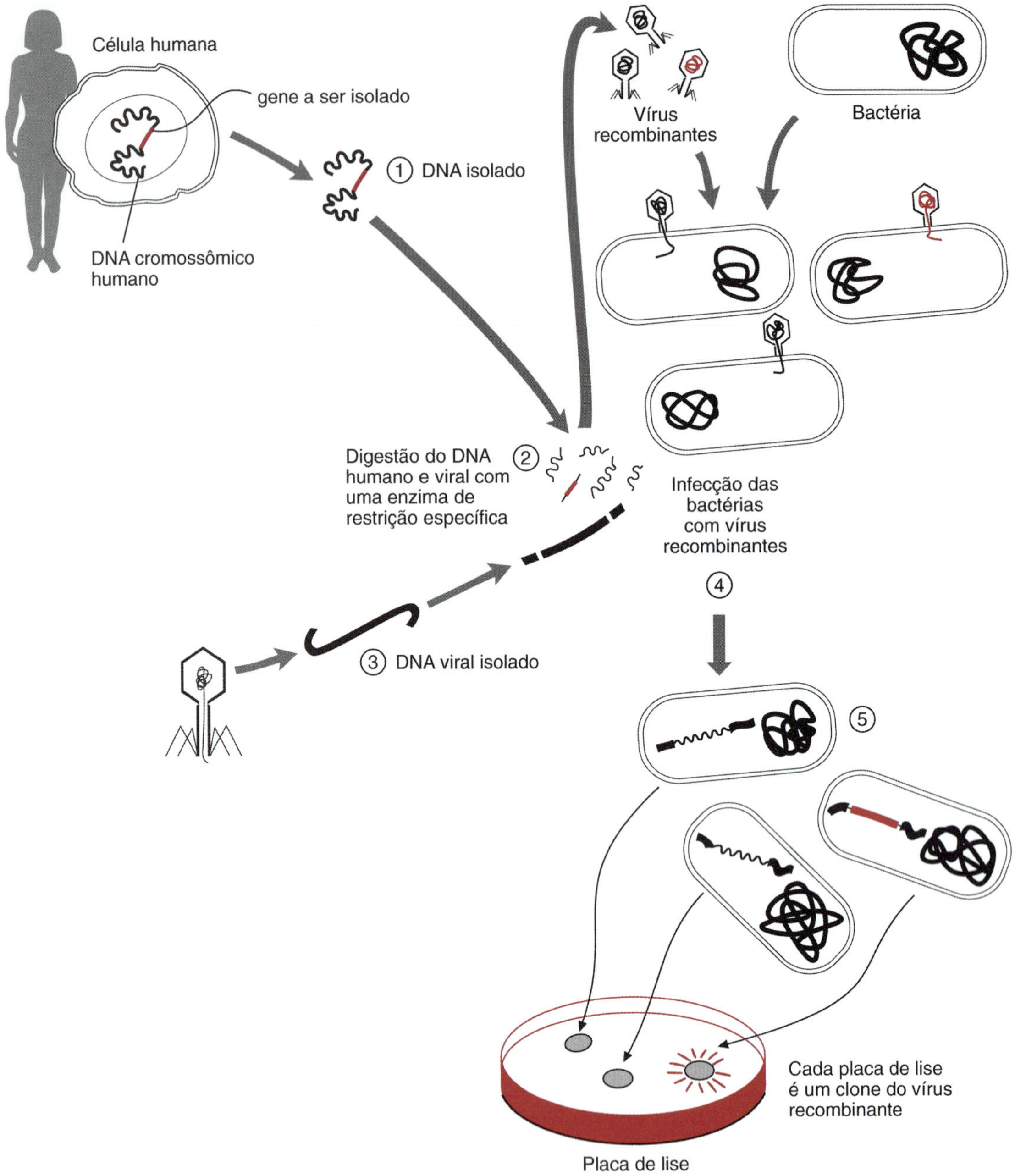

Figura 3.1 ■ Passos na criação de um banco do genoma humano.

conter o genoma completo depende do tamanho do genoma, bem como do tamanho médio de cada fragmento inserido no vetor. Quanto maior for o tamanho médio dos fragmentos, menor será o número de clones necessários. Por essa razão, bancos genômicos de organismos complexos como o homem devem ser construídos de preferência em vetores que aceitam fragmentos de DNA maiores. A figura 3.2 apresenta o número mínimo de clones necessários para conter o genoma humano, de acordo com o tamanho médio do fragmento inserido no vetor. Entretanto, uma série de problemas pode acontecer durante a construção de um banco de DNA. Por exemplo, algumas seqüências de DNA apresentam menor probabilidade de ser clonadas, quer por pura chance, quer pela própria seqüência de nucleotídeos. Podemos esperar que algumas seqüências de DNA clonadas sejam tóxicas às células hospedeiras, nas quais o vetor recombinante se duplicará ou ainda que algumas regiões do genoma sejam mais resistentes ao processo de clonagem, pois contêm seqüências de DNA altamente repetidas. De toda forma, para assegurarmos que o genoma inteiro esteja representado na totalidade de clones da biblioteca, o número de fragmentos de DNA clonado deve cobrir três vezes ou mais a quantidade de DNA do genoma.

Vetor	Tamanho médio do fragmento (pb)	Nº de clones
Plasmídeo	4.000	750.000
Bacteriófago	20.000	150.000
Cosmídeo	40.000	75.000
YAC	400.000	7.500

Figura 3.2 ■ Número mínimo de clones necessários para representar o genoma humano, de acordo com o tamanho médio do fragmento produzido e do vetor utilizado.

Além de clonarmos fragmentos de DNA maiores, outra forma de se reduzir o número de clones que devemos analisar é diminuindo o conteúdo do que deve estar representado no banco de DNA. Por exemplo, quando se conhece previamente em qual dos 23 pares de cromossomos humanos está presente o gene que se pretende isolar, pode-se construir um banco onde somente esse cromossomo específico esteja presente, em vez de todo o genoma humano. Nesse caso, trata-se de um **banco cromossômico**.

Um cromossomo particular pode ser isolado de uma célula com o auxílio de um equipamento capaz de reconhecer diferenças mínimas entre os cromossomos. Tal equipamento, o *flow sorter*, funciona baseado no princípio de que cada cromossomo tem um conteúdo de DNA característico, o que permite seu reconhecimento. Cromossomos metafásicos são corados com corantes fluorescentes e passam através de raios laser. A fluorescência emitida depende do conteúdo de DNA, sendo, portanto, específica para cada cromossomo. Cromossomos que exibem a fluorescência desejada são marcados pela aquisição de cargas elétricas, e uma placa defletora do equipamento seleciona os cromossomos de acordo com as cargas elétricas que apresentam (Figura 3.3). Dessa forma, amostras praticamente puras de um cromossomo específico podem ser obtidas para, a partir daí, construir-se o banco cromossômico.

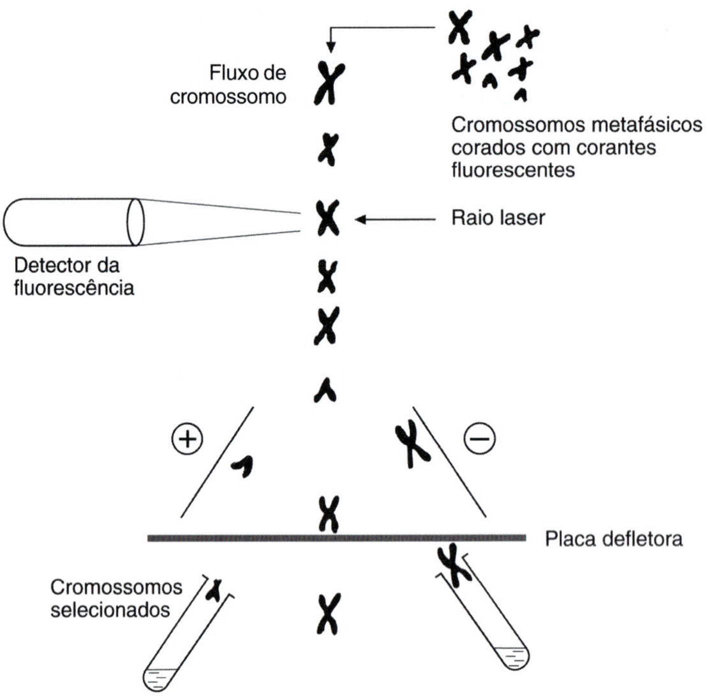

Figura 3.3 ■ Seleção de um cromossomo específico.

Como foi discutido no Capítulo 1, embora todos os genes estejam presentes em todas as células de um organismo, somente um pequeno conjunto desses genes está ativo em determinado tecido. A atividade de um gene resulta na produção da proteína que ele codifica. Quando um gene se expressa em uma célula, uma molécula de RNA mensageiro carrega a informação sobre a seqüência de nucleotídeos do núcleo para o citoplasma. Portanto, o conjunto das moléculas de RNA mensageiro, presente em determinado tecido, corresponde somente àquela parcela dos genes que estão se expressando. Conhecendo-se em que tecido o gene de interesse se expressa, podemos produzir um banco a partir das moléculas de RNA mensageiro, onde somente as seqüências dos genes ativos estejam representadas. Lembrando que somente de 1,5% do DNA genômico humano realmente é expresso em proteínas e que somente uma parcela desses genes são ativos em determinado tecido, podemos apreciar quão significativa é a redução do número de clones necessários quando construímos uma biblioteca a partir de mRNA em vez de DNA genômico. Outro ponto que deve ser considerado é que, em um banco construído a partir de mRNA, as seqüências correspondentes aos íntrons não estão representadas, uma vez que essas seqüências são retiradas durante o processamento do RNA. Isso pode ser uma vantagem se a intenção for alcançar a expressão do gene que estamos isolando em bactérias. Organismos procaritos não possuem íntrons e, portanto, são incapazes de processar o mRNA. Por outro lado, se necessário, o gene completo poderá ser facilmente obtido em um banco de DNA genômico depois que o clone específico tenha sido identificado a partir da coleção de moléculas de mRNA.

A extração de RNA de um tecido é hoje um procedimento tão corriqueiro quanto a extração e a purificação do DNA genômico. Digamos que o gene que se pretende isolar apresente grande expressão no fígado. A preparação de RNA inicialmente obtida desse tecido não contém somente mRNA. Na verdade, no RNA extraído estão presentes também quantidades significativas de RNA ribossômico e transportador. Assim, o primeiro passo para a construção da nossa biblioteca é purificar o mRNA. No caso de eucatiotos, a cauda de poliadenina diferencia o mRNA do restante das moléculas de RNA, permitindo, dessa maneira, sua purificação. Entre as moléculas de mRNA purificado, uma certa porção será referente ao nosso gene. A quantidade relativa de cada tipo de mRNA extraída de um tecido varia substancialmente. Considerando que nosso gene de interesse tenha grande expressão no fígado, espera-se que grande parte das moléculas corresponda à seqüência desse gene. Isso facilita ainda mais o trabalho de identificação do clone desejado. Entretanto, além de o RNA ser instável e de difícil manipulação, não pode ser clonado direto no vetor. Conseqüentemente, é necessário obter moléculas de DNA que sejam cópias correspondentes ao mRNA. O DNA sintetizado a partir de moléculas de mRNA é dito **DNA complementar** ou **cDNA** e, portanto, o banco construído com essas seqüências é designado **banco de cDNA**.

A enzima **transcriptase reversa** é encontrada em vírus cujo genoma é composto por RNA e tem a notável propriedade de converter o RNA do genoma viral em uma cópia de DNA, antes de sua integração no genoma da célula hospedeira. Vírus com genoma de RNA produzem sua própria enzima transcriptase reversa, mas ela também pode ser obtida comercialmente para a construção do banco de cDNA. Como a enzima só é capaz de atuar adicionando nucleotídeos em uma cadeia preexistente, essa ponta inicial é gerada por uma seqüência de poli-T que se anela à cauda de poli-A do mRNA (Figura 3.4). A partir daí, a transcriptase reversa vai copiando o mRNA, gerando uma cadeia simples de DNA complementar. Com isso, obtém-se uma coleção de moléculas híbridas formadas por RNA-DNA. Após a degradação da molécula de RNA, a segunda cadeia de DNA para formar a dupla hélice pode ser sintetizada com o auxílio da enzima DNA polimerase, que usa agora a primeira cadeia como molde.

Quer seja um banco genômico, cromossômico ou de cDNA, a seleção do clone desejado é a etapa que requer maior criatividade. Essa fase assemelha-se ao trabalho de um detetive, em que todas as pistas são importantes e devem ser consideradas. Quanto mais "pistas" se tiver sobre o gene, mais fácil será encontrá-lo. Quaisquer informações disponíveis, como, por exemplo, a localização precisa do gene em determinado cromossomo, a proteína que ele codifica ou o tecido no qual o gene se expressa, são importantes na montagem da estratégia que será utilizada para se isolar aquele fragmento específico referente ao gene, entre milhões de outros fragmentos que compõem o banco.

Independente da estratégia escolhida, um método será fundamental na busca do fragmento específico, ou seja, a hibridização de ácidos nucléicos.

Hibridização de ácidos nucléicos

Como citado no Capítulo 1, a hibridização é um método que utiliza a tendência natural que uma cadeia simples de DNA tem de se reassociar com sua cadeia complementar para formar a dupla hélice. Dessa forma, determinado fragmento de DNA pode ser localizado em uma mistura heterogênea, desde que se disponha de uma seqüência complementar ao fragmento. Essa seqüência complementar é chamada **sonda**, uma vez que é aplicada em um verdadeiro trabalho de "sondagem" do gene ou de uma seqüência de DNA específica. A sonda deve ser previamente marcada de alguma forma, para permitir sua identificação posteriormente. Desde que a hibridização da sonda seja específica ao fragmento que lhe é complementar, esse método permite localizar o fragmento.

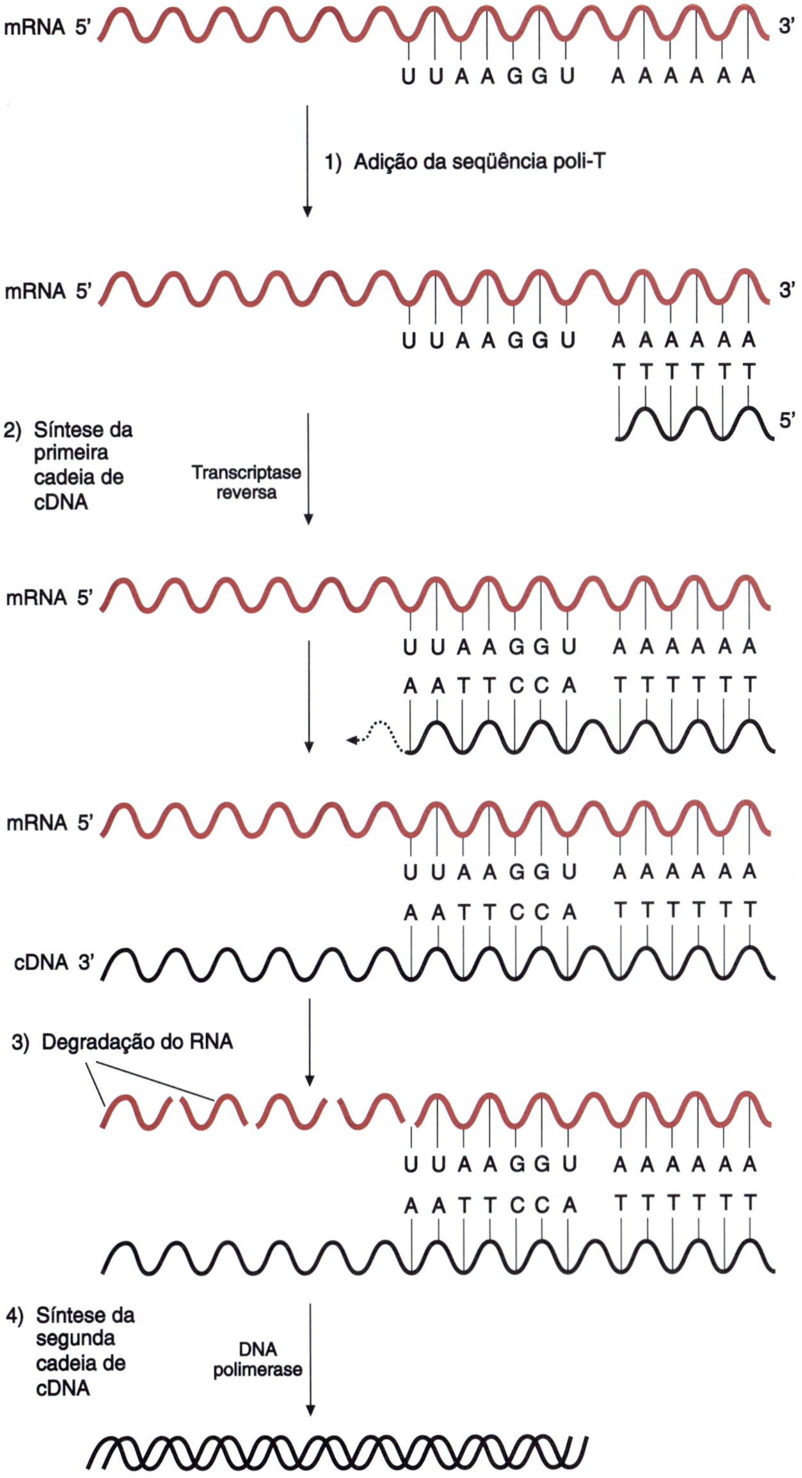

Figura 3.4 ■ Síntese do cDNA a partir do mRNA.

Sondas são, portanto, segmentos de ácidos nucléicos (RNA, mas geralmente DNA), clonados ou sintetizados, utilizados em reações de hibridização para localizar uma seqüência de interesse.

As sondas podem ser marcadas por vários métodos e com diferentes sinais, entretanto, o modo clássico de marcar e detectar uma sonda é por meio de material radioativo. Em uma reação muito simples realizada em tubo de ensaio, alguns dos nucleotídeos que compõem a sonda são substituídos por nucleotídeos semelhantes, mas que contêm átomos radioativos do elemento químico fósforo (^{32}P) (Figura 3.5). Os átomos radioativos ^{32}P emitem minúsculas partículas que não podem ser observadas diretamente, mas são capazes de marcar um filme de raios X da mesma forma que a luz impressiona um filme fotográfico.

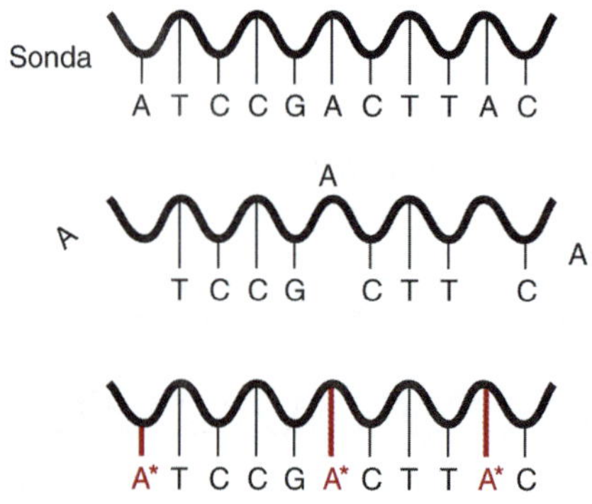

Figura 3.5 ■ Marcação radioativa da sonda. Os nucleotídeos com adenina são substituídos por nucleotídeos com átomos de ^{32}P.

A hibridização pode ser realizada em tubo de ensaio; entretanto, o desenvolvimento de membranas, nas quais as moléculas de DNA são fixadas, tornou esse processo muito mais eficiente. Na prática, moléculas de DNA desnaturadas (cadeia simples) são obtidas quando a molécula de DNA é submetida a uma temperatura acima de 90°C, ou é exposta a uma substância muito básica (pH acima de 10,5) ou pelo emprego de compostos orgânicos como uréia ou formamida. Qualquer uma dessas condições é capaz de romper as fracas pontes de hidrogênio que mantêm ligadas as duas cadeias da dupla hélice, conservando, entretanto, intactas as ligações responsáveis pelo empilhamento dos nucleotídeos (Figura 1.8B). As fitas simples de DNA são firmemente fixadas em membranas ou filtros de nitrocelulose ou náilon. A fixação das moléculas em material flexível e de fácil manipulação facilita a observação dos resultados. As membranas que contêm o DNA-alvo desnaturado são então incubadas com a sonda também desnaturada e previamente marcada, na presença de uma solução que propicia a renaturação. Sob condições apropriadas, a sonda irá se hibridizar, especificamente, ao fragmento que lhe é complementar. A reação de hibridização é normalmente realizada em um saco plástico selado. Após a incubação, a membrana é lavada para retirar-se qualquer resquício de material radioativo não ligado ao DNA-alvo. As membranas são então expostas a um filme de raios X e, onde quer que a sonda tenha se hibridizado, aparecerá uma mancha preta no filme. Localizada a sonda, o fragmento complementar a ela também será encontrado (Figura 3.6).

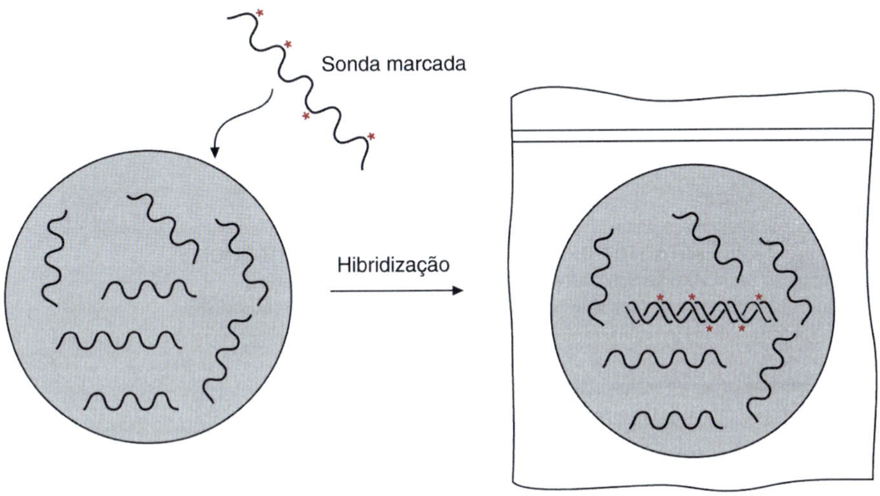

Figura 3.6 ■ Hibridização. A sonda liga-se à molécula com seqüência complementar.

Hibridização de ácidos nucléicos é uma técnica poderosa, a qual encontra várias aplicações que serão discutidas ao longos dos próximos capítulos. O princípio da técnica baseia-se na complementaridade entre duas seqüências de ácido nucléico, a qual depende do grau de **homologia** entre as seqüências que estamos hibridizando, ou seja, o grau de semelhança entre essas seqüências. Se duas seqüências são similares mas não inteiramente complementares, quando elas se hibridizam alguns pares de bases que não correspondem irão formar imperfeições na dupla hélice, as quais costumam ser referidas como *mismatches* (Figura 3.7). Quando um grande número de *mismaches* é formado, a instabilidade na molécula resultante aumenta. Na prática, isso é muito importante, uma vez que o pesquisador pode alterar as condições de hibridização, permitindo ou não que moléculas semelhantes, mas não idênticas, hibridizem-se. As condições de hibridização são referidas como **estrin-**

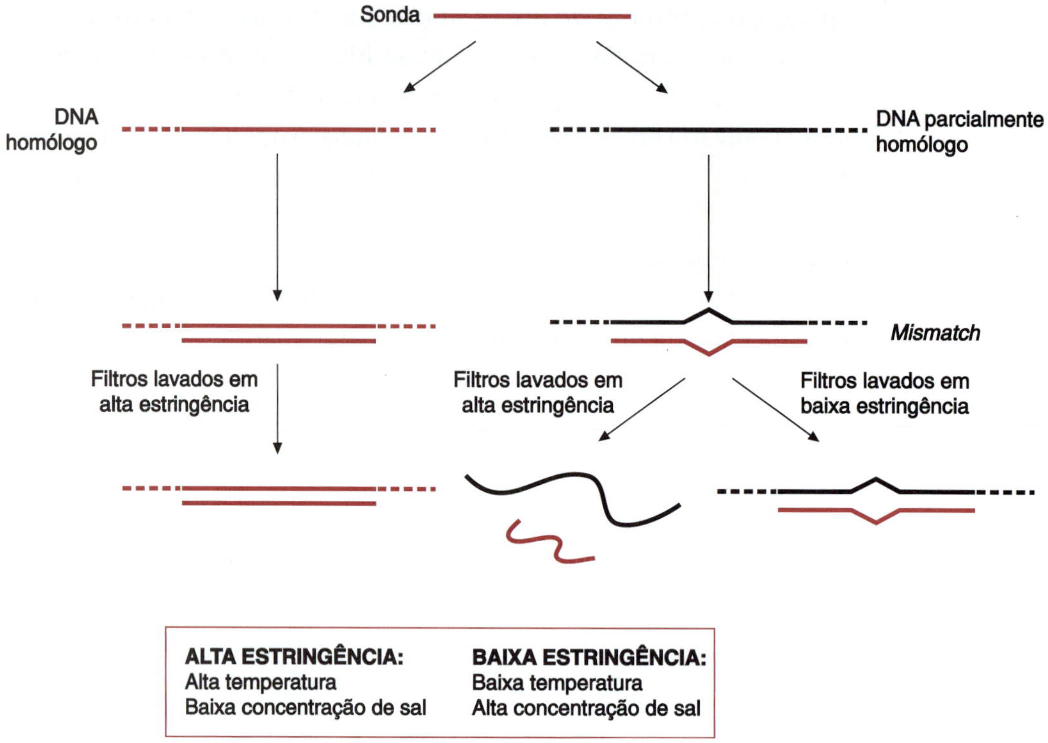

Figura 3.7 ■ Em alta estringência somente seqüências completamente homólogas permanecem hibridizadas. É possível controlar o nível de estringência para que mesmo seqüências apresentando *mismatches* mantenham a hibridização.

gência e podem ser alteradas variando-se a temperatura e a concentração de sal na qual a hibridização ocorre. Em temperaturas mais altas, somente moléculas exatamente complementares permanecerão ligadas, e a hibridização é, portanto, muito específica. Da mesma forma, em baixa concentração de solução salina, as duas cadeias tendem a se repelir e só permanecerão unidas se forem complementares ao longo de toda sua extensão. Condições de hibridização que exigem grande complementação entre as moléculas são ditas de alta estringência. Por outro lado, se quisermos reconhecer duas seqüências parcialmente similares, a hibridização deverá ser feita em condições de baixa estringência, ou seja, baixa temperatura e alta salinidade (Figura 3.7).

Estratégias para a obtenção de uma sonda

A estratégia a ser montada para a obtenção de uma sonda, que por ser complementar permite a localização do gene, é muito particular para cada situação e depende das informações disponíveis sobre o gene. Não existe uma receita básica pronta para o desenvolvimento desse trabalho. Praticamente, para cada gene isolado até hoje foi desenhada uma estratégia diferente, com variações nos métodos previamente descritos, para adaptá-lo àquele caso particular. Aqui serão discutidas somente algumas das estratégias mais comuns que têm sido empregadas com esse objetivo.

Quando se conhece a proteína que o gene de interesse codifica, é possível determinar a seqüência de aminoácidos na cadeia polipeptídica. A partir daí, pode-se deduzir a seqüência de nucleotídeos com base no código genético (Figura 1.2), fazendo-se corresponder a cada aminoácido o códon específico. Como certos aminoácidos podem ser determinados por vários códons, todas as possibilidades devem ser consideradas. Por isso, partes da proteína, ricas em aminoácidos codificados por um simples códon (como metionina e triptofano), são preferencialmente escolhidas. Por outro lado, procura-se evitar regiões da proteína ricas em aminoácidos como leucina, arginina e serina, que podem ser codificados por até seis códons diferentes. Obtida a seqüência na cadeia polipeptídica de pelo menos cinco ou seis aminoácidos consecutivos, a seqüência de nucleotídeos correspondente pode ser sintetizada (Figura 3.8). A síntese de pequenas moléculas de DNA, chamadas **oligonucleotídeos**, é hoje um processo rápido e completamente automatizado. Nessa mistura de oligonucleotídeos assim produzidos, um deles será complementar a uma parte do gene e, se marcado radioativamente, pode ser utilizado como sonda na seleção do banco.

Um outro método possível, quando se conhece a proteína que o gene produz, é ativar as moléculas de DNA recombinantes que compõem o banco para que produzam moléculas de proteínas. Isso pode ser conseguido se os fragmentos de DNA foram clonados em vetores de expressão. Nesse caso, a seleção do banco é feita analisando-se a proteína produzida em cada clone em vez do fragmento de DNA. Para a análise das diferentes proteínas produzidas no banco, usa-se um anticorpo no lugar de uma sonda de DNA. Anticorpos são moléculas sintetizadas pelo sistema de defesa de um organismo que têm a capacidade de se unirem especificamente a uma proteína. Em outras palavras, para cada proteína existe um anticorpo correspondente. É relativamente simples se obter o

A) Seqüência parcial de aminoácidos na proteína:

Cys — Met — Asp — Glu — Met — Trp

Possíveis seqüências de DNA:

```
T               C      A
TG  — ATG — GA  — GA  — ATG — TGG
C               T      G
```

B) Oito oligonucleotídeos são sintetizados:

```
  TGT — ATG — GAT — GAA — ATG — TGG
  TGC — ATG — GAT — GAA — ATG — TGG
  TGT — ATG — GAC — GAA — ATG — TGG
→TGC — ATG — GAC — GAA — ATG — TGG
  TGT — ATG — GAT — GAG — ATG — TGG
  TGC — ATG — GAC — GAG — ATG — TGG
  TGC — ATG — GAT — GAG — ATG — TGG
  TGT — ATG — GAC — GAG — ATG — TGG
```

C)

```
  →TGC — ATG — GAC — GAA — ATG — TGG
... ACG — TAC — CTG — CTT — TAC — ACC ...
```

Figura 3.8 ■ A partir da seqüência de aminoácidos na proteína (**A**), todos os oligonucleotídeos possíveis, de acordo com o código degenerado, são sintetizados (**B**). A seqüência correta, assinalada com seta, reconhecerá o fragmento relativo ao gene (**C**).

anticorpo para uma proteína particular e, dessa forma, identificar o fragmento de DNA que contém o gene correspondente àquela proteína.

Se o gene que estamos tentando clonar já foi isolado e caracterizado em outra espécie, então é possível usar essa seqüência como nossa sonda. Essa abordagem baseia-se no fato de que genes com a mesma função freqüentemente são similares em organismos diferentes. Quanto mais próximas forem as espécies, maior a semelhança entre os genes com a mesma função. Mesmo que a semelhança não seja total entre os genes, ainda assim o gene isolado previamente em outra espécie pode ser usado como sonda se a estringência for adequada. Por exemplo, para isolar o gene humano da insulina foi possível usar como sonda o gene da insulina do rato, o qual havia sido previamente caracterizado.

Quando o gene que se busca apresenta grande expressão em determinado tecido ou em certo estágio do desenvolvimento do organismo, altas concentrações do RNA mensageiro correspondente podem ser extraídas. Nesse caso, as moléculas de RNA extraídas do tecido apropriado podem ser marcadas e utilizadas como sondas para a seleção do banco genômico. Outra alternativa é transcrever as moléculas de mRNA extraídas do tecido em cDNA e usar a coleção cDNA como sonda para selecionar um banco genômico. Evidentemente, essa estratégia só é eficiente se for possível obter uma fonte na qual o mRNA correspondente ao gene de interesse é realmente abundante. Felizmente isso é possível pelo menos em relação a alguns tecidos. Por exemplo, no oviduto da galinha encontra-se praticamente só um tipo de mRNA, aquele correspondente à ovoalbumina, a qual é o maior componente protéico da clara do ovo.

Entretanto, algumas vezes não se conhece a proteína produzida pelo gene que nos interessa, nem em qual tecido esse gene apresenta expressão máxima. Nesse caso, o melhor caminho é reduzir ao máximo a região onde esse gene pode estar localizado. A localização de um gene em uma região particular do genoma é referida como **mapeamento**. Às vezes é possível se mapear um gene dentro de algumas centenas de **quilobases** (1 quilobase → kb = 1.000 pares de bases). Essa estratégia foi utilizada para a clonagem do gene responsável pela doença de Huntington, uma alteração genética muito grave que afeta as células nervosas, geralmente, a partir da idade de 30 ou 35 anos. Os sinais clínicos dessa doença são conhecidos há muito tempo, entretanto, não se sabia qual proteína, quando alterada, resultava nessa doença. Após o mapeamento do gene da doença de Huntington ter sido reduzido dentro de um área de 500kb, os cientistas passaram a isolar todos os genes presentes nessa região, procurando seqüências com características de éxons. Quatro genes estavam aí presentes e, comparando-os com indivíduos normais e com pacientes com doença de Huntington, foi possível determinar qual deles era o responsável pelo desenvolvimento da doença. Se um gene isolado está realmente envolvido na determinação de uma doença, espera-se que pacientes afetados por essa doença exibam mutações nesse gene. O passo seguinte será determinar a proteína que esse gene codifica e porque, caso essa proteína esteja alterada, acontecerá a degeneração das células nervosas. Tal estratégia de mapeamento de um gene é conhecida como "estratégia do gene candidato".

Na **genética clássica**, antes da introdução das técnicas moleculares, o estudo das doenças genéticas, na maioria das vezes, percorria a seguinte série de eventos: descrição das características clínicas, determinação da proteína defeituosa até eventualmente se chegar ao gene mutante. Atualmente a forma mais comum de se identificar genes é por meio de sua localização precisa no cromossomo, mesmo quando não se dispõe de informações sobre as bases bioquímicas da doença. Isolado o gene responsável pela anomalia, o passo seguinte é determinar que proteína ele produz e como uma falha nesse produto gênico causa os sinais clínicos observados. Essa forma de se desvendar uma alteração genética tem sido designada de **genética inversa** (Figura 3.9).

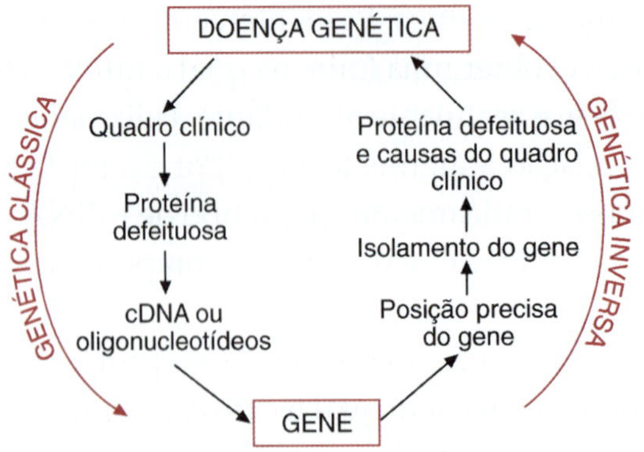

Figura 3.9 ■ Estratégias para a clonagem de um gene. Genética inversa, quando não se conhece a proteína que o gene produz.

Seleção do banco para se isolar um fragmento específico

Para a seleção do clone desejado, as bactérias que formam o banco são cultivadas em meio sólido em placas de Petri. Supondo-se que o vetor recombinante utilizado seja um bacteriófago, após a incubação por 14-16 horas, observaremos a formação das placas de lise, cada uma representando o clone de determinado fragmento de DNA.

O próximo passo consiste na preparação das membranas de náilon ou nitrocelulose para a hibridização com a sonda. Réplicas das placas de lise são feitas de tal forma que uma amostra de cada clone é impressa na membrana, mas os clones originais permanecerão na placa de Petri para uso posterior (Figura 3.10). A membrana, contendo uma certa quantidade dos vírus de cada clone, é então tratada com uma solução básica que, simultaneamente, rompe a cápsula do vírus e desnatura a molécula de DNA recombinante. As moléculas de DNA são então fixadas ao filtro.

Se o vetor utilizado para a formação do banco for um plasmídeo, cada clone impresso na membrana terá uma certa quantidade das bactérias que compõem essa colônia. Nesse caso, a membrana é tratada de forma a romper a parede celular da bactéria, desnaturar e fixar o DNA ao filtro.

As membranas devem ser, então, hibridizadas com a sonda específica, previamente marcada e também desnaturada. Nesse ponto o pesquisador pode escolher o grau de estringência da hibridização, o que determina a tolerância com bases não complementares das seqüências (*mismatches*), escolhendo as condições de salinidade e temperatura apro-

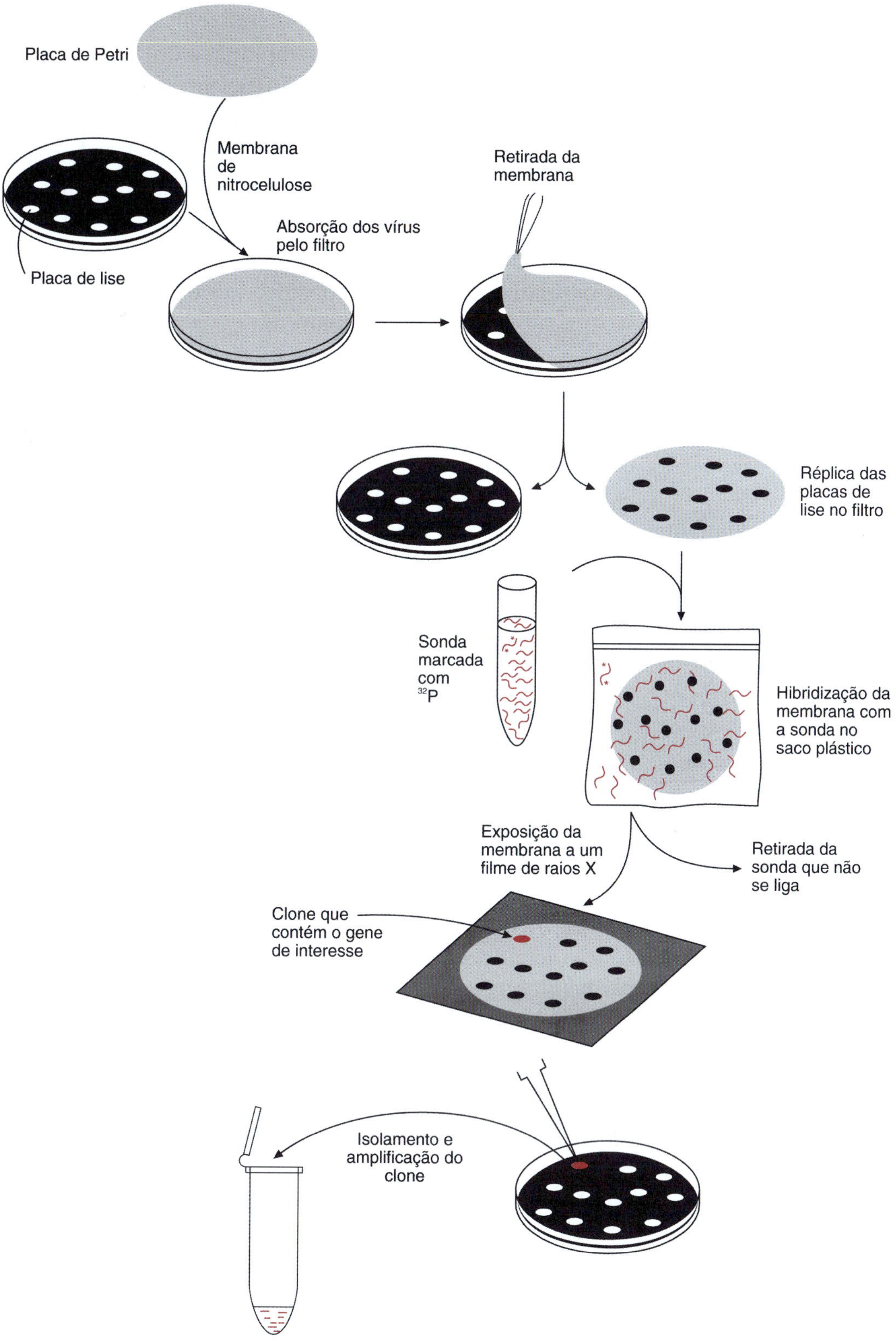

Figura 3.10 ■ Seleção de um banco de DNA. Os clones que hibridizam com a sonda são recuperados da placa de Petri.

priadas. Os filtros são lavados em condições condizentes com o grau de estringência escolhido. A exposição das membranas a um filme de raios X permite identificar aqueles clones com seqüências complementares à sonda e que, portanto, devem conter o gene de interesse. Após a identificação dos clones, podemos voltar à placa de Petri original, isolar o(os) clone(s) que poderá(ão) ser amplificado(s) indefinidamente ou mantido(s) em laboratório por tempo indeterminado.

Nos dois últimos capítulos foram delineados os princípios básicos de clonagem e o isolamento de genes específicos. Entretanto, com o inacreditável avanço tecnológico dos últimos anos e o desenvolvimento dos projetos genomas, muitas vezes a criação de bancos de DNA tornou-se dispensável. Atualmente existem técnicas poderosas para se alcançar os mesmos objetivos em um tempo muito mais curto. Algumas dessas técnicas serão discutidas no Capítulo 4, enquanto os capítulos seguintes dedicam-se, principalmente, às aplicações de tais técnicas nas diferentes áreas da ciência da vida.

RESUMO

1. Um banco de seqüências é uma coleção de moléculas de DNA recombinantes de onde se pretende isolar um gene de interesse.
2. Um banco é dito genômico, cromossômico ou de cDNA quando representa o genoma total de um organismo, de um cromossomo específico ou o conjunto de genes ativos em um tecido, respectivamente.
3. O número de clones que deve ser analisado depende do tamanho médio do fragmento clonado e do tamanho do genoma do qual se pretende isolar o gene.
4. A hibridização dos ácidos nucléicos é um processo que explora a tendência natural que uma molécula com cadeia simples de DNA ou RNA apresenta para se ligar a uma molécula com seqüência de bases complementares a ela.
5. O grau de estringência escolhido para a hibridização determina o nível de homologia no qual as seqüências permanecerão aneladas. Em alta estringência, somente moléculas com grande complementaridade permanecerão unidas.
6. Seqüências de DNA podem ser marcadas e utilizadas como sondas para reconhecer um fragmento específico dentro de um banco.
7. A sonda a ser empregada na seleção dos clones que compõem um banco depende da informação disponível sobre o gene.
8. O termo "genética inversa" designa o isolamento de um gene sem que se tenha o conhecimento prévio de seu produto gênico ou da alteração bioquímica da doença.

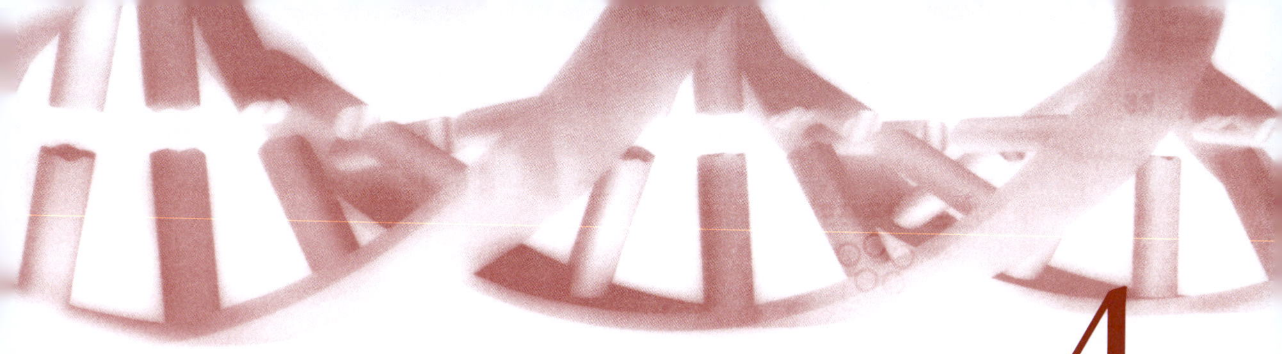

4

Métodos de análise dos ácidos nucléicos

Nos últimos anos houve uma verdadeira explosão de técnicas novas para a análise do DNA, desenvolvidas para tornar os processos mais simples, baratos e eficientes. No início da biologia molecular a grande aventura era poder analisar uma seqüência de DNA pescada do genoma. Logo depois se tornou possível estudar mRNA para verificar a expressão de genes individuais. Atualmente, analisam-se milhões de seqüências de DNA simultaneamente e pode-se fazer um perfil de todos os genes ativos dentro de um tipo celular. Comparadas com os protocolos de início, as técnicas atuais são muito mais poderosas e sensíveis. Neste capítulo serão apresentados os princípios básicos das técnicas mais importantes para a análise do DNA, na esperança de passar ao leitor uma rápida visão sobre as possibilidades da metodologia em constante evolução.

Extração e purificação de ácidos nucléicos

A aplicação da maioria das técnicas que vamos discutir requer o isolamento do DNA. Embora inúmeros protocolos tenham sido descritos para a purificação de ácidos nucléicos, todos eles apresentam vários pontos em comum. O primeiro passo é a obtenção do material de partida, o qual pode ser vírus, bactéria, células vegetais ou animais. Quando a extração do DNA é feita a partir de uma cultura de células (bactérias ou células de eucarioto), é necessário separar as células do meio de cultura, o que geralmente é alcançado por meio de centrifugação. Outra possibilidade é fazer a extração do DNA a partir de um tecido (biópsia), o qual deve ser previamente homogeneizado, a fim de se obter a separação das células. Em qualquer uma das situações, o próximo passo é provocar a ruptura das células. O método utilizado para a lise varia de acordo com o tipo celular, mas deve ser o mais gentil possível, a fim de minimizar a quebra da molécula de DNA. Células vegetais, por exemplo, apresentam parede celular, o que as tornam mais resistentes, exigindo freqüentemente a adição de um tratamento mecânico para provocar a lise. Entretanto, células animais, por serem desprovidas de parede celular, normalmente são rompidas por meio de tratamento enzimático. Muitas vezes a enzima é adicionada em combinação com um detergente, que desestabiliza a membrana celular, e uma substância inibidora da DNase, para evitar a degradação do DNA. Rompidas as paredes celulares e membranas plasmáticas, o material obtido representa uma mistura dos componentes celulares liberados, incluindo DNA, RNA, proteínas, lipídeos e carboidratos. O passo seguinte consiste na purificação dos ácidos nucléicos, o qual será feito de maneira mais ou menos intensa, dependendo do uso para o qual o ácido nucléico está sendo extraído. Se o objetivo for obter DNA puro, o RNA pode ser extraído nesse ponto por tratamento com ribonuclease (RNase), que digere o RNA. A contaminação com proteínas pode ser removida pela digestão com proteinase K. Entretanto, muitas vezes esses dois tratamentos são omitidos, porque os contaminantes não interferem nos protocolos seguintes ou porque os contaminantes serão removidos na extração com fenol.

O fenol não é solúvel na água, de tal forma que quando agitado vigorosamente com o extrato celular origina duas camadas, sendo que as proteínas desnaturadas precipitam na interface (Figura 4.1). Se o fenol foi equilibrado com um tampão neutro ou básico, os ácidos nucléicos permanecerão na camada aquosa. Por outro lado, quando a extração é feita com fenol ácido, o DNA fica retido na camada de fenol, a qual é descartada, permitindo a recuperação do RNA na camada aquosa. É conveniente lembrar que o fenol é uma substância altamente tóxica e requer o uso de luvas para evitar o contato com a pele. Após a extração das proteínas, os ácidos nucléicos devem ser precipitados a fim de concentrar a amostra e eliminar qualquer traço de fenol, que poderia desnaturar as enzimas utilizadas nos passos subseqüentes. A precipitação é feita pela adição de álcool e solução salina.

Atualmente, várias companhias vendem *kits*, os quais permitem a extração de ácidos nucléicos de praticamente qualquer tecido ou células. Uma vez que o RNA é uma molécula facilmente degradável, os *kits* são particularmente convenientes, pois todas as soluções usadas são livres de RNase. Além disso, o uso de *kits* torna o processo muito mais rápido, sem que o operador seja exposto a reagentes tóxicos e os ácidos nucléicos assim obtidos têm um grau de pureza adequado praticamente a qualquer uso futuro.

O DNA recuperado após a centrifugação deve ser quantificado. A concentração da solução pode ser determinada medindo-se em um espectrofotômetro a absorbância em 260 nanômetros. A absorção de 1 OD (densidade óptica) em A_{260} corresponde a 50µg/ml de DNA de fita dupla e 40µ/ml de RNA. O grau de pureza do DNA pode ser avaliado pela fração A_{260}/A_{280}. Essa proporção deve ser de 1,8 para DNA puro e de aproximadamente 2,0 para preparações de RNA puro.

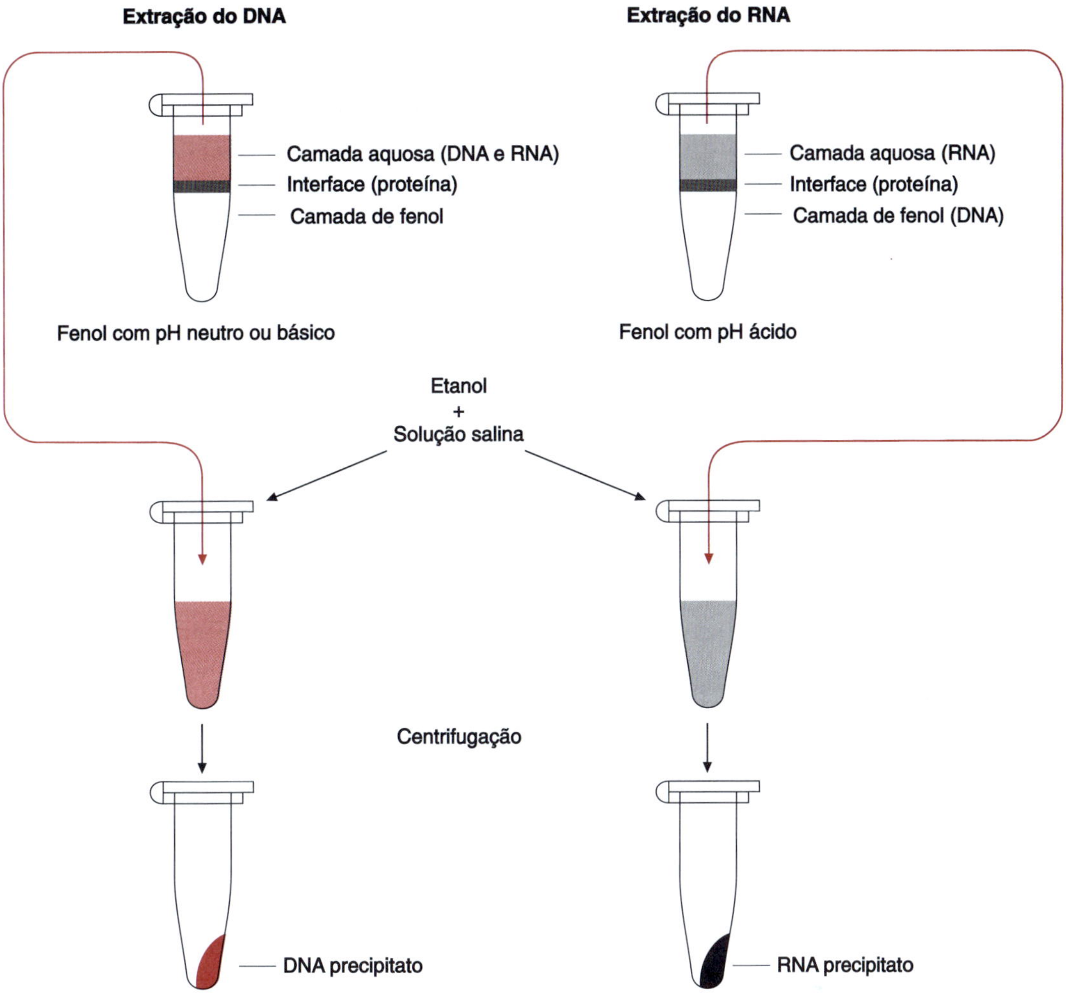

Figura 4.1 ■ Extração com fenol e precipitação dos ácidos nucléicos.

O gel de agarose, que será discutido a seguir, proporciona outra forma de se estimar a concentração de ácidos nucléicos.

Eletroforese

A **eletroforese** é uma forma simples e rápida para se separar e visualizar fragmentos de DNA produzidos pela digestão com enzimas de restrição. O método é conhecido há muitos anos, mas era utilizado principalmente por bioquímicos para separar moléculas de RNA e de proteínas, com diferentes pesos moleculares. A partir de 1970, passou-se a aplicá-lo também na separação do DNA, tirando-se vantagem do fato de ser esta uma molécula com cargas negativas devido à presença do ácido fosfórico (Capítulo 1). Dessa forma, quando submetido a um campo elétrico, em pH neutro, as moléculas de DNA são atraídas para o pólo positivo (ânodo) e repelidas do pólo negativo (cátodo). Quando a migração do DNA é realizada em uma matriz que apresenta alguma resistência à migração das moléculas, os fragmentos menores podem mover-se através da matriz com maior facilidade que os fragmentos grandes. Como resultado teremos uma migração diferencial dos fragmentos, a qual é inversamente proporcional ao tamanho da molécula. Assim, em um dado período de tempo, os fragmentos pequenos de DNA alcançarão distâncias maiores em relação à origem, quando comparados com os fragmentos grandes, os quais têm maior dificuldade para atravessar a resistência da matriz (Figura 4.2).

O material a ser escolhido como matriz depende da resistência necessária para a separação eficiente dos fragmentos. Uma matriz feita em **agarose** (material semelhante a uma gelatina purificada) possui um tamanho de poros que permite a separação de fragmentos que variam de 200pb a até 50kb, desde que se ajuste a concentração do gel. Quando o gel tem baixa concentração de agarose (0,3% ou menos), a resistência gerada à migração da molécula de DNA será pequena e, portanto, fragmentos em uma faixa maior de tamanho podem ser eficientemente separados. Entretanto, para a separação satisfatória dos fragmentos menores é necessário aumentar-se a concentração de agarose no gel (2% ou mais). Eventualmente, os fragmentos são tão pequenos que uma boa resolução só é alcançada com o uso de uma matriz com poros ainda menores. A **poliacrilamida** permite a separação de fragmentos muito pequenos, até 1.000pb, e é o material ideal para géis de seqüenciamento (ver o método a seguir), pois permite distinguir fragmentos de DNA que diferem em tamanho por apenas um par de base. Por outro lado, a separação de fragmentos de DNA com tamanhos acima de 50kb não pode ser eficientemente realizada nesse tipo de eletroforese convencional, exigindo uma variação no método, que ficou conhecida como **eletroforese em campo pulsado** ou **PFGE** (do inglês, *pulse-field gel electrophoresis*).

Ao microscópio é possível discernir nos cromossomos alterações que contenham o mínimo de 3 a 6Mb (1Mb → 1 Megabase = 1.000kb ou 1.000.000pb), enquanto na eletroforese convencional 50kb é o tamanho máximo de fragmentos de DNA que podem ser analisados com um nível de resolução satisfatório. Assim, a técnica de eletroforese em campo pulsado preenche esse intervalo entre os dois métodos, pois permite a separação de fragmentos de DNA que variam de 50 a 10.000kb (ou

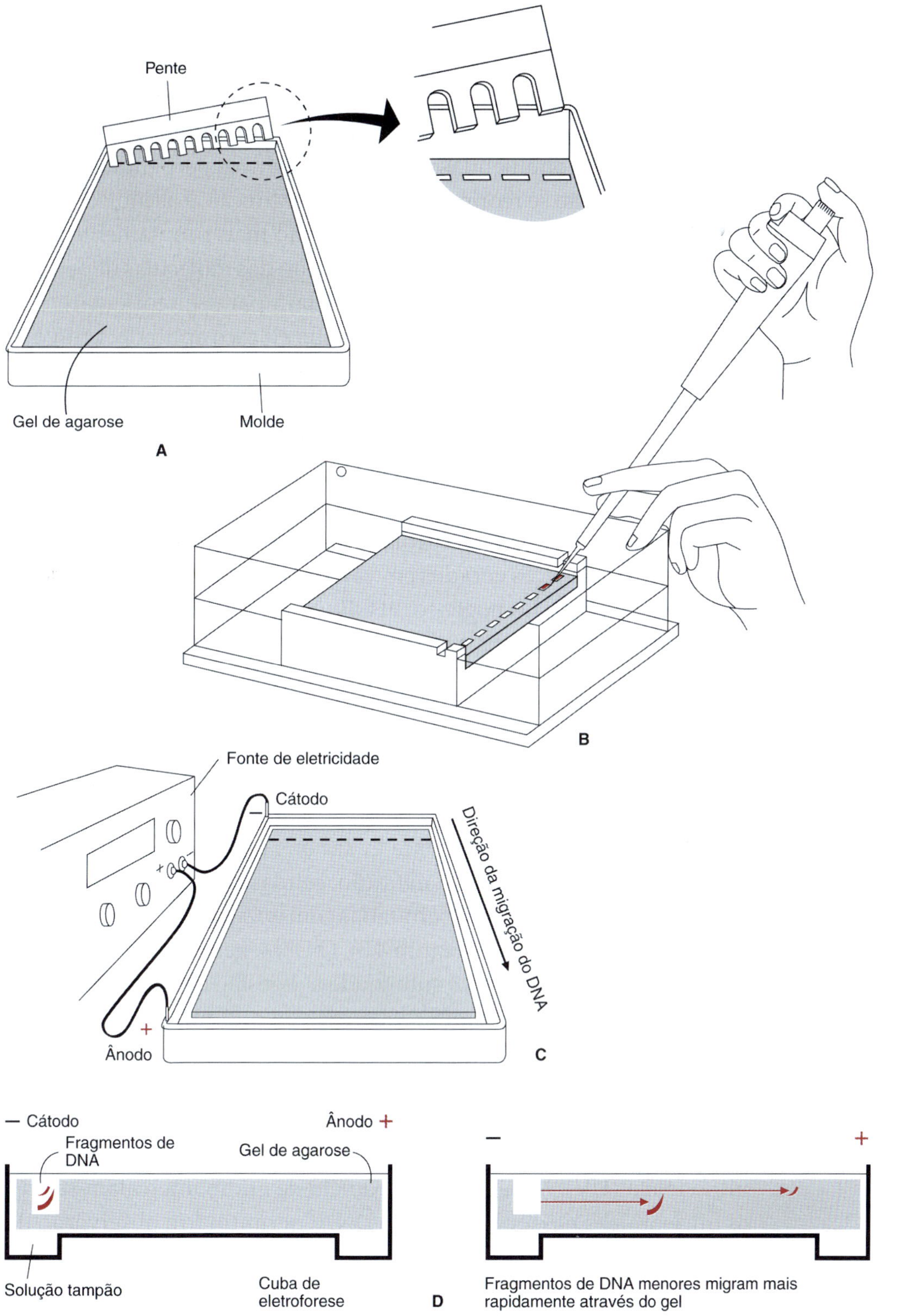

Figura 4.2 ■ Eletroforese. A matriz é solidificada deixando-se formar orifícios (**A**) nos quais as amostras de DNA digerido serão depositadas (**B**). Submetidos a um campo elétrico (**C**) os fragmentos apresentam uma migração diferencial de acordo com o tamanho (**D**).

10Mb). Na técnica de PFGE, a separação de fragmentos dessa magnitude se dá pela alternância de dois campos elétricos em direções, aproximadamente, perpendiculares. O princípio do método baseia-se no fato de que, se moléculas de DNA, migrando sob um campo elétrico na matriz do gel, forem submetidas a um campo elétrico perpendicular à sua migração, elas irão se reorientar nessa nova direção, e as moléculas menores são capazes de assumir a nova direção mais prontamente que as moléculas maiores. Dessa forma, a separação das moléculas dependeria da capacidade relativa que elas apresentam para se reorientarem em resposta às mudanças de direção do campo elétrico aplicado. O nível de resolução alcançado depende do tempo de migração em cada uma das direções, ou seja, depende do tempo do pulso elétrico. Quanto mais longo for o pulso elétrico em uma dada direção, maior serão os tamanhos dos fragmentos que podem ser separados. Modificações no método original de PFGE têm permitido uma resolução melhor dos fragmentos com o uso de um aparelho que controla precisamente a intensidade e o tempo dos pulsos elétricos gerados em várias direções opostas, criando um campo elétrico mais homogêneo. PFGE encontra importantes aplicações na análise de fragmentos grandes de DNA clonados em YAC para o mapeamento gênico (Capítulo 5), no estudo de cromossomos inteiros de levedura ou na detecção de grandes deleções do DNA genômico, como acontece em certas doenças genéticas.

Quando o objetivo é analisar o DNA genômico de um organismo complexo como o homem, um passo crítico do PFGE é a obtenção de moléculas grandes de DNA. Para evitar que o DNA genômico se quebre aleatoriamente durante a extração, células intactas são embebidas em blocos de agarose e, então, tratadas com enzimas e outros reagentes a fim de se liberar o DNA (Figura 4.3). O DNA genômico, ainda imobilizado no bloco de agarose, é submetido a digestão com enzimas de restrição que, por reconhecerem seqüências de oito nucleotídeos, atuam em raros pontos do DNA, produzindo fragmentos da ordem de 50 a 9.000kb.

O DNA, após a separação em gel de agarose, pode ser corado com um corante fluorescente, o **brometo de etídio**, e ser visualizado sob luz ultravioleta (**UV**). Moléculas do brometo de etídio intercalam-se entre os nucleotídeos na dupla hélice do DNA, permitindo a observação dos fragmentos presentes no gel (Figura 4.4).

A preparação do gel de agarose para a eletroforese consiste em se dissolver a agarose na concentração desejada, aquecer a mistura até que o pó entre completamente em solução, quando é então despejado em uma forma para esfriar. Antes da solidificação do gel, é introduzido um pedaço de plástico dentado (pente) para formar orifícios, que não

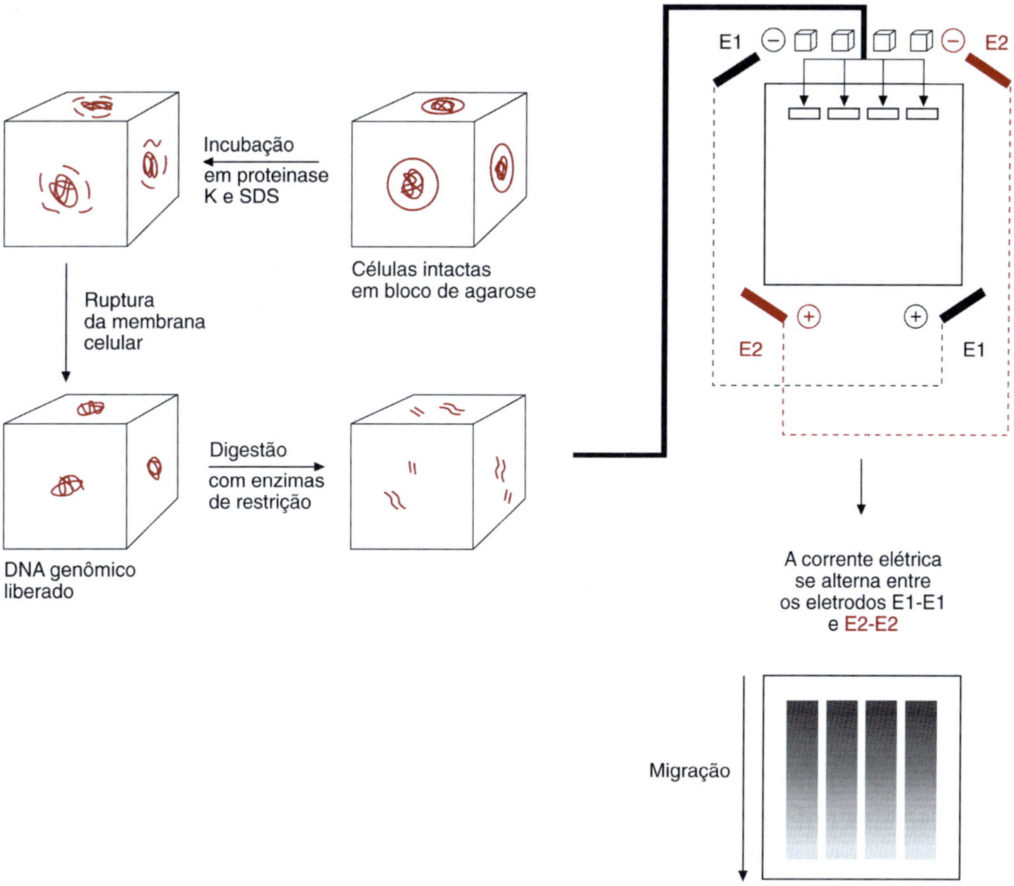

Figura 4.3 ■ Eletroforese em campo pulsado. As células são imobilizadas em blocos de agarose antes da extração e digestão do DNA para evitar que o DNA se quebre aleatoriamente. Os blocos de agarose são inseridos diretamente nos orifícios do gel e submetidos a uma corrente elétrica que se alterna em direções perpendiculares.

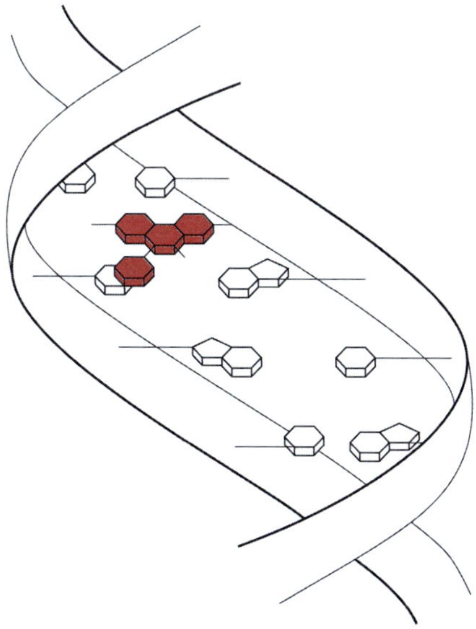

Figura 4.4 ■ A molécula de brometo de etídio intercala-se na molécula de DNA.

chegam a atravessar o gel, onde as amostras de DNA serão depositadas. Quando o gel se torna sólido, é mergulhado em uma cuba cheia com uma solução-tampão de pH neutro. Em cada extremidade oposta da cuba existe um fio de platina por onde passa uma corrente elétrica gerada por uma fonte de eletricidade. A corrente elétrica é transmitida ao longo da cuba pelos íons do tampão, produzindo um campo elétrico que vai provocar a migração do DNA através do gel de agarose. Para a separação completa de fragmentos obtidos a partir da digestão do DNA humano com enzimas de restrição, a migração das amostras é realizada durante 10 a 16 horas (para gel com 12-20cm). Entretanto, eletroforese em gel de agarose é muito utilizada também para se verificar a qualidade do DNA genômico extraído, estimar a concentração de DNA, purificar o plasmídeo e recuperar os insertos de vetores. Para esses casos, podemos fazer um minigel, com mais ou menos um terço do tamanho, e a migração estará completa em 1 ou 2 horas.

Completada a migração do DNA, a corrente elétrica é interrompida e o gel é mergulhado em solução de brometo de etídio para ser observado e fotografado sob luz UV.

A molécula de DNA humano é tão grande e complexa que, após a digestão com qualquer enzima de restrição, milhões de fragmentos são gerados, de tal forma que é impossível individualizar os fragmentos quando o DNA é visualizado sob luz UV, após a eletroforese em gel de agarose. Portanto, o que se observa não são propriamente bandas separadas, mas sim uma faixa contínua dos fragmentos distribuídos por ordem de tamanho. Paralelamente ao DNA sob análise, colocamos no mesmo gel amostra de um DNA que evidencie, na eletroforese, fragmentos de tamanhos conhecidos, os quais servirão como pontos de referência. Esse DNA é chamado de **DNA marcador** e um exemplo de marcador comumente usado é o DNA do fago lambda digerido com a enzima de restrição *Hind*III. Por ser a molécula de DNA do fago relativamente simples, a enzima a digere em pontos específicos, formando alguns poucos fragmentos de tamanhos diferentes, que são visualizados no gel como bandas (Figura 4.5). Uma vez que se conhece o tamanho de cada banda, é possível construirmos uma curva relacionando tamanho de fragmento (em pb ou kb) com a distância (em cm ou mm) atingida por cada banda. Essa curva permite estimar o tamanho de um certo fragmento no DNA humano por meio da distância correspondente percorrida. Da mesma forma, é possível estimar-se a concentração de DNA em uma amostra, comparando-se no gel corado com brometo de etídio a intensidade de fluorescência em relação a uma banda de DNA com concentração conhecida.

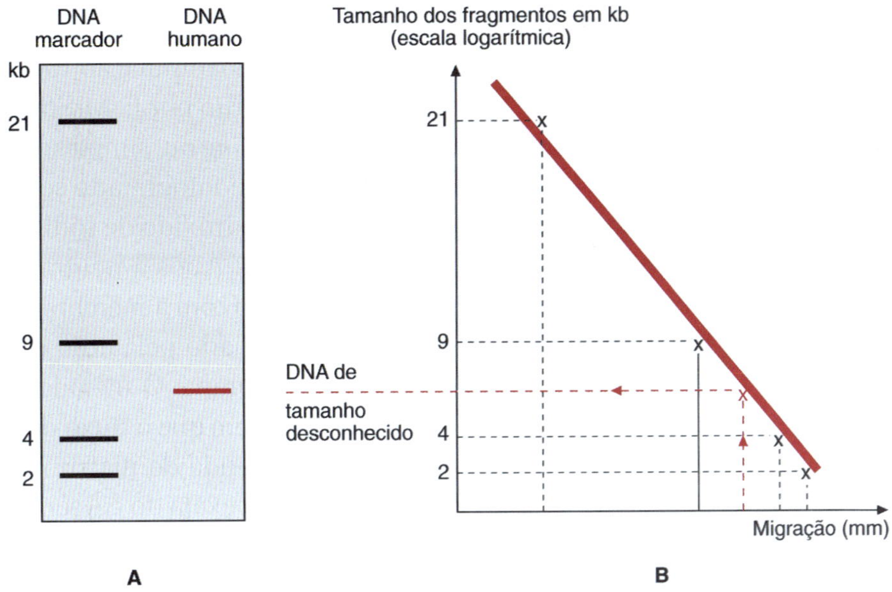

Figura 4.5 ■ DNA marcador. **A)** Resultado da auto-radiografia. **B)** O tamanho de um fragmento desconhecido pode ser determinado na reta que relaciona a distância de migração com o tamanho de fragmentos em kb.

O próximo passo é identificar, entre esses milhões de fragmentos, aquele referente ao gene que temos interesse em diagnosticar, para verificar se se trata de um gene normal ou mutante. Isso pode ser feito pelo emprego do método de Southern e hibridização.

Método de Southern

Embora a eletroforese seja uma técnica muito útil para se visualizar fragmentos de DNA, ela não fornece nenhuma informação sobre a seqüência de bases presente no fragmento. Bandas de tamanhos idênticos observadas no gel podem conter diferentes seqüências de DNA. Além disso, como citamos acima, a digestão do DNA genômico de organismos complexos fornece uma coleção tão grande de fragmentos de DNA que é impossível distinguir um deles em particular. Um maneira eficiente de se detectar um fragmento específico e de se obter informações sobre sua seqüência de bases é hibridizá-lo com uma sonda específica (ver Hibridização, Capítulo 3). Entretanto, a hibridização não pode ser feita enquanto os fragmentos de DNA estão no gel. Por isso, todo o DNA é transferido para um filtro de nitrocelulose ou náilon, na exata disposição que se encontra no gel. A transferência do DNA para uma membrana ou filtro facilita muito a manipulação futura do material. Esse método de transferência foi descrito por E. M. Southern em 1975 e ficou conhecido como **Southern *blotting*** ou, simplesmente, método de Southern. O gel, após ser observado e fotografado sob luz UV, é mergulhado em uma solução básica de hidróxido de sódio, a qual provoca desnaturação da fita dupla do DNA. Após a neutralização do gel, o DNA, agora em fita simples, é coberto com a membrana de transferência em um fluxo de solução salina criado pela ação capilar de papéis absorventes colocados sobre a membrana. O método funciona com o mesmo princípio ao do mata-borrão, em que o fluxo de solução através do gel faz com que o DNA se desprenda da matriz e seja transferido para a membrana. Assim, uma réplica exata do gel será obtida na membrana, na qual o DNA será então fixado. O filtro pode ser agora hibridizado com uma sonda específica, marcada radioativamente, que se ligará somente na seqüência de DNA complementar a ela. Após a lavagem da membrana para a retirada do material radioativo que não se hibridizou, ela é exposta a um filme de raios X, sensível à radioatividade. Como resultado, observamos na **auto-radiografia** um padrão com uma ou mais bandas, indicando o número e o tamanho dos fragmentos de DNA complementares à sonda (Figura 4.6).

O método de Southern é usado para detectar seqüências de DNA homólogas ou parcialmente homólogas à seqüência da sonda. Como discutido no Capítulo 3, ajustando a estringência com a qual as membrana são lavadas, é possível controlar o grau de homologia que se pretende alcançar no experimento. Quando a membrana é lavada em alta estringência, a sonda permanecerá ligada somente àquelas seqüências que são idênticas à sonda. Entretanto, usando uma estringência baixa é possível detectar todas as seqüências que exibem relativa similaridade com a sonda.

Para uma dada amostra de DNA, o padrão de bandas observado na auto-radiografia será constante, desde que o DNA seja digerido sempre com a mesma enzima de restrição e hibridizado com uma sonda específica. Diferenças no padrão obtido entre várias amostras indicam variações nas seqüências de bases. Uma variação possível é a ocorrência de uma mutação, provocando a perda ou o ganho de um sítio de restrição. Da mesma forma, inserções ou deleções no fragmento detectado pela sonda também alteram seu tamanho e podem, portanto, ser identificadas por esse método (Figura 4.7). Tais variações no DNA genômico podem ser observadas em pacientes ou mesmo entre os indivíduos da população normal. Assim, a detecção dessas diferenças encontra grandes aplicações no diagnóstico das doenças genéticas (Capítulo 6), bem como na identificação dos indivíduos pelo DNA (Capítulo 7).

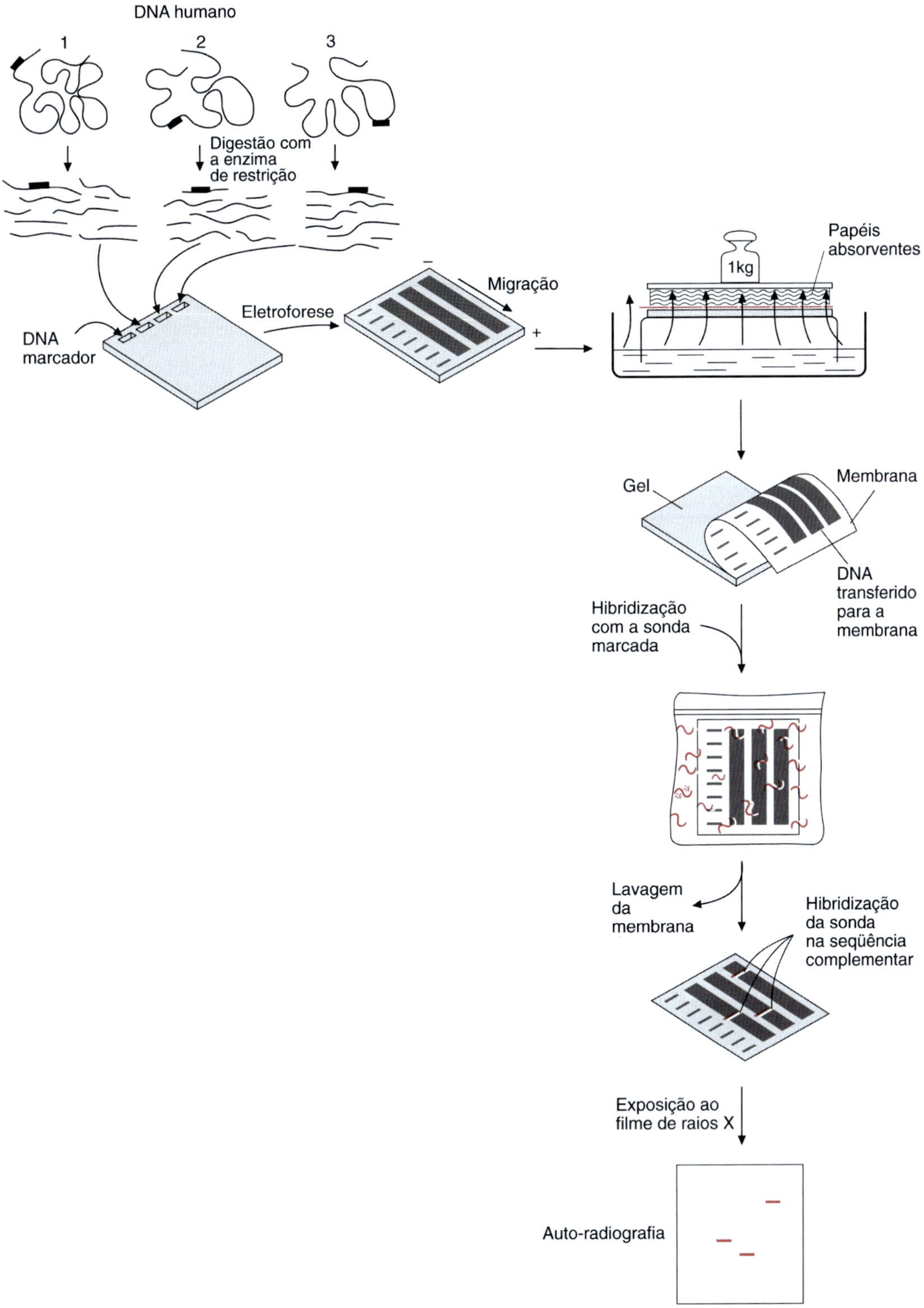

Figura 4.6 ■ Método de Southern. O DNA genômico é extraído, digerido com enzimas de restrição e os fragmentos são separados por eletroforese. O material do gel é transferido para uma membrana de nitrocelulose e hibridizado com uma sonda radioativa específica. As bandas são observadas na auto-radiografia após a exposição da membrana a um filme de raios X.

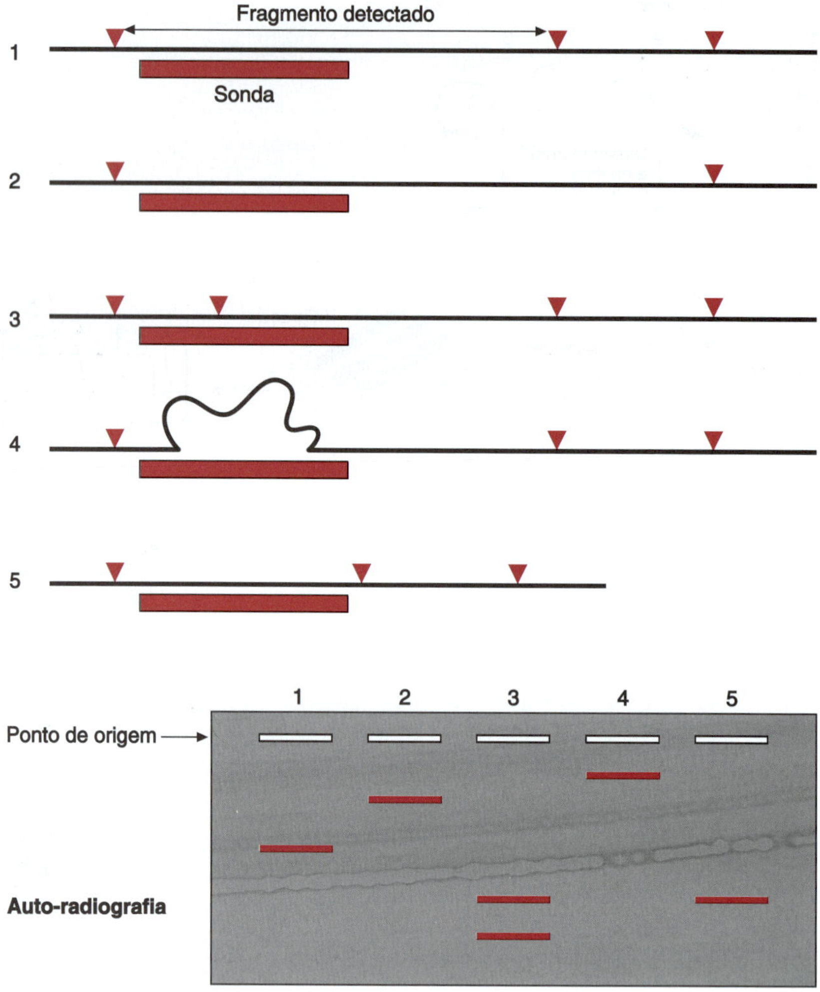

Figura 4.7 ■ Variações no tamanho do fragmento de DNA detectado pela sonda no método de Southern quando ocorre perda (2), ou ganho (3) de um sítio de restrição (▼); inserção ou duplicação (4) e deleção (5) na seqüência de DNA.

Desde a criação do método de Southern em 1975 foram descritas outras variações na técnica. Seguindo a referência que o nome faz aos pontos cardiais, quando o material presente no gel é RNA em vez de DNA, o método chama-se **Northern *blotting***. Moléculas de RNA extraídas de células são separadas por eletroforese, transferidas para a membrana e detectadas por hibridização com seqüências complementares específicas de DNA ou RNA. Tal procedimento permite verificar a presença de um mRNA específico, demonstrando que o gene correspondente está expressando-se nas células de onde o RNA foi extraído. Se a intensidade da banda gerada na auto-radiografia for comparada no mesmo experimento com a banda correspondente a um gene de expressão conhecida, podemos ter uma idéia do nível relativo de expressão do gene em questão. Quando um experimento do mesmo tipo é realizado com proteína transferida para a membrana e detectada por anticorpos, o método é chamado de **Western *blotting***.

Dot-blotting

Quando ácidos nucléicos, em vez de serem submetidos a eletroforese, são colocados diretamente no filtro e hibridizados com sondas específicas, o método é conhecido como ***dot-blotting***. Na verdade, moléculas tão complexas como o DNA genômico humano podem ser fixadas diretamente em filtros de nitrocelulose ou náilon, mesmo que o DNA não tenha sido digerido com enzimas de restrição. Outra possibilidade é aplicar no filtro o produto da amplificação por PCR (ver PCR a seguir). Muitas vezes, a aplicação das amostras no filtro é feita sob vácuo para que a solução de DNA se concentre na menor área possível, evitando o espalhamento. O DNA é previamente desnaturado, fixado na membrana e hibridizado com sondas, geralmente oligonucleotídeos, que reconhecem uma seqüência particular.

Essa técnica é muito utilizada em diagnóstico ou para estudo da expressão gênica. Para fazer o diagnóstico de uma certa mutação gênica, o DNA genômico total do paciente e o de um indivíduo controle são fixados em dois filtros separadamente. Um dos filtros é hibridizado com um oligonucleotídeo cuja seqüência é complementar à seqüência da mutação que se está pesquisando, enquanto o segundo filtro é hibridizado com um oligo complementar à seqüência normal do gene. Por isso, tal estratégia costuma ser referida como **oligonucleotídeo alelo-específico** ou **ASO** (*Allele-Specific Oligonucleotide*). A hibridização é realizada sob condições tais que somente seqüências absolutamente complementares se mantêm aneladas (Figura 4.8), de tal forma que a hibridização positiva denota a presença de seqüência complementar à sonda. Para o estudo da expressão gênica, por exemplo, uma mistura de mRNA extraída de um tecido é fixada em uma membrana de *dot-blot* e hibridizada com o cDNA de um gene específico. O sinal positivo na auto-radiografia confirma a expressão daquele gene no tecido. Mais ainda, a intensidade do sinal fornece uma estimativa da quantidade do mRNA detectado. A técnica de *dot-blot*, porque dispensa a digestão e eletroforese dos ácidos nucléicos, é muito mais rápida se comparada com o método de Southern.

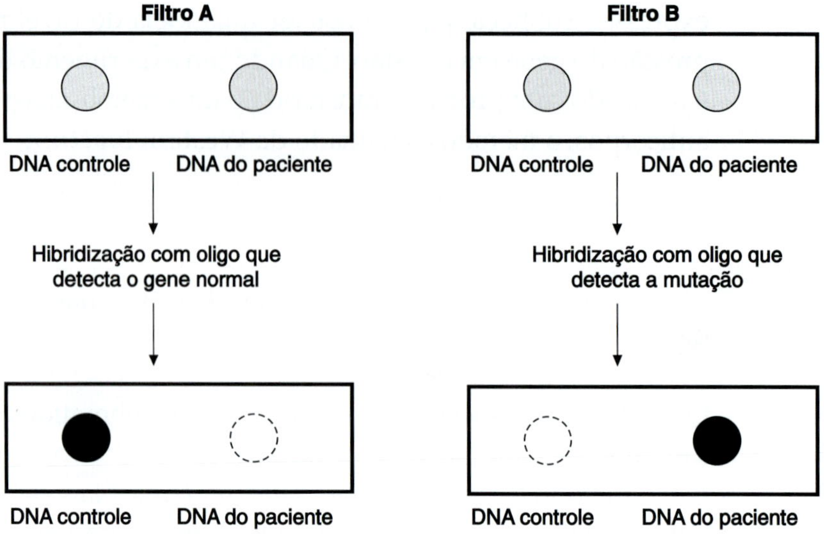

Figura 4.8 ■ No método *dot blot* para análise de mutação no DNA, dois filtros são preparados fixando-se DNA total de um indivíduo controle e do paciente em pontos determinados. Na estratégia ASO um dos filtros é hibridizado com o oligonucleotídeo complementar à seqüência do gene normal, enquanto o oligo usado na hibridização do outro filtro é complementar à mutação. O padrão de hibridização representado na figura demonstra que o indivíduo controle apresenta os dois genes com a seqüência normal, enquanto o paciente apresenta a mutação em homozigose.

Reação em cadeia da polimerase (PCR)

A **reação em cadeia da polimerase** (*Polymerase Chain Reaction* – PCR) é a amplificação enzimática de uma seqüência específica de DNA, visando à produção de milhões de cópias dessa seqüência em um tubo de ensaio. Essa técnica foi descrita por Kary Mullis no final dos anos 80 e literalmente revolucionou a genética molecular. Ela possibilita uma nova estratégia na análise de genes por meio de um método simples e rápido de amplificação de seqüências, dispensando muitas vezes as trabalhosas etapas da clonagem gênica. O impacto que a PCR teve na biologia molecular, medicina forense e diagnóstico foi tão grande que afetou praticamente todos os protocolos técnicos utilizados até então. Por seu feito, Kary Mullis foi agraciado com o prêmio Nobel de Química em 1993.

A PCR explora a capacidade de replicação do DNA. Uma fita simples de DNA é usada como molde para a síntese de novas cadeias complementares sob a ação da enzima DNA polimerase, capaz de adicionar os nucleotídeos presentes na reação segundo a fita-molde. A DNA polimerase requer, entretanto, um "ponto de início" ligado à fita-molde que servirá de apoio para que os nucleotídeos subseqüentes sejam adicionados. Esse ponto de início da síntese é fornecido por um oligonucleotídeo que se hibridiza (anela-se) à fita-molde simples, o qual é denominado de ***primer***. Ambas as fitas simples iniciais servem como molde para a síntese de uma nova cadeia, desde que se forneçam *primers* específicos a cada uma das fitas. Dessa forma, a região do DNA genômico a ser sintetizado é definida pelos *primers*, que se anelam especificamente às suas seqüências complementares na fita-molde, delimitando o fragmento de DNA que se deseja amplificar (Figura 4.9). Os *primers* são oligonucleotídeos sintéticos que podem ser obtidos comercialmente em alguns dias.

Na prática, o que se faz é adicionar em um tubo de ensaio uma quantidade muito pequena de DNA genômico, mais os quatro nucleotídeos que compõem a cadeia de DNA (dATP, dCTP, dGTP e dTTP), a enzima DNA polimerase, os oligonucleotídeos que atuam como *primers* e uma solução-tampão, que fornece as condições ideais de pH e salinidade para que a síntese seja processada (Figura 4.10). O tubo de ensaio é submetido a uma alta temperatura (geralmente 94°C por 5min) para provocar o rompimento das pontes de hidrogênio entre as duas cadeias de DNA, causando a desnaturação da molécula. A temperatura é rebaixada (30-65°C por 30 segundos) quando, então, os *primers* têm a oportunidade de se anelarem às suas seqüências complementares no DNA genômico. Finalmente, a temperatura é colocada em torno de 72°C (por 2 a 5 minutos), temperatura ideal para que a DNA polimerase atue, executando a síntese de novas cadeias. A extensão das novas cadeias ocorre em uma velocidade aproximada de 1.000 bases por minuto. Repetindo-se esses três passos, **desnaturação**, **anelamento** e **síntese**, por cerca de 25 a 30 ciclos, serão produzidos mais que 250 milhões de cópias de determinada seqüência de DNA em fita dupla, uma vez que o número de cópias cresce de modo exponencial a cada ciclo. Após a primeira desnaturação do DNA genômico, o tempo de aquecimento a 94°C pode ser reduzido para 30 segundos nos ciclos subseqüentes, tendo em vista que a renaturação da molécula será dificultada (Figura 4.11).

A DNA polimerase utilizada inicialmente na técnica de PCR era extraída da bactéria *E. coli,* entretanto, essa enzima é sensível às altas temperaturas nas quais a reação se dá e, a cada ciclo, era necessário adicionar nova quantidade da enzima. Esse inconveniente, além de tornar a PCR muito cara, exigia a presença de um técnico para monitorar o processo. A introdução de uma DNA polimerase resistente a altas temperaturas, sem dúvida alguma, foi o fator-chave para o grande impacto

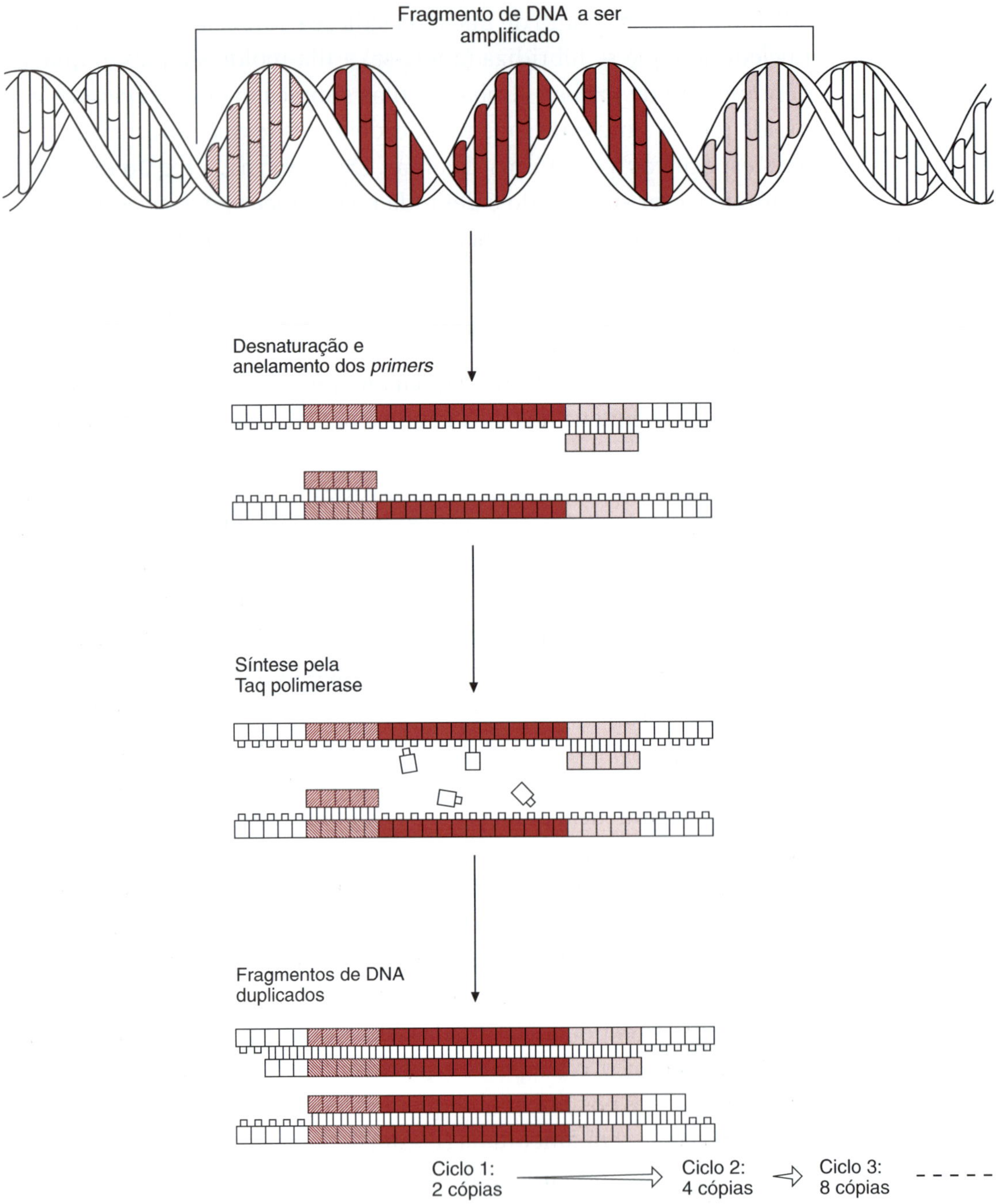

Figura 4.9 ■ Reação em cadeia da polimerase. Cada ciclo consiste de desnaturação da fita-molde, anelamento dos *primers* em cada fita-alvo complementar e síntese da seqüência entre os *primers*.

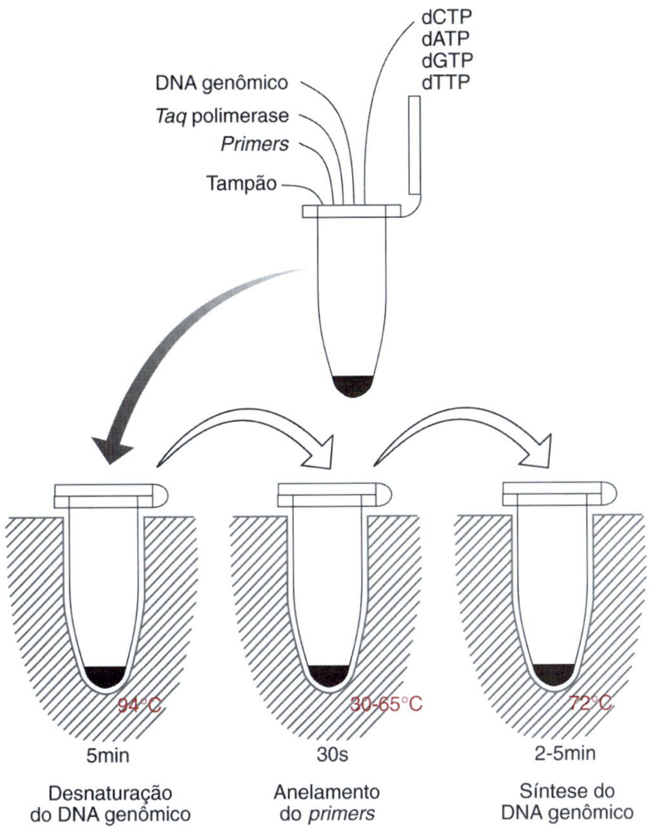

Figura 4.10 ■ Montagem da reação em cadeia da polimerase no tubo de ensaio.

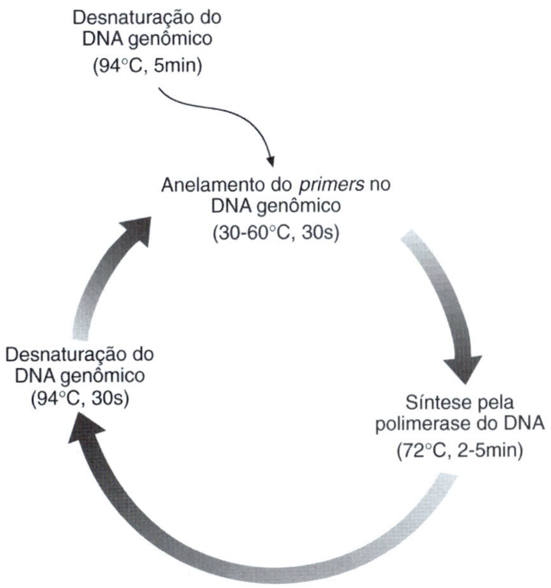

Figura 4.11 ■ Os ciclos são repetidos por cerca de 30 vezes produzindo milhões de cópias do fragmento de DNA que se quer amplificar.

causado pela PCR. Bactérias que vivem na natureza em fontes de água quente evoluíram para sobrevier em temperaturas próximas às da fervura da água. Com isso, todas suas enzimas também evoluíram para suportar temperaturas nas quais as proteínas da maioria dos organismos são desnaturadas imediata e irreversivelmente. A primeira DNA polimerase termoestável foi isolada da bactéria *Thermus aquaticus*. Embora a temperatura ótima para a ação da *Taq* polimerase seja 72°C, essa enzima é capaz de se manter estável mesmo após repetidas exposições a 94°C. Mais recentemente, outras DNA polimerases termoestáveis foram isoladas e caracterizadas, que são ainda mais eficientes que a *Taq* polimerase.

A escolha dos *primers* é um dos pontos críticos para a eficiência do método de PCR. Um fator a ser considerado é o comprimento dos *primers*. Eles devem ser suficientemente longos para garantir um anelamento estável na seqüência única do DNA que está sendo amplificado (especificidade). Usualmente, os *primers* utilizados têm cerca de 20pb. Além disso, um *primer* não deve anelar-se como outro, nem formar estruturas secundárias estáveis. Os *primers* devem ser mantidos disponíveis na reação para anelamento com a fita-molde de DNA. A temperatura de anelamento é outro fator muito importante. Se a temperatura for muito baixa, o *primer* pode ligar-se em outras posições da fita-molde, mesmo que a seqüência não seja totalmente complementar. Por outro lado, se a temperatura for muito alta, o anelamento não ocorre nem na seqüência para a qual o *primer* se destina. A temperatura ideal para o anelamento depende da composição de bases e do comprimento da seqüência. O pareamento G-C tem três pontes de hidrogênio, sendo, portanto, mais forte que o pareamento A-T. Assim, quanto mais Gs e Cs houver na composição do *primer*, maior será a temperatura ideal de anelamento. Atualmente existem programas de computador para auxiliar na escolha dos *primers*. Fornecendo-se a seqüência das bases do fragmento que se deseja amplificar, o programa indica as regiões mais favoráveis para *primers*, temperatura de anelamento e condições da reação. Mesmo assim, a otimização da PCR ainda requer uma certa porção de tentativa e erro.

Na prática, a execução da técnica de PCR é muito simples, desde que as condições da reação já tenham sido padronizadas. Os tubos com a reação são incubados em um aparelho que controla automaticamente as mudanças de temperatura em cada ciclo e o número de ciclos que será executado. O equipamento apresenta um bloco de metal onde os tubos são depositados, o qual é capaz de atingir as temperaturas predeterminadas com grande precisão e velocidade. Tipicamente, o volume final da reação é de somente 25-50μl e, para evitar a evaporação em altas temperaturas, o aparelho aquece as paredes, bem como as tampas dos tubos.

No final do processo, o DNA produzido pode ser observado em eletroforese de gel de agarose ou poliacrilamida, usualmente como uma banda única correspondente ao tamanho da seqüência amplificada, a qual pode atingir até algumas quilobases. Entretanto, o fato de a banda observada no gel apresentar o tamanho esperado não garante que o fragmento amplificado seja o correto. A confirmação da identidade do fragmento amplificado pode ser feita de várias maneiras. Por exemplo, o DNA do gel pode ser transferido para uma membrana pelo método de *Southern* e hibridizado com uma sonda complementar. A hibridização positiva garante que o fragmento é o desejado. Um modo mais simples de se inferir a seqüência de bases no DNA é digerir o fragmento com uma determinada enzima de restrição. Sabendo-se que existe um ou mais sítios de restrição para uma certa enzima dentro do fragmento, a digestão com essa enzima deve produzir subfragmentos do tamanho esperado, desde que estivermos lidando com o fragmento correto. Alternativamente, pode-se retirar uma alíquota da reação de PCR e usar o fragmento amplificado como molde para uma segunda PCR, designada como **PCR interna** ou ***nested* PCR**. Na segunda reação de PCR, um ou ambos os *primers* são substituídos por *primers* que se ligam especificamente dentro do produto amplificado. Dessa forma, se a primeira reação de PCR não produziu o fragmento desejado, na segunda reação não ocorrerá amplificação. Entretanto, sem dúvida alguma, a forma mais eficiente de se assegurar que a amplificação foi correta é determinar a seqüência completa de bases no fragmento amplificado (Figura 4.12). Uma vez que cada uma dessas alternativas representa quantidades diferentes de tempo e de trabalho, a escolha do método para se identificar a seqüência de bases dependerá de quão importante é estarmos seguros sobre a identidade do fragmento.

Um resultado pode ser produzido por PCR em algumas horas ou no máximo dentro de um dia, enquanto o método de *Southern* requer pelo menos uma semana para se obter o resultado final. Dessa forma, sempre que possível, a PCR é a técnica de preferência para o diagnóstico. Outra grande vantagem desse método é que requer quantidades muito pequenas de DNA. Embora no laboratório se utilize normalmente menos que 0,5 micrograma de DNA genômico, já foi demonstrado que a técnica é eficaz até se realizada a partir de uma molécula de DNA proveniente de uma única célula. Evidentemente, isso representa um grande avanço para o diagnóstico pré-natal, no qual nem sempre são obtidas quantidades suficientes de material. A possibilidade de se amplificar por PCR um gene específico que temos interesse em estudar, muitas

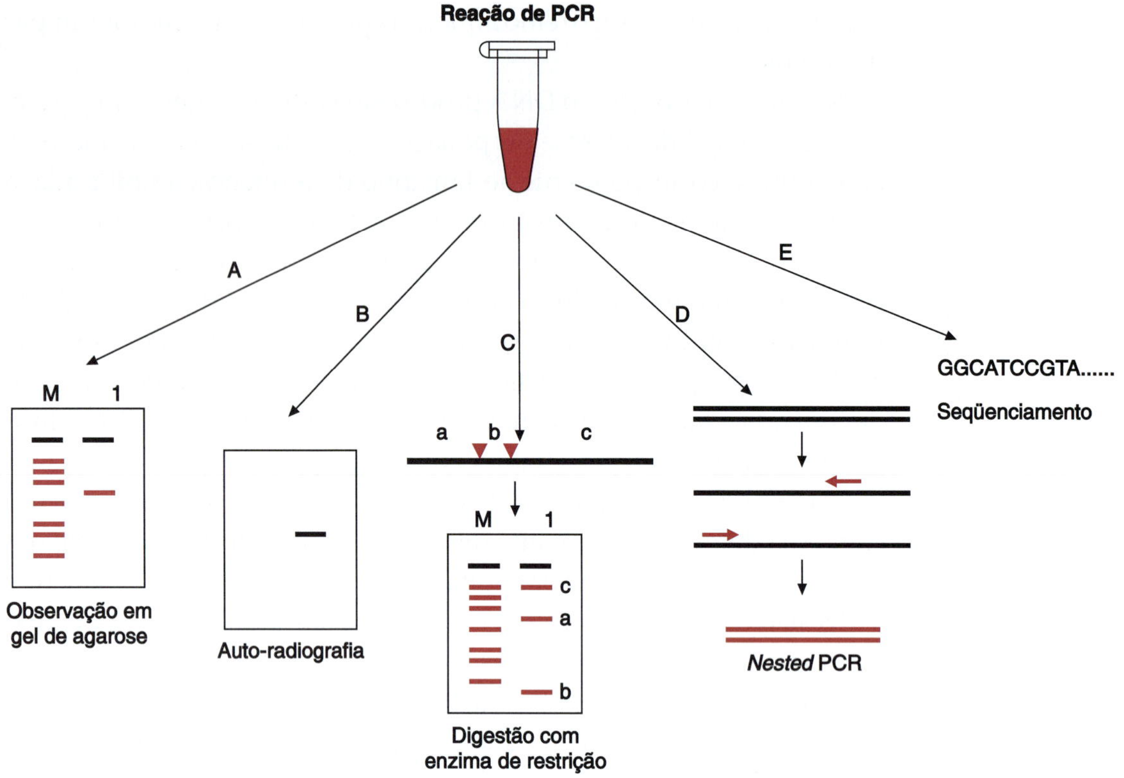

Figura 4.12 ■ Formas de análise do fragmento amplificado por PCR. **A**) Confirmação do tamanho do fragmento amplificado (1) em gel de agarose quando comparado com um DNA marcador (M). **B**) Hibridização com sonda específica. **C**) Digestão com enzima de restrição e observação dos subfragmentos esperados. **D**) Amplificação do fragmento obtido em uma segunda reação de PCR com *primers* internos. **E**) Confirmação da seqüência de bases.

vezes dispensa a cultura de células, que é um processo caro, demorado e trabalhoso. Devido a essas características, a PCR abriu também novas oportunidades para a aplicação da tecnologia do DNA recombinante na medicina legal. Quantidades mínimas de DNA, colhidas na cena de um crime, podem permitir a identificação do culpado (Capítulo 7). Outra grande aplicação da técnica de PCR é no estudo do DNA de plantas e animais fósseis datados com dezenas de milhões de anos. Mesmo que o DNA recuperado de múmias e fósseis se encontre degradado, ainda assim a amplificação por PCR pode ser eficaz.

Desde a descrição da técnica de PCR, inúmeras modificações foram desenvolvidas para atender outras necessidades e aplicações específicas. Uma possibilidade comumente usada é iniciar a PCR tendo como fita-molde a molécula de RNA, em vez de DNA. Essa variação no método transporta a sensibilidade e especificidade da técnica de PCR para a detecção, amplificação e quantificação de RNA. Além disso, possibilita a construção de biblioteca de cDNA e clonagem dos fragmentos de forma muito mais simples e eficiente. Uma vez que o primeiro passo é a cópia de mRNA em cDNA pela enzima transcriptase reversa, o método tem sido designado como **RT-PCR** ou *reverse transcription* PCR. O RT-PCR requer uma quantidade muito menor de mRNA se comparado com outros métodos de análise, como, por exemplo, no *Northern blotting*. Na verdade, o método é tão sensível que é possível detectar mRNA a partir de uma única célula.

A figura 4.13 ilustra o princípio do método, o qual consiste de duas partes: síntese da primeira fita do cDNA a partir do mRNA, pela enzima transcriptase reversa, e a subseqüente amplificação do DNA, pela DNA polimerase. RT-PCR nada mais é que a combinação das técnicas de transcrição reversa (descrita no Capítulo 3) com PCR. Algumas DNA polimerases termoestáveis, por exemplo a enzima r*Tth*, podem utilizar mRNA como fita-molde para a síntese de cDNA, permitindo, dessa forma, que o método completo seja feito em um único tubo com somente uma enzima controlando as duas etapas do RT-PCR.

Outras modificações no método de PCR foram criadas para facilitar o trabalho de clonagem de fragmentos em vetores. Com pequenas variações na seqüência dos *primers* utilizados, é possível introduzir um sítio de restrição nas terminações dos fragmentos amplificados por PCR. Com isso, se os fragmentos forem digeridos com a enzima correspondente, as terminações estarão prontas para a ligação no vetor, o qual foi previamente digerido com a mesma enzima.

Como foi citado acima, o desenho dos *primers* é um ponto fundamental para o sucesso da técnica de PCR. Quando se conhece a seqüência de bases no fragmento de DNA que se deseja amplificar, é fácil sintetizarmos os oligonucleotídeos que serão usados como *primers*. Entretanto, se a intenção é amplificar um gene cuja seqüência não se conhece, os *primers* podem ser inferidos a partir da proteína codificada pelo gene. Estratégia semelhante foi citada no Capítulo 3 para a obtenção de uma sonda (Figura 3.8). Como os genes com a mesma função normalmente apresentam seqüências semelhantes em diferentes espécies, outra forma de contornar esse problema é usar *primers* complementares ao gene isolado em outro organismo. No caso de se querer amplificar um gene ou um fragmento de DNA de seqüência desconhecida, mas clonado em um vetor, existe outra possibilidade. Como a maioria dos vetores tem seqüência conhecida, os *primers* podem ser específicos para o vetor, o que permite a amplificação do inserto (Figura 4.14). Outra situação prática que ocorre com freqüência é quando conhecemos a seqüência de bases em um trecho do DNA genômico, mas temos interesse em amplificar ou determinar a seqüência das regiões

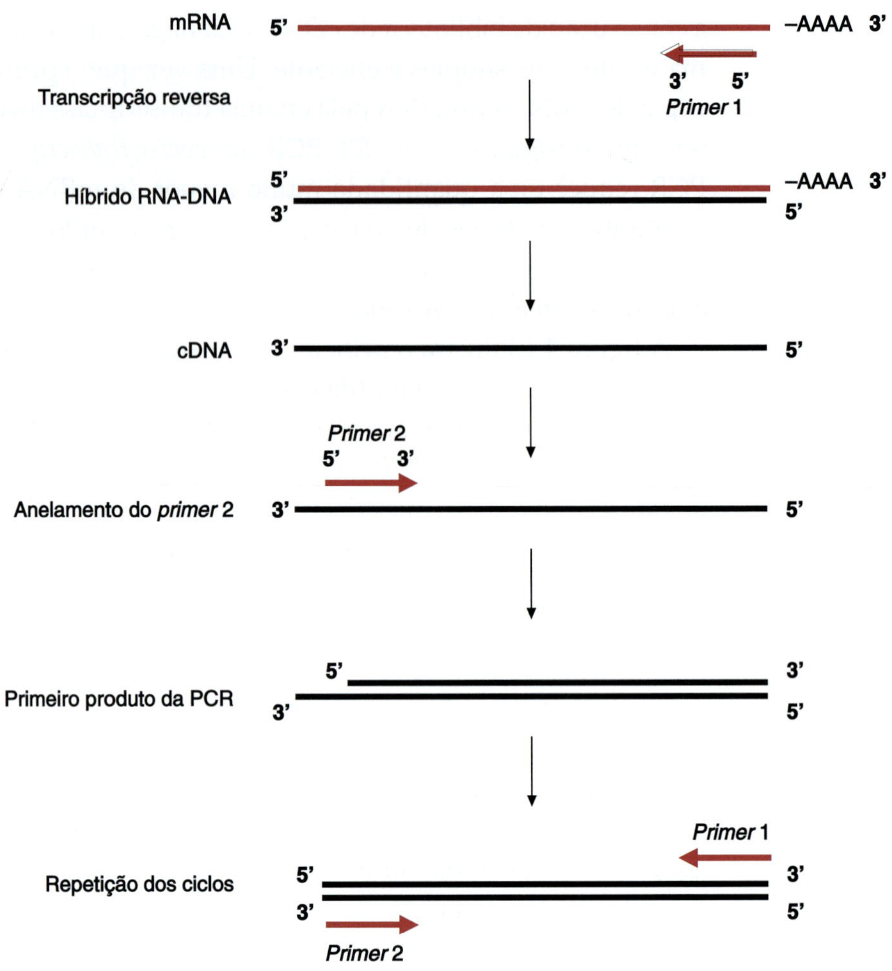

Figura 4.13 ■ RT-PCR. A enzima transcriptase reversa é usada para sintetizar uma cópia de cDNA a partir do mRNA. O cDNA é amplificado usando *primers* específicos nos ciclos sucessivos.

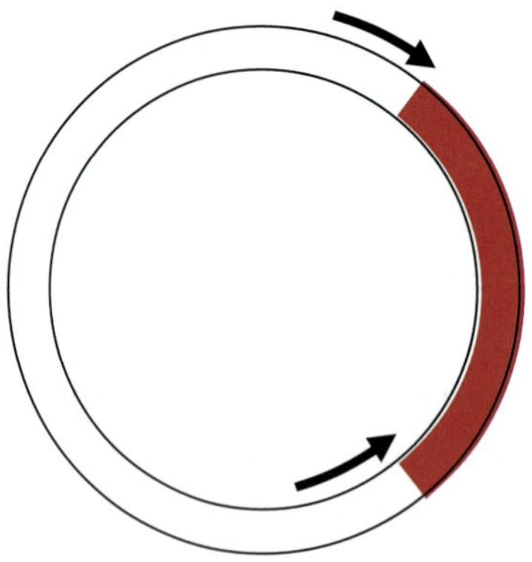

Figura 4.14 ■ Amplificação de um inserto por PCR usando *primers* específicos para o vetor.

que flanqueiam esse trecho. Obviamente, a técnica de PCR não pode ser aplicada diretamente, uma vez que os *primers* não podem ser estabelecidos para uma região do DNA totalmente desconhecida. A forma de se superar esse problema é utilizar a **PCR inversa**. Essa técnica envolve o isolamento de um fragmento de restrição que contém a seqüência conhecida, mais as regiões laterais, nas quais estamos interessados (Figura 4.15). Por meio da circularização do fragmento de restrição e posterior digestão com uma enzima que apresente sítio de restrição no interior da seqüência conhecida, é possível inverter a posição física da região que estamos interessados. Agora, a região desconhecida encontra-se na posição central, sendo ladeada por porções da seqüência conhecida, permitindo assim a utilização dos *primers*. Na interpretação dos resultados, deve-se lembrar, entretanto, que existe uma inversão artificial na posição das seqüências.

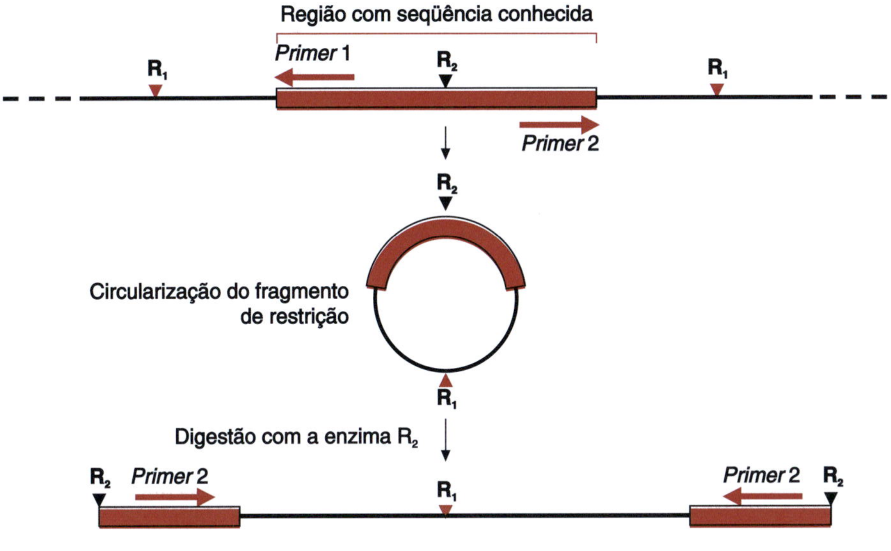

Figura 4.15 ■ PCR inversa. Com a circularização do fragmento de restrição, *primers* desenhados para a região conhecida podem ser usados na amplificação de uma porção de seqüência descohecida. R_1 e R_2 representam sítios de restrição para enzimas diferentes.

Os exemplos citados aqui de variações na técnica de PCR certamente não cobrem nem de longe todas as possibilidades. Entretanto, espero ter dado ao leitor uma visão da versatilidade do método, justificando seu tremendo sucesso. Outras aplicações do método de PCR serão discutidas ao longo deste livro.

PCR em tempo real

De todas as inovações criadas para o método PCR talvez a mais importante, criativa e amplamente utilizada seja a **PCR em tempo real**. Essa técnica permite monitorar a reação de PCR enquanto os ciclos se sucedem e detectar o produto da amplificação à medida que ele está sendo formado. Com isso, não há necessidade de se observar o resultado em gel de agarose após o término da reação. O sistema é baseado na detecção e quantificação de um corante fluorescente, cujo sinal aumenta em proporção direta à quantidade de fragmento amplificado na reação de PCR. De tal forma que, quanto maior o número de fragmentos amplificados, maior será a fluorescência emitida. Para tanto, a reação acontece em um equipamento diferente daquele utilizado para a PCR convencional. O aparelho usado nesse método, além de realizar os ciclos de temperatura, também detecta e registra a fluorescência nas amostras. Por meio de fibras ópticas, um raio laser é enviado para cada amostra em intervalos regulares de tempo. A fluorescência emitida pelo corante volta pela mesma fibra para ser registrada no computador acoplado ao aparelho.

Existem duas maneiras diferentes de se acompanhar a reação em tempo real. A primeira, consiste em incluir na reação o corante SYBR® Green, o qual fluoresce somente quando ligado à fita dupla de DNA. (A ligação do corante com o DNA é semelhante à ligação do brometo de etídio, ver Figura 4.4). Inicialmente, o DNA (ou RNA) molde está desnaturado, em fita simples; portanto, não há emissão de fluorescência, mas, à medida que a reação prossegue e acumulam-se fragmentos em cadeia dupla produzidos pela PCR, a fluorescência aumenta.

Alternativamente, pode-se visualizar a reação por meio de sondas marcadas com corante fluorescente, conhecidas como TaqMan®. Tais sondas são oligonucleotídeos específicos para o produto da PCR em questão, desenhadas para se hibridizar na região interna do fragmento produzido. A sonda tem um corante (molécula repórter) ligado na extremidade 5′, o qual é capaz de emitir fluorescência quando excitado pela luz. Entretanto, na forma original, a sonda possui na extremidade 3′ uma substância (*quencher*) que absorve toda a fluorescência emitida pela molécula repórter, resultando na ausência de fluorescência. Durante a PCR, quando a DNA polimerase duplica a fita-molde na qual a sonda está ligada, a enzima também degrada a sonda. Com isso, o corante fluorescente afasta-se do *quencher*, impedindo a transferência de energia e, conseqüentemente, a absorção da fluorescência. Portanto, a cada ciclo de PCR, a fluorescência aumenta de modo proporcional à degradação da sonda (Figura 4.16).

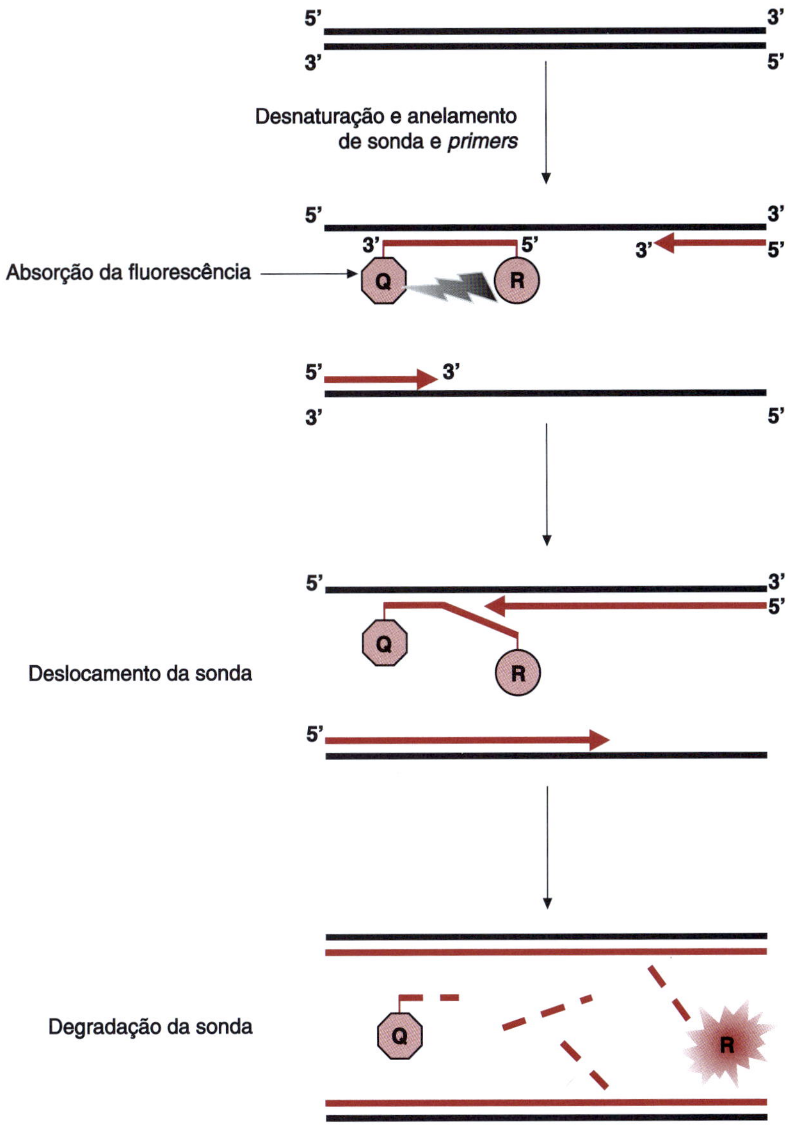

Figura 4.16 ■ PCR em tempo real. Quando a sonda está anelada ao DNA, o *quencher* (Q) absorve a fluorescência emitida pela molécula repórter (R). Com a ação da DNA polimerase durante os ciclos de amplificação da PCR, a sonda é deslocada e degradada, liberando a emissão da fluorescência.

Ambos os métodos apresentam grande sensibilidade, precisão e reprodutividade. O corante SYBR® Green tem as vantagens de ser um sistema sensível, fácil de usar e barato. Por outro lado, esse corante liga-se a qualquer DNA de fita dupla, incluindo produtos não específicos da reação ou *primers* que se hibridizam entre si formando dímeros, o que pode resultar em uma superestimativa da fluorescência. O sistema TaqMan®, por sua vez, apresenta grande especificidade, pois as sondas são criadas para se ligarem somente ao produto da PCR; entretanto, esse sistema é mais caro.

À medida que a reação prossegue e fragmentos de DNA com cadeia dupla são formados, atinge-se um nível de fluorescência que é detectável pelo aparelho. O aparelho constrói uma curva com as medidas periódicas da fluorescência para cada amostra (Figura 4.17). O limiar que define o limite de detecção é chamado de **CP** (*crossing point*, ponto de cruzamento) ou **CT** (*cycle threshould*, ciclo limite) e o que se observa abaixo desse limite é somente um ruído de fundo inespecífico. O valor do CT é relativo à quantidade de fita-molde inicialmente colocada na reação: maior a quantidade de molde, mais baixo será o valor do CT obtido. Na figura 4.17 a amostra A produziu um sinal detectável após 22 ciclos, tendo portanto CT = 22. Isso significa que a amostra A tinha inicialmente mais moldes que a amostra B, que exibe um CT = 24, enquanto na amostra C a PCR foi negativa. Se o molde inicial for mRNA e a reação for um RT-PCR, podemos avaliar a expressão em diferentes genes, ou de um mesmo gene, em vários tecidos ou em diferentes indivíduos.

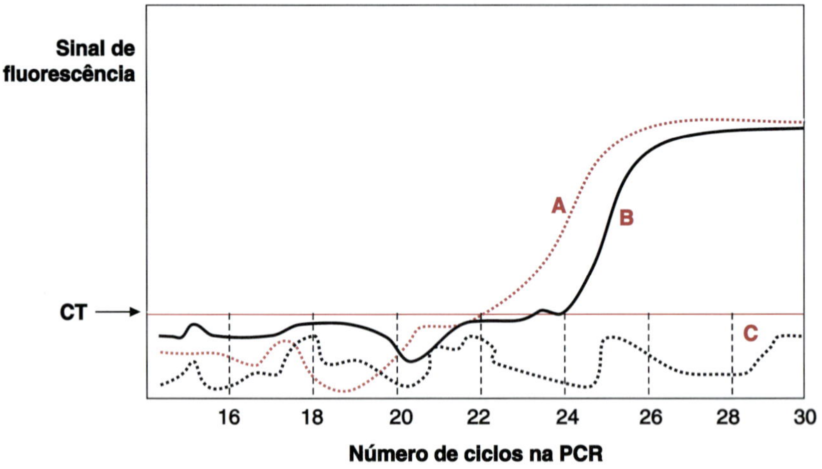

Figura 4.17 ■ Curvas do sinal de fluorescência obtidas na PCR em tempo real. O valor CT significa o limite de fluorescência detectado pelo aparelho. Abaixo desse valor aparecem as marcações de fundo. Veja texto para mais detalhes.

Uma vantagem evidente da PCR em tempo real é que o método é mais rápido e automático que a PCR comum, pois dispensa a análise na eletroforese em gel de agarose. Entretanto, muito mais importante do que isso é o fato de que a PCR em tempo real facilita sobremaneira a quantificação da expressão gênica em determinada amostra biológica. A técnica, portanto, encontra grandes aplicações na pesquisa e diagnóstico, devendo um dia substituir completamente a PCR convencional, quando o custo for comparável. Com o recente aprimoramento dos aparelhos e modificações nos ciclos da reação é possível detectar organismos patogênicos em uma amostra em questão de minutos, em equipamento portátil e com operador não-especializado. Devido a essas propriedades, a PCR em tempo real revolucionou os métodos de diagnóstico molecular (Capítulo 6).

Síntese de oligonucleotídeos

A **síntese de oligonucleotídeos**, com uma seqüência específica para serem usados como *primers* ou sondas, é feita em um aparelho chamado sintetizador de DNA. O equipamento funciona adicionando as bases, uma a uma, por meio de uma série de reações químicas e passos de lavagem, até o oligonucleotídeo se completar. A seqüência de bases que se deseja sintetizar é digitada em computador acoplado ao sintetizador, o qual também controla o fluxo dos reagentes no aparelho. As bases utilizadas são modificadas, ou seja, têm todos seus sítios ativos protegidos ou bloqueados. Isso evita ramificações na cadeia em formação ou que outras reações paralelas aconteçam durante a síntese. Dessa forma, antes da adição na seqüência, cada base deve ser desbloqueada. A primeira base da seqüência vem acoplada a uma coluna, que servirá como suporte sólido onde a síntese acontece. Dessa maneira, se a primeira base da seqüência desejada for uma adenina, coloca-se no aparelho a coluna A (coluna com a base adenina acoplada). A coluna é ligada a um tubo do sintetizador, o qual dispensa os reagentes químicos sob o controle do computador. As bases são adicionadas na cadeia em crescimento de acordo com a direção 3'→5', que é oposta à direção da síntese biológica realizada pela DNA polimerase. Desbloqueada a base inicial da coluna, por meio de uma substância química, a segunda base é ativada e condensada à primeira. A reação de condensação é altamente eficiente, sendo que menos de 1% das bases não se liga à base seguinte. Entretanto, se as bases que não sofreram condensação mantiverem seu sítio ativo, é possível que ela venha a participar das próximas reações. Isso resultaria em oligonucleotídeos com algumas bases faltando. Para garantir que essas cadeias deficientes fiquem fora da síntese, as bases que não sofreram a condensação devem ter seus sítios ativos bloqueados por acetilação (*capping*). O último passo do ciclo é a oxidação da ligação de uma base com a anterior, o que garante a estabilidade da ligação. Assim, a reação prossegue repetindo, na adição de cada base, o ciclo de quatro passos: desbloqueio, condensação, acetilação e oxidação. Após a adição de todas as bases desejadas, o oligonucleotídeo é separado da coluna e purificado.

Os oligonucleotídeos podem ser sintetizados como uma mistura de tipos. Por exemplo, em uma dada posição pode-se optar pela ligação da base T ou G. O produto final seria uma mistura de dois oligonucleotídeos, um tendo T e o outro tipo apresentando G naquela posição específica. Mais ainda, é possível controlar a proporção na qual cada um dos tipos será sintetizado. Além disso, pode-se também introduzir bases modificadas na síntese para se produzir, por exemplo, um *primer* marcado, pronto para o uso em hibridização. Esse tipo de aparelho permite a síntese de oligos com no máximo 50 pares de bases; entretanto, uma nova geração de sintetizadores está sendo criada com capacidade de síntese muito maior (ver item *Microarrays*).

Uma opção mais simples que arcar com os custos do sintetizador e dos químicos utilizados é encomendar-se em companhias de biotecnologia o oligonucleotídeo necessário para nosso experimento. Por alguns centavos de dólar recebe-se em poucos dias o oligonucleotídeo purificado, pronto para o uso. Essa alternativa tem sido adotada pela grande maioria dos laboratórios de pequeno e médio porte.

Seqüenciamento do DNA

Desde a descrição da molécula de DNA, mais de duas décadas se passaram até que surgissem métodos de **seqüenciamento**, ou seja, formas de se determinar a ordem linear das bases em um fragmento de DNA. Por esse feito, os cientistas Walter Gilbert, que criou o método químico, e Fred Sanger, que independentemente desenvolveu em 1977 o método enzimático ou de terminação de cadeia, dividiram o prêmio Nobel de química em 1980. O método enzimático tornou-se o de escolha, pois fornece informação sobre um número maior de bases por reação, não requer o uso de químicos insalubres e permite a automatização. Basicamente, o método enzimático decifra o código de uma fita de DNA pela síntese dessa molécula em tubo de ensaio. A síntese do DNA pode ser obtida *in vitro*, desde que se forneçam todos os ingredientes necessários, ou seja, (1) o DNA em fita simples, que servirá de molde para a cadeia a ser sintetizada, (2) o *primer*, iniciador da síntese, (3) os nucleotídeos (A, T, G e C), que irão compor a nova fita e (4) a enzima DNA polimerase, que promove a síntese pela adição dos nucleotídeos seguindo a complementação de bases da fita-molde; tudo isso deve ocorrer em condições ideais de salinidade, pH, temperatura para que a reação se processe eficientemente.

Quando se deseja seqüenciar um fragmento isolado de DNA, a síntese dessa molécula é feita usando-se alguns "truques" que permitem revelar a ordem das bases. O primeiro deles é a incorporação de um nucleotídeo análogo na cadeia recém-sintetizada. O nucleotídeo análogo usado é o dideoxinucleotídeo (ddNTP), muito parecido com o nucleotídeo normal, mas que impede a progressão da síntese, pois na posição 3' do carbono do açúcar aparece um hidrogênio em vez do grupo OH (Figura 4.18). Dessa forma, cada vez que um dideoxi entra na molécula que está sendo fabricada, a síntese é interrompida nesse ponto, pois ele não permite a ligação fosfodiéster com o nucleotídeo seguinte. O segundo truque aplicado é usar o *primer*, que inicia a síntese, marcado com fósforo radioativo (^{32}P). Assim, as moléculas recém-fabricadas serão radioativas e poderão ser detectadas posteriormente. Outra alternativa para a visualização das moléculas é utilizar um dos quatro nucleotídeos marcado radioativamente.

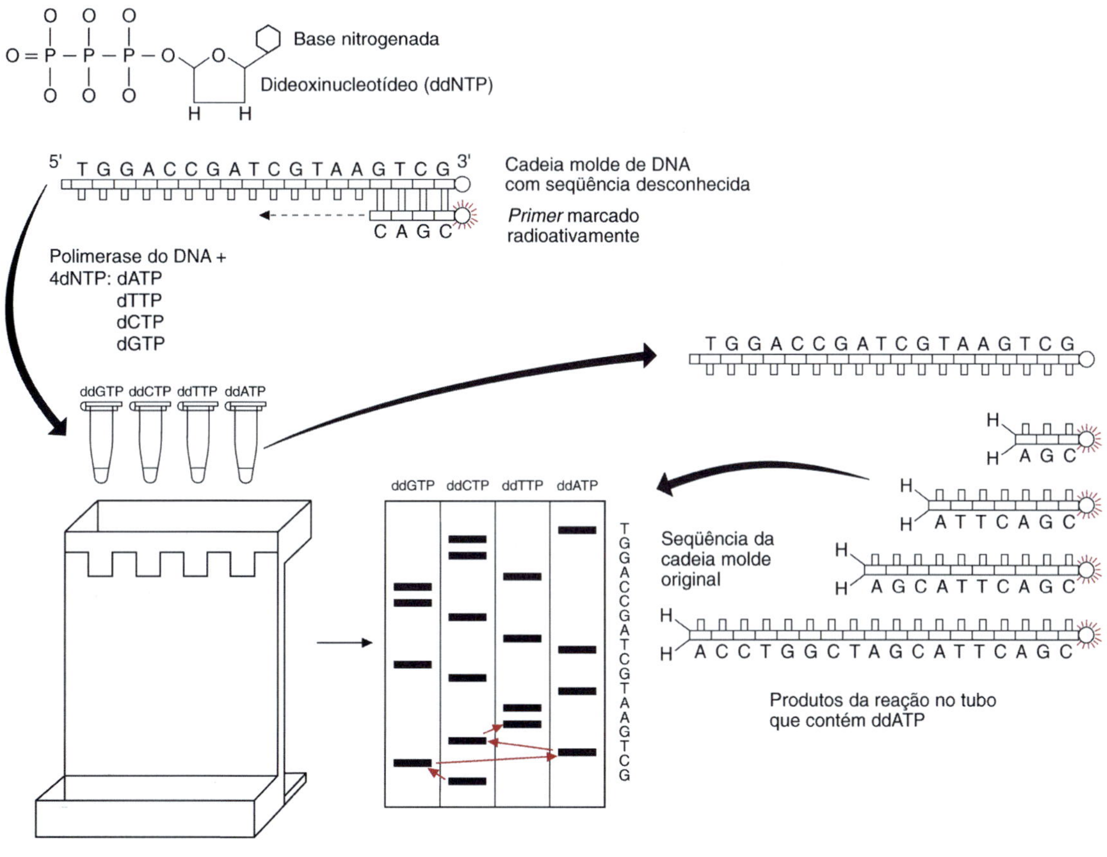

Figura 4.18 ■ Método de seqüenciamento enzimático.

Preparam-se, então, quatro tubos de reação nos quais são acrescentados igualmente todos os ingredientes necessários para a síntese, mas, em cada um dos tubos, o dideoxinucleotídeo adicionado é análogo a uma das quatro bases normais (A, T, G ou C). A concentração de ddNTP é aproximadamente de $^1/_{10}$ da concentração do nucleotídeo normal correspondente.

Assim, no tubo que contém o dideoxinucleotídeo análogo à adenina, em cada posição que a fita-molde indica a entrada de uma adenina pode ser incorporado um nucleotídeo normal, e a síntese continua, ou um dideoxinucleotídeo e, neste caso, a síntese é interrompida, impedindo a elongação da cadeia. Como várias moléculas são sintetizadas ao mesmo tempo em cada tubo e a incorporação de um nucleotídeo normal ou do análogo acontece ao acaso, em algumas moléculas a síntese será interrompida na primeira adenina, em outras na segunda, terceira e assim por diante. Obtém-se nesse tubo, portanto, uma coleção de moléculas de DNA radioativas, cada uma delas contendo o mesmo final 5', mas com o final 3' sendo interrompido em diferentes posições de ocorrência da adenina. Tais moléculas com comprimentos diferentes refletem a posição de uma timina (a base completar à adenina) na cadeia-molde de DNA.

O mesmo acontece nos outros tubos que contêm análogos a guanina, timina e citosina, que refletiram as posições das respectivas bases complementares na molécula-molde. A coleção de moléculas obtidas em cada tubo é desnaturada e, separadamente, organizada por ordem de tamanho em eletroforese, colocando-se o material de cada tubo de reação em uma canaleta do gel. O gel de seqüenciamento deve ser de alta resolução, capaz de separar fragmentos de DNA de fita simples que diferem em comprimento por somente uma base. Geralmente, utiliza-se gel de poliacrilamida com concentração de 6-20% e alta concentração de uréia. A finalidade da uréia é diminuir a estrutura secundária dos fragmentos de DNA, pois tais estruturas afetam a mobilidade dos fragmentos no gel. A eletroforese é feita em alta voltagem para provocar o aquecimento do gel a 70°C, o que também minimiza a formação de estruturas secundárias no DNA. Terminada a eletroforese, o gel é exposto a um filme de raios X e, devido à radioatividade, as moléculas de DNA podem ser observadas como inúmeras bandas. A leitura é feita analisando-se os produtos das quatro reações pela ordem crescente do tamanho das bandas, que denotam a posição das bases na molécula-molde original. Em um gel convencional de seqüenciamento realizado de acordo com esse método, pode-se determinar cerca de 300pb de uma só vez em um procedimento que demora alguns dias.

Apesar de a técnica descrita por Sanger ser brilhante, é muito trabalhosa, lenta e sujeita a erros devido à leitura e à digitação manual das bases. Assim, para tornar viável o seqüenciamento de genomas grandes como o do homem, houve a clara necessidade de se automatizar o processo. Em 1986, Leroy Hood e colaboradores criaram o seqüenciador automático de DNA. Embora o princípio seja o mesmo, o método automático usa quatro corantes fluorescentes com cores diferentes para detectar cada um dos ddNTPs. Dessa forma, em vez de se verificar os resultados em gel de poliacrilamida, o aparelho utiliza raio laser para ler a fluorescência do corante à medida que as bandas passam por um ponto fixo. Isso permite que seqüências mais longas sejam lidas de uma só vez e a leitura é automaticamente registrada no computador acoplado ao aparelho, eliminando a origem de erros humanos. Geralmente um seqüenciador automático de DNA permite a leitura de 500 bases por reação. Além disso, porque o método manual usa radioatividade para a marcação, cada banda é diferenciada somente pelo seu tamanho que reflete na posição que ela corre no gel. Portanto, as reações para cada ddNTP devem ser mantidas em tubos diferentes e analisadas em canaletas separadas do gel. Entretanto, como o método automático usa cores diferentes para cada ddNTP (vermelho, verde, amarelo e azul para T, A, G e C, respectivamente), as quatro reações podem ser combinadas em um só tubo com a leitura das bases feita simultaneamente (Figura 4.19). Outra inovação foi substituir o laborioso gel de poliacrilamida por um sistema de diminutos capilares, cada qual correspondendo a uma

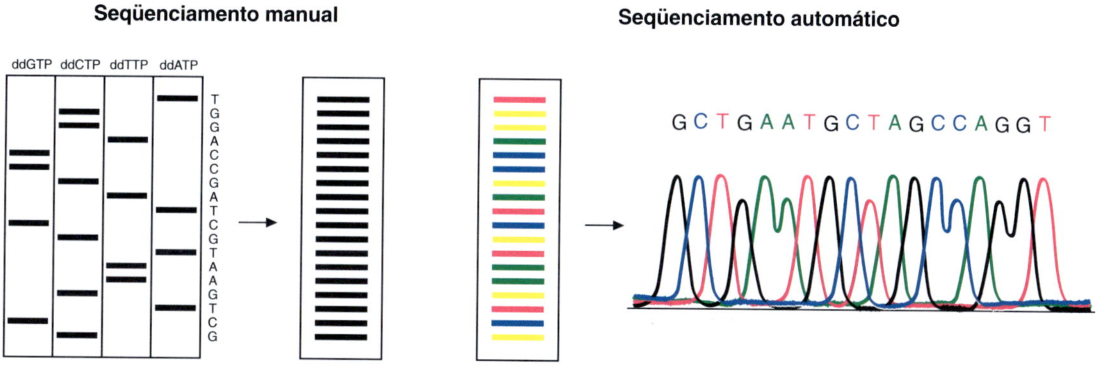

Figura 4.19 ■ No seqüenciamento manual as reações não podem ser combinadas em um único tubo, pois seria impossível identificar qual ddNTP provocou a interrupção da síntese em cada banda. No seqüenciamento automático, corantes fluorescentes emitem uma cor diferente para cada ddNTP: vermelho = T; verde = A; azul = C; amarelo = G. O computador produz um gráfico de leitura das bandas onde a cor amarela é substituída por preto para facilitar a visualização.

canaleta do gel. Na eletroforese por capilaridade, os fragmentos fluorescentes de DNA migram através de uma matriz contida no capilar, cujo diâmetro interno é de 50µm. À medida que o fluxo de fragmentos sai do capilar, ele é excitado por raio laser e a fluorescência emitida é registrada no computador. Seqüenciadores automáticos apresentam em geral 96 capilares funcionando em paralelo, o que permite que um único aparelho realize a leitura de um a dois milhões de bases por dia. A fim de acelerar ainda mais o processo, laboratórios grandes utilizam robôs para a preparação das amostras e transferência das reações para o seqüenciador, o que torna o processo completamente automatizado, dispensando a interferência humana.

Recentemente foram desenvolvidos métodos de seqüenciamento combinados com o conceito de *microarrays*, os quais permitem a leitura de um número de bases incrivelmente maior. Tais métodos serão discutidos brevemente no item seguinte.

Microarrays

De todas as técnicas para a análise dos ácidos nucléicos talvez a mais poderosa e revolucionária seja a tecnologia das ***microarrays* de DNA**, também conhecida como **chipe de DNA**, **chipe biológico** ou **biochipe**. O princípio dessa metodologia foi desenvolvido no começo dos anos 90 em um processo referido como ***dot blot* invertido** (*reverse dot blot*). Como citado acima, na técnica de *dot blot* o DNA genômico total é fixado em um filtro e hibridizado com uma sonda que reconhece especificamente um gene ou, mais freqüentemente, uma região de um gene. Assim, para cada gene ou região do gene que se queira estudar é necessário fazer uma hibridização em separado, cada uma delas com a sonda específica. Portanto, quando se deseja testar um DNA genômico com várias sondas, o mais prático é fixar as sondas no filtro e usar o DNA genômico na solução de hibridização. Ou ainda, para aumentar a especificidade da hibridização, sondas que reconhecem várias mutações em um mesmo gene podem ser fixadas no filtro e hibridizadas com o gene amplificado por PCR em vez do DNA total. Daí o nome dessa técnica ser *reverse dot blot*, pois as posições das sondas e do DNA-alvo encontram-se invertidas no filtro em relação a técnica de *dot blot* usual. Como cada sonda ocupa uma posição definida e conhecida no filtro, o conjunto das sondas assim distribuídas forma uma *array* (Figura 4.20) e a hibridização positiva indica as seqüências presentes no DNA-alvo que estamos testando.

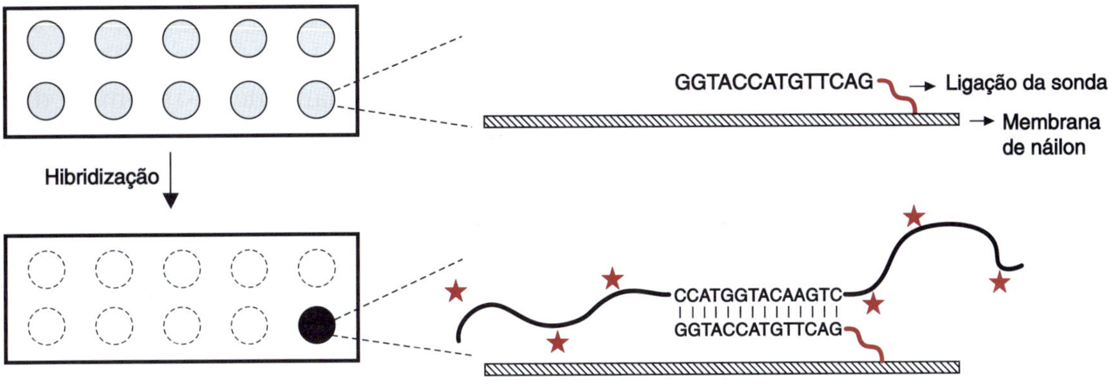

Figura 4.20 ■ *Dot blot* inverso. Membrana de náilon ou nitrocelulose é preparada com cada sonda fixada em local específico. Após a hibridização o DNA marcado que encontra a sonda complementar emite um sinal positivo na auto-radiografia.

Esse é o princípio dos chipes de DNA, somente que, em vez de poucas sondas colocadas manualmente no filtro, como é o caso das *macroarrays*, o número de sondas é tão grande que virtualmente chega a cobrir todas as regiões do genoma, mesmo se tratando de um genoma tão grande quanto o humano. Isso permite que o genoma seja completamente pesquisado de forma rápida em um único experimento, quer seja em relação as seqüências de DNA, quer seja a expressão dos genes. Entretanto, para se alcançar tamanha densidade de sondas, o suporte sólido não pode ser um filtro de náilon ou de nitrocelulose. Em chipes de DNA geralmente se usa um suporte de vidro, semelhante a uma lâmina de microscópio, ou quartzo, materiais que não interferem no processo. Além disso, dada a proximidade dos pontos onde as sondas são colocadas, não se pode fabricar as *microarrays* manualmente com a precisão necessária. O desenvolvimento dessa metodologia só foi possível após a aquisição do conhecimento obtido pelo seqüenciamento dos projetos genomas (Capítulo 5) e da implantação de tecnologias modernas que permitem o depósito de milhares ou milhões de sondas de modo extremamente preciso, em espaço limitado de um suporte sólido.

Embora existam várias tecnologias diferentes, basicamente dois tipos de chipe de DNA se encontram em amplo uso, os quais diferem entre si principalmente quanto à forma como os fragmentos de DNA são colocados no suporte sólido e quanto ao comprimento das seqüências que compõem o chipe. O primeiro tipo foi desenvolvido pelo Professor Patrick Brown e seu grupo de pesquisa na Universidade de Stanford a partir de 1992, sendo atualmente comercializado pela firma Incyte

Pharmaceuticals. Nesse modelo, fragmentos de DNA são depositados por robôs em pontos específicos de uma lâmina de vidro tratada para fixar o DNA. Cada ponto mede aproximadamente 50-150μm de diâmetro. *Microarrays* de DNA fabricadas por esse processo apresentavam por volta de 10.000 diferentes sondas, cada uma delas colocada em local preciso, cobrindo uma área total de somente 3,6cm^2. Conseqüentemente, a seqüência de DNA em cada ponto é conhecida. O DNA assim depositado normalmente é derivado de clone de cDNA, amplificados por PCR. Entretanto, podem-se usar também longos oligonucleotídeos sintéticos ou fragmentos de DNA amplificados por PCR, que representam genes inteiros. Uma vez colocadas as sondas na lâmina, o DNA é secado a 100°C por 2 segundos, fixado no vidro com luz ultravioleta e desnaturado, originando fitas simples prontas para hibridização.

Um chipe de DNA preparado dessa forma pode ser utilizado, por exemplo, para se estudar a expressão gênica. O nível de expressão de genes individuais é modulado em resposta a uma variedade de sinais internos e externos à célula, gerando um padrão de expressão característico para aquela célula, em um dado momento e sob certas condições específicas. Em algumas situações, como no tratamento de células humanas com uma droga particular, inúmeros genes podem ser ativados para produzir as proteínas requeridas na metabolização da droga. Outros métodos de estudo da expressão gênica citados anteriormente, como Nothern *blotting* ou RT-PCR, permitem verificar variações na expressão em um número pequeno de genes, escolhidos previamente pelo pesquisador. Na análise feita com chipes de DNA, entretanto, pode-se formar um quadro dos genes celulares que apresentam expressão modificada em resposta a um estímulo, em determinado momento. É mais ou menos como se fosse possível tirar uma foto do interior da célula e registrar naquele exato momento todos os genes que estão ativos e, conseqüentemente, todas as proteínas que estão sendo produzidas. Na prática, o que se faz é comparar duas populações celulares, por exemplo, uma sob influência de uma droga e outra controle, e verificar quais entre os genes presentes no chipe foram ativados ou não após o tratamento com a droga. O mesmo tipo de comparação pode ser feito entre diferentes estágios de desenvolvimento celular (por exemplo, entre a fase de formação de esporos na levedura e a fase de não-esporulação, ou entre diferentes fases do ciclo celular) ou ainda entre células normais e afetadas por uma doença (por exemplo, comparar células normais e células cancerosas do mesmo tecido). Conhecendo-se os genes que são ativados em resposta a uma doença é possível delinear novas formas de diagnóstico e tratamento.

Dessa forma, quando a proposta é estudar expressão gênica, o mRNA das duas populações celulares sob comparação é extraído e convertido em fita simples de cDNA pela enzima transcriptase reversa. Isso é necessário uma vez que mRNA é muito menos estável que o DNA. Para a marcação das moléculas, a síntese do cDNA é feita na presença de três nucleotídeos normais e um fluorescente. A figura 4.21 exemplifica a situação na qual as células normais são comparadas com células cancerosas do mesmo tecido. O cDNA das células do tumor foi marcado com corante fluorescente vermelho, enquanto o das células normais recebeu marcação verde. Isso permite que as duas amostras sejam hibridizadas simultaneamente na mesma *microarray* de DNA, pois é possível se determinar a origem do cDNA. Quantidades iguais de cDNA de cada amostra são depositadas no chipe de DNA e após a hibridização e lavagem os resultados são computados por um tipo de microscópio que envia um raio laser e registra a fluorescência emitida em cada ponto específico. Os dados produzidos por cada corante são registrados separadamente, formando um quadro de todos os pontos que

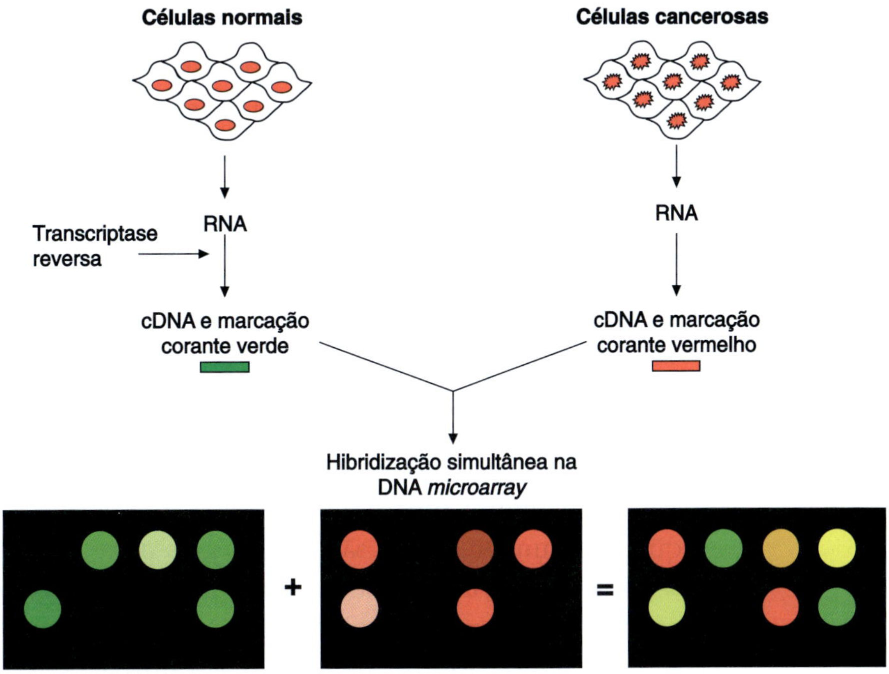

Figura 4.21 ■ Representação esquemática da DNA *microarray*. cDNA obtido a partir de células normais e cancerosas é marcado com corante fluorescente de cores diferentes. Pontos vermelhos indicam que o gene só se expressa nas células cancerosas. Pontos verdes indicam expressão somente nas células normais. Pontos amarelos dedectam expressão eqüitativa nos dois tecidos, enquanto outras variações de cores indicam expressão com intensidades diferentes em cada população celular.

emitem fluorescência e de sua intensidade relativa. Um programa de computador sofisticado encarrega-se de combinar as imagens produzidas por cada corante. Se células cancerosas expressam um gene que não é expresso nas células normais, no ponto onde se localiza a sonda que reconhece esse gene haverá marcação vermelha. Da mesma forma, um gene que somente tenha expressão na célula normal produzirá marcação verde. Genes que apresentam expressão em níveis semelhantes nas células normais e cancerosas produziram marcação em verde e vermelho, que na combinação das imagens feita pelo computador aparecerá como um ponto amarelo (mistura de verde e vermelho). Além disso, variações na cor da marcação como marrom-alaranjado ou verde-amarelado denotam leve aumento na expressão daquele gene em células cancerosas e normais, respectivamente. Se o ponto na *microarray* aparece preto devido à ausência de fluorescência, isso significa que o gene correspondente não apresenta expressão na célula normal, nem na cancerosa.

O segundo modelo de *microarray* de DNA foi desenvolvido pela companhia americana Affymetrix Inc., que o registrou sob o nome de GeneChip®. Enquanto no modelo desenvolvido em Stanford as sondas consistem de clones de cDNA ou de produtos de PCR com 100-300 pares de bases, o GeneChip contém oligonucleotídeos com aproximadamente 25pb, que são sintetizados diretamente na superfície de vidro ou quartzo. Esse processo permite a produção de *arrays* com uma densidade muito mais alta de sondas. A última geração de GeneChip disponível comercialmente apresenta seis milhões de sondas específicas colocadas precisamente dentro de um espaço de somente 1,6cm^2. Cada sonda ocupa um espaço quadrado de 5µm de lado, embora a companhia já tenha protótipos de chipes feitos com 1µm. As seqüências de nucleotídeos das sondas no GeneChip são selecionadas a partir de um banco de dados público e escolhidas para determinar se existe uma seqüência complementar no RNA ou DNA da amostra analisada. Cada sonda é capaz de distinguir uma seqüência específica entre bilhões de outras seqüências similares, pois são desenhadas para apresentar alto nível de especificidade, ou seja, só hibridizam com outra seqüência idêntica. Mesmo assim, como o GeneChip permite grande densidade de sondas, pode dar-se ao luxo de colocar em média 22 oligonucleotídeos diferentes para reconhecer cada gene, o que aumenta ainda mais a especificidade e diminui a probabilidade de resultado falso-positivo. Tal precaução é justificável considerando-se que os oligos têm somente 25pb. Além disso, cada oligo é sintetizado aos pares, sendo que um deles apresenta seqüência totalmente complementar a certa região do genoma (*perfect match*), enquanto o outro oligo do par tem uma base central diferente (*mismatch*). Assim, durante a análise, o sinal produzido por seqüências que não são completamente homólogas (*mismatches*) é subtraído do sinal observado entre seqüências correspondentes com complementação perfeita (*perfect match*), revelando o nível de hibridização real. Isso permite diferenciar hibridizações casuais das verdadeiras.

A síntese de um número tão grande de oligos, diretamente na posição correta dentro do arranjo, é um processo extremamente delicado e complexo, o que torna esse tipo de chipe muito caro e impossível de ser manufaturado em laboratório comum. A construção desse tipo de chipe exigiu a combinação de várias tecnologias modernas, incluindo métodos usados na fabricação de semicondutores e utilização de sofisticados robôs em um processo conhecido como fotolitografia. Primeiramente, a superfície do quartzo é coberta com um composto químico sensível à luz, que previne a ligação dos nucleotídeos na superfície sólida. Máscaras litográficas permitem a iluminação seletiva dos pontos que serão desbloqueados. A superfície é então inundada com solução que contém um dos quatro nucleotídeos e o acoplamento acontece nas áreas do vidro que foram desprotegidas pela luz. O nucleotídeo fixado também carrega um protetor sensível à luz, de tal forma que outra máscara é aplicada no local a fim de desbloquear, ou não, o grupo protetor, permitindo a ligação do segundo nucleotídeo somente se ele for o correto para formar a seqüência desejada naquele local. Dessa forma, os oligos são sintetizados pela repetição dos ciclos de desproteção e ligação de nucleotídeos, até que cada sonda específica seja construída em um dado ponto (Figura 4.22).

Outra diferença básica entre os dois modelos é que no GeneChip não se fazem hibridizações simultâneas com corantes diferentes. A população de moléculas de mRNA extraídas do tecido que se deseja analisar é transcrita em cDNA pela enzima transcriptase reversa. Após a síntese da segunda fita do cDNA, a enzima T7 mRNA é usada para copiar o cDNA em cRNA (ou seja, RNA que é transcrito *in vitro* a partir de cDNA). Durante a síntese do cRNA são incorporados ribonucleotídeos conjugados com biotina para a marcação das moléculas. As moléculas cRNA-biotina são fragmentadas por aquecimento, hibridizadas no GeneChip e detectadas por estreptavidina ligada a corante fluorescente. A análise comparativa da expressão gênica entre duas amostras é feita hibridizando-se cada amostra separadamente com chipes idênticos e comparando-se as intensidades de sinal em programa de computador que combina os dados.

Aparentemente, os dois modelos de chipes de DNA exibem o mesmo nível de sensibilidade, entretanto, apresentam diferenças importantes entre si. O GeneChip é totalmente baseado na informação sobre

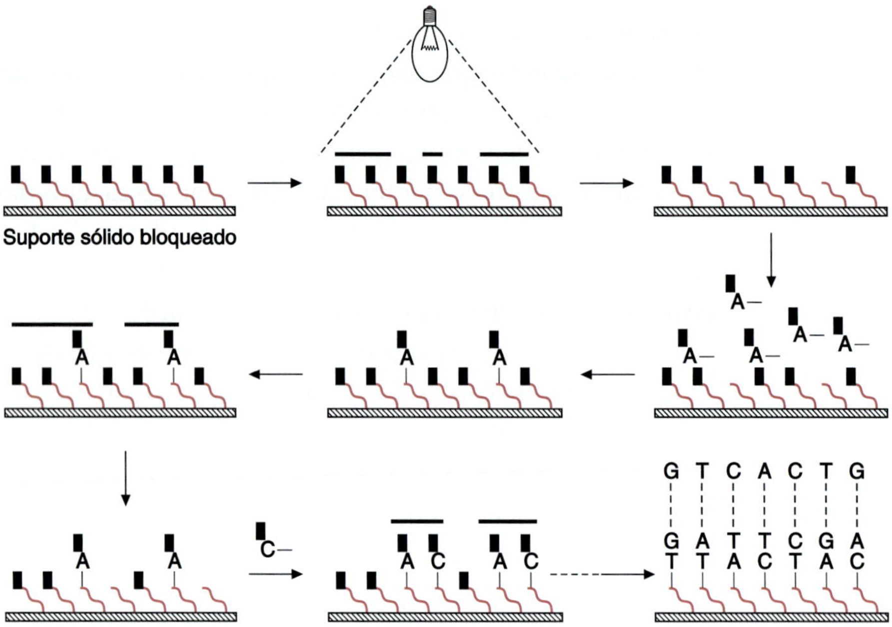

Figura 4.22 ■ Síntese de oligonucleotídeos na fabricação do GeneChip. O suporte sólido inicialmente bloqueado é desprotegido pela luz de acordo com a entrada de cada nucleotídeo na síntese das seqüências.

seqüências já descritas, selecionadas pelo computador, sendo, portanto, mais adequado para organismos cujo genoma já foi amplamente seqüenciado. Assim, esse método tem a vantagem de dispensar a fabricação e manutenção de clones de cDNA no laboratório. Por outro lado, para organismos cujo genoma ainda não está bem caracterizado, pode-se produzir com certa facilidade clones de cDNA, permitindo a produção de *microarray* pelo método que deposita as seqüências na placa de vidro.

Uma *array* de DNA é tão boa quanto as seqüências de DNA que ela apresenta. Se seqüências de DNA forem excluídas porque não a temos em mãos ou porque assumimos previamente que essas seqüências não são importantes, corremos o risco de perder alguma informação nova de importância fundamental. Com vistas nessa possibilidade, passou-se a construir chipes de DNA que contêm literalmente todas as seqüências do genoma, inclusive aquelas normalmente consideradas *junk* DNA. Essa classe de *microarrays* tem sido designada como *tiling arrays*, pois as sondas cobrem todas as seqüências do genoma ou de um cromossomo, como os ladrilhos que forram um piso. Tais *arrays* têm mostrado atividade de expressão em áreas não esperadas do genoma humano, demonstrando que *junk* DNA não é tão inútil como um dia se imaginou. Em 2005, duas companhias, Affymetrix e NimbleGen, passaram a oferecer comercialmente esse tipo de produto. A alta densidade de sondas alcançada pela companhia Affymetrix permite produzir *arrays* com uma sonda a cada 5 nucleotídeos no genoma de levedura ou a cada 35 nucleotídeos no genoma humano. A companhia comercializa um conjunto de 14 chipes que contém o genoma humano completo.

A utilização de *microarrays* de DNA tem crescido exponencialmente nos últimos anos em vários organismos e em campos tão diversos que vão da pesquisa básica de processos biológicos a aplicações clínicas ou farmacológicas. Algumas dessas aplicações foram citadas aqui, enquanto outras serão discutidas ao longo dos próximos capítulos. Além disso, o conceito de *microarrays* tem sido utilizado também no aperfeiçoamento das técnicas de síntese de oligonucleotídeos e de seqüenciamento do DNA.

Em 2004, J. Tian e colaboradores usaram um microchipe para sintetizar praticamente 15kb de DNA, contendo todos os 21 genes que codificam proteínas na subunidade ribossômica da bactéria *Escherichia coli*. Usando a tecnologia de *microarray*, milhares de diferentes oligos foram sintetizados e posteriormente montados para gerar o comprimento total do óperon. Essa nova metodologia deve tornar a síntese de DNA mais rápida, mais precisa e praticamente mil vezes mais barata que os métodos usuais. Espera-se que em um futuro não muito distante será viável a síntese de DNA de um organismo completo, pelo menos de um microorganismo como as bactérias. Os autores prevêem que a nova metodologia, além de apresentar uma taxa de erro na síntese nove vezes menor, eventualmente fará o preço da síntese cair dos 11 centavos de dólar por base atuais para um custo de 20.000 bases por um dólar.

Várias companhias estão desenvolvendo nova geração de aparelhos para seqüenciamento de DNA com a idéia de desafiar a tecnologia de capilares que domina o mercado atual (veja *websites* no final deste livro). Essas novas propostas exploram conceitos ou tecnologias utilizados nas *microarrays* de DNA e prometem tornar o processo superbarato e rápido nos próximos anos. Solexa, Inc., é uma companhia britânica que no final de 2005 anunciou o lançamento de um aparelho capaz de ler mais de um bilhão de bases por reação, a um custo reduzido da ordem de duas magnitudes em relação às técnicas atuais. Mais ainda, a companhia prometeu resseqüenciar o genoma humano em 2006, dando oportunidade aos pesquisadores de comparar o desempenho do novo equipamento com os dados atuais disponíveis publicamente. A 454 Life Science, localizada em Branford, Connecticut, colocou no mercado recentemente o aparelho Genome Sequencer 20 System, que permite determinar a seqüência de centenas de milhares de reações simultaneamente, decifrando milhões de nucleotídeos por hora. O Projeto Genoma Pessoal (Capítulo 5) tem sido o grande incentivo para a busca de técnicas de seqüenciamento muito mais baratas e rápidas.

Imunoprecipitação da cromatina (ChIP-on-Chip)

Em geral, o controle da transcrição é mediado por proteínas que se ligam diretamente ao DNA, ativando ou reprimindo a expressão de um gene. Essas proteínas são coletivamente chamadas de fatores de transcrição. **Imunoprecipitação da cromatina** (*Chromatin Immunoprecipitation*, **ChIP**), ou **análise de localização**, é um método para se identificar os segmentos de DNA na cromatina nativa que se ligam a proteínas. Outros métodos (por exemplo, DNA *footprinting*) identificam regiões do DNA que podem ligar-se a proteínas, inclusive fatores de transcrição, entretanto, ChIP é a única técnica que detecta sítios do DNA efetivamente ligados a proteínas nas células *in vivo*. Para tanto, células intactas são fixadas usando formaldeído que preserva as interações DNA-proteína (Figura 4.23). Uma vez que as proteínas tenham sido imobilizadas na cromatina, o DNA é quebrado em fragmentos menores. Os complexos DNA-proteína são imunoprecipitados, usando-se contas recobertas com anticorpo específico para a proteína em questão. A seguir, o formaldeído é retirado liberando as proteínas, as quais são removidas do complexo por tratamento com proteinase K. O DNA purificado é então analisado por PCR para determinar as seqüências específicas que estavam associadas à proteína de interesse.

O método ChIP é muito mais eficiente se combinado à tecnologia de chipe de DNA, fixando segmentos de DNA que se ligam à proteína em uma *array*. **ChIP-on-Chip**, como ficou conhecido, permite a identificação rápida e precisa de fragmentos de DNA do genoma que se ligam à proteínas, tais como fatores de transcrição, histonas e polimerases. Pelo menos duas companhias, Agilent e NimbleGen, lançaram no mercado esse tipo de *array* para o genoma humano, além de outros organismos como camundongo e levedura.

Análise seriada da expressão gênica (SAGE)

Análise seriada da expressão gênica (*Serial Analysis of Gene Expression*, SAGE) é um método desenvolvido na Universidade Johns Hopkins (Vesculescu e colaboradores, 1995) que permite se ter uma visão geral sobre a atividade gênica completa em uma pequena amostra de células. Milhares de transcritos podem ser identificados e quantificados simultaneamente, mesmo que não se tenha conhecimento prévio so-

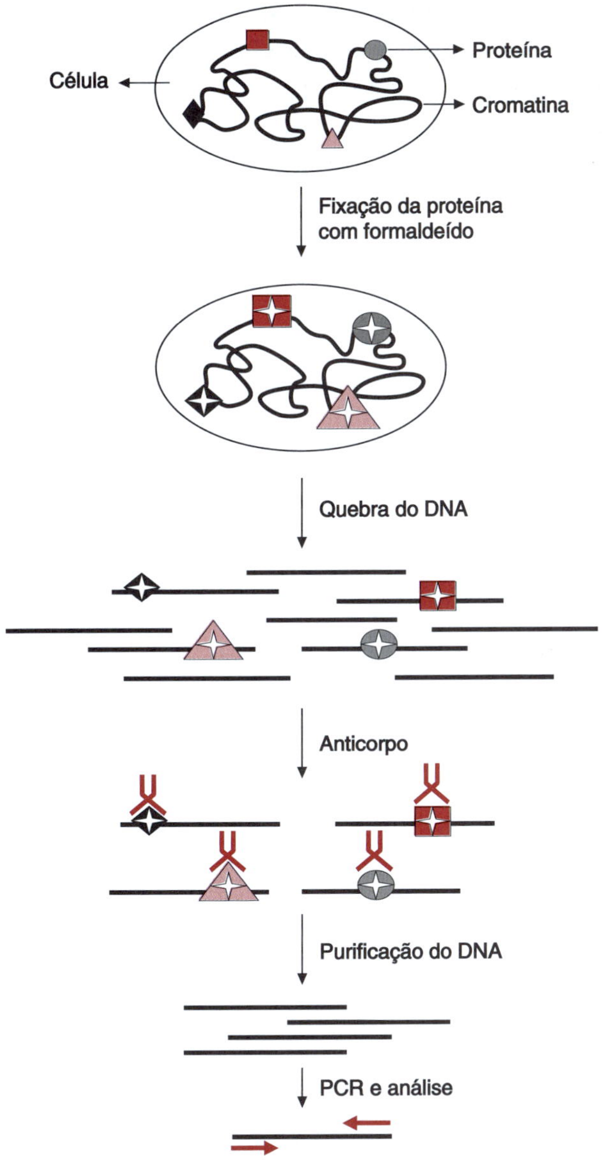

Figura 4.23 ■ Imunoprecipitação da cromatina. As proteínas são fixadas à cromatina na mesma posição que se encontram na célula viva. Fragmentos de DNA associados à proteína são precipitados usando contas revestidas com anticorpo específico. O DNA purificado é analisado por PCR.

bre os genes que estão sendo expressos na amostra. A técnica baseia-se em dois princípios. Primeiro, um transcrito (um mRNA específico) pode ser identificado por uma seqüência pequena de nucleotídeos chamada de SAGE *tag*. Esse conceito elimina a necessidade de seqüenciar grandes regiões dos transcritos para determinar quais estão presentes em uma dada amostra. Seqüenciando-se somente uma região de aproximadamente 10 pares de bases, a SAGE *tag*, é possível identificar o transcrito do qual esta se originou e, assim, formar o quadro geral. Imagine que na população de uma cidade fosse possível se identificar o indivíduo José Maria da Silva Xavier Gaspar de Toledo usando-se somente o apelido Zeca. Desde que não exista outro Zeca naquela cidade, o uso do apelido identifica o indivíduo e facilita muito os procedimentos. O problema é determinar qual é o menor tamanho de um apelido (menor tamanho de uma SAGE *tag*) que efetivamente identifique aquela pessoa. Uma seqüência de DNA com 10 nucleotídeos apresenta 4^{10} combinações possíveis das quatro bases, ou seja, 1.048.576 combinações. Esse número é muitas vezes maior que o número de genes estimados no genoma humano e, portanto, espera-se que *tags* com 10 nucleotídeos sejam suficientemente grandes para identificar todos os transcritos nas células humanas. Em geral, SAGE *tag* apresenta 10 nucleotídeos de comprimento. O segundo princípio do método é que inúmeras SAGE *tags* podem ser unidas a fim de se seqüenciar rapidamente múltiplos transcritos. As seqüências das *tags* são então quantificadas e comparadas com um banco de dados que contém todos os genes conhecidos do organismo, permitindo a identificação do gene correspondente a cada *tag*. Voltando a nossa metáfora, é como se os moradores da cidade hipotética fossem anotados somente pelos seus apelidos, Zeca, Tito, Tião, Joca, etc., e posteriormente fôssemos com essa listagem a um cartório para obter o nome completo de cada indivíduo. Se, entretanto, verificarmos que a nossa listagem apresenta um apelido que não consta no cartório, pode ser que exista um morador novo na cidade que ainda não foi registrado. A mesma situação pode acontecer na aplicação do método SAGE. Aliás, a grande vantagem desse método está na possibilidade de se detectar novos transcritos e de, posteriormente, caracterizar-se genes ainda não descritos para aquele organismo.

O diagrama da figura 4.24 resume os passos empregados no método SAGE.

1. **Captura das moléculas de mRNA por contas magnéticas**. Contas magnéticas são revestidas com oligonucleotídeos sintéticos compostos pela seqüência poli-T. Dessa forma, quando o conteúdo celular passa através desses corpúsculos, caudas poli-A das moléculas de

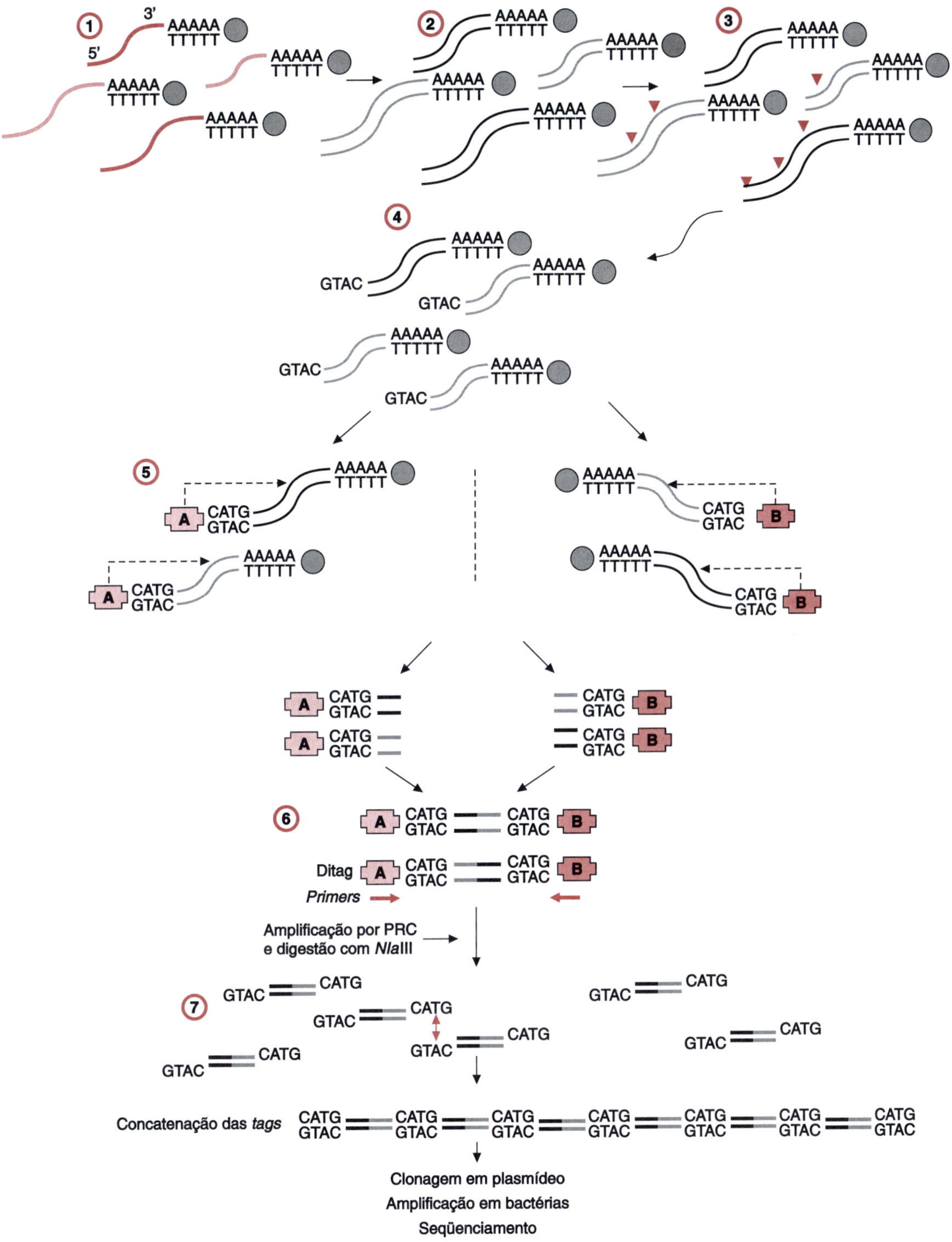

Figura 4.24 ■ Análise seriada da expressão gênica SAGE.

mRNA anelam-se às seqüências poli-T, ocorrendo a retenção do mRNA. Um imã é utilizado para extrair os corpúsculos do material celular restante.

2. **Conversão do mRNA em cDNA**. Os oligos poli-T atuam como *primers*, enquanto a enzima transcriptase reserva converte as moléculas de mRNA em cDNA de fita dupla.
3. **Digestão do cDNA com enzima de restrição *Nla*III**. A enzima de restrição *Nla*III, também chamada de enzima de ancoragem, reconhece a seqüência CATG, existente em praticamente todos os transcritos. Uma vez que o sítio de restrição dessa enzima (▼) é de somente quatro bases, ela corta freqüentemente o cDNA, gerando fragmentos pequenos, por volta de 250bp.
4. **Retenção nas contas magnéticas do final 3′ das moléculas de cDNA**. Após a digestão com *Nla*III, o final 3′ das moléculas de cDNA permanecerá retido nas contas magnéticas. Uma característica importante é que todos os fragmentos apresentam na extremidade 5′ a mesma seqüência de 4 bases livres, GTAC, resultante do corte com a enzima de restrição. Cada um dos fragmentos com 200-300bp se originou de um determinado transcrito. As porções restantes das moléculas de cDNA são eliminadas.
5. **Ligação com os *linkers***. O conjunto de fragmentos de cDNA é então dividido em dois e as moléculas de cada subconjunto são ligadas a *linkers* diferentes. ***Linker*** é um oligonuleotídeo sintético de fita dupla que possui sítio de restrição para uma ou mais enzimas. Os *linkers* utilizados aqui contêm sítio de restrição para uma enzima do tipo IIS. Esse tipo de enzima tem a propriedade de cortar o DNA a uma distância fixa de até 20pb do sítio de reconhecimento da enzima. Um exemplo de enzima de restrição do tipo IIS normalmente usada no método de SAGE é *Bsm*F1, a qual corta o DNA a 14 nucleotídeos do sítio de reconhecimento. Dessa forma, são gerados fragmentos ainda menores, todos do mesmo comprimento que darão origem às SAGE *tags*. Cada *tags* assim criada representa um transcrito específico e tem um tamanho de fácil manejo. Além disso, o corte com a enzima *Bsm*F1 libera os fragmentos dos corpúsculos aos quais estavam ligados. Note também que a digestão com enzima do tipo IIs gerou no final das moléculas terminações abruptas. Portanto, nem a ponta 3′ ou 5′ apresenta bases livres, o que evita a religação espontânea das moléculas.
6. **Formação das *ditags***. O próximo passo é ligar fragmentos com *linker* A aos fragmentos com *linker* B, para formar duplas *tags* ou *ditag*,

como são usualmente chamadas. A finalidade de se construir as *ditags* é que o conjunto de moléculas deve ser amplificado por PCR para se obter uma quantidade suficiente para o seqüenciamento. Assim, como os *linkers* têm seqüência conhecida, seqüências complementares podem ser sintetizadas para ser utilizadas como *primers* na reação de PCR que faz bilhões de cópias das *ditags*.

7. **Digestão com a enzima *Nal*III**. Após a amplificação, as *ditags* são novamente digeridas com a enzima *Nla*III para a retirada dos *linkers* de suas extremidades. Além disso, a digestão cria pontas coesivas com quatro bases livres, permitindo a ligação de várias *tags*. A molécula longa resultante da concatenação de diversas *tags* é clonada em plasmídeos. Plasmídeos são então transferidos para bactérias, que se encarregam de produzir milhões de cópias. O seqüenciamento dessa longa molécula revela a composição de nucleotídeos em cada *tag*.

O resultado obtido é uma longa seqüência de nucleotídeos que permite a análise serial das *tags* no computador (Figura 4.25). O programa produz então a listagem e contagem de todas as *tags* encontradas na amostra. O número observado para cada *tag* particular é diretamente proporcional ao número de moléculas de mRNA inicialmente presentes na amostra. Isso permite se traçar um perfil da expressão gênica. Mais ainda, o transcrito correspondente a cada *tag* pode ser identificado comparando-se as seqüências das *tags* com bancos de dados de transcritos. Se alguma das *tags* não tiver seqüência correspondente no banco de dados para aquele organismo, pode tratar-se de um transcrito novo.

CATG**TGTTCGAATGGCCCTGATTC**CATG**GAAACCTAGTCAGGTTGTAA**CATG**ACTCCGTCATAGCAGATTAG**CATG...

***tag* 1** ***tag* 2** ***tag* 3** ***tag* 4** ***tag* 5** ***tag* 6**

Contagem das *tags* em diferentes amostras

		Células normais	**Tumor**
***tag* 1**	TGTTCGAATG	135	13
***tag* 2**	GCCCTGATTC	37	35
***tag* 3**	GAAACCTAGT	0	512
***tag* 4**	CAGGTTGTAA	17	98
***tag* 5**	ACTCCGTCAT	79	0
***tag* 6**	AGCAGATTAG	45	27

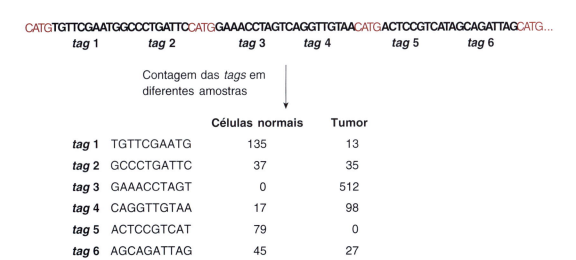

Figura 4.25 ■ Quantificação de *tags* e comparação entre duas amostras.

O método SAGE tem sido amplamente aplicado para caracterizar transcritos de vários organismos. Na espécie humana, SAGE tem sido usada principalmente no estudo de tumores, manifestações fisiológicas que acompanham o desenvolvimento do câncer e no estudo do efeito de drogas. A identificação de genes que se expressam especificamente em um tumor mas não nas células normais do mesmo tecido, ou que se expressam somente em células normais, é importante não só para o entendimento da base molecular do câncer, mas também para identificar marcadores moleculares que possam ser utilizados no diagnóstico, prognóstico e tratamento. Além disso, alguns desses trabalhos mostraram que o perfil da expressão gênica pode diferir muito, mesmo entre tumores que tenham o mesmo aspecto no microscópio. Isso sugere que a classificação de tumores em nível molecular é possível e, provavelmente, seria mais precisa que em nível histológico.

Algumas variações foram introduzidas na metodologia originalmente descrita por Velculescu. Por exemplo, o uso da enzima de restrição do tipo II *Mme*1 permite gerar *tags* com 17pb em vez de 10pb. Essa metodologia é denominada *Long*SAGE e possibilita o mapeamento das *tags* no genoma mais facilmente que o *Short*SAGE (10pb).

Comparado com as *microarrays*, SAGE apresenta a vantagem de identificar e quantificar todos os transcritos diretamente na população de mRNA de determinada amostra, dispensando o conhecimento prévio do gene a ser investigado. Outra vantagem desta técnica é que os dados das bibliotecas de SAGE geradas nos diferentes laboratórios ao redor do mundo podem ser comparados, uma vez que ela não utiliza métodos de hibridização. De fato, o Cancer Genome Anatomy Project (CGAP) criou um banco de dados de SAGE onde seqüências geradas nos diferentes tumores e em tecidos normais podem ser visualizadas e comparadas utilizando ferramentas de bioinformática que estão disponíveis *on line (http://cgap.nci.nih.gov/SAGE/)*. Além disso, o método não requer grande investimento inicial em equipamentos especiais. Entretanto, a técnica é trabalhosa e demorada, sendo somente aplicável a um número pequeno de amostras.

Interferência por RNA (RNAi)

Na última década, os pesquisadores estabeleceram que existe nas células um mecanismo de proteção contra a infecção viral e os danos causados por **transposons** (seqüências de DNA que se movem livremente no genoma). Assim, quando um gene que representa uma ameaça tenta se expressar, a célula usa esse mecanismo para interceptar e destruir somente o mRNA do gene perigoso, sem perturbar a expressão dos outros genes. A descoberta desse fenômeno natural, que ficou conhecido como **interferência por RNA** ou **RNAi**, causou grande alvoroço na comunidade científica, devido ao seu uso potencial na pesquisa e clínica médica. Interferência por RNA é uma ferramenta poderosa que permite inibir especificamente a expressão de qualquer gene escolhido, inclusive daqueles que causam doenças como câncer, AIDS, hepatite e muitas outras. Praticamente dois anos após a descoberta desse mecanismo já existiam quase 100 companhias envolvidas com RNAi. Metade delas estava fabricando suprimentos e substâncias químicas necessários para aplicar essa tecnologia, enquanto o restante era composto por companhias farmacêuticas ou de biotecnologia interessadas em pesquisa comercial.

Parece incrível que um mecanismo tão importante para as células vivas e tão útil na pesquisa, presente em praticamente todas as espécies de organismos multicelulares, tenha passado despercebido por tanto tempo. A primeira indicação da existência de um sistema para o silenciamento de genes surgiu no final dos anos 80, durante um experimento de engenharia genética em plantas. O geneticista Richard Jorgensen, então trabalhando em uma companhia de biotecnologia na Califórnia, introduziu em petúnias cópias extras de genes envolvidos na síntese de pigmentos, na esperança de intensificar a cor violeta das flores. Para sua surpresa, entretanto, o experimento resultou em flores completamente brancas ou púrpuras com grandes listas brancas. Os resultados indicaram que a introdução dessas seqüências provocou um decréscimo na expressão dos genes introduzidos, bem como dos genes endógenos homólogos. Essa observação estranha não pôde ser explicada por vários anos. Durante esse tempo, fenômenos semelhantes foram descritos no fungo *Neurospora crassa* e em um tipo de verme, o nemátodo *Caenorhabditis elegans*. Em 1998 foi feita uma importante constatação, a qual levou os pesquisadores a sugerirem o nome interferência por RNA para descrever esse fenômeno. Andrew Fire e Craig Mello comprovaram que o RNA de fita dupla é capaz de provocar a degradação de RNA mensageiro que tenha seqüência de bases complementar. A partir de então ficou claro que o RNA de fita dupla é crítico no processo de silenciamento de genes. Nos anos seguintes, graças aos trabalhos realizados principalmente em *C. elegans* e *Drosophila*, o mecanismo de RNAi foi esclarecido. Ficou demonstrado que esse fenômeno ocorre em várias espécies e foi desenvolvido na natureza há cerca de um bilhão de anos para proteger as células dos vírus e transposons. Parece ser também uma forma importante de regulação gênica, principalmente durante momentos críticos do desenvolvimento embrionário, quando alguns genes devem ser inativados.

Moléculas de RNA com fita dupla (*duble strand* RNA, **dsRNA**) são raras nas células se comparadas com outras formas de RNA e têm origens diferentes. Muitos vírus apresentam como material genético o RNA em vez de DNA e usam o maquinário da célula hospedeira para produzir proteínas virais e fita dupla de RNA durante o ciclo de infecção (Figura 4.26A). RNA de fita dupla pode ser também produzido por transposons (Figura 4.26B) ou introduzido na célula artificialmente (Figura 4.26C). Uma vez na célula, a enzima **Dicer**, pertencente à família de genes da RNaseIII, reconhece o dsRNA e corta a molécula em segmentos com 21-23 pares de bases de comprimento. Essas pequenas seqüências de RNA, referidas como **siRNA** (*short interfering* RNA), têm duas bases livres em cada uma das extremidades 3′ e representam o sinal que desencadeia todo o mecanismo. Elas se agregam às proteínas formando um complexo chamado **RISC** (**R**NA *Induced Silencing Complex),* o qual é ativado quando a fita dupla do siRNA passa para a fita simples, ex-

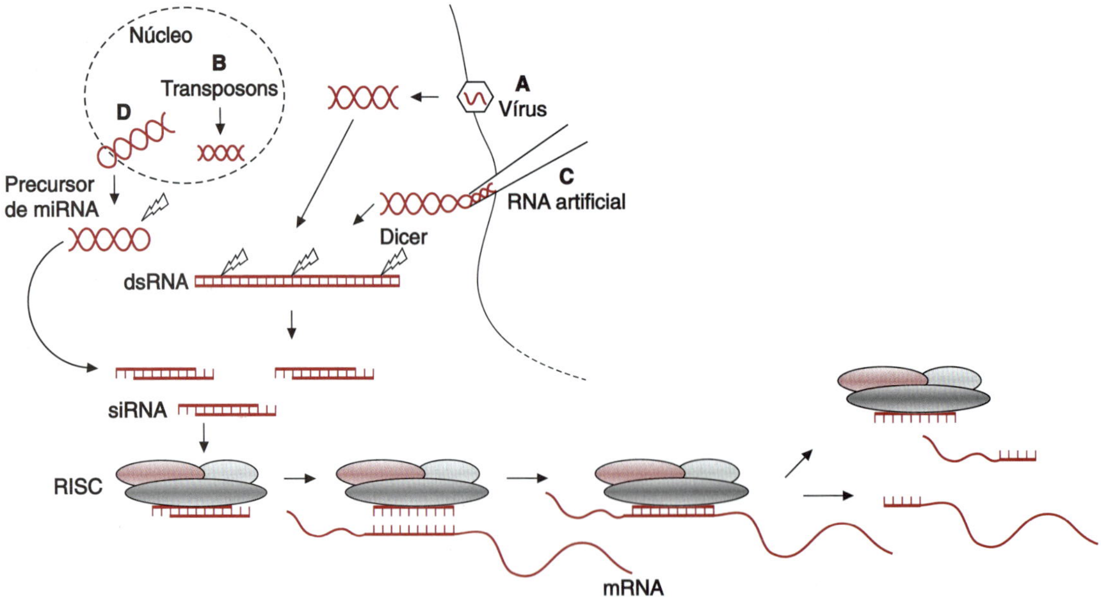

Figura 4.26 ■ Mecanismo de interferência por RNA. RNA de fita dupla (dsRNA) pode originar-se na célula a partir de vírus (**A**), transposons (**B**), ser introduzido artificialmente (**C**) ou ser sintetizado por genes de micro-RNA (**D**). Moléculas longas de dsRNA são digeridas pela enzima dicer, originando moléculas de RNA com 21-23 pares de bases (siRNA). O complexo RISC, formado por um conjunto de proteínas mais a molécula de siRNA, agora em fita simples, reconhece e quebra o RNA mensageiro (mRNA) com seqüência complementar, sendo depois liberado para atacar outras moléculas de mRNA.

pondo sua seqüência de bases. Uma vez que o complexo RISC tenha sido ativado, a fita anti-sense do siRNA é usada para identificar moléculas de mRNA que tenham seqüência complementar. Reconhecido o mRNA, a enzima ***Slicer***, presente no complexo RISC, corta o RNA na posição central da região de complementação, liberando os dois pedaços resultantes do mRNA. A célula reconhece o mRNA cortado como sendo anormal e outras enzimas completam sua degradação, impedindo sua tradução em proteína. O complexo RISC, no entanto, mantém-se intacto para reconhecer e atacar outras moléculas de mRNA complementar. A atividade catalítica do complexo RISC é o que torna o mecanismo do RNAi tão atraente para os pesquisadores, pois chega a ser até 1.000 vezes mais potente que outras técnicas usadas previamente, como por exemplo RNA anti-sense e ribozima (Capítulo 12). Além disso, como o complexo RISC não se "gasta", um gene pode ser silenciado com quantidades mínimas de siRNA.

Conhecendo-se como o sistema de interferência por RNA funciona, qual seria o fator que desencadeia em células normais o silenciamento de seus próprios genes? Foi descoberto que nas células existem genes cuja única função é produzir moléculas pequenas de RNA, que ativam mecanismo do RNAi e promovem um ajuste refinado na expressão gênica. Tais moléculas são chamadas de **microRNA** ou **miRNA**, pois, embora semelhantes ao siRNA, têm origem diferente. Os genes para miRNA inicialmente transcrevem uma molécula precursora, a qual dobra sobre si mesma formando uma estrutura que lembra um grampo de cabelo. A enzima Dicer corta a parte central dessa molécula (a "dobradiça") e o que resta é basicamente um siRNA capaz de ativar o complexo RISC (Figura 4.26D). Na espécie humana, estima-se que por volta de 1% dos genes, ou seja, entre 200 e 250 genes, sejam genes para miRNA.

Tentativas iniciais de se induzir o mecanismo de interferência por RNA em células humanas não tiveram sucesso. A introdução de RNA com fita dupla em células de mamíferos desencadeou uma resposta muito diferente, caracterizada pela produção indiscriminada de **interferon**. Interferon é uma substância que células infectadas por vírus produzem para mandar um sinal de perigo às células vizinhas. O interferon acabou inibindo a transcrição de todos os genes, o que causou a morte celular. Por algum tempo, acreditou-se que o mecanismo de RNAi havia sido perdido durante a evolução, tendo sido completamente substituído pelo sistema de defesa dos interferons em mamíferos. Entretanto, para deleite dos pesquisadores, em 2001 Thomas Tuschl demonstrou que era possível driblar a resposta inespecífica do interferon se as moléculas de RNA introduzidas fossem pequenas, com menos de 30 nucleotídeos. Quando siRNA sintéticos com cerca de 20 nucleotídeos são transferidos para células de mamíferos, formam o complexo RISC e promovem o silenciamento do gene com seqüência complementar, da mesma forma que havia sido observado em plantas, insetos e nematódo. Finalmente, os cientistas tinham descoberto uma forma rápida e fácil de desativar genes específicos em células de mamíferos. A partir daí, houve uma explosão no número de trabalhos publicados e de investimentos feitos na área de interferência por RNA. A revista *Science* elegeu interferência por RNA como a *Grande Descoberta* do ano 2002 e os cientistas Andrew Fire e Craig Mello dividiram o Prêmio Nobel de Medicina em 2006 por suas descobertas nessa área. O intenso interesse no assunto foi devido principalmente ao grande espectro de aplicações possíveis que a técnica oferece.

O seqüenciamento do genoma humano e de muitos outros organismos usados como modelo na pesquisa científica criou uma situação inusitada: milhares de genes foram identificados, entretanto, não se tem idéia sobre a função da maioria deles. A forma mais simples e direta de se determinar a função de um gene é torná-lo inativo e observar o efeito produzido nas células ou no organismo alterado. A interferência por RNA pode ser utilizada para bloquear a expressão de um gene em cultura de células e estabelecer sua função. A inativação de um gene com o uso de siRNA sintético pode ser alcançada em questão de horas ou dias, em vez de meses ou anos, como é o caso dos métodos descritos previamente, por exemplo, recombinação homóloga (Capítulo 10). Por ser um sistema fácil e específico de inativação, abre a possibilidade de se estudar centenas de milhares de genes utilizando-se uma coleção de siRNA em *microarrays* para a análise da função gênica no genoma. Em agosto de 2005, a companhia Dharmacon, em Lafayette, Colorado, completou a construção de uma biblioteca de siRNA, contendo mais de 100.000 seqüências selecionadas para modificar a expressão de mais de 21.000 genes humanos. Várias companhias comercializam *microarrays* de siRNA para camundongo, rato e homem a fim de se analisar a regulação da expressão gênica.

A interferência por RNA apresenta também enorme potencial no desenvolvimento de novas drogas. Por exemplo, se a redução na expressão de um gene que seja alvo potencial para um terapêutico causa o resultado esperado, saberemos que vale a pena investir no desenvolvimento de uma droga inibidora do produto desse gene. Um grande número de companhias farmacêuticas, reconhecendo o valor desse sistema, adotaram RNAi em suas pesquisas logo após a confirmação de que o mecanismo também existe em humanos. Além disso, RNAi tem valor terapêutico por si só. Em princípio, qualquer doença causada por elevada expressão de um gene poderia ser tratada pela adição no organismo de seqüências de siRNA complementares ao gene que desejamos inibir. Isso incluiria inúmeras doenças genéticas, além do câncer, doenças inflamatórias e virais. O sistema é tão específico que é possível se inibir um alelo mutante, mantendo intacta a expressão do alelo normal, como já foi comprovado em cultura de células (Capítulo 12). Embora, sem dúvida alguma, seja um sistema muito promissor para a utilização clínica, inúmeros obstáculos deverão ser superados antes que a terapia por pequenas moléculas de RNA se torne uma realidade. O maior deles, talvez, seja encontrar um modo adequado e seguro para a introdução de siRNA no organismo humano. A companhia Acuity Pharmaceuticals, na Filadélfia, desenvolveu a droga Cand5 usando a tecnologia de RNAi para o tratamento da degeneração macular relacionada com a idade avançada, principal causa de cegueira em adultos. Uma vez que o órgão-alvo é o olho, os problemas relacionados com a administração da droga foram superados injetando-a diretamente no interior do vítreo. Entretanto, em outras situações, como por exemplo no câncer, a administração da droga seria mais problemática. A companhia Acuity Pharmaceuticals iniciou a fase II dos testes clínicos de Cand5 em outubro de 2005, sendo o primeiro medicamento produzido por RNAi.

A interferência por RNA tornou-se uma poderosa ferramenta de pesquisa, entretanto somente daqui há alguns anos saberemos se também alcançou as expectativas no desenvolvimento de farmacêuticos e na terapia gênica. Se for possível atingir no homem os mesmos resultados alcançados em cultura de células, teremos em mãos uma tecnologia extremamente potente para o tratamento de inúmeras doenças.

Bioinformática

A avalanche de informação produzida por meio das técnicas de biologia molecular gerou a necessidade de se criar sistemas capazes de armazenar e analisar todos esses dados. A solução para esse problema obviamente foi encontrada na informática. Computadores permitem não somente estocar grande quantidade de informação em bancos de dados, mas também podem ser usados para analisar rapidamente essa informação e criar formas de fácil acesso a dados específicos.

Tão logo os organismos passaram a ser estudados ao nível de seus códigos genéticos, surgiu a idéia de se criar um local comum e de domínio público para depositar toda a informação adquirida sobre seqüências de DNA. O primeiro desses bancos de dados, criado nos anos 80 pelo European Molecular Biology Laboratory, em Heigelberg, Alemanha, é atualmente conhecido como **EMBL-bank** e localiza-se em Hinxton, Reino Unido. Logo em seguida veio o **GenBank**, lançado inicialmente por Los Alamos National Laboratory, e hoje se localiza no National Center for Biotechnology Information, em Bethesda, Maryland. Em 1987 foi formalizado um acordo de cooperação entre essas duas instituições, incluindo mais um parceiro, o DNA Data Bank do Japão, **DDBJ**, do National Institute of Genetics, em Mishima. Basicamente, os três grupos gerenciam somente um banco de dados, uma vez que há troca diária e automática da informação armazenada. Em agosto de 2005 esse consórcio de banco de dados anunciou ter alcançado a incrível coleção de 55 milhões de seqüências de DNA, perfazendo um total de 100 gigabases (100.000.000.000 bases) coletadas em pelo menos 200.000 organismos diferentes!!! Sendo que este é somente um entre os inúmeros bancos de dados existentes.

Entretanto, tamanha quantidade de informação só passa a ser importante se puder ser analisada e os pesquisadores tiverem acesso fácil a ela, caso contrário isso tudo não passa de conjunto de letras A, C, G e T. Assim, surgiu uma nova área de estudo que ficou conhecida como **Bioinformática**, a ciência que gerencia e analisa dados biológicos utilizando ferramentas da matemática, estatística e computação. A bioinformática têm três objetivos principais:

- Desenvolver maneiras de estabelecer relações entre elementos de um grande conjunto de dados.
- Analisar e interpretar vários tipos de dados, incluindo seqüências de DNA e aminoácidos, proteínas e suas interações.
- Desenvolver e implementar ferramentas que permitam o acesso eficiente e o manejamento de diferentes tipos de informação.

Atualmente, é inconcebível fazer pesquisa em biologia molecular sem o apoio da bioinformática. Grande parte do conhecimento biológico origina-se a partir de análises realizadas em computadores em vez de experimentos na bancada do laboratório. Situações nas quais o uso da bioinformática é fundamental são tantas que fogem ao objetivo deste livro. Algumas das aplicações vão ser citadas aqui brevemente, enquanto outras ficarão óbvias nos próximos capítulos.

Uma aplicação básica é determinar a existência de genes dentro de uma seqüência de DNA. Uma seqüência de DNA não representa necessariamente um gene. Pode ser fragmento de um gene, pode conter vários genes ou não ter gene algum. Felizmente genes apresentam certos elementos em comum, o que possibilita seu reconhecimento, como região promotora, código de início e de terminação da tradução, sinal para poliadenina e seqüências de ligação a proteínas (veja Figura 5.15). Assim, programas de computador foram desenvolvidos de tal forma que, usando certos parâmentros, permitem predizer a presença ou não de genes dentro de uma seqüência de DNA específica. Outra forma de se determinar a presença de genes é comparando nossa seqüência com seqüências armazenadas em bancos de dados. Uma seqüência de DNA pode ser enviada pela internet e, em questão de minutos ou menos, recebe-se a resposta de quais outras seqüências são similares àquela submetida. Quando uma seqüência de DNA é submetida à comparação, temos livre acesso não somente aos dados depositados no banco, mas também a supercomputadores poderosos que fazem a análise. Um dos programas mais usados para comparar seqüências de DNA é o BLAST (*Basic Local Alignment Search Tool*). Se a seqüência inquerida apresentar grande semelhança com a seqüência de um gene conhecido, teremos fortes indicações de que existe um gene em nossa seqüência. Mais ainda, se o gene identificado já tem sua função determinada, podemos inferir função semelhante ao nosso gene. Comparação entre seqüências é a base também para se estabelecer relações evolutivas e criar árvores filogenéticas entre os organismos.

Todos os projetos genomas desenvolvidos até o momento utilizaram seqüenciadores automáticos com a capacidade de ler por volta de 1.000 pares de bases em cada reação. Portanto, segmentos de DNA que apresentam superposição tiveram que ser acoplados no computador para gerar a leitura final. Isso teria sido uma tarefa impossível de se realizar sem o auxílio da bioinformática. Seqüenciado um genoma, o passo seguinte é estabelecer a função dos genes e como os produtos gênicos interagem entre si e respondem às alterações do meio ambiente. Esse é um campo ainda novo, conhecido como **biologia de sistemas**, no qual as análises são ainda muito mais complexas que a análise de seqüências. Inúmeras técnicas desenvolvidas que auxiliam estabelecer tais interações, como por exemplo *microarray*, SAGE ou RNAi, simplesmente não fariam sentido sem o uso de computadores para a análise final e armazenamento dos dados produzidos.

Outra área na qual a bioinformática desempenha um papel fundamental é no estudo das proteínas e desenvolvimento de técnicas que permitem prever a estrutura terciária da molécula com base unicamente na seqüência de aminoácidos, bem como estabelecer suas funções e interações com outras proteínas.

Portanto, ao que parece, a união entre a biologia e a informática será do tipo "casaram-se e foram felizes para sempre". Entretanto, é bom lembrar que o computador trabalha realmente na base de probabilidades e que, geralmente, os resultados obtidos por esse método devem ser confirmados experimentalmente.

RESUMO

1. O capítulo discute somente algumas das técnicas empregadas para no estudo dos ácidos nucléicos. A seleção das técnicas incluídas aqui foi feita principalmente visando demonstrar a rápida e constante evolução na área.
2. Passamos de técnicas que analisavam poucos genes de cada vez (Southern e Northern *blotting*) para a análise do genoma todo em um único experimento (*microarray*), ou para o estudo da expressão de todos os genes do genoma simultaneamente (*microarray* e SAGE).
3. *Grosso modo*, as técnicas evoluíram da análise das seqüências de DNA para o estudo da expressão dos genes, suas funções e as interações que apresentam com outros genes e com o meio ambiente.
4. As técnicas foram também em grande parte automatizadas, tornando a análise mais precisa, sensível e, muitas vezes, mais barata.
5. Recentemente foi descrito um mecanismo natural, presente em várias espécies multicelulares, que permite silenciar a expressão gênica. Interferência por RNA, como ficou conhecido, apresenta grande potencial na pesquisa e tratamento de doenças humanas.
6. A fim de possibilitar a análise dessa massiva quantidade de informação, surgiu a bioinformática, uma nova área de estudo que aplica conceitos da matemática, estatística e computação na compreensão de problemas biológicos.
7. A bioinformática encarrega-se de gerenciar bancos de dados que armazenam a informação biológica e criar mecanismos de fácil acesso a dados específicos para sua análise.

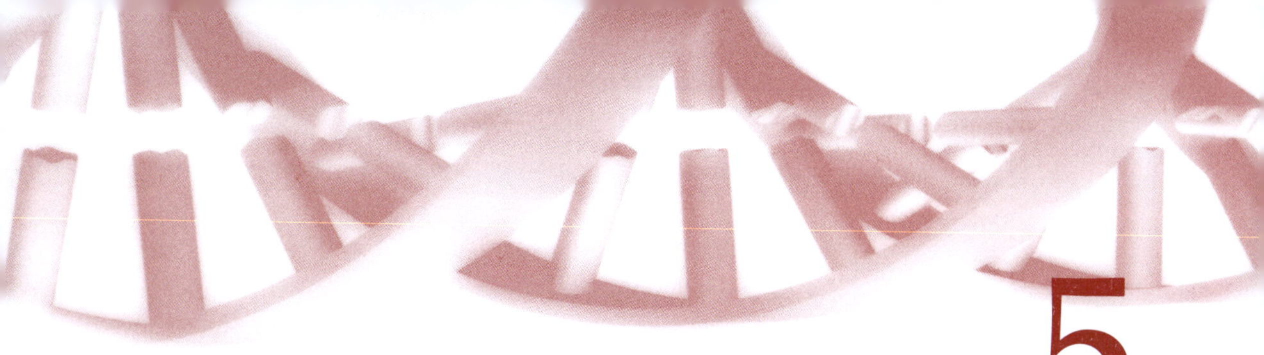

5

Decifrando o genoma humano

A corrida do século

Um passo fundamental para se decifrar um genoma é determinar sua seqüência de bases. Quando a idéia de seqüenciar o genoma humano foi lançada pela primeira vez em uma reunião na Universidade da Califórnia, Santa Cruz, em 1985, a reação de grande parte dos cientistas foi absolutamente contrária. A oposição foi tão grande que James Watson, um dos descobridores da estrutura do DNA, passou a dar uma série de palestras em Institutos e Universidades americanas tentando promover a idéia. Atualmente, alguns anos após o término do maior projeto já realizado na Biologia, ninguém duvida da sua validade, dos imensos benefícios colhidos e daqueles que ainda estão por vir.

O **Projeto Genoma Humano** (PGH) começou oficialmente em outubro em 1990 como um programa de 3 bilhões de dólares que deveria durar 15 anos. Primeiramente, lançado com o apoio do DOE (Departamento de Energia do governo americano) e do NHI (National Institutes of Health), sob o comando de James Watson, acabou envolvendo 18 países, entre eles a Inglaterra, Japão, Alemanha, França, Canadá e Brasil. Em 1993, Francis Collins assumiu a coordenação do PGH no NHI e, juntamente com Aristidis Patrinos no DOE e Michael Morgan da Wellcome Trust, na Inglaterra, passaram a ser as pessoas-chave no gerenciamento dessa empreitada. Os objetivos principais do PGH eram:

- identificar todos os genes no DNA humano, na época estimados em 100.000;
- determinar a seqüência dos 3 bilhões de pares de bases que compõem o genoma humano;
- armazenar essa informação em bancos de dados disponíveis ao público;
- aperfeiçoar a análise de dados;
- lidar com as questões éticas, legais e sociais advindas do desenvolvimento do projeto.

Tais objetivos eram tão arrojados para a época que, de antemão reconheceu-se a necessidade de desenvolver novas tecnologias para abordar o problema. Assim, os cientistas usaram os primeiros anos do PGH definindo marcadores, mapas genéticos e físicos, enquanto novos aparelhos de seqüenciamento eram desenvolvidos. A proposta era desmontar-se o genoma humano de forma organizada e usar esses elementos como indicadores de posição para facilitar o processo de remontagem.

Tudo ia muito bem até que, em maio de 1998, J. Craig Venter criou a Celera Genomics, uma empresa privada que tinha como maior objetivo seqüenciar o genoma humano com uma metodologia alternativa, a um custo menor que 250 milhões de dólares e em um tempo muito mais curto, com previsão de término para 2001. A proposta de Venter dispensava a construção de mapas. O genoma humano seria partido em fragmentos aleatórios menores, seqüenciado e remontado somente com o poder de supercomputadores que encontrariam os pontos de superposição das seqüências. Tal estratégia havia sido testada em 1995 na bactéria *Haemophilus influenzae*, cujo genoma tem 1,8 milhão de pares de bases. Na época, muitos duvidavam que esse método funcionaria também em organismos mais complexos, com genomas muito maiores. Entretanto, quando em 1999 a Celera seqüenciou o genoma da *Drosophila melanogaster* (mosca da fruta) que contém 137 milhões de pb com essa técnica, ficou claro que o método deveria funcionar também para o genoma humano. Teve início, então, o que ficou conhecido como "a corrida pelo genoma humano". O Consórcio Internacional de Seqüenciamento do Genoma Humano (HGSC) recebeu uma grande injeção de fundos para acelerar o término do projeto, pois temia-se que a companhia privada pudesse patentear o genoma humano e cobrar direitos para o uso dos dados.

A competição desencadeada teve como ponto positivo antecipar o término do projeto e despertar o interesse do público geral sobre o assunto. Em 26 de junho de 2000, a maior aventura na história da Biologia teve um final feliz. J. Craig Venter e Francis Collins anunciaram na Casa Branca a finalização de uma versão preliminar do genoma humano, com cerca de 90% de precisão. O grupo governamental continuou os trabalhos e a versão final do genoma humano foi publicada dois anos antes da data prevista, em 2003, ano que coincidiu com a comemoração do 50º aniversário da descrição da estrutura da molécula de DNA.

Neste capítulo serão discutidos inicialmente a organização do genoma humano e alguns métodos utilizados anteriormente ao PGH para a localização de genes humanos, com a finalidade de fornecer uma visão histórica sobre o assunto e enfatizar a importância desse projeto. Posteriormente serão apresentados os principais resultados alcançados com desenvolvimento do PGH, bem como o impacto gerado no aparecimento de novas tecnologias e no aceleramento da pesquisa biológica.

Organização do genoma humano

Genoma é o termo usado para designar um complemento total da informação genética presente em um organismo. Assim, os gametas (células haplóides) possuem uma cópia do genoma, enquanto as células somáticas (diplóides) apresentam duas cópias.

A informação genética nas células humanas está organizada em dois tipos de genoma: o nuclear e o mitocondrial (Figura 5.1).

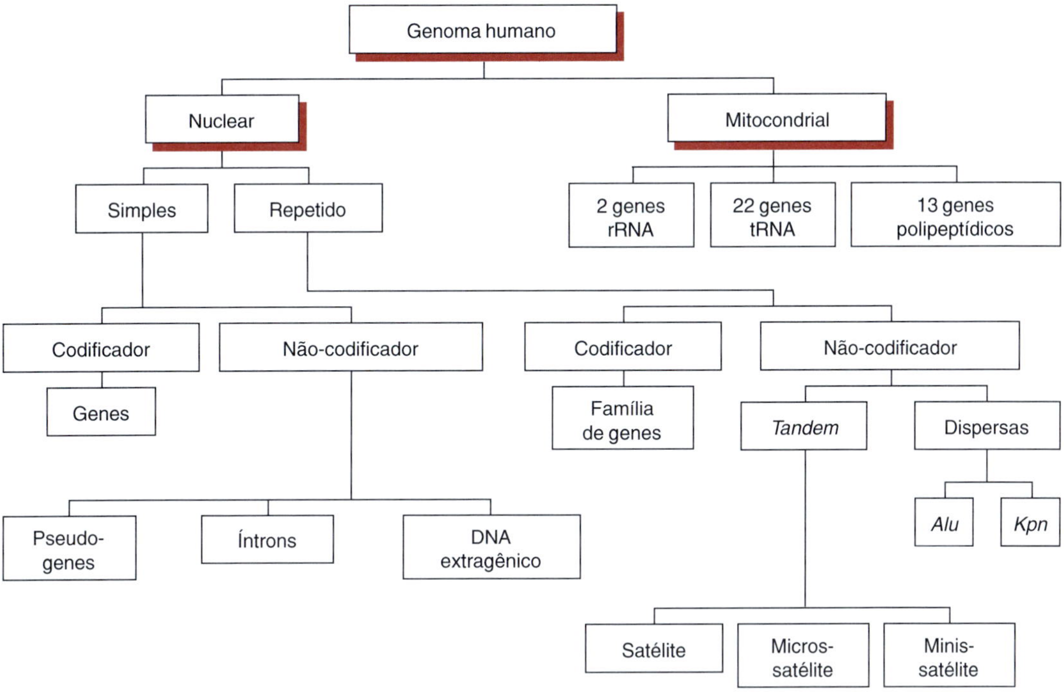

Figura 5.1 ■ Organização do genoma humano.

Genoma nuclear

O genoma nuclear contém mais de 99% do DNA celular e aparece distribuído em 24 tipos diferentes de moléculas lineares com DNA de fita dupla (22 autossomos, mais o par de cromossomos sexuais, X e Y). Assim, cada cromossomo humano consiste de uma única molécula de DNA, cujo tamanho pode variar muito de um cromossomo para outro. O menor cromossomo humano, o de número 21, tem 45Mb, enquanto o maior deles, o cromossomo 1, tem 279Mb. Uma célula humana haplóide contém um total de $3{,}2 \times 10^9$bp ou 3.200Mb de DNA. Desse total, pelo menos 200Mb compõem a **heterocromatina constitutiva**, uma porção do genoma que está constantemente condensada e não tem atividade de transcrição.

Os cromossomos podem ser observados ao microscópio durante a divisão celular, quando a molécula de DNA atinge a máxima condensação (Figura 1.16, Capítulo 1). Nessa fase, como a duplicação da molécula de DNA já aconteceu, os cromossomos exibem duas cromátides. O centrômero, a estrutura que mantém as cromátides-irmãs unidas, divide o cromossomo em dois braços designados como braço curto ou **p** (da palavra francesa *petit*) e braço longo ou **q**. A posição do centrômero permite distinguir três tipos de cromossomos humanos: **metacêntrico**, quando os braços **p** e **q** são praticamente do mesmo tamanho, **submetacêntico**, se os braços **p** e **q** são claramente de tamanhos diferentes, e **acrocêntrico**, se o centrômero for quase terminal (Figura 5.2).

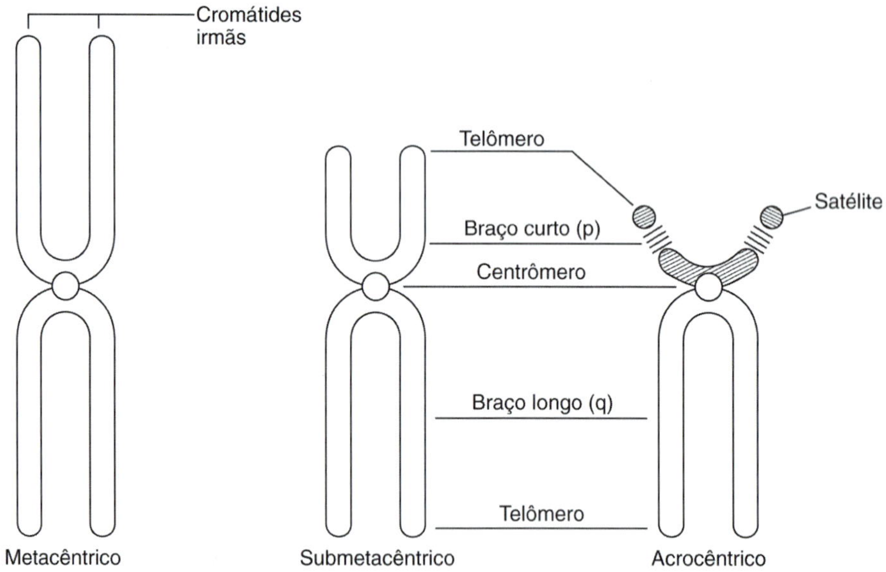

Figura 5.2 ■ Tipos de cromossomos de acordo com a posição do centrômero.

Diversos pares de cromossomos humanos não podem ser distinguidos entre si somente com base em sua morfologia. Entretanto, existe uma variedade de tratamentos que causam o aparecimento de bandas ao longo dos cromossomos, permitindo a distinção de cada par, bem como a definição mais precisa dos pontos de quebra em anomalias cromossômicas. No método conhecido como **banda G**, por exemplo, as proteínas cromossômicas são digeridas de modo controlado com tripsina antes de corar os cromossomos com Giemsa (daí o nome banda G). As bandas visualizadas são características de cada par de homólogos, pois refletem seu conteúdo de DNA. Bandas escuras são compostas de seqüências de DNA ricas em bases A + T, uma vez que o corante Giemsa se liga preferencialmente a esse tipo de DNA, enquanto, bandas claras são ricas em G + C. O nível de resolução das bandas pode ser aumentado usando-se cromossomos menos condensados, por exemplo, cromossomos no final da prófase em vez de cromossomos metafásicos. Dependendo da distensão dos cromossomos, pode-se obter 400, 550 ou 850 bandas por cada conjunto haplóide de cromossomos (Figura 5.3). Tipicamente, uma banda de tamanho médio corresponde a 6Mb de DNA. Para a identificação de cada banda é utilizado um sistema-padrão de numeração onde cada um dos braços de um dado cromossomo é dividido em duas ou mais regiões definidas pelas bandas mais proeminentes e cada região é, então, subdividida de acordo com as bandas visíveis. Por exemplo, o *loco* gênico do sistema sangüíneo ABO encontra-se na banda 9q34, a qual aparece assinalada na figura 5.3.

A distribuição de genes não é uniforme dentro do genoma, nem dentro de um cromossomo. Algumas regiões do genoma são completamente desprovidas de genes, como, por exemplo, a heterocromatina presente no centrômero de todos os cromossomos ou como grandes blocos em cromossomos específicos (veja zonas hachuradas na figura 5.3). Em partes do genoma onde a concentração de genes é grande, dois genes podem aparecer superpostos. A superposição de genes acontece, por exemplo, quando a transcrição ocorre em ambas as fitas de DNA ou, eventualmente, quando um gene pequeno está localizado dentro do íntron de um gene muito maior. A densidade de genes está relacionada com a composição de bases na seqüência do DNA, sendo que bandas G claras (G + C) são ricas em genes quando comparadas com as bandas G escuras (A + T).

Aproximadamente 40% do genoma humano é constituído por **seqüências simples** de DNA, isto é, seqüências de nucleotídeos que são únicas ou aparecem poucas vezes representadas no genoma. O total de DNA codificador, ou seja, aquele que apresenta atividade de transcrição, compõe somente cerca de 1,5% do genoma humano e encontra-se principalmente entre as seqüências únicas de DNA. Embora a vasta maioria dos genes humanos codifique um polipeptídeo específico, existe uma minoria de genes cujo produto final é um RNA. Portanto, a gran-

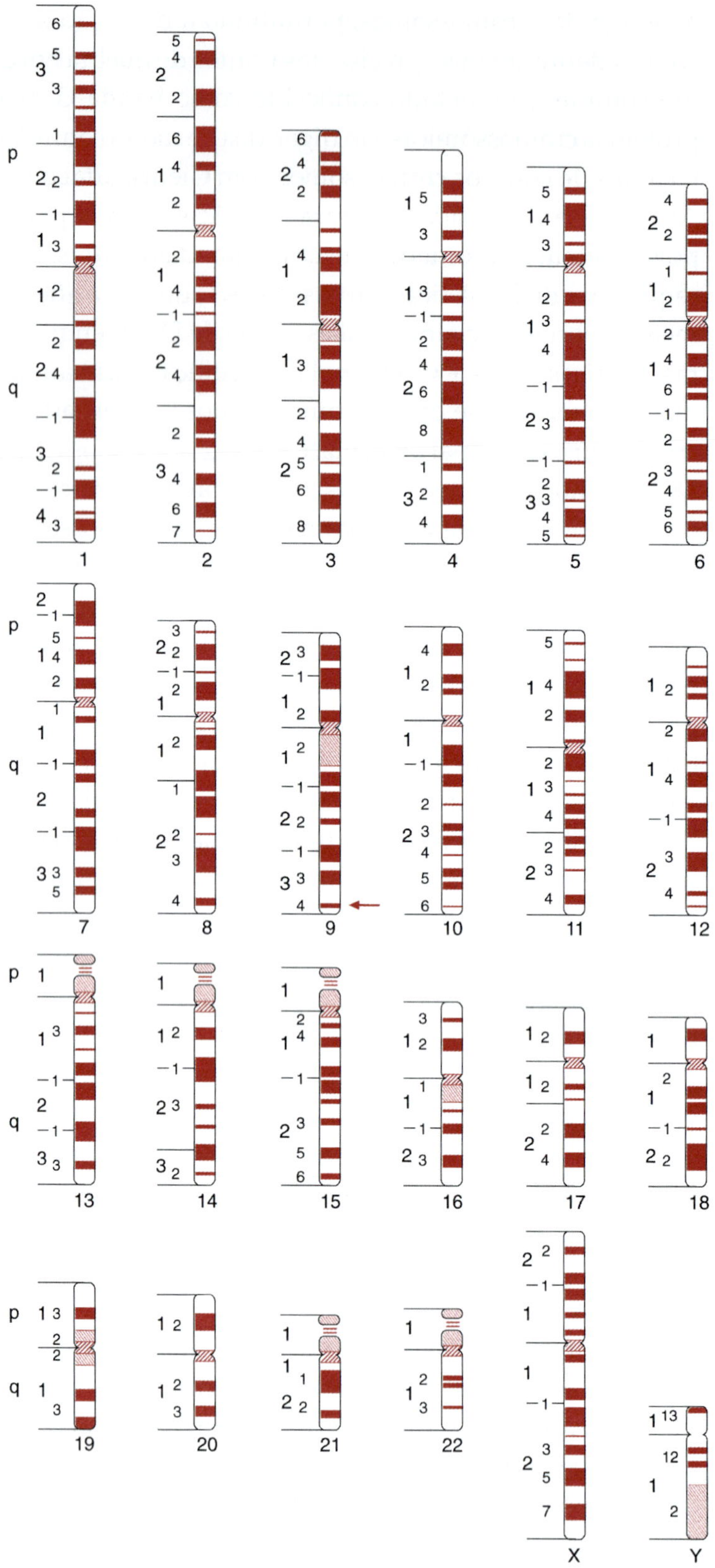

Figura 5.3 ■ Padrão de bandas dos cromossomos humanos. A seta assinala o loco do sistema sangüíneo ABO.

de maioria das seqüências simples é composta por DNA não-codificador, que pode ser encontrado dentro dos genes, formando os íntrons, como **pseudogenes** (genes que se acredita foram um dia ativos mas que perderam sua atividade ao longo da evolução) ou, ainda, podem ser seqüências dispersas entre os genes, **DNA extragênico**.

O DNA restante é composto por seqüências que se repetem de centenas a milhões de vezes no genoma humano, compondo o **DNA repetido**. Esse tipo de DNA também pode ser codificador, formando as **famílias de multigenes**, ou não-codificador, DNA extragênico.

Vários genes humanos são ditos pertencentes a uma família devido à notável similaridade que existe entre suas seqüências, embora eles possam exibir funções diferentes. Acredita-se que as famílias de multigenes sejam formadas por uma série de eventos de duplicação durante a evolução e que o acúmulo de mutações ocorridas ao longo do tempo é responsável pelas pequenas diferenças observadas hoje entre esses genes. Uma característica comum a essas famílias de genes é que possuem um número considerável de pseudogenes. Os pseudogenes mostram grande semelhança com os genes funcionais da mesma família, mas perderam sua capacidade de expressão devido a mutações prejudiciais adquiridas, representando subprodutos do processo evolutivo.

Os genes cujo produto final é uma molécula de RNA ribossômico pertencem a uma família de multigenes, a qual é uma das mais repetidas no genoma humano. Tais genes encontram-se em segmentos de DNA com 45kb, adjacentes a um DNA não-codificador. Esse arranjo de seqüências aparece repetido cerca de 30 a 40 vezes nos braços curtos dos cromossomos acrocêntricos (cromossomos 13, 14, 15, 21 e 22, Figura 5.3).

Algumas famílias de genes codificam polipeptídeos e seus genes podem aparecer agrupados no genoma humano ou dispersos em vários cromossomos diferentes. Por exemplo, o gene da cadeia a da hemoglobina tem duas cópias idênticas em posições próximas no genoma, enquanto os 86 genes que codificam a histona aparecem distribuídos em 10 cromossomos diferentes.

O DNA repetido extragênico, o qual não inclui genes funcionais, é composto por um conjunto de seqüências que se repetem em *tandem* (repetição adjacente, uma após a outra) ou por seqüências que se repetem individualmente dispersas no genoma. A categoria de seqüências repetidas em *tandem* é subdividida de acordo com o tamanho médio das unidades de repetição em: **DNA satélite, minissatélite** e **microssatélite**.

O DNA satélite é assim denominado pois, por apresentar uma composição diferente de bases, possui uma densidade própria, o que permite, geralmente, purificá-lo por centrifugação, uma vez que forma frações "satélites" em relação ao DNA genômico. Esse tipo de DNA compreende seqüências relativamente grandes e sem atividade de transcrição. Um bom exemplo de DNA satélite são as seqüências alfóides caracterizadas por unidades de 171pb que se repetem em *tandem* e se encontram nos centrômeros de todos os cromossomos humanos. Outras seqüências de DNA satélite formam blocos de cromatina que não transcrevem (heterocromatina), presentes perto da região centromérica nos braços longos dos cromossomos 1, 9 e 16 e na porção terminal do braço longo do cromossomo Y (Figura 5.3).

Nos DNA minissatélites, a seqüência repetida em *tandem* é de tamanho moderado e expande-se em um comprimento de 15-20kb. Por exemplo, os telômeros, estruturas presentes nas pontas de todos os cromossomos, são formados por seqüências repetidas de 6 bases (TTAGGG)n que pertencem a uma família de minissatélites. Tais seqüências garantem a duplicação correta das regiões terminais dos cromossomos e evitam que um cromossomo se ligue a outro.

Famílias de DNA microssatélites incluem seqüências muito pequenas repetidas em *tandem* contendo, geralmente, de 1 a 4pb que aparecem distribuídas ao longo do genoma. Repetições de mononucleotídeos envolvendo as bases A ou T são muito mais freqüentes que repetições com as bases G ou C. Por outro lado, no caso de dinucleotídeos, as seqüências repetidas CA e CT são mais comuns que as repetições de CG. Embora os microssatélites ocorram na maioria das vezes em posições extragênicas ou dentro de íntrons, seqüências desse tipo também foram descritas dentro de regiões codificadoras de genes (ver doença de Huntington, Capítulo 6).

Pelo menos parte do DNA repetido não-codificador parece ter uma função cromossômica, como aquele presente em centrômeros e telômeros. No entanto, o significado da grande maioria do DNA repetido, tipo satélite, permanece desconhecido. Do ponto de vista prático, seqüências de mini e microssatélite representam importantes ferramentas da biologia molecular. O estudo dessas seqüências tem revolucionado algumas áreas da genética como localização de genes, diagnóstico de doenças genéticas (Capítulo 6), identificação de indivíduos e confirmação de paternidade (Capítulo 7).

Praticamente todo DNA não-codificador repetido de forma dispersa no genoma humano é derivado de transposons (*transposable elements*), seqüências de DNA que têm a capacidade de se mover para diferentes regiões do genoma. Aproximadamente 45% do genoma humano é formado por essa classe de DNA, embora somente a minoria seja transposta ativamente. De acordo com o tamanho, os transposons costumam ser classificados em dois tipos: LINE (*long interspersed nuclear elements*) e SINE (*short interspersed nuclear elements*). Em seu conjunto, as LINEs perfazem 20% do genoma humano, localizam-se principalmente nas bandas G escuras da eucromatina e têm cerca de 6,1kb de comprimento. Uma porcentagem dessas seqüências ainda apresenta capacidade de se mover dentro do genoma e, eventualmente, pode causar uma doença caso a inserção inative um gene importante. Um exemplo desse tipo de seqüência é a família ***Kpn*** ou ***L1***, como também é conhecida.

O comprimento das seqüências SINEs varia de 100 a 400pb e elas podem ser altamente repetidas. Nesse tipo de seqüência destaca-se a família ***Alu***, cuja unidade de repetição tem 280pb de comprimento e é a mais abundante no genoma humano, ocorrendo a cada 3.000kb. É interessante notar que seqüências *Alu* são específicas dos primatas, embora outras SINEs ocorram também em marsupiais.

Genoma mitocondrial

A mitocôndria é uma organela citoplasmática relacionada com a produção de energia celular, que possui cromossomos próprios (Figura 1.1). Dessa forma, apesar de a grande maioria dos genes localizar-se no núcleo da célula, alguns poucos genes são extra-nucleares e compõem o genoma mitocondrial. Tipicamente, o número de mitocôndrias nas células humanas varia de 200 a 1.700, mas algumas células podem apresentar milhares dessa organela. As mitocôndrias autoduplicam-se e, durante a divisão mitótica, segregam-se ao acaso entre as células-filhas. Cada mitocôndria apresenta até 10 cópias de um cromossomo circular, o cromossomo mitocondrial, com 16.569pb e 37 genes, que codificam 2 RNA ribossômicos, 22 RNA transportadores e 13 polipeptídeos (Figura 5.4).

Durante a formação da célula-ovo, o espermatozóide contribui com uma cópia do genoma nuclear, enquanto o óvulo transmite a segunda cópia do genoma nuclear mais o genoma mitocondrial. Isso se deve ao fato de que, embora os espermatozóides tenham mitocôndrias, aparentemente todas as mitocôndrias são transmitidas pelos óvulos. Assim, o genoma mitocondrial têm herança exclusivamente materna. Homens e mulheres herdam suas mitocôndrias de suas mães, mas os homens não transmitem suas mitocôndrias para as gerações seguintes.

O genoma mitocondrial é, na sua maior parte, idêntico entre os indivíduos. No entanto, existe uma região de aproximadamente 1.100pb, **região *D-Loop***, a qual não codifica e é muito variável, sendo, portanto, importante na identificação de indivíduos. Tal região é também chamada de **região controle**, pois serve para regular a transcrição dos genes

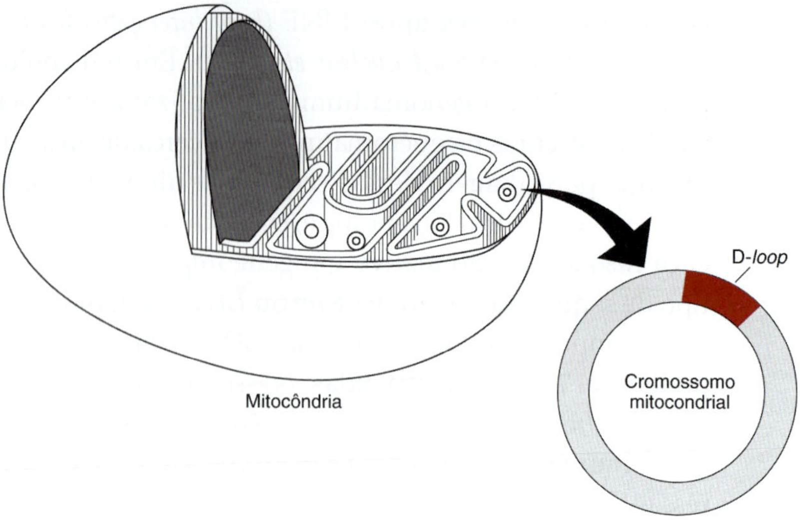

Figura 5.4 ■ Mitocôndria e seu cromossomo.

dentro da região codificadora, bem como a replicação do DNA mitocondrial. Mutações nos genes mitocondriais podem ocorrer provocando doenças genéticas que são transmitidas somente pelas mães.

O **DNA mitocondrial** (**DNAmt**) exibe grandes diferenças entre as espécies animais devido a sua alta taxa de mutação, a qual se estima que seja 10 vezes maior que no DNA nuclear. Essas diferenças tornam esse DNA ideal para diferenciar-se espécies e traçar-se a evolução dos organismos.

Outra particularidade do DNAmt é que ele obedece um código genético um pouco diferente daquele do DNA nuclear, que foi apresentado na figura 1.11. Por exemplo, UGA no DNA nuclear é um códon de terminação, enquanto no mtDNA codifica o aminoácido triptofano. A figura 5.5 mostra uma comparação entre os genomas nuclear e mitocondrial.

Mapeando o genoma humano

Uma vez que cada gene ocupa uma posição determinada dentro do genoma, a qual representa seu loco, é possível, então, construir um mapa do genoma humano localizando cada um dos genes pelos seus "endereços". Lembrando que os genes humanos representam somente 1,5% do genoma, pode-se vislumbrar a dificuldade enfrentada para se localizar precisamente um gene em um loco específico.

		Genoma	
		Nuclear	**Mitocondrial**
Tamanho		32.000Mb	16.569pb
Nº de diferentes moléculas de DNA		23 (XX) ou 24 (XY)	1 molécula circular
Nº total de moléculas de DNA/célula		haplóide: 23 diplóide: 46	Alguns milhares
Proteínas associadas		Histonas e não-histonas	Livre de proteínas
Nº de genes		30.000	37 { 2 rRNA 22 tRNA 13 Polipeptídeos
Densidade dos genes		~1/100 kb	1/0,45 kb
DNA repetido		Mais que 50%	Muito pouco
Transcrição		Maioria individualmente	Contínua
Íntrons		Presente na maioria dos genes	Ausente
% de DNA codificador		~1,5%	~93%
Diferenças no código	UGA AGA AUA	Fim Arg Ile	Trp Fim Met
Recombinação		Pelo menos uma por par de homólogo	Nenhuma
Herança		Segue as leis de Mendel	Exclusivamente materna

(Reimpressão do livro Human Molecular Genetics 3. Tom Strachan & Andrew Read, 2004, com permissão da Editora Garland Publiching).

Figura 5.5 ■ Comparação entre o genoma nuclear e o mitocondrial.

A nomenclatura estabelecida para definir um loco, o qual pode abrigar um gene ou simplesmente uma seqüência de DNA, utiliza quatro elementos: 1. a letra D que significa DNA; 2. a designação do cromossomo em que o loco está presente (1, 2..., 22, X e Y); 3. a descrição da complexidade da seqüência de DNA, onde **S** significa seqüência simples, **Z** seqüência altamente repetida e **F** representa uma família de genes ou segmentos de DNA com grande semelhança entre si; 4. um número referente à ordem na qual as seqüências são descritas, que, em conjunto com os outros elementos, tornam esse loco único. Por exemplo, **DYZ1** designa a primeira seqüência altamente repetida descrita em um loco do cromossomo Y. Por outro lado, **D7S122** refere-se a um loco do cromossomo 7, o qual contém uma seqüência simples e foi a 122ª a ser descrita neste cromossomo.

Basicamente, existem dois tipos de mapa que podem ser construídos quando consideramos o genoma: o **mapa genético**, também conhecido como **mapa de ligação**, o qual fornece a posição de um gene em relação a outro ou a uma seqüência de DNA conhecida, e o **mapa físico** que, como o nome diz, refere-se à posição física de um determinado gene dentro do genoma, dando a distância real entre os genes presentes em um cromossomo calculada em unidades físicas de comprimento, por exemplo, número de pares de bases.

Mapa genético

O mapa genético é determinado por meio da taxa de recombinação entre genes localizados no mesmo cromossomo, a qual depende da ocorrência de um *crossing-over*. Por outro lado, a freqüência de *crossing-over* entre dois genes depende da distância entre esses genes.

Vejamos os exemplos ilustrados na figura 5.6. Quando dois genes estão muito próximos em um cromossomo, a ocorrência de *crossing-over* entre eles é improvável, e eles tendem a ser transmitidos juntos em cada meiose (Figura 5.6A). Entretanto, quando dois genes estão distantes no mesmo cromossomo, é muito provável que ocorra um *crossing-over* em algum ponto do cromossomo entre os genes, produzindo os genótipos recombinantes (Figura 5.6B). Uma vez que a freqüência de *crossing-over* depende da distância entre esses genes, a posição de um gene em relação ao outro pode ser estimada pela freqüência dos genótipos recombinantes. Assim, mapas genéticos revelam a posição espacial relativa entre os genes e não distâncias físicas.

Suponha que os genes A e W da figura 5.6B sejam transmitidos juntos para a próxima geração em 96% das vezes. Isso significa que eles se separam, durante a meiose, em 4% das vezes devido à ocorrência de um *crossing-over* entre eles, produzindo os recombinantes. Dessa forma, a freqüência de recombinantes pode ser usada para medir a distância entre dois genes em um mesmo cromossomo e dizemos que dois genes estão **ligados** quando apresentam a tendência de serem transmitidos juntos.

Quando dois genes se encontram em cromossomos diferentes e, portanto, apresentam recombinação independente, ambos os alelos podem ser casualmente transmitidos juntos ou não. Nessa situação, a freqüência de recombinantes é, portanto, de 50%. No caso de dois genes estarem presentes no mesmo cromossomo, mas em uma distância tal que sempre ocorra pelo menos um *crossing-over* entre eles, é possível que se comportem como se exibissem recombinação independente. Nesse caso, os genes são ditos **sintênicos**, pois estão no mesmo cromossomo, mas

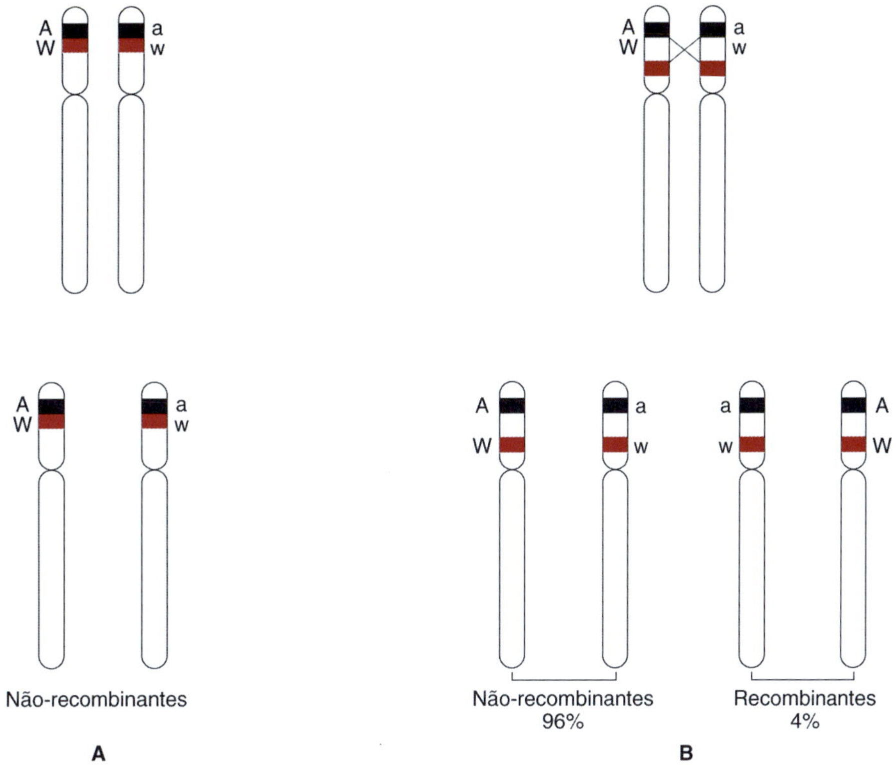

Figura 5.6 ■ Comportamento de dois loco na meiose quando eles estão muito próximos e são herdados juntos (**A**), ou quando estão suficientemente afastados para ocorrer permuta (**B**). A freqüência de recombinantes de 4% significa que os genes estão afastados a 4cM.

não são genes ligados, uma vez que não apresentam a tendência de serem transmitidos juntos. Na prática, quando a taxa de recombinantes está entre 25 e 50%, é muito difícil determinar se esses genes são ligados ou sintênicos somente pela análise dos recombinantes.

A unidade de distância usada em mapas genéticos é o **centiMorgan** (**cM**), nome dedicado ao geneticista Thomas Hunt Morgan (1866-1945), que estabeleceu a teoria da ligação de genes nos cromossomos. Cada cM representa 1% de probabilidade de que dois genes ligados se separem durante a meiose. Portanto, em nosso exemplo a distância entre os genes A e W seria de 4cM. Em outras palavras, a unidade cM expressa a probabilidade de *crossing-over* entre dois genes.

Há alguma forma de traduzir cM em uma unidade física de distância, por exemplo, pares de bases? Sim, em parte. Assumindo que a probabilidade de *crossing-over* depende unicamente da distância entre os genes, um cM corresponderia grosseiramente a 1 milhão de pares de bases. Entretanto, sabe-se que existem pontos do genoma mais suscetíveis à ocorrência de *crossing-over* do que outros.

A obtenção de um mapa genético de ligação é extremamente laboriosa, pois depende da análise de um vasto número de experimentos de cruzamento entre indivíduos que diferem para as características que se quer localizar. No caso da espécie humana, experimentos de cruzamento são eticamente inaceitáveis, assim, evidências de ligação entre dois genes dependem da análise de diversas gerações em várias famílias. Mesmo assim, essa abordagem foi muito utilizada nos anos 80 e 90 para localizar genes sem o conhecimento prévio sobre sua base bioquímica (produto gênico) ou molecular.

Devido à escassez de genes no genoma humano, muitas vezes os estudos de ligação para o mapeamento de um gene são feitos em relação a uma seqüência de DNA que pode ser facilmente identificada, em vez de serem feitos em relação a um segundo gene. Tais seqüências, designadas como **marcadores**, funcionam como "pontos de referência" no mapa genético. Dada sua abundância, a partir da descoberta dos locos marcadores, o mapa do genoma humano teve um incremento significativo.

Marcadores genéticos são pequenas variações normais na seqüência de nucleotídeos, chamadas **polimorfismos**, que podem ocorrer dentro ou fora de um gene e encontram-se espalhadas em centenas de milhares de posições diferentes através do genoma. Muitas dessas variações não prejudicam nenhuma função vital e não apresentam efeito no fenótipo. Entretanto, podem ocorrer em sítios de clivagem das enzimas de restrição, criando ou anulando o corte com a enzima (Figura 4.7). Nesse caso existiria um polimorfismo no tamanho dos fragmentos de restrição que pode ser utilizado como marcador para a construção de mapas genéticos (RFLP, Capítulo 7). Certamente, as variações mais comuns entre os indivíduos são do tipo **SNP** (*Single Nucleotide Polymorphism*), nas quais a diferença encontrada envolve uma única base no DNA.

Mapa físico

A confecção do mapa físico inclui várias estratégias que fornecem informações sobre a localização de genes com diferentes níveis de detalhamento. No nível mais baixo de resolução, o mapa físico localizaria um gene em um cromossomo específico, enquanto no nível mais alto de resolução a distância entre os genes, nos cromossomos, seria medida pelo número de bases entre eles.

Linhagens celulares originadas de pacientes com alterações cromossômicas oferecem um indicativo da posição de um gene no genoma. Considerando-se um gene de cópia simples, células com cariótipo normal apresentam determinada quantidade de seu produto gênico. No entanto, em células trissômicas, isto é, aquelas que possuem três cópias de um determinado cromossomo, a quantidade encontrada desse produto deve estar aumentada, por volta de uma vez e meia em relação às células normais. Esse método foi originalmente usado para mapear genes no cromossomo 21, o qual aparece em dose tripla em pacientes com síndrome de Down. O mapeamento por **dosagem gênica** pode ser alcançado, também, analisando-se células com cromossomos deficientes, isto é, cromossomos que perderam alguma região. Nesse caso, a dosagem dos produtos de genes presentes na região cromossômica deficiente deve ser menor que aquela observada em células normais.

Outra estratégia para a construção de um mapa físico é a transferência de parte do material genético de uma célula humana para células de uma outra espécie, pela produção de **células somáticas híbridas**. Essa abordagem, desenvolvida em 1960, permite correlacionar a presença de um gene com a ocorrência de determinado cromossomo ou fragmento cromossômico.

As células somáticas híbridas derivam da fusão induzida de células de diferentes espécies, mantidas em culturas. Híbridos utilizados na construção do mapa do genoma humano são obtidos pela fusão de células humanas e células de roedores, na maioria das vezes, camundongos. A fusão pode ser provocada por um agente químico, por exemplo o polietileno glicol, ou pelo vírus Sendai inativado. Sendo a superfície desse vírus espinhosa e com receptores moleculares que permitem ligá-lo à célula hospedeira, o vírus pode aderir mais que uma célula, pondo em contato células humanas e de camundongo presentes em uma mesma cultura. As membranas celulares podem fundir-se formando uma célula com os núcleos da célula humana e da célula de camundongo, os **heterocárions**. Após a próxima divisão celular, os cromossomos dos dois núcleos são misturados em um núcleo híbrido único. Esse produto tende a perder, progressivamente, os cromossomos humanos nas divisões celulares subseqüentes, até que se estabeleçam colônias descendentes estáveis, as quais contêm um conjunto completo de cromossomos de camundongos juntamente com um ou poucos cromossomos humanos (Figura 5.7).

Um gene humano pode ser assim localizado, correlacionando-se a presença de uma proteína humana na célula híbrida com a presença de um determinado cromossomo humano. Uma vez que um gene tenha sido localizado em um certo cromossomo humano, genes ligados a ele, determinados em estudos genéticos anteriores, são prontamente mapeados no mesmo cromossomo. Verificar a presença de um gene pela presença da proteína que ele codifica (produto primário do gene) exige que o gene se expresse nas células híbridas. Entretanto, no caso de se

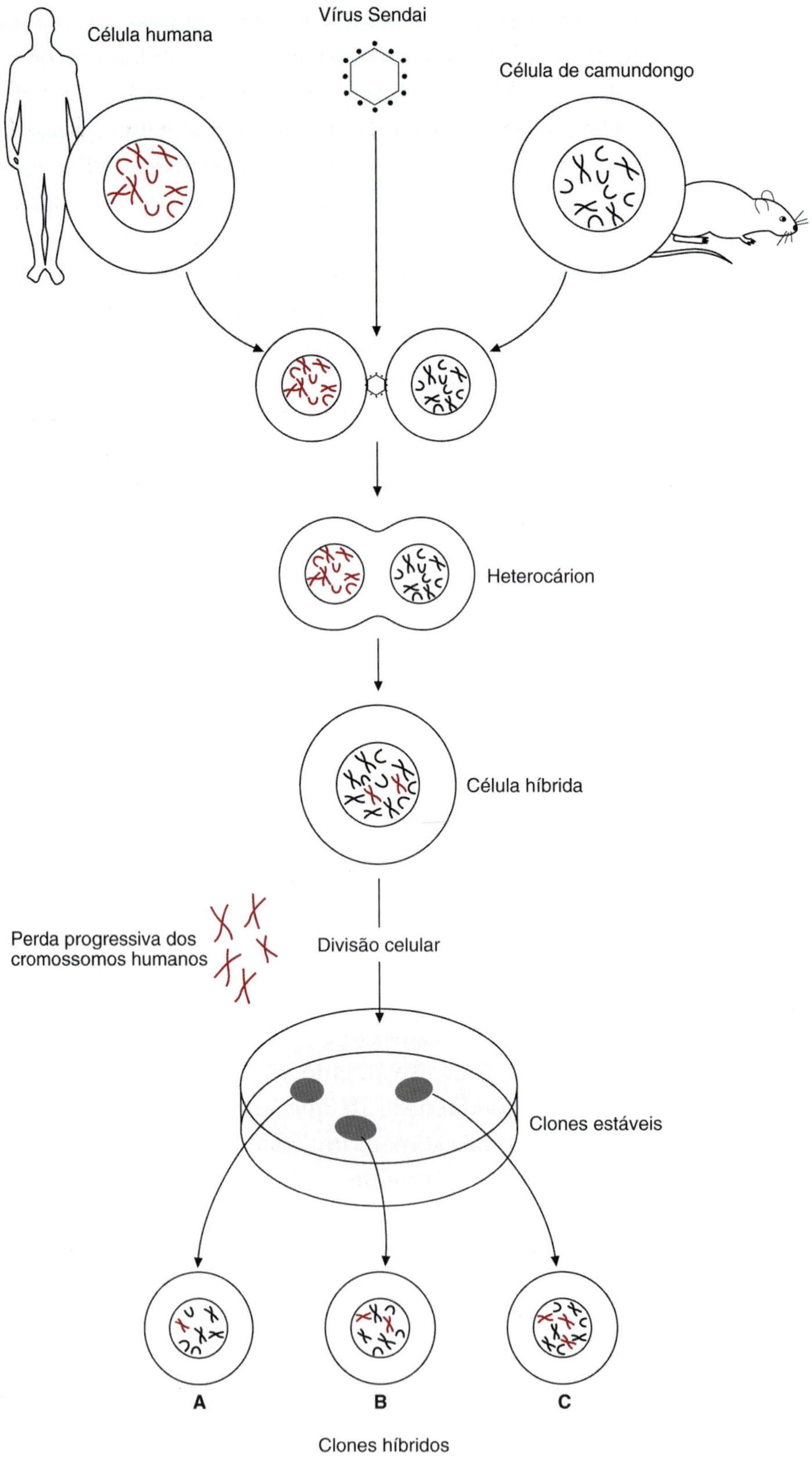

Figura 5.7 ■ Formação de células somáticas híbridas.

dispor de uma sonda que hibridiza especificamente com esse gene (Capítulo 3), a presença do gene pode ser determinada analisando-se o DNA total da célula híbrida. Usando-se essa metodologia, os genes que codificam as cadeias α e β da hemoglobina humana foram mapeados nos cromossomos humanos 16 e 11, respectivamente.

Esse método permite o mapeamento de genes em cromossomos específicos, mas não fornece informações sobre a sublocalização dos genes dentro de um cromossomo. Uma alternativa para se incrementar o nível de resolução seria obter células híbridas que contenham somente parte de um cromossomo humano. Por exemplo, a obtenção de híbridos que exibam diferentes regiões de um mesmo cromossomo humano, produzidos a partir de células de pacientes com alterações cromossômicas (deleções e translocações), permite a localização de genes em áreas subcromossômicas específicas (Figura 5.8). Em uma variação dessa técnica, em vez de se depender da ocorrência de alterações cromossômicas em pacientes, o genoma humano é fragmentado por radiação e a análise dos fragmentos gerados é feita em células híbridas de roedores.

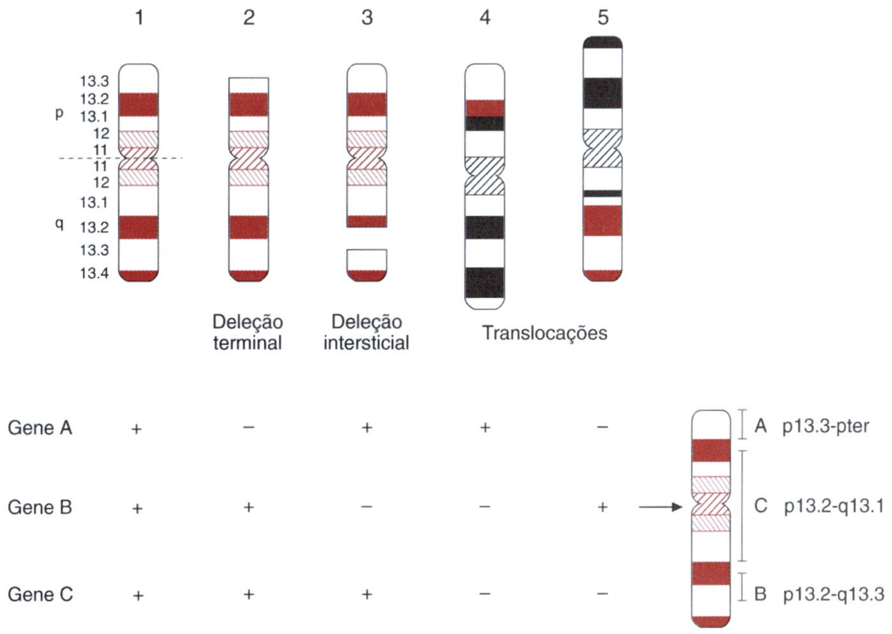

Figura 5.8 ■ Localização de um gene em região cromossômica.

Quando se dispõe de uma sonda que reconhece especificamente um gene, uma outra estratégia que pode ser aplicada para o mapeamento gênico é a **hibridização *in situ*.** Esse método envolve a hibridização da sonda diretamente em cromossomos metafásicos em vez de usar o DNA extraído das células. Com isso, a sonda hibridiza-se com sua seqüência complementar no cromossomo e a localização do gene pode ser observada ao microscópio, através do sinal emitido pela sonda. Esse método costumava ser muito trabalhoso, mas com o desenvolvimento de marcação fluorescente das sondas (*fluorescent in situ hybridization*, **FISH**), o exame de até uma única metáfase é capaz de revelar a posição do gene em uma banda cromossômica específica com grande precisão (Figura 5.9).

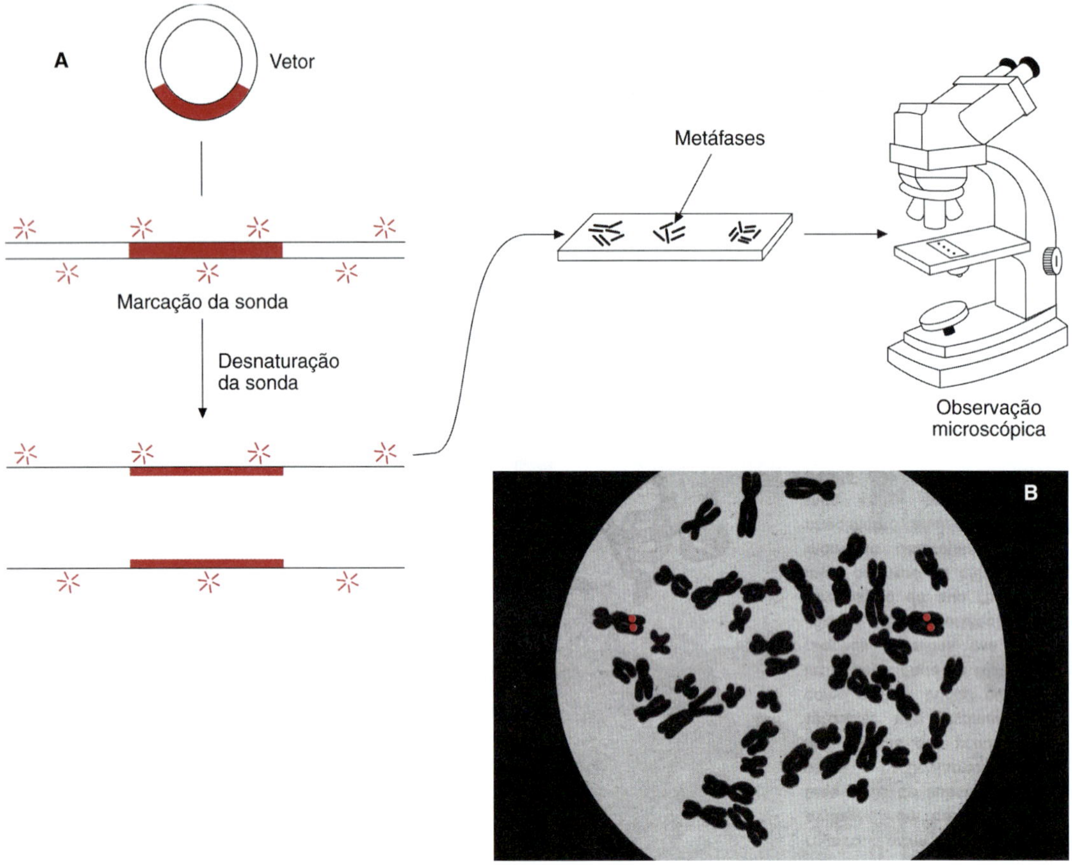

Figura 5.9 ■ Hibridização *in situ* (**A**). Metáfase observada ao microscópio mostrando os pontos de ligação da sonda (**B**).

Mesmo a localização de um gene em um banda cromossômica específica, a qual contém em média 6Mb, ainda representa um nível de resolução muito grosseiro para permitir a clonagem e o isolamento de um gene. Um mapa físico mais produtivo pode ser construído clonando-se grandes fragmentos de DNA em vetor YAC ou BAC (Capítulo 2). Uma coleção de clones pode ser, então, reordenada na posição que eles se encontravam no cromossomo, de modo a representar um cromossomo inteiro ou um segmento cromossômico (Figura 5.10). Um conjunto de clones que se sobrepõem forma um ***contig***, ou seja, uma região contínua no cromossomo. A ordem dos clones é definida por pequenas seqüências de DNA, chamadas de **STS** (*sequence-tagged site*), que ocorrem somente uma vez no genoma e cuja seqüência de bases, bem como a localização exata, são conhecidas. Uma vez que cada STS é uma seqüência única, o mapa é construído mostrando a ordem e o espaçamento das seqüências STS. Seqüências STS funcionam como pontos de referência no mapa físico do genoma, possibilitando a localização cromossômica. Após a determinação de qual dos clones apresenta a região de interesse, múltiplos clones com fragmentos menores de DNA podem ser obtidos por meio da subclonagem em cosmídeos ou plasmídeos, vetores que aceitam insertos menores.

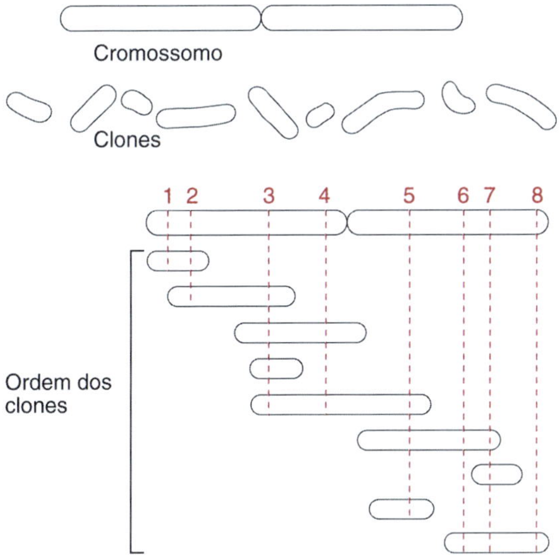

Figura 5.10 ■ Clonagem de um cromossomo em YACs para se obter os *contigs*. Os números representam seqüências STS que permitem ordenar os clones.

Uma vez que a localização de um gene tenha sido definida dentro de uma região da ordem de 10 a 50kb, podem-se pesquisar certos elementos que identificam a presença de gene, os quais serão discutidos adiante. Quanto mais preciso for o mapeamento de um gene, mais facilmente ele poderá ser encontrado e clonado. Todos os genes detectados dentro de uma região onde foi mapeado um gene responsável por uma doença genética são, em princípio, **genes candidatos** a causarem aquela alteração genética. A confirmação de qual deles é o gene causador da doença em questão é realizada por meio do estudo de portadores de mutações no gene. Esse método, que permite a clonagem de genes por meio do mapeamento físico e não requer o conhecimento prévio do produto gênico, é chamado de **clonagem posicional**. Apesar das dificuldades, tal estratégia foi utilizada nos anos 80 e 90 para o isolamento de importantes genes causadores de doenças humanas, como distrofia muscular de Duchenne, doença de Huntington, neurofibromatose, fibrose cística e muitas outras.

A figura 5.11 compara o nível de resolução entre os diversos métodos de mapeamento aqui discutidos.

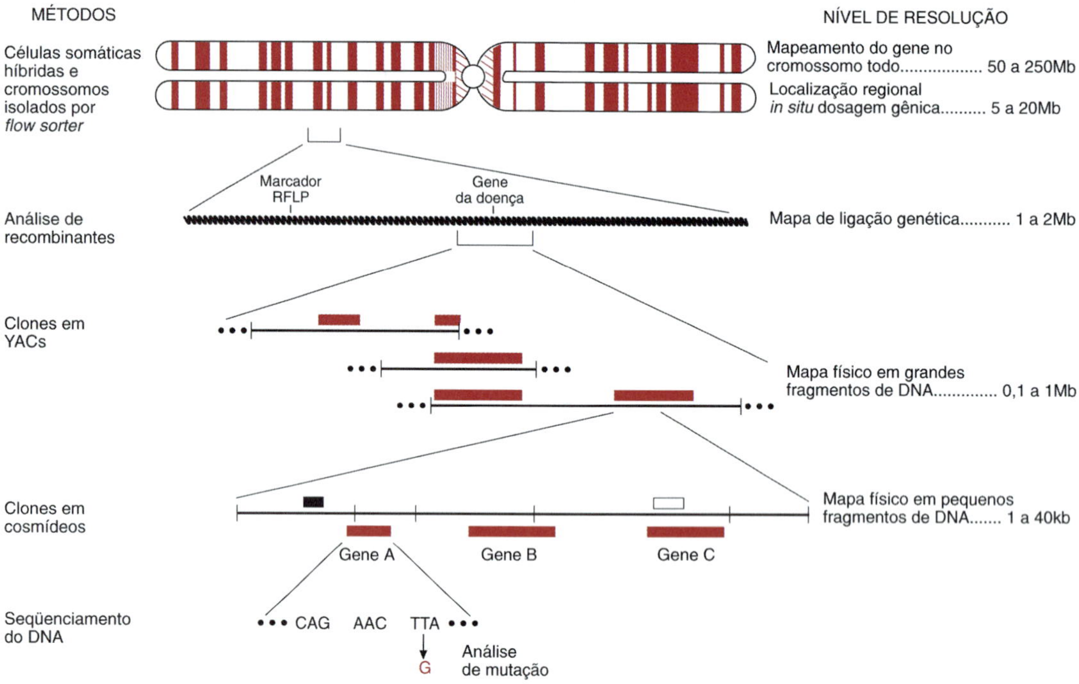

Figura 5.11 ■ Mapeamento em diferentes níveis de resolução.

Resultados do Projeto Genoma Humano

Todos os objetivos propostos pelo PGH antes da sua execução foram alcançados até 2003, pelo menos dois anos antes da data prevista, como resumido na figura 5.12. Na versão final, que marcou o término do maior

Área de estudo	Objetivo proposto	Objetivo alcançado	Data de término
Mapa genético	Resolução do mapa 2-5cM (600-1.500 marcadores)	Resolução do mapa 1cM (3.000 marcadores)	Setembro de 1994
Mapa físico	30.000 STSs	52.000 STSs	Outubro de 1998
Seqüência de DNA	95% dos genes Seqüência acabada com 99% de precisão	99% dos genes Seqüência acabada com 99% de precisão	Abril de 2003
Capacidade e custo da seqüencia acabada	500Mb/ano < $25 centavos de dólar/base	>1.400Mb/ano < $9 centavos de dólar/base	Fevereiro de 2003
Variação da seqüência	100.000 SNP mapeados	3,7 milhões de SNP mapeados	Fevereiro de 2003
Identificação de genes	Seqüência completa de cDNAs	Seqüência completa de 15.000 cDNAs	Março de 2003
Organismos modelo	Seqüenciamento completo de: *E. coli* (bactéria) *S. cerevisae* (levedura) *C. elegans* (verme) *D. melanogaster* (mosca)	Terminado o seqüenciamento de: *E. coli* (bactéria) *S. cerevisae* (levedura) *C. elegans* (verme) *D. melanogaster* (mosca) e feito rascunho do genoma de vários outros organismos, inclusive camundongo e rato	Abril de 2003
Análise funcional	Desenvolver tecnologias de análise no nível do genoma	Entre outras: • Síntese de oligonucleotídeos em larga escala • *Microarrays* de DNA • Inativação do genoma completo de levedura	1994-1999

Figura 5.12 ■ Objetivos do Projeto Genoma Humano. Adaptado de DOEgenomes.org (http://www.ornl.gov/sci/techresources/Human_Genome/hg5yp/index.shtml).

projeto já realizado em ciência, foi obtida uma seqüência de alta precisão do genoma humano, com taxa de erro de 1 evento a cada 100.000 bases, e quase completa, cobrindo aproximadamente 99% da eucromatina. A seqüência total apresentava 2,85 bilhões de pares de bases, interrompidos por somente 341 áreas de descontinuidade, em contraste com a versão rascunho a qual tinha 150.000 dessas áreas. O restante do genoma, devido a ser composto de DNA altamente repetido, exigiu novas estratégias de seqüenciamento.

Os genes em organismos complexos como o homem apresentam notável variação no tamanho. Embora em média um gene humano tenha 3.000pb, o tamanho dos genes varia de poucas centenas de base até 2,4 milhões. Existe também uma grande variação na organização dos genes humanos com respeito ao tamanho de íntrons e éxons. O tamanho do produto gênico, geralmente, é proporcional ao tamanho do gene, e genes maiores têm, de modo geral, mais éxons. Entretanto, exceções a essas regras acontecem. Como podemos observar na figura 5.13, o gene da distrofina é cerca de 50 vezes maior que o da apolipoproteína B, mas codifica um produto significantemente menor. Por outro lado, o gene da fibrose cística tem pouco mais de $^1/_{10}$ do tamanho do gene da distrofina, mas apresenta cerca de $^1/_3$ do número de éxons presentes no gene da distrofina.

Gene	Tamanho do gene (kb)	Nº de aminoácidos	Nº de exons	Quantidade de íntrons (%)
Histona H4	0,4	102	1	0
Betaglobina	1,6	146	3	62
Apolipoproteína B	43	4.536	18	67
Fibrose cística	250	1.480	27	97,6
Distrofina	2.400	3.700	79	99,4

Figura 5.13 ■ Variação na organização dos genes.

Observando as analogias do quadro apresentado na figura 5.14, pode-se ter uma idéia da dificuldade para se estocar e analisar a informação sobre a seqüência completa do genoma humano. Podemos também

- Levaria um século para ler em voz alta o genoma humano a uma velocidade de uma letra por segundo, 24 horas por dia.
- Se a seqüência do DNA humano fosse registrada em livros, preencheria 200 volumes, cada um com 1.000 páginas.
- A uma velocidade de 60 palavras por minuto, trabalhando 8 horas por dia, levaria 50 anos para digitar a seqüência completa do genoma.
- Se 3 bilhões de letras forem colocadas em seguida, com uma distância de 3mm entre cada letra, elas se estenderiam por 9.000km, quase que 1,5 vez o comprimento do Rio Amazonas.
- Um milhão de bases (Mb) de DNA equilave a 1 megabite no computador. Uma vez que o DNA humano tem 3 bilhões de bases, são necessários 3 gigabites de memória para estocar o genoma inteiro, sem contar outras informações associadas com a seqüência.

Figura 5.14 ■ Fatos curiosos sobre o DNA humano. Adapatado de The Wellcome Trust (http://www.wellcome.ac.uk/en/genome/thegenome/hg01f005.html).

apreciar o papel fundamental que a bioinformática teve no sucesso do PGH. Pequenas porções de DNA eram seqüenciadas e posteriormente montadas, como em um quebra-cabeça, em computadores que identificavam os pontos de superposição. Entretanto, a obtenção da seqüência completa é só o começo da história. A finalidade central da análise do genoma humano era identificar os poucos genes espalhados no material genético, e essa tarefa foi reconhecida, desde o início, como a mais difícil de ser alcançada. Tanto assim que os três últimos objetivos apresentados na figura 5.12 foram propostos a fim de auxiliar esse trabalho. Como veremos a seguir, identificar genes em organismos complexos ainda representa um grande desafio, entretanto, o progresso alcançado jamais teria sido atingindo sem o desenvolvimento da bioinformática.

Seqüências codificadoras (genes) podem ser identificadas e localizadas por uma série de métodos, os quais serão discutidos a seguir.

Inspeção da seqüência

Genes não se distribuem de forma regular ao longo da seqüência do DNA humano. Ao contrário, existem algumas regiões no genoma com alta concentração de genes, compostas principalmente por bases C e G, intercaladas por longos fragmentos de DNA ricos em A e T, nos quais a freqüência de genes é muito baixa. Áreas ricas em genes costumam ser precedidas por até 30kb, com repetição de bases CpG (a letra **p** significa ponte fosfodiéster que liga dois nucleotídeos subseqüentes, indicando que as bases C e G estão presentes na mesma cadeia de DNA). Assim, **ilhas de CpG**, como são designadas, geralmente marcam regiões que transcrevem um RNA e criam barreiras entre os genes e o restante do DNA não-codificador. A função das ilhas de CpG não foi completamente esclarecida, mas acredita-se que sejam importantes na regulação da expressão gênica. De toda forma, a existência de tal padrão auxilia na identificação de genes. Uma possibilidade óbvia é pesquisar no computador a ocorrência de ilhas CpG dentro da seqüência de DNA. Entretanto, dado que tais regiões podem ser reconhecidas por enzimas de restrição, essa estratégia era utilizada mesmo antes do seqüenciamento completo do DNA humano. A digestão do DNA com enzimas de corte raro, como a *Sac*II, cujo sítio de restrição é CCGCGG, gera pequenos fragmentos nessas regiões, indicativos da presença de genes.

Além disso, genes não são seqüências de bases ao acaso. A composição de bases e certos elementos presentes na região codificadora ou nas proximidades também são usados na determinação de genes. A figura 5.15 ilustra alguns elementos usados por programas de computador para identificar genes. Uma seqüência de DNA sem códon de terminação é

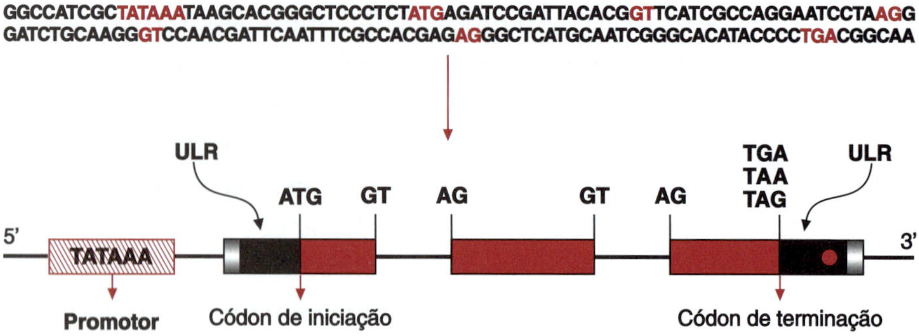

Figura 5.15 ■ Programas de computador procuram na seqüência de DNA os elementos que indentificam os genes, como seqüência promotora, códon de iniciação e terminação e bases que separam íntrons de éxons (ULR é a região não traduzida).

chamada de cadeia aberta de leitura ou, no jargão de laboratório, de **ORF** (*Open Reading Frame*). A ORF começa com um códon de iniciação (geralmente ATG para metionina) e acaba com um códon de terminação (TGA, TAA ou TAG). Uma importante observação é que seqüências não-codificadoras costumam acumular mutações, enquanto os genes estão sob forte pressão seletiva para evitar que mutações introduzam códons de terminação. Para uma dada porção de DNA genômico, existem, teoricamente, seis possibilidades de leitura da seqüência: três na fita sense (dependendo da base de início da leitura dos códons) e três na fita anti-sense. De modo geral, considera-se que quanto mais longo é o trecho sem códon de terminação, maior será a probabilidade de estarmos lidando com um gene. Outros elementos importantes na pesquisa de genes são as seqüências consenso de regiões promotoras, íntrons e éxons, como indica a figura. Dessa forma, programas sofisticados para computadores consideram a probabilidade de ocorrência de todos esses elementos na identificação de genes. Entretanto, decifrar o genoma humano por esse método apresenta sérias dificuldades, em parte devido à escassez de genes em relação a tamanho do genoma. Outro fator complicante nessa análise é a existência de íntrons extremamente longos que separam pequenos segmentos de éxons, dificultando a tarefa de se predizer o que é gene.

Similaridade

Prevendo as dificuldades que seriam enfrentadas no momento de se identificar os genes, a iniciativa pública do PGH estabeleceu que seria seqüenciado, em paralelo ao genoma humano, o genoma de outros organismos, em particular da bactéria *E. coli*, do nematódeo *C. elegans*, da levedura *S. cerevisiae* e da mosca *D. melanogaster*. Isso porque genes tendem a se manter como seqüências conservadas durante a evolução, enquanto regiões não-codificadoras são mais sujeitas a modificações. Portanto, genes que foram determinados em organismos com genomas mais simples e mais fáceis de analisar servem como guias para a detecção de genes do genoma humano. Quando uma seqüência de DNA humano é homóloga ou similar a qualquer gene já caracterizado em outras espécies, existe grande probabilidade de também se tratar de um gene. Finalmente, a ordem das bases em um fragmento de DNA permite deduzir o polipeptídeo que seria codificado. Uma vez que proteínas com funções semelhantes são codificadas por seqüências de DNA similares, comparando-se dados de várias espécies, algumas vezes é possível se inferir a função do produto gênico. Evidentemente esse tipo de inferência requer confirmação a partir de dados experimentais.

Comparação com cDNA

A forma mais simples de se identificar genes é comparar o segmento de DNA genômico com seqüências de cDNA. Afinal, seqüências de cDNA representam o resultado da expressão de genes. Tal estratégia é particularmente útil na análise de genomas com grande quantidade de seqüências repetidas, como é o caso do genoma humano. Uma vez que cDNA é sintetizado a partir de mRNA, sua seqüência apresenta somente os segmentos referentes aos éxons, enquanto os íntrons estão ausentes, pois foram removidos durante o processamento do mRNA. Uma possibilidade é comparar-se o DNA genômico com as seqüências obtidas em um banco de cDNA. Essa abordagem, no entanto, apresenta duas desvantagens. Em primeiro lugar, no banco de cDNA estarão representados somente os genes ativos no tecido usado na construção do banco de seqüências. Em segundo lugar, genes com alto nível de expressão no tecido que originou o banco estarão super-representados, uma vez que existirão inúmeras cópias dos mRNA correspondentes a esses genes. Uma estratégia mais eficiente e econômica é extrair o mRNA de vários tecidos (cérebro, fígado, tumor etc.), copiar essas moléculas em DNA complementar com o auxílio da enzima transcriptase reversa e seqüenciar pequenos trechos de cada um dos cDNA. Cada seqüência assim obtida, embora não represente o cDNA completo, é homóloga a uma pequena porção de um gene, permitindo, dessa maneira, sua identificação. Uma vez que tais seqüências funcionam com etiquetas na busca de genes, elas têm sido denominadas ***expressed sequence tags*** ou **EST** (etiquetas de seqüências expressas). Milhares de seqüências EST podem ser coletadas a partir de um único tecido de forma relativamente rápida e barata, refletindo os genes que estão se expressando naquele tecido. Em teoria, quando um número suficientemente grande de ESTs é produzido em diversos tecidos, sob diferentes condições ambientais, em várias fases do desenvolvimento, no organismo saudável e atacado por diversas doenças, seria possível produzir o perfil completo da expressão gênica para o genoma inteiro daquele organismo. Obviamente, na prática é impossível se criar uma coleção de ESTs que represente o funcionamento de um genoma sob todas e quaisquer condições. Por isso, essas seqüências estão sendo constantemente adicionadas no banco de dados, que até 29 de dezembro de 2006 continha 7.895.603 ESTs, referentes ao genoma humano, e um total de 40.357.996 considerando todos os organismos em estudo (http://ncbi.nlm.nih.gov/dbEST).

Utilizando os métodos descritos acima, o número de genes que codificam proteínas no genoma humano foi estimado variar entre 20.000 e 25.000, na versão final publicada pelo grupo público em 2004. Efetivamente, foram catalogados 22.287 locos gênicos, consistindo de 19.438 genes conhecidos e 2.188 genes candidatos. Esses locos gênicos produzem um total de 34.214 transcritos, correspondendo a 1,54 transcrito por loco (ver *splicing* alternativo a seguir). O número total de éxons foi 231.667, perfazendo aproximadamente 34Mb, ou seja, por volta de 1,2% da eucromatina. Embora ainda não tenham sido computados todos os genes, as estimativas mais recentes apontam para um total de 30.000-35.000 genes no genoma humano. Desse total, provavelmente 10% especificam moléculas de RNA que não são traduzidas.

Os resultados iniciais do PGH indicaram que a seqüência do DNA de duas pessoas quaisquer, não aparentadas, apresentaria 99,9% de igualdade. Assim, por alguns anos foi largamente aceito que o 0,1% de diferenças espalhadas no genoma seria responsável por fazer de cada um de nós um indivíduo único. A diferença mais freqüente seria a do tipo SNP, envolvendo somente um par de base e, até o término do PGH, por volta de 3,7 milhões de SNPs haviam sido mapeados. Uma vez que esse tipo de variação foi estimado ocorrer a cada 300pb, espera-se encontrar aproximadamente 10 milhões de SNPs no total de 3 bilhões de pb que compõem o genoma humano. O mapeamento de genes pelos métodos clássicos descritos acima costumava demorar meses ou anos. A mesma tarefa após o término do PGH pode ser realizada em questão de horas ou dias, devido, em grande parte, ao mapeamento de tantas SNPs. A riqueza dessa informação revolucionou o processo de definir genes associados às doenças comuns, como diabetes, artrite, doenças cardiovasculares e câncer.

Entretanto, em 22 de novembro de 2006, foi publicada uma série de artigos mostrando que o genoma humano exibe um tipo de variação muito maior e mais importante que as SNPs. Com esses trabalhos ficou demonstrado que a humanidade é muito mais diversa geneticamente do que se acreditava. Um grupo formado por cientistas de cinco países comparou o código genético de 270 pessoas de origem européia, africana e asiática, e concluiu que as diferenças entre seus genomas podem ser de até 12% dos 3 bilhões de pares de bases. Mais ainda, tais diferenças não são devidas somente às SNPs, mas sim a longos trechos de DNA (com tamanho médio de 250kb, mas podendo atingir até 1.000kb) que podem aparecer mais ou menos vezes repetidos no genoma humano. Essa grande variação no número de cópias de certas seqüências é conhecida como CNV (*Copy Number Variation*). Segundo o Dr. Matthew Hurles, do Instituto Sanger da Inglaterra, um dos pesquisadores envolvidos nessas pesquisas, "cada um de nós tem um padrão único de perdas e ganhos de trechos inteiros de DNA", refutando a idéia de que haveria um genoma humano padrão, o qual seria representativo de toda a espécie.

Os pesquisadores surpreenderam-se ao mapear nessas populações um total de quase 1.500 regiões de grandes divergências, em aproximadamente 2.900 genes, ou seja, cerca de um oitavo do código genético humano. Uma vez que as CNVs envolvem genes funcionais, tamanha variação certamente deve resultar em diferenças no nível da expressão de certas proteínas. Isso explicaria a heterogeneidade observada entre populações de diferentes etnias, bem como as diferenças individuais na resposta a medicamentos e na suscetibilidade a doenças.

Esse estudo tão surpreendente só foi possível devido a duas inovações técnicas: seqüenciamento mais rápido e preciso do DNA e poderoso programa de computador para encontrar as CNVs.

Surpresas encontradas no genoma

Um resultado produzido pelo PGH que realmente surpreendeu a totalidade dos cientistas foi o baixo número de genes encontrados, menos de um terço dos 100.000 genes anteriormente previstos. Afinal, se o organismo humano produz por volta de 90.000 proteínas diferentes, esperava-se encontrar pelo menos o mesmo número de genes para codificá-las. Por outro lado, a visão panorâmica proporcionada pelo seqüenciamento do genoma humano e de outras espécies expôs vários mecanismos biológicos camuflados que podem explicar esse achado. Embora alguns desses fenômenos fossem conhecidos há muito tempo, nunca se imaginou que eles ocorressem na intensidade verificada após o término do PGH. Tais observações tiveram tamanho impacto em nosso conhecimento que abalaram conceitos básicos estabelecidos na genética e biologia molecular.

Splicing alternativo

Por meio desse mecanismo, a informação contida nos genes de organismos complexos pode ser editada de várias formas, fazendo com que um único gene especifique duas ou mais proteínas diferentes. Com isso, tais organismos utilizam com incrível versatilidade os poucos genes que possuem. A descoberta de que as células podem originar diferentes proteínas a partir de um único gene foi feita há mais de 25 anos. Entretanto, foi somente depois que o seqüenciamento do genoma humano e de outros organismos tornaram-se disponíveis para comparação, que os cientistas puderam atestar a amplitude e a importância desse fenômeno. O conceito de um gene-uma enzima estabelecido por Beadle e Tatum em 1941 não é mais verdadeiro. De fato, a prevalência de *splicing* alternativo parece aumentar com a complexidade do organismo. No homem, estima-se que pelo menos três quartos de todos os genes apresentam formas alternativas de edição, produzindo em média três mRNAs diferentes por transcrito. O processo de *splicing* pode ocorrer em qualquer ponto, dentro dos éxons ou dos íntrons, de tal forma que o mRNA final produzido pode ter tamanho variado, contendo um número maior ou menor de éxons, ou somente incluir porções de alguns éxons (Figura 5.16).

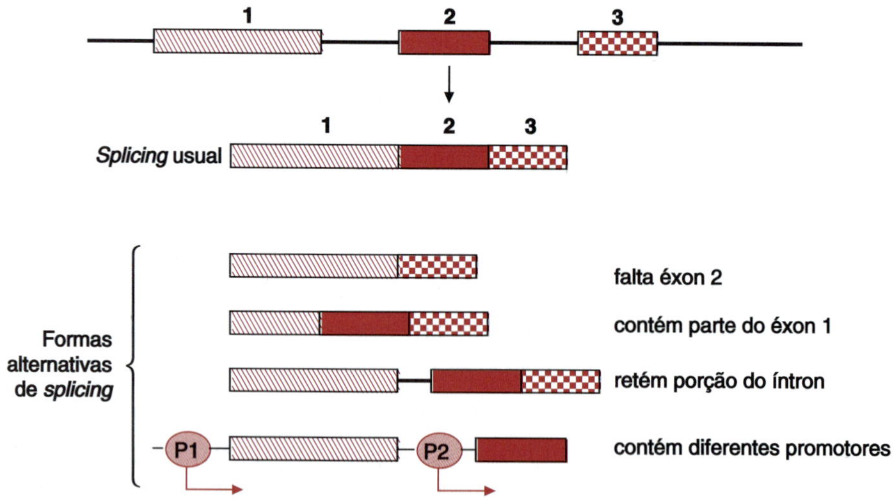

Figura 5.16 ■ Diferentes formas de *splicing* alternativo.

Quando o genoma humano foi comparado com o de camundongo, foram feitas observações importantes. As duas espécies possuem praticamente o mesmo número de genes, a maioria dos quais exibe o mesmo arranjo de íntrons e éxons, e as seqüências de nucleotídeos são altamente conservadas dentro dos éxons. Portanto, se os genomas das duas espécies são tão semelhantes, o que faz o ser humano ser tão diferente dos roedores? Christopher Lee e Barmak Modrek da Universidade da Califórnia, Los Angeles, descreveram em 2003 que um quarto dos éxons que apresentam *splicing* alternativos no genoma do camundongo e do homem é específico para uma das duas espécies. Assim, esses éxons têm o potencial de criar proteínas espécie-específicas que contribuiriam para a diferenciação de organismos com genomas similares. Acredita-se também que esse fenômeno tenha sido responsável pela divergência dos primatas a partir de outros mamíferos, bem como pela divergência humana do grupo dos primatas. Além das implicações na evolução, o fenômeno de *splincing* alternativo está envolvido também no aparecimento de doenças genéticas. A manipulação do padrão de *splicing* tem sido aplicada em uma variedade de anomalias, incluindo beta-talassemia, distrofia muscular de Duchenne e câncer e espera-se que a melhor compreensão do seu mecanismo permita melhorar a qualidade de vida dos indivíduos afetados por essas doenças.

RNA

Por muito tempo os cientistas assumiram que a porção importante do genoma seria o DNA que codifica proteínas. Os íntrons e outras seqüências intergênicas, que no genoma humano perfazem 98% do DNA, não teriam utilidade na determinação genética, tendo sido consideradas como *junk* DNA. Uma observação que contribuiu para que esse material genético fosse classificado como irrelevante foi o fato de que a quantidade de DNA total presente na célula não se correlaciona com a complexidade do organismo. Alguns anfíbios, por exemplo, têm cinco vezes mais DNA no genoma que os mamíferos. Assim, assumiu-se que o número de genes que codificam proteínas provavelmente apresentaria melhor correlação com a complexidade da espécie. Entretanto, com o seqüenciamento do genoma de várias espécies ficou claro que essa relação também não existe. A figura 5.17 mostra que a espécie humana tem o mesmo número de genes do camundongo, o qual não é muito maior que aquele presente no simples verme *C. elegans*, composto por somente 1.000 células. Por outro lado, a quantidade de DNA que não codifica proteína parece escalar de modo mais proporcional à complexidade.

Organismo	Tamanho do genoma (em pares de bases)	Número estimado de genes
Homem (*Homo sapiens*)	3 bilhões	30.000
Camundongo (*M. musculus*)	2,6 bilhões	30.000
Herva mostarda (*A. thaliana*)	100 milhões	25.000
Verme (*C. elegans*)	97 milhões	19.000
Mosca da fruta (*D. melanogaster*)	137 milhões	13.000
Levedura (*S. cerevisiae*)	12,1 milhões	6.000
Bactéria (*E. coli*)	4,6 milhões	3.200
Vírus da imunodeficiência humana (HIV)	9.700	9

Figura 5.17 ■ Número estimado de genes em várias espécies em comparação com o tamanho do genoma.

Além disso, a comparação dos genomas de vários vertebrados permitiu uma observação surpreendente. Milhares de seqüências de DNA que interrompem ou separam os genes foram preservadas praticamente intactas durante milhões de anos da evolução. Algumas vezes, essas seqüências são mais conservadas que aquelas que codificam proteínas. Isso sugere que elas desempenham um papel essencial e indispensável a nossa biologia. De fato, atualmente está claro que, embebido no material classificado como irrelevante para a produção de proteínas, existe uma quantidade significativa de DNA que codifica vários tipos de RNAs com funções jamais imagináveis pelos biologistas. Essa coleção de seqüências, sem dúvida alguma, é funcionalmente ativa, apesar de não produzir proteínas. Antes sim, são "genes" que produzem somente RNA com a função de regular a expressão de outros genes. Os cientistas estão descobrindo que pequenas moléculas de RNA ativo são capazes de catalisar reações, sinalizar a cromatina, alterar o padrão de *splicing* e silenciar genes (ver interferência por RNA no Capítulo 4) de forma tão competente quanto qualquer proteína. Na verdade, RNA apresenta uma vantagem em relação à proteína: em vez de se ligar ao substrato como em um sistema de "chave-fechadura", ele identifica a molécula-alvo (DNA ou RNA) pela complementação das seqüências. Formas ativas de RNA também estão envolvidas em um outro nível de controle gênico, conhecido como **epigenético**, pois reside nos cromossomos mas encontra-se fora da seqüência de DNA. Modificações químicas das histonas ou do DNA, que alteram a estrutura da cromatina sem mudar a seqüências de nucleotídeos, têm profundas conseqüências na expressão gênica. Se a cromatina está condensada, os fatores de transcrição não têm acesso ao DNA, e os genes permanecem inativos. Inversamente, quando a cromatina se encontra relaxada, os genes podem ser ativados na medida da necessidade. O controle epigenético é fundamental para o desenvolvimento normal do embrião. Embora não tenha sido decifrado completamente como essas marcas epigenéticas atuam na cromatina e interagem com outros componentes do genoma, sabe-se que a perturbação desse sistema pode causar inúmeras doenças, inclusive câncer.

A regulação da expressão gênica exercida pelo RNA tem-se mostrado tão importante que os cientistas acreditam que foi a aquisição desse sistema que permitiu o aumento da complexidade biológica observada nos organismos multicelulares. Aparentemente, o surgimento desse sistema coincide com a explosão de formas de vida complexas na Terra durante o período Cambriano, mais de 500 milhões de anos atrás. Assim, o material genético que foi uma vez classificado como *junk* parece ser a base da complexidade observada nos seres humanos e responsável pela divergência das espécies superiores.

A descoberta da função extensiva do RNA na regulação gênica tem implicações também no desenvolvimento de plantas e animais, bem como na detecção de genes responsáveis por doenças humanas, diagnóstico genético e desenvolvimento de novas drogas e formas de tratamento. Algumas doenças, cujos genes responsáveis os cientistas procuraram por décadas, agora estão sendo explicadas por falhas no sistema regulador desempenhado pelo RNA.

Como citado por John S. Mattick diretor do Instituto de Biociência Molecular da Universidade de Queesland, Austrália, "a incapacidade de se reconhecer que seqüências não-codificadoras transmitem informação paralela na forma de moléculas de RNA será considerada um dos maiores erros na história da biologia molecular". Em parte isso se deve ao fato de que "genes" que codificam somente para RNA variam tanto que escaparam dos programas de computadores. Além disso, não apresentam a mesma estrutura de bases dos genes que codificam proteínas, os quais exibem códons de iniciação e de final e outras seqüências que podem ser rastreadas.

Até o momento só foi desvendada a ponta do *iceberg*. Anos, ou talvez décadas, de pesquisa serão necessários para se compreender todos os meandros desse sistema. Entretanto, sua evidência já abalou o dogma central da biologia (Capítulo 1). A informação genética flui de forma mais complicada que o modelo linear proposto pelo dogma. A definição exata de gene, que sempre foi difícil, agora está mais confusa do que nunca. O que é um gene? O que ele codifica? Quantos genes estão realmente presentes no genoma humano? Precisaremos ainda de alguns anos para responder tais questões com precisão.

Cromossomo Y

Os dois cromossomo sexuais humanos, X e Y, originaram-se a partir de um par de autossomos comum há cerca de 300 milhões de anos, durante a evolução da determinação sexual. O Y, que determina as características sexuais masculinas, foi perdendo, ao longo desse período, seu suprimento de mais de 1.000 genes, devido à falta progressiva de pareamento entre os cromossomos sexuais. Atualmente, só pequenas porções nas duas pontas do cromossomo Y ainda participam em eventos de recombinação genética, pois são idênticas às regiões correspondentes do cromossomo X (Figura 5.18B). Entretanto, 95% do

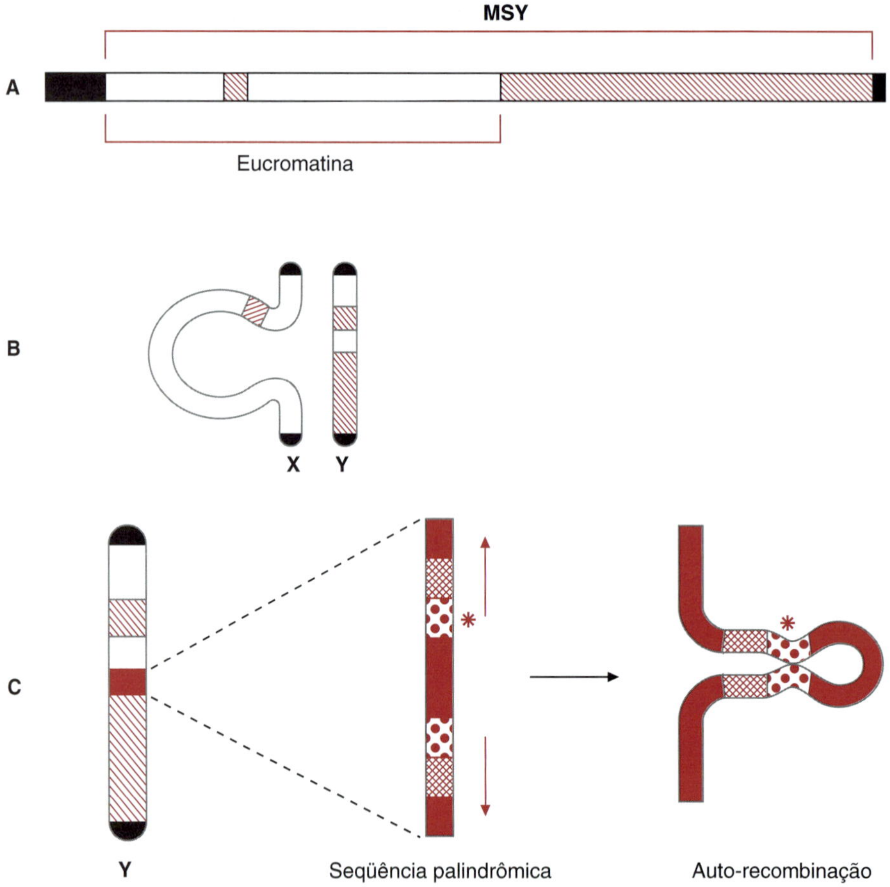

Figura 5.18 ■ Estrutura do cromossomo Y. (**A**) Representação esquemática de todo cromossomo Y, salientando as regiões de homologia com o cromossomo X (preto) e a heterocormatina do centrômero e braço longo (hachuradas). (**B**) Somente as pontas do cromossomo Y exibem pareamento e recombinam com o cromossomo X. (**C**) Quando acontece uma mutação (*), a seqüência palindrômica é capaz de se auto-recombinar, pois um lado tem 99% de homologia com o outro lado.

comprimento total do Y é composto por seqüências específicas para o sexo masculino (*male specific region of the Y chromossome,* ***MSY***) (Figura 5.18A). Dada a eliminação de genes que ocorreu durante a evolução, alguns cientistas chegaram a predizer que o cromossomo Y continuaria diminuindo de tamanho, devendo desaparecer nos próximos 5 milhões de anos. Aliás, cromossomo Y sempre foi menosprezado pela maioria dos geneticistas. Inclusive o PGH considerou seu seqüenciamento de importância secundária, deixando grande parte do Y para atacar mais tarde, ou talvez nunca. Mesmo porque, devido à imensa quantidade de seqüências repetidas presentes nesse cromossomo, sabia-se de antemão que seu seqüenciamento não seria uma tarefa fácil de ser atingida.

Mesmo assim, em junho de 2003 o geneticista David Page e colaboradores do Instituto Whitehead em Cambridge, Massachusetts, e da Universidade de Washington, St. Louis, resolveram enfrentar esse desafio. O grupo publicou a seqüência completa da região MSY e valeu a pena o tremendo esforço para decifrar um cromossomo tão particular. Primeiro, os pesquisadores encontraram nessa região 78 genes, um número muito maior que o esperado. Segundo, a MSY é composta por um mosaico de heterocromatina, seqüências altamente condensadas que não transcrevem, bem como por três classes de eucromatina ativa. A classe X-transpostas, representando cerca de 10-15% das seqüências, foi transportada do cromossomo X, com o qual apresenta 99% de similaridade. Outros 20% constituem a classe de seqüências X-degeneradas, relacionadas com o cromossomo X, mas de modo mais distante, refletindo a origem ancestral comum. O restante compõe a região amplicônica, com quantidade massiva de seqüências palindrômicas, que apresentam mais de 99% de identidade entre os dois braços de cada lado. Na região amplicônica os únicos genes presentes são os genes específicos do testículos. A maior das seqüências palindrômicas chega a estender-se por 3Mb. Os pesquisadores sugerem que esse arranjo foi uma forma elegante encontrada pelo cromossomo Y para preservar genes importantes, pois a recombinação genética, que usualmente acontece entre cromossomos homólogos, no cromossomo Y seria interna (Figura 5.18C). Essa observação refuta a hipótese de que o cromossomo Y esteja se degenerando. Aparentemente, os homens podem relaxar. O cromossomo Y não está em extinção, nem agora, nem daqui a 5 milhões de anos!

O cromossomo Y quebrou todas as regras de hereditariedade estabelecidas e demonstrou que mesmo os recantos mais escondidos e desprezados do genoma humano têm uma surpresa para contar.

Era pós-seqüenciamento do genoma humano

O PGH gerou mais perguntas que respostas. Ficou demonstrado que se pretendemos um dia entender completamente como funciona o genoma, a obtenção da seqüência de DNA é só o primeiro passo. Como exemplificado acima, existem na célula vários níveis de expressão e controle das características genéticas que vão muito além dos genes que codificam proteínas. Embora as ferramentas da engenharia genética sejam muito úteis, não é estudando os genes convencionais isoladamente que vamos decifrar toda essa rede de interações. Tal estratégia acaba criando uma visão simplificada de um problema complexo. Com o desenvolvimento de tecnologias de alto desempenho (em particular *microarrays* de DNA), que permitem a investigação completa e simultânea dos genomas, tornou-se viável estabelecer a relação funcional entre todos os genes presentes no genoma. Passamos da fase de estudo de genes individuais para a análise do genoma total. Ou seja, entramos na era da **genômica**.

Por analogia, surgiram uma série de outros termos com os sufixos "oma" e "ômica" para designar o conjunto global e a inter-relação dos elementos genéticos, respectivamente. A figura 5.19 mostra alguns exemplos de vocabulários criados na era pós-genoma. Nesta lista o primeiro termo refere-se ao elemento biológico, o segundo (sufixo "oma"), ao conjunto total desses elementos no compartimento fisiológico (podendo ser a célula sob determinadas condições, tecido ou indivíduo), enquanto o terceiro (sufixo "ômica") diz respeito ao campo de estudo dedicado à inter-relação física e funcional desses elementos. Assim, genoma é o conjunto completo de genes em uma célula ou indivíduo e genômica representa o estudo da interação funcional de todos os genes presen-

Elemento biológico	Conjunto dos elementos	Inter-relação física e funcional
Gene	Genoma	Genômica
Transcrito (mRNA)	Transcriptoma	Transcriptômica
Proteína	Proteoma	Proteômica
Metabólito	Metaboloma	Metabolômica
Interação de moléculas	Interactoma	Interactômica (biologia de sistemas)

Figura 5.19 ■ Vocabulários criados na era pós-genoma.

tes no genoma. Da mesma forma, o conjunto de todas as proteínas existentes em um tipo particular de célula é referido como proteoma, enquanto proteômica seria o estudo da inter-relação funcional entre essas proteínas.

À medida que se escala dos genes para transcritos, proteína etc., aumenta tremendamente o nível de complexidade. Enquanto o genoma é uma entidade estável e fixa para um dado organismo, transcriptoma (conjunto de mRNA) e proteoma variam com o tipo celular, as condições ambientais, os estímulos internos e externos ou o ciclo de vida. Uma vez que transcriptoma e proteoma refletem os genes que estão se expressando naquele momento, um organismo apresentará um conjunto de moléculas de mRNA e de proteínas completamente diferente em cada tecido ou de um momento para o seguinte. Apesar dessa complexidade, transcriptoma e proteoma nunca refletem o sistema *in vivo* completo. Isso porque não existe situação na qual todos os genes do genoma estão simultaneamente se expressando. Em um dado momento, a célula está transcrevendo um conjunto de genes com funções básicas, cuja atividade é requerida constantemente (*housekeeping genes*), e outros genes, mas não todos, conforme os estímulos recebidos. Assim, costuma-se falar no "transcriptoma do cérebro", "proteoma do câncer mamário" etc. Além disso, é importante lembrar que o nível de um mRNA específico não é diretamente proporcional ao nível de proteína produzida por aquele gene. Essa discrepância é devido principalmente ao fenômeno de *splicing* alternativo (que produz várias proteínas a partir de um único gene) e as modificações químicas que ocorrem na proteína após a tradução. Em casos extremos, como o gene *Dscam* da *Drosophila*, *splicing* alternativo pode gerar por volta de 40.000 transcritos a partir de um gene (Schmucker e colaboradores, 2000).

Algumas das áreas de estudo propostas na figura 5.19 encontram-se atualmente bem estabelecidas. Outras, entretanto, ainda são motivo de críticas entre muitos pesquisadores, por considerá-las irrealísticas. A área de estudo sugerida que apresenta o maior nível de complexidade, sem dúvida, é a biologia de sistemas. Estudando as interações entre os diferentes elementos biológicos, como genes, transcritos, moléculas que sinalizam o DNA, interação das proteínas e passos metabólicos gerados dentro da célula, espera-se um dia compreender como essas partes se integram para gerar um organismo vivo complexo. Parece muito pretensioso, mas o objetivo final seria descrever completamente o processo molecular que orquestra a vida. Mesmo que alguns desses objetivos nunca sejam alcançados em sua plenitude, todos concordam que o genoma só poderá ser entendido, modificado e controlado em toda sua extensão quando a rede completa de interações for compreendida.

Reconhecendo o grande desafio que teremos pela frente, uma série de outros projetos foi lançada.

Genômica comparativa

O sucesso do PGH demonstrou que é viável o desenvolvimento de projetos de seqüenciamento em larga escala, produzindo dados de alta qualidade a um custo razoável. Atualmente, centenas de espécies já tiveram seus genomas seqüenciados e esse número continua a crescer. As espécies selecionadas para seqüenciamento em geral apresentam importância econômica ou interesse como modelo animal para o estudo da biologia humana. Alguns exemplos são mencionados na figura 5.20.

O Brasil teve uma importante participação no estudo do genoma humano, bem como de outras espécies. A rede ONSA (*Organization for Nucleotide Sequencing and Analysis*) foi lançada pela FAPESP (Fundação de Amparo à Pesquisa do Estado de São Paulo), em 1997, com o principal objetivo de capacitar laboratórios nacionais e criar independência tecnológica. Sob a coordenação de Andrew Simpson, 35 laboratórios brasileiros reuniram-se para seqüenciar o genoma da bactéria *Xylella fastidiosa*, que causa a doença "amarelinho" em citrus. O projeto foi concluído em fevereiro de 2000 e os resultados publicados na revista *Nature*, a qual dedicou três comentários elogiosos ao trabalho. O genoma da bactéria *X. fastidiosa* contém 2,7 milhões de pb, tendo sido o primeiro fitopatógeno seqüenciado. Cientistas brasileiros também fizeram contribuição significativa para o Projeto Genoma do Câncer e de outros organismos, como por exemplo a abelha (*Apis millifera*).

Comparando-se o genoma humano com os genomas de outros organismos, podem-se identificar regiões similares, bem como segmentos que diferem entre as espécies. Esse tipo de análise permite inferir a função de genes, como citado acima, e identificar os sinais de controle da expressão gênica, a fim de se desenvolver novas estratégias de combate às doenças humanas. Certamente irá contribuir também na compreensão das características moleculares que fazem de nós seres humanos (http://www.genome.gov/11509542). Por exemplo, ficou demonstrado que as diferenças encontradas entre o genoma do chimpanzé e o do homem concentram-se principalmente nas seqüências que regulam a expressão dos genes, em vez das seqüências que codificam proteínas. Os cientistas estão procurando agora definir que mudanças ocorridas em nossos ancestrais causaram o aumento do cérebro, a habilidade de andar ereto em dois pés e desenvolveram a comunicação complexa da fala.

Vertebrados

Mamíferos

Bos taurus (vaca)
Canis familiaris (cachorro)
Felis catus (gato)
Homo sapiens (homem)
Mus musculus (camundongo)
Ovis aries (ovelha)
Pan troglodytes (chimpanzé)
Rattus norvegicus (rato)
Sus scrofa (porco)

Outros vertebrados

Danio rerio (peixe-zebra)
Gallus gallus (galinha)

Invertebrados

Anopheles gambiae (mosquito)
Apis mellifera (abelha do mel)
Drosophila melanogaster (mosca da fruta)
Caenorhabditis elegans (verme)
Strongylocentrotus purpuratus (ouriço-do-mar)

Plantas

Arabidopsis thaliana (mostarda)
Avena sativa (aveia)
Glycine max (soja)
Hordeum vulgare (cevada)
Lycopersicon esculentum (tomate)
Manihot esculenta (mandioca)
Oryza sativa (arroz)
Triticum aestivum (trigo)
Zea mays (milho)

Fungos (14)

Protozoários (3)

Bactérias (569 em progresso; 311 completo; 880 total)

Vírus (36)

Organelas: mitocôndria e cloroplasto

Figura 5.20 ■ Alguns dos organismos que tiveram o genoma seqüenciado. Dados extraídos do site http://www.ncbi.nlm.nih.gov/mapview/em 28/02/2006. Os números entre parênteses referem-se ao número de espécies seqüenciadas naquele grupo de organismos.

A comparação entre seqüências do genoma de diferentes espécies auxilia não somente a compreensão do nosso programa molecular, mas também dos outros organismos. Dessa forma, além dos benefícios para o futuro da medicina, a genômica comparativa apresenta uma variedade de aplicações na agricultura, biotecnologia e zoologia.

Obviamente, a comparação entre genomas também gera dados importantes sobre a evolução das espécies, identificando regiões conservadas e preservadas por milhões de anos em vários organismos, bem como aqueles genes que codificam características específicas para cada espécie. Assim, as relações evolutivas entre as diferentes espécies podem ser estabelecidas pelo estudo comparativo dos genomas, associado aos dados morfológicos e paleontológicos. Reconhecendo que agora temos em mãos as ferramentas tecnológicas e computacionais necessárias, em 2002 a Fundação Nacional da Ciência nos Estados Unidos propôs financiar um projeto para fornecer informação sobre a diversidade dos organismos na Terra, sua história evolutiva e características. Tal projeto foi designado como "Árvore da Vida", no qual se pretende estabelecer a relação entre 1,75 milhão de espécies atualmente conhecidas (*The Tree of Life Web Project*, http://tolweb.org/tree/phylogeny.html).

Mapa das variações genéticas humanas

As SNPs distribuídas em um mesmo cromossomo tendem a ser herdadas em conjunto, como um bloco, denominado **haplótipo**. Como exemplificado na figura 5.21, embora uma região cromossômica possa conter muitas SNPs, utilizando somente algumas delas é possível se identificar o padrão da variação genética na região. O Projeto Internacional HapMap (http://www.hapmap.org/), lançado em 2002, resultou de uma colaboração entre cientistas e agências financiadoras do Canadá, China, Estados Unidos, Japão, Nigéria e Reino Unido. Os objetivos principais desse projeto foram catalogar os haplótipos comuns em cada região cromossômica e as SNPs necessárias para se identificar essa região,

1 .....C....A....C....T....G....C....A....T....G....

2 ....G....C....T....C....T....A....G....G....A....

3 ....A....T....C....T....G....A....C....C....G....

4 ....C....T....A....C....G....C....A....G....G....

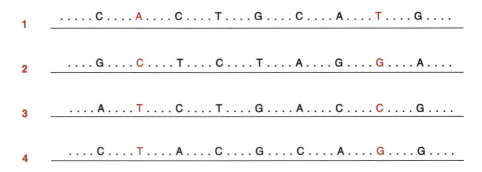

Figura 5.21 ■ Quatro regiões cromossômicas apresentando somente as SNPs. Entre cada variação existe em média 300pb. As letras em vermelho são suficientes para indentificar cada um dos haplótipos. Por exemplo, um cromossomo com as bases A e T naquelas posições terá o haplótipo 1. Da mesma forma, as bases C e G identificam o haplótipo 2; T e C, o haplótipo 3; e T e G, o haplótipo 4.

bem como mapear regiões cromossômicas com fraca associação entre as diversas SNPs. Para tanto, os pesquisadores analisaram amostras de DNA de 296 indivíduos de quatro populações na Nigéria, Tóquio, Beijin e Utah. Os resultados da primeira fase do projeto foram publicados em outubro de 2005 e os dados sugerem que entre 260.000 e 470.000 SNPs são suficientes para capturar todas as variações genéticas comuns nas populações estudadas. Embora essa cifra ainda pareça grande, foi dramaticamente reduzida se comparada com as 10 milhões de variações que se estima presentes no genoma humano. O mapa dos haplótipos tem auxiliado a identificação de genes associados com complexas doenças humanas, como câncer, doenças do coração, diabetes e algumas formas de doenças mentais. Esse mapa também será útil para compreender como as variações genéticas contribuem para as diferenças observadas entre os indivíduos em resposta aos fatores ambientais, inclusive agentes farmacêuticos.

Identificação dos elementos funcionais

Em setembro de 2003 foi lançado um programa chamado ENCODE (*Encyclopedia of DNA Elements*), a fim de identificar todos os elementos funcionais do genoma humano, incluindo genes, promotores, *enhancers*, sítios de ligação dos fatores de transcrição, sítios de metilação, sítios hipersensíveis a DNase, modificações da cromatina, seqüências conservadas e transcritos de RNA. O projeto está sendo conduzido em três fases: fase piloto, em que os métodos existentes, tais como ChIP-on-Chip e *microarrays* de DNA, estão sendo analisados e comparados em um região definida de 30Mb do genoma humano; fase de desenvolvimento de tecnologia, na qual espera-se desenvolver novas tecnologias de alto desempenho para a identificação dos elementos funcionais; e fase de produção, onde as estratégias identificadas como mais eficientes para detectar os diversos elementos funcionais no DNA humano serão aplicadas na análise do genoma completo (http://www.genome.gov/10005107#4).

Estudo das proteínas

Com o término do seqüenciamento do genoma humano e de muitos outros organismos, as atenções voltaram-se para a caracterização e funcionamento das proteínas. Uma hipótese proposta é que as interações entre as proteínas poderiam explicar as diferenças funcionais e no nível de complexidade entre *C. elegans* e o homem, embora as duas espécies possuam um número de gene dentro da mesma ordem de grandeza.

A Organização do Proteoma Humano (HUPO – *Human Proteoma Organization*, http://www.hupo.org/), criada em fevereiro de 2001, tem como meta final definir, caracterizar e descrever como funciona o proteoma humano inteiro, ou seja, o conjunto completo das proteínas expressas pelas células humanas. Sem dúvida alguma a proposta desse projeto é muito mais complicada do que seqüenciar o genoma humano. Entretanto, tendo em vista que as proteínas são fundamentais para o desenvolvimento de novos métodos diagnósticos e drogas, a estimativa é que a proteômica apresente um mercado dez vezes maior que a genômica. Não existe previsão de quando essa empreitada será finalizada, mesmo porque não existe um final definido quando a proposta é se estudar proteômica. Enquanto o genoma permanece constante, existem milhares de proteomas para um dado organismo. Dessa forma, a HUPO estabeleceu prioridades e decidiu concentrar os esforços em sete áreas, entre elas o projeto proteoma do fígado e do cérebro humano e o proteoma do camundongo, como modelo das doenças humanas.

Outra área que se encontra em franco desenvolvimento é o estudo da estrutura tridimensional das proteínas. Os milhões de tipos de proteínas existentes na natureza podem ser agrupados pela similaridade de suas estruturas em um número relativamente pequeno de classes, ou famílias. O NIH (*National Institutes of Health*) lançou em 2000 o programa *Protein Structure Initiative* (PSI – http://www.nigms.nih.gov/Initiatives/PSI), um projeto de 600 milhões de dólares, a fim de acelerar a genômica estrutural nos próximos 10 anos. A missão do PSI é estabelecer a estrutura tridimensional da maioria das proteínas comuns, com base nas suas seqüências de aminoácidos. A abordagem adotada pelos pesquisadores foi que, descrevendo a estrutura de 10.000 proteínas únicas e cuidadosamente selecionadas, seria obtida uma coleção de proteínas com um ou dois representantes de cada família. Os cinco primeiros anos foram dedicados a três objetivos principais: demonstrar a viabilidade de estratégias de alto desempenho, decifrar a estrutura de um número significativo de proteínas não-redundantes e preparar para a fase subseqüente a de produção. Nos cinco anos de projeto piloto foi possível estabelecer a estrutura de mais de 1.200 proteínas. A determinação de um número tão grande de estruturas só foi possível devido ao aperfeiçoamento de métodos e instrumentos para estudar a estrutura das proteínas.

Atualmente, só uma pequena fração das proteínas do genoma humano tem a função e a estrutura esclarecidas. A verdade é que, apesar de todos os esforços, no momento ainda não se sabe como uma cadeia polipepetídica dobra-se para assumir a estrutura tridimensional. Predizer a estrutura de proteínas com base somente na seqüência de aminoácidos requer programas e computadores poderosos. Por exemplo, para se decifrar a estrutura do conjunto completo das proteínas humanas seria necessário um milhão de anos de uso de um computador pessoal ou 50 anos usando-se um computador comercial potente. Assim, o Instituto de Biologia de Sistemas, a Universidade de Washington, ambos em Seattle, Washington, e a Corporação IBM uniram-se para formar o Grid MP Global, um supercomputador virtual que combina o poder de milhões de computadores *online* através do mundo para solucionar projetos que requerem tempo de computação extremamente grande (http://www.grid.org/about/).

O aumento do número de proteínas com a estrutura esclarecida deve causar um impacto significativo na pesquisa médica e biológica. Em um sistema biológico, é a configuração espacial assumida pela molécula que determina a função da proteína. Proteínas são também as moléculas-alvo para muitas drogas e entender sua estrutura facilita muito o desenvolvimento de novos farmacêuticos. Atualmente a maioria dos medicamentos visa cerca de 500 moléculas-alvo. A genômica e as novas tecnologias devem acelerar o desenvolvimento de outras drogas, tornando esse processo mais eficiente e barato. Além disso, as proteínas passaram a ter um papel ainda mais importante quando foi constatado que uma série de doenças, como a de Alzheimer e Parkinson, é causada por agregação de proteínas deformadas, pois apresentam problemas de dobramento. Portanto, a promessa de se desvendar a proteômica tem uma importância científica imensa que poderia eventualmente levar ao tratamento e à cura de uma gama de doenças humanas.

O próximo desafio será determinar o interactoma humano, ou seja, o conjunto completo das interações entre proteínas nas células humanas. Edward Marcotte, da Universidade do Texas, estima que mais de 200.000 interações proteína-proteína aconteçam no organismo humano, sem contar novas proteínas e novas interações criadas por *splicing* alternativo e modificações após a tradução. Em um dado momento, 20.000 interações estariam ocorrendo em uma certa célula humana. Com essas estimativas, muitos pesquisadores assumiram uma posição pessimista quanto à proposta do interactoma. Eles acreditam que o resultado desse tipo de iniciativa seria sempre incompleto e, portanto, de pequena utilidade. Entretanto, outros argumentam que mesmo um painel parcialmente completo e preciso poderia fornecer aos cientistas uma idéia do que está realmente acontecendo na célula, expor padrões não visualizados de outra forma e gerar hipóteses para serem testadas experimentalmente.

Muita água deve correr em baixo da ponte até que se tenha um quadro completo de como o genoma humano funciona e de todas as interações que acontecem entre os elementos celulares para produzir o que somos. Mesmo que esse objetivo nunca seja alcançado em sua plenitude, pelo menos agora temos a possibilidade de vislumbrar o dia em que todas as peças do quebra-cabeça serão unidas. E, certamente, para se atingir uma meta, o primeiro passo é construir um sonho.

Genoma: do laboratório ao consultório

O seqüenciamento do DNA humano, e de uma grande variedade de outros organismos, representa somente a fundação sobre a qual está sendo construída uma miríade de possibilidades com aplicações práticas e na pesquisa biológica. A genômica comparativa, por exemplo, provocou nos últimos anos um aceleramento brutal na pesquisa dos genes que só codificam RNA. Passamos de uma situação de completo desconhecimento desse sistema de regulação para a identificação de genes regulados por RNA e doenças causadas por falhas nesse mecanismo.

A aplicação do conhecimento adquirido por meio da genômica deve transformar a prática médica nas próximas décadas, melhorando significativamente nossa qualidade de vida. Com o término do projeto HapMap, os cientistas têm em mãos um instrumento poderoso para a identificação de genes e desenvolvimento de novos métodos de diagnóstico, tratamento e prevenção de doenças complexas que afetam grande parte da população. Algumas dessas variações genéticas não somente predispõem os indivíduos a certas doenças, como também contribuem para que vários indivíduos apresentem diferentes respostas à mesma droga ou tratamento. Estima-se que 100.000 pessoas morrem a cada ano devido a respostas adversas a medicamentos, que podem beneficiar outra parcela da população. Além disso, mais de 2 milhões de pessoas exibem sérias reações negativas, enquanto outras não respondem ao tratamento. A **farmacogenética** ou **farmacogenômica** é a área de estudo que correlaciona os polimorfismos do DNA com o tipo de resposta individual, a fim de identificar subgrupos de pacientes e desenvolver tratamentos específicos para cada subgrupo. A previsão é de que na próxima década a medicina será mais personalizada, sendo o tratamento adotado com base no genoma do paciente.

Antecipando essa tendência, o NIH, dirigido por Francis Collins, dedicou mais de 70 milhões de dólares para o desenvolvimento de estratégias inovativas que permitam seqüenciar o genoma humano a um custo de 1.000 dólares ou menos nos próximos 10 anos. Atualmente, com o modelo de seqüenciador 3730 da Applied Biosystems, o qual foi amplamente utilizado no PGH, o seqüenciamento do genoma humano levaria aproximadamente seis anos e custaria de 11 milhões de dólares. Mesmo com a nova geração de seqüenciadores que começaram a aparecer no mercado (ver item *Microarrays*, Capítulo 4), o custo para seqüenciar o genoma humano ainda seria de 900.000 dólares e levaria um mês. Entretanto, essas estimativas referem-se a uma única leitura do genoma e, para se obter dados de alta qualidade, são necessárias por volta de 10 leituras. Portanto, chegar a um custo de 1.000 dólares por genoma humano seqüenciado não é pouca pretensão, mas, mesmo assim, alguns cientistas acreditam que o **Projeto Genoma Pessoal** será uma realidade nos próximos anos. Talvez, com o incentivo do prêmio de 500.000 dólares oferecido pela Fundação de Ciência J. Craig Venter para quem desenvolver essa tecnologia, o genoma humano a 1.000 dólares seja alcançando antes até do tempo previsto. Certamente, a concretização dessa possibilidade terá grande impacto na prática médica. Qualquer oncologista recomendaria o seqüenciamento do genoma antes de decidir qual tratamento adotar para seu paciente. Além disso, a esse custo seria possível se analisar os genomas de, por exemplo, 100 pacientes e comparar com indivíduos controle para se verificar as diferenças genéticas entre pessoas normais e afetadas por uma certa doença. Mais ainda, uma grande amostra, digamos de 500.000 indivíduos, poderia ser analisada a fim de se estabelecer as interações entre o genoma humano e diferentes condições do meio ambiente.

Por outro lado, o barateamento das técnicas de síntese de DNA tem provocado o desenvolvimento da área de pesquisa conhecida como Biologia Sintética. A idéia de se criar vida e desvendar suas origens tem fascinado os biologistas desde 1953, quando Stanley Miller criou compostos orgânicos a partir da água, metano e amônia. Essa nova disciplina advoga que a melhor maneira de se compreender um sistema biológico em toda a sua extensão é construí-lo desde o começo. Quando se entende perfeitamente como cada parte funciona em um sistema, deveríamos ser capazes de reconstruí-lo. Se isso não for possível, significa que nosso conhecimento ainda não está completo. O que os bioengenheiros pretendem no futuro é construir um organismo artificial por meio da junção de segmentos de DNA, incluindo seqüências codificadoras, promotores, sítios de ligação ao ribossomo, fatores de transcrição e qualquer outra seqüência importante. Conhecendo-se profundamente a função de cada parte, poderia-se predizer, por meio de modelos matemáticos, o comportamento do organismo criado. Para outros pesquisadores interessados em biologia sintética, o objetivo final não é entender como o organismo funciona, mas sim construir novos micróbios que possam gerar energia, despoluir o meio ambiente ou executar outras funções previamente estabelecidas (Capítulo 8).

Outra abordagem para se compreender em profundidade o funcionamento do genoma é determinar quais genes compõem o genoma mínimo, ou seja, o menor conjunto de genes necessário para que um organismo sobreviva em um ambiente particular. Por exemplo, um grupo liderado por S. Dusko Ehrlich, do Instituto Nacional de Pesquisa Agronômica da França, determinou em 2003 que a bactéria *Bacillus subtilis* necessita de somente 271 genes para sobreviver em condições experimentais, embora esse organismo apresente um total de 4.100 genes. Esse tipo de projeto fornece a base para se determinar as necessidades mínimas da célula viva. Quando se entende o funcionamento de um organismo mínimo, espera-se que, aumentando gradativamente sua complexidade, seja possível compreender o mecanismo de doenças como o câncer.

Além das promessas futuras, o PGH já teve o mérito de transportar a pesquisa biológica para uma nova dimensão. Por meio da bioinformática, atualmente a biologia está mais próxima do que nunca da computação. Mas a mudança de enfoque na biologia vai muito além. A proposta de se construir novas formas de vida tem aproximado também profissionais das áreas de matemática, física, química e engenharia em torno da pesquisa biológica. E, quando mentes treinadas em diferentes campos pensam juntas sobre um mesmo problema, novos ângulos da questão são descobertos. Um fato que comprova essa tendência é a decisão tomada pelo MIT (Massachusetts Institute of Technology), em meados de 2005. Pela primeira vez em 30 anos esse renomado instituto de pesquisa criou um novo curso de graduação que pretende estar na fronteira da tecnologia. Os alunos do novo curso de Engenharia Biológica deverão entender o funcionamento de moléculas de DNA, proteínas e outros componentes celulares para desenhar e construir propostas nunca imaginadas anteriormente. Por exemplo, engenheiros biológicos tentarão reprogramar as células em um órgão danificado para revertê-las ao estado normal. Entretanto, as aplicações dessa nova disciplina vão muito além da medicina. Entendendo-se como funciona o maquinário da vida, podem-se rearranjar as moléculas biológicas a fim de se desenvolver novos materiais, criar mecanismos eletrônicos ou reprogramar o DNA para produzir organismos inexistentes. É bom que não se confunda engenharia biológica com engenharia genética. Porque a engenharia biológica irá construir sistemas sob medida, poderá usar modelos matemáticos para predizer seu comportamento e funcionamento. Enquanto engenharia genética significa a manipulação do material hereditário, a engenharia biológica vai muito além disso.

Da mesma forma que a molécula de DNA recombinante provocou uma revolução científica nos anos 80 e 90, as seqüências genômicas obtidas de vários organismos estão expondo aos cientistas "mares nunca dantes navegados". E dizer que tudo isso começou com o PGH!!!

RESUMO

1. O Projeto Genoma Humano (PGH) foi uma arrojada iniciativa lançada pelo governo americano em 1990 a fim de seqüenciar os 3,2 bilhões de pares de bases do DNA humano e mapear todos os genes.
2. Em 26 de junho de 2000, a companhia privada Celera Genomics e o projeto público anunciaram o término da versão preliminar do PGH, com cerca de 90% de precisão.
3. A versão final do PGH foi publicada em 2003, ano que coincidiu com a comemoração do 50º aniversário da descrição da estrutura da molécula de DNA.
4. O genoma humano é composto pelo genoma nuclear (o DNA que forma os cromossomos) e o genoma mitocondrial (presente nas organelas citoplasmáticas, as mitocôndrias).
5. Somente cerca de 1,5% do genoma humano é composto por DNA codificador responsável pela informação genética para a síntese de polipeptídeos ou RNA.
6. Mapear um gene é definir sua posição (seu loco) no genoma.
7. Basicamente existem dois tipos de mapa: o genético, que refere a posição de um gene em relação a outro ou a um marcador conhecido, e o físico, que dá a posição de um gene em unidades de distância, por exemplo, pares de bases.
8. Mapas genéticos ou físicos podem ser construídos em diferentes níveis de resolução, sendo que a localização de um gene pode variar de um cromossomo ou região cromossômica a uma definição precisa dentro de poucos quilobases, permitindo seu isolamento e clonagem.
9. Na seqüência de DNA humano, os genes foram identificados pela análise da seqüência, similaridade com o genoma de outras espécies e comparação com cDNA ou seqüências EST (*expressed sequence tags*).
10. Um dos resultados mais surpreendentes do PGH foi o baixo número de genes encontrado, podendo ser explicado pelo fenômeno de *splicing* al-

ternativo e um grande número de genes cujo produto final é uma molécula de RNA em vez de proteína.

11. O seqüenciamento do cromossomo Y mostrou uma organização particular de seqüências palindrômicas, criadas para proteger genes importantes, uma vez que esse cromossomo não apresenta recombinação genética em grande parte de seu comprimento.
12. Obtida a seqüência genômica humana, o passo seguinte é entender a interação entre os genes, transcritos, proteínas e elementos de regulação para entender como se forma o indivíduo que somos.
13. Vários projetos estão em andamento para que um dia possa se compreender o funcionamento do genoma humano em toda sua complexidade.
14. Farmacogenômica é a área de estudo que relaciona as variações no DNA com diferenças observadas na resposta individual ao tratamento com drogas.
15. Projeto Genoma Pessoal (PGP) propõe que técnicas inovadoras sejam desenvolvidas a fim de reduzir o custo do seqüenciamento do genoma humano a 1.000 dólares, o que tornaria a medicina mais personalizada.

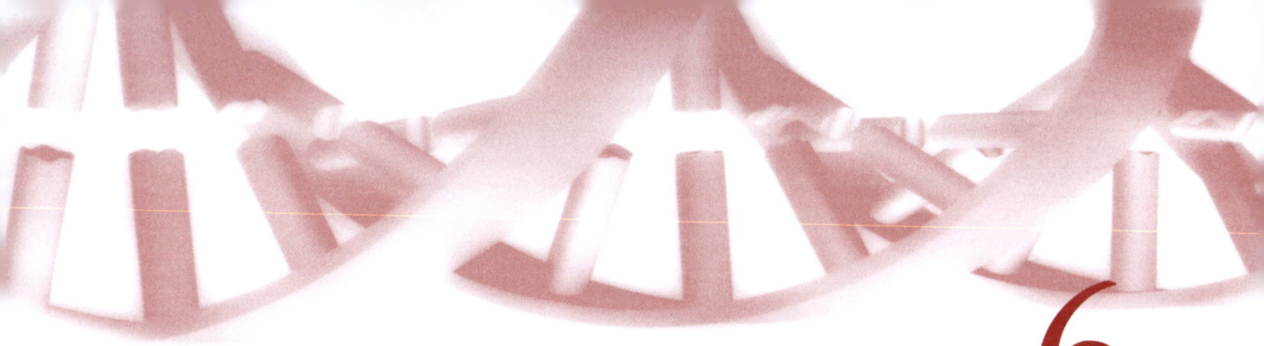

6

DNA no diagnóstico das doenças genéticas

À medida que as doenças infecciosas e aquelas decorrentes da desnutrição foram mais bem entendidas e controladas, a genética passou a assumir um papel de destaque na clínica médica. Entretanto, a importância da genética, na prática da medicina, nunca foi tão evidente como agora. Os reflexos da evolução dos conhecimentos genéticos têm sido profundamente sentidos em todas as especialidades médicas. De fato, nenhum profissional da saúde, que pretenda exercer suas funções de forma consciente e responsável, pode estar à parte da revolução genética ocorrida nas últimas décadas. A barreira que divide a ciência básica da aplicada, a qual sempre foi tênue, está agora a ponto de desaparecer. Cada vez mais os clínicos necessitarão acompanhar as novas aquisições científicas, adquirindo conhecimentos de genética tão profundos quanto possível.

As doenças genéticas, quando consideradas individualmente, costumam ser raras, mas são tantos os distúrbios com um componente genético importante que, se considerados na sua totalidade, afetam um número significativo de indivíduos. Quando se manifestam, as doenças genéticas podem ser muito graves e, geralmente, não dispõem de cura ou de tratamento efetivo, representando um desgaste grande, em todos os sentidos, para a família e a sociedade. Devido ao fato de que a informação genética é herdada, a identificação de uma mutação associada a uma doença tem implicações não só para a pessoa testada, mas também afeta outros membros da família. Por essas razões, o diagnóstico preciso é extremamente importante. A prevenção, fornecida pelo aconselhamento genético, ainda é a maneira mais eficiente de se lidar com esse grupo de doenças. Felizmente, progressos alcançados no mapeamento dos genes humanos e a aquisição de novas tecnologias têm permitido desenvolver métodos para se estudar os genes responsáveis por várias doenças genéticas importantes.

A compreensão completa de uma anomalia genética depende, em última análise, da capacidade de se isolar o gene responsável para aquela condição particular. A partir da seqüência gênica, podemos inferir o produto do gene e seu papel na fisiologia normal, bem como determinar as mutações e entender como elas alteram a função do gene. Com o gene clonado, é possível se testar experimentalmente sua ação e interação com outros genes, bem como delinear testes diagnósticos para mutações específicas. Além disso, à medida que se acumula informação sobre uma doença genética, novas estratégias de tratamento podem ser estabelecidas.

Durante os anos 90, o isolamento de genes sem o conhecimento prévio do produto gênico era um processo extremamente árduo (clonagem posicional, Capítulo 5). Mesmo assim, genes causadores de muitas doenças importantes foram isolados, incluindo os da fibrose cística, doença de Huntington, distrofia muscular de Duchenne, entre muitos outros. Atualmente, com a disponibilidade da seqüência completa do DNA humano, de clones em BAC cobrindo toda a extensão do genoma humano e de marcadores genéticos espalhados igualmente em todos os cromossomos, o processo para se descobrir genes novos ficou mais simples. Até 24 de março de 2006 o HGMD (*Human Gene Mutation Database*, http://www.hgmd.cf.ac.uk/) registrava 51.385 mutações descritas em 2.006 genes humanos, entretanto esses números aumentam a cada dia.

Origem das doenças genéticas

Praticamente qualquer doença resulta da ação combinada dos genes com fatores do meio ambiente. Entretanto, a importância do papel desempenhado pelos genes no aparecimento de cada condição mórbida pode variar muito. As doenças genéticas incluem:

Monogênicas – são causadas pela alteração de um único par de genes. A mutação pode estar presente em apenas um alelo (acompanhado de um alelo normal no cromossomo homólogo e, nesse caso, o indivíduo afetado é heterozigoto) ou em ambos os alelos (nesse caso, o indivíduo afetado é homozigoto). Nas duas situações, a causa da doença é a mutação em um gene específico e tanto o meio ambiente como o restante do genoma têm geralmente uma influência menor na expressão dos sintomas. Essas doenças apresentam um padrão claro de transmissão de uma geração à seguinte (herança mendeliana), que discutiremos logo adiante. A maioria delas é recessiva, isto é, a doença manifesta-se quando a criança recebe um alelo mutante de cada um dos pais, e essas ocorrem em uma freqüência que, em geral, varia de 1 para cada 15.000 ou 100.000 nascimentos. Atualmente existem quase 6.000 fenótipos monogênicos descritos, dos quais cerca de 4.000 são doenças genéticas. Os defeitos monogênicos podem alterar genes nucleares ou mitocondriais, provocando, igualmente, o aparecimento de doenças genéticas. Alguns exemplos mais conhecidos de doenças monogênicas são: hemofilia, anemia falciforme, talassemias, doença de Huntington e distrofias musculares.

Multifatoriais – provêm de fatores ambientais (estresse, cigarro, dieta etc.) e da interação de vários genes. Nesse caso, as doenças não resultam de um particular erro na informação genética, mas sim de pequenas variações, que somadas predispõem a um defeito grave. Embora as doenças multifatoriais tendam a recorrer em certas famílias, esses distúrbios não apresentam padrões de transmissão típicos como as doenças monogênicas. As doenças multifatoriais ocorrem com uma freqüência muito maior que as monogênicas e incluem, por exemplo, doenças coronárias, esquizofrenia, asma, diabetes, enfisema, epilepsia, lábio fendido e outras malformações congênitas.

Cromossômicas – são decorrentes da deficiência ou do excesso de cromossomos inteiros ou de segmentos cromossômicos que se originam devido a erros na divisão celular. Dessa forma, as alterações cromossômicas envolvem muitos genes e, geralmente, manifestam-se como uma síndrome que afeta vários órgãos e sistemas do indivíduo. A primeira doença cromossômica descrita foi a síndrome de Down ou mongolismo, em 1959, a qual é decorrente da presença de uma cópia extra do cromossomo 21 (trissomia do 21). Nessa categoria de doença genética, o fenótipo alterado é conseqüência de um desequilíbrio do material genético, embora nenhum gene seja, obrigatoriamente, anormal. As aberrações cromossômicas afetam 0,7% dos recém-nascidos vivos e são responsáveis por 50% dos abortos espontâneos no primeiro trimestre de gestação.

Células somáticas – algumas pessoas que são geneticamente "normais" ao nascimento podem desenvolver certas doenças decorrentes de mutações genéticas nas células somáticas. Fatores do ambiente como vírus, radiação e agentes químicos podem provocar danos no material genético, causando, por exemplo, o desenvolvimento de muitas formas de câncer e o envelhecimento celular.

Padrões de herança das doenças monogênicas

As doenças monogênicas são também chamadas de **mendelianas**, pois seguem as leis de Mendel (Capítulo 1) na transmissão de uma geração a outra e, em média, ocorrem em proporções fixas na prole de certos tipos de casamentos. Existem quatro padrões básicos pelos quais as doenças monogênicas podem ser herdadas e esses padrões dependem de dois fatores: 1. se o gene está localizado no cromossomo X ou em qualquer outro cromossomo, a herança será **ligada ao X** ou **autossômica**, respectivamente; 2. se a doença se manifesta como um fenótipo **dominante** (expressa-se no heterozigoto, indivíduo com um alelo mutante) ou **recessivo** (somente se expressa no homozigoto, indivíduo com ambos os alelos mutantes).

Mutações que causam perda da função de um gene geralmente se manifestam como doenças recessivas, uma vez que o alelo normal, presente no heterozigoto, é capaz de compensar a falta do produto gênico do alelo mutante, particularmente quando o produto do gene é uma enzima. Na verdade, para muitos genes a quantidade precisa do produto gênico não é crucial. A presença de somente metade do nível do produto é geralmente suficiente para o desenvolvimento do fenótipo normal. Por outro lado, quando a mutação resulta em um produto com nova função, na maioria das vezes a doença se manifesta como um fenótipo dominante, pois o alelo normal é incapaz de inibir a presença do novo produto gênico prejudicial. Isso é observado principalmente quando o gene é responsável pela síntese de uma proteína estrutural, como é o caso da osteogênese imperfeita.

A observação de como uma doença se transmite nas famílias indica o padrão de herança que a doença monogênica obedece. Dessa forma, é fundamental o levantamento cuidadoso da história familial do paciente com dados detalhados sobre seus pais, avós, irmãos, tios e primos. Essas informações são, normalmente, resumidas em um **heredograma** adotando-se símbolos convencionais (Figura 6.1).

Autossômica dominante – nesse tipo de herança, os afetados pela doença são quase que exclusivamente heterozigotos (**A**a), pois o aparecimento de um indivíduo homozigoto requer o casamento entre duas pessoas afetadas por uma doença que é, na maioria das vezes, extremamente rara na população. A figura 6.2 mostra o casamento e o heredograma típicos da herança autossômica dominante, cujas características são:

- transmissão vertical, isto é, pacientes afetados têm um dos pais afetado, e a doença é transmitida sem saltar gerações;
- uma pessoa afetada, casada com um indivíduo normal, tem probabilidade de 50% de gerar uma criança afetada;
- indivíduos de ambos os sexos podem ser afetados;
- homens e mulheres têm a mesma probabilidade de transmitir a doença.

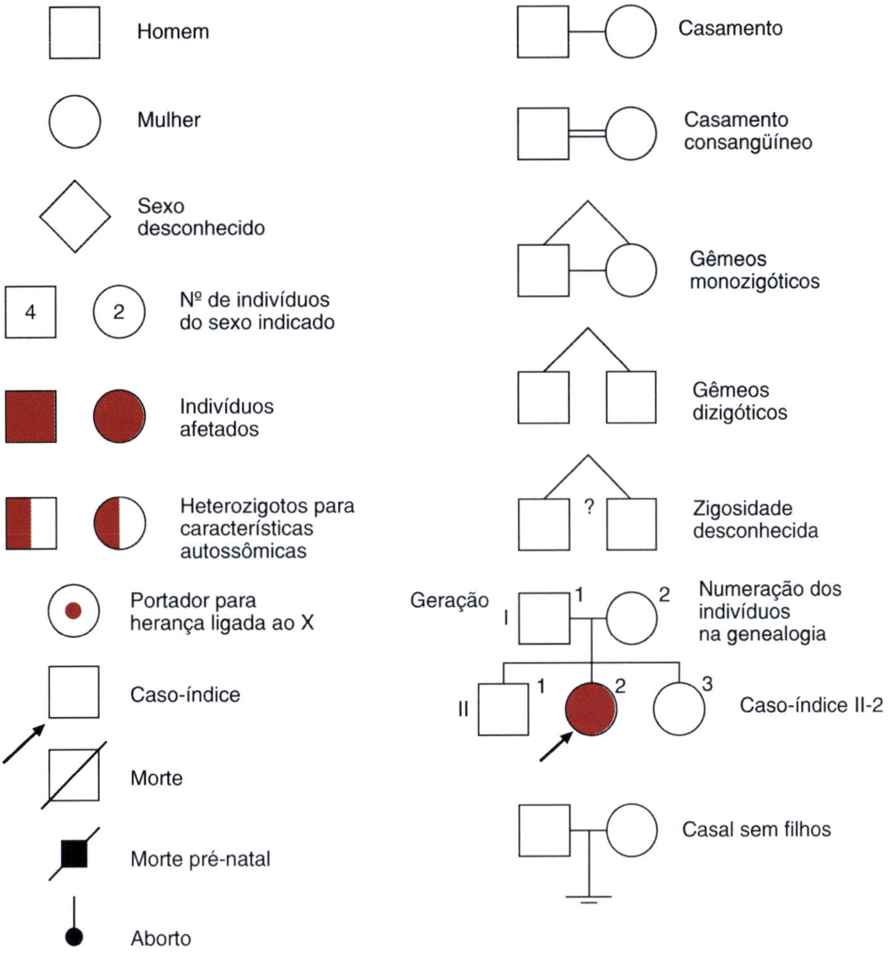

Figura 6.1 ■ Símbolos utilizados na construção de um heredograma.

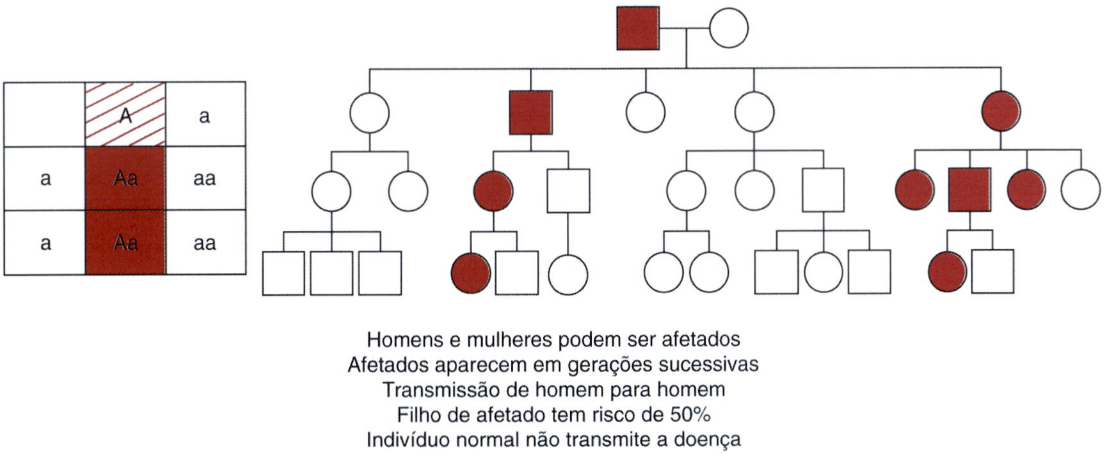

A
a
a
Aa
aa
a
Aa
aa
Homens e mulheres podem ser afetados
Afetados aparecem em gerações sucessivas
Transmissão de homem para homem
Filho de afetado tem risco de 50%
Indivíduo normal não transmite a doença

Figura 6.2 ■ Herança autossômica dominante.

Autossômica recessiva – os afetados são sempre homozigotos (**aa**) e, portanto, gerados a partir do casamento entre dois heterozigotos normais (A**a**). Dado que os genes recessivos costumam ser muito raros na população, freqüentemente o encontro de dois heterozigotos acontece quando os indivíduos pertencem a uma mesma família, isto é, quando o casamento for entre primos, tios e sobrinhas etc. Esse tipo de casamento, chamado de **consangüíneo**, favorece, portanto, o nascimento de crianças afetadas por doenças autossômicas recessivas. Na figura 6.3 são apresentados o heredograma e o casamento mais freqüente que gera crianças afetadas por uma doença de herança autossômica recessiva. As características desse padrão de herança são:

- padrão de transmissão horizontal, quer dizer, caso a doença apareça em mais de um membro na família, é encontrada tipicamente entre irmãos e não nos pais, filhos ou outros parentes;
- o risco de um irmão ou irmã de um afetado manifestar a doença é de $^1/_4$ ou 25%.
- pais de indivíduos afetados freqüentemente são consangüíneos;
- indivíduos de ambos os sexos podem ser igualmente afetados.

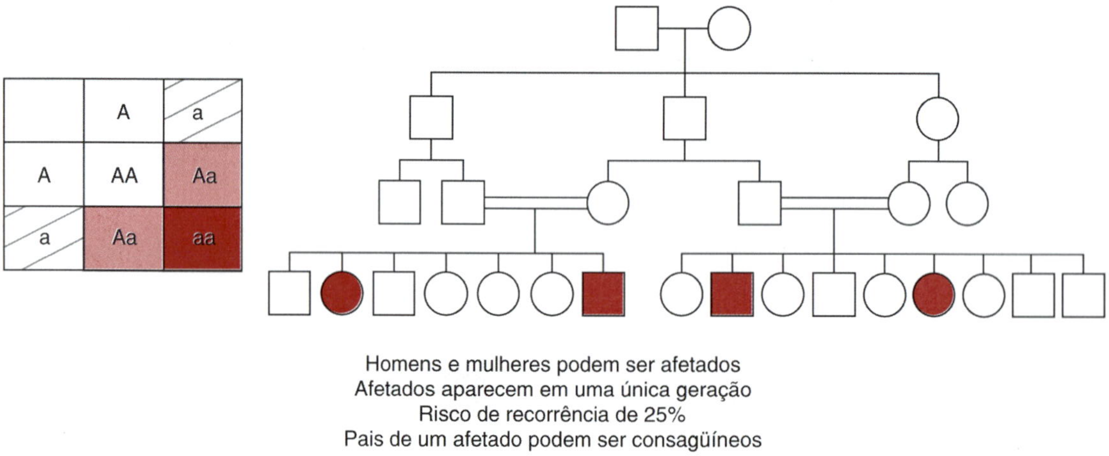

Figura 6.3 ■ Herança autossômica recessiva.

Recessiva ligada ao X – se um gene responsável por um fenótipo recessivo está presente no cromossomo X, sua manifestação será observada nas mulheres somente quando esse gene estiver em dose dupla (mulheres homozigotas, X^aX^a). Entretanto, nos homens, como apresentam só um cromossomo X, a doença se manifestará mesmo em dose simples ou **hemizigose** (X^aY). Além disso, toda vez que nasce uma criança do sexo masculino, o pai transmitiu o cromossomo Y e não o cromossomo X no espermatozóide, portanto, não pode transmitir um gene ligado ao cromossomo X. Dessa forma, não existe na herança ligada ao X a transmissão de uma característica diretamente do pai para os filhos do sexo masculino. As condições recessivas governadas por locos no cromossomo X apresentam um padrão tão característico que mais de 200 delas foram mapeadas nesse cromossomo somente pela observação de como são transmitidas nas famílias. A figura 6.4 mostra um heredograma típico de herança recessiva ligada ao X, no qual podemos observar as seguintes características:

- a doença afeta, em geral, exclusivamente os homens;
- homens afetados têm pais normais, mas podem ter tios maternos afetados;
- a doença é transmitida por uma mulher heterozigota normal (**portadora**) para metade de seus filhos do sexo masculino, que serão afetados, e metade de suas filhas, que serão portadoras normais;
- o gene responsável não é transmitido de pai para filho;
- todas as filhas de um homem afetado são portadoras.

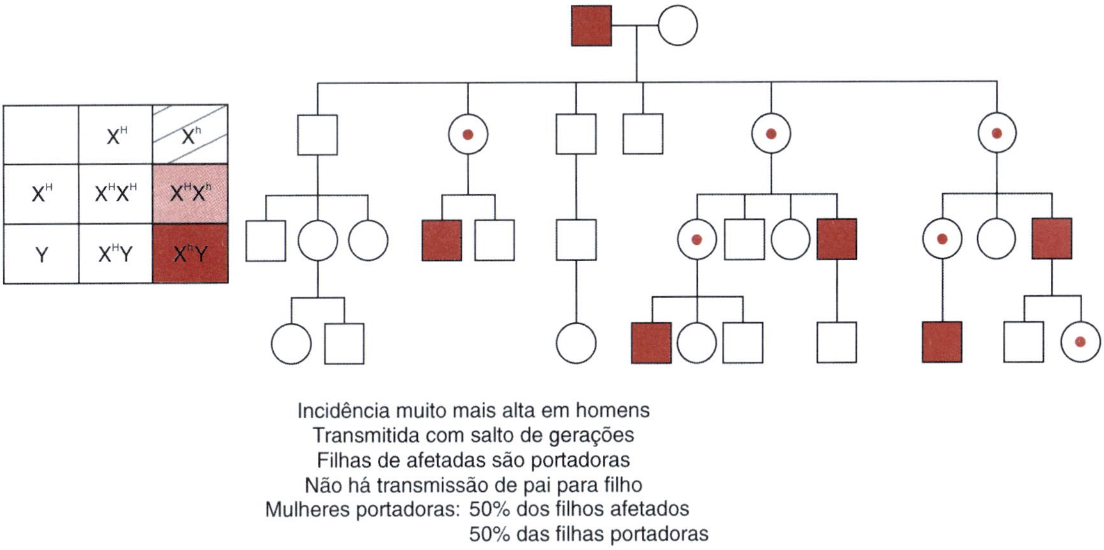

X^H
X^h
X^H
X^HX^H
X^HX^h
Y
X^HY
X^hY
Incidência muito mais alta em homens
Transmitida com salto de gerações
Filhas de afetadas são portadoras
Não há transmissão de pai para filho
Mulheres portadoras: 50% dos filhos afetados
50% das filhas portadoras

Figura 6.4 ■ Herança recessiva ligada ao X.

Dominante ligada ao X – esse padrão de herança é o mais raro e assemelha-se à herança autossômica dominante, com exceção de que não há transmissão da doença de pai para filhos do sexo masculino. As principais características da herança dominante ligada ao X podem ser visualizadas no heredograma da figura 6.5 e são elas:

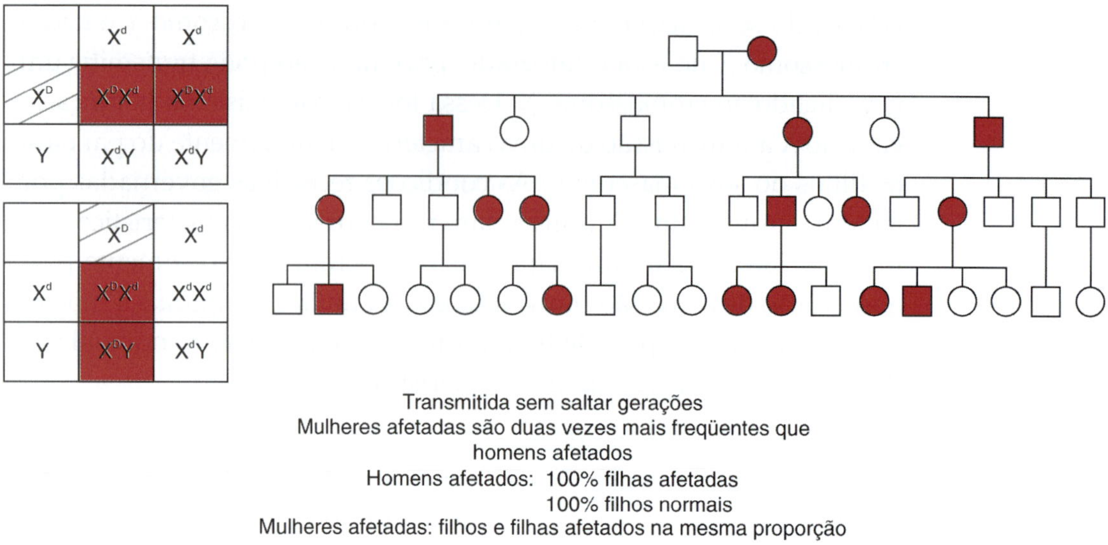

Xd Xd
XD XDXd XDXd
Y XdY XdY
XD Xd
Xd XDXd XdXd
Y XDY XdY
Transmitida sem saltar gerações
Mulheres afetadas são duas vezes mais freqüentes que homens afetados
Homens afetados: 100% filhas afetadas
100% filhos normais
Mulheres afetadas: filhos e filhas afetados na mesma proporção

Figura 6.5 ■ Herança dominante ligada ao X.

- a doença é transmitida sem saltar gerações;
- homens afetados, casados com mulheres normais, têm todas as filhas afetadas e todos os filhos normais;
- mulheres afetadas, casadas com homens normais, geram filhos e filhas afetados e normais na mesma proporção (50%);
- para condições raras, mulheres afetadas são duas vezes mais freqüentes que homens afetados.

Evidentemente, esses padrões de herança ajudam a reconhecer a origem genética de uma doença. Entretanto, na prática a determinação de que uma doença é de origem genética ou tem, pelo menos, uma forte influência dos genes, é muito mais complicada do que pode parecer. O fato de uma doença se manifestar em vários membros de uma mesma família não é prova suficiente de que ela é genética. Pode ser que essa família esteja exposta aos mesmos fatores desfavoráveis do ambiente, como agentes infecciosos ou maus hábitos alimentares.

Além disso, aqui foram apresentadas situações nas quais os padrões de herança são típicos, como só acontecem nos livros, mas na prática vários fatores podem interferir, dificultando a análise dos heredogramas. Por exemplo, nem sempre um indivíduo que carrega um gene para uma doença autossômica dominante manifesta os sinais clínicos dessa doença. Nesse caso, dizemos que não houve **penetrância** do gene, mas, mesmo assim, ele pode transmitir o gene vindo a ter um filho afetado.

Os sintomas manifestados podem ter uma gama de intensidades entre diferentes portadores do gene mutante, apresentando **expressividade variável** que, vez por outra, permite que um indivíduo que carrega o gene, mesmo que dominante, passe despercebido. Outro fator complicante é que genes mutantes completamente diferentes podem resultar em um mesmo fenótipo (**heterogeneidade genética**). Em outros casos, alelos alternativos de um mesmo gene podem produzir fenótipos muito diferentes. Algumas doenças genéticas só se manifestam na fase adulta, usualmente depois da idade reprodutiva, impossibilitando um aconselhamento seguro sobre as possibilidades de o casal gerar um filho afetado pela doença. Mais ainda, mulheres portadoras de um gene recessivo ligado ao X, embora sejam normais, apresentam risco de 50% de terem um filho afetado. Essas situações que complicam sobremaneira o aconselhamento genético e a estimativa do risco de esses indivíduos gerarem filhos afetados, torna imperativo o diagnóstico correto dos portadores do gene e dos indivíduos assintomáticos.

Vantagens do diagnóstico baseado na análise do DNA

Quando nasce uma criança afetada por uma doença genética grave e incurável, é normal que os pais fiquem ansiosos e desejem saber como será a evolução dessa doença (**prognóstico**) e qual a probabilidade de virem a ter outro filho afetado pela mesma anomalia (**risco de recorrência**). O **aconselhamento genético** é o conjunto de informações dadas à família com relação ao risco de recorrência, prognóstico e possíveis tratamentos. A tarefa do geneticista clínico é informar e esclarecer qualquer dúvida relativa à doença naquela família, para que o casal tome uma decisão consciente com relação às próximas gestações.

O primeiro desafio que o geneticista clínico enfrenta ao fazer o aconselhamento genético é estabelecer o diagnóstico correto da doença. Algumas doenças genéticas manifestam sinais clínicos muito semelhantes a outras doenças, genéticas ou não. Somente determinando qual é exatamente a doença que afeta aquela família pode-se estabelecer qual seu padrão de herança e qual será a probabilidade de esse casal gerar outro filho afetado. Dessa forma, o cálculo do risco de recorrência depende, fundamentalmente, de um diagnóstico correto.

Em algumas situações de alto risco para uma próxima gestação, é possível oferecer ao casal a alternativa do **diagnóstico pré-natal**, o qual envolve a análise das células da criança (feto) quando ainda em desenvolvimento no útero materno para se determinar se ela é normal ou afetada. O diagnóstico pré-natal permite que se inicie o tratamento ainda durante a gestação ou logo após o nascimento, evitando, algumas vezes, a manifestação da doença genética. Na **fenilcetonúria**, uma doença grave que causa retardo mental severo e morte ainda na infância, pode-se evitar a manifestação do quadro clínico, desde que o diagnóstico seja precoce. A criança diagnosticada como afetada terá desenvolvimento normal se receber uma dieta pobre no aminoácido fenilalanina. Quando não existe tratamento disponível ou formas de se evitar a manifestação da doença, o diagnóstico pré-natal permite ao casal a opção de interromper a gestação pelo aborto do feto.

A abordagem básica do diagnóstico pré-natal é obter amostras de tecido fetal, com o qual podemos realizar vários exames clínicos, para se determinar a presença de uma doença genética. O tecido fetal pode ser obtido por dois procedimentos: **amniocentese** e coleta de amostras da **vilosidade coriônica**. Esses métodos estão representados na figura 6.6. A amniocentese consiste na coleta do fluido amniótico (líquido que envolve o feto no útero) a partir da 14ª semana de gestação, com o auxílio de uma agulha de injeção inserida no abdômen materno e monitorada pelo aparelho de ultra-som. Esse líquido contém principalmente urina fetal e células que se desprenderam do feto. Alguns exames podem

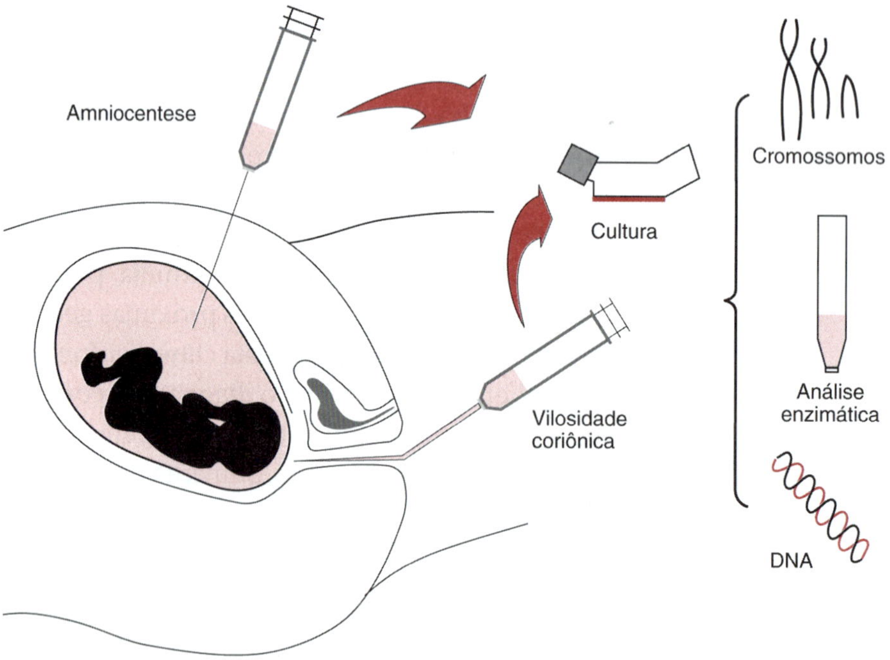

Figura 6.6 ■ Coleta do líquido amniótico (amniocentese) e de vilosidades coriônicas. O material fetal pode ser cultivado *in vitro* antes da análise cromossômica, enzimática, ou do DNA.

ser realizados diretamente no fluido, mas, na maioria das vezes, necessitamos das células, que podem ser recuperadas por centrifugação. Caso o número de células recuperado seja insuficiente para o exame, elas podem ser multiplicadas em culturas. As vilosidades coriônicas são formadas também por tecido fetal e compõem o tecido que formará a placenta. A coleta de uma pequena amostra das vilosidades coriônicas acontece, normalmente, entre a 7ª e 12ª semanas de gestação, por meio de um cateter introduzido na vagina. Nesse caso, também, o tecido pode ser utilizado diretamente para os exames ou pode-se estabelecer uma cultura para aumentar o número de células.

Uma forma menos invasiva de se realizar o diagnóstico pré-natal consiste em isolar células fetais que atravessam a placenta e são encontradas no sangue materno. Embora essa técnica apresente vantagens indiscutíveis, uma vez que permite a triagem em massa de várias doenças genéticas, ainda não se encontra satisfatoriamente estabelecida a ponto de ser utilizada na prática em larga escala. Em casos de fertilização *in vitro*, o diagnóstico pode ser feito antes da implantação do embrião no útero materno. Quando o embrião atinge o estágio de oito células, uma célula é retirada para diagnóstico por PCR. Havendo necessidade, todas as seqüências do DNA da célula embrionária podem ser multiplicadas, permitindo a amplificação do genoma completo de uma única célula (Capítulo 4, item PCR). Essa ainda é uma técnica recente, mas promete revolucionar o diagnóstico molecular e citogenético.

A partir de células fetais assim obtidas podemos (1) visualizar os cromossomos ao microscópio para se verificar a ocorrência de alguma aberração cromossômica; (2) analisar o produto gênico por meio de testes bioquímicos, que revelam a presença ou ausência de certas enzimas ou proteínas críticas; (3) pesquisar o RNA ou DNA quanto à presença de um gene mutante (Figura 6.6).

Antes do desenvolvimento das técnicas de análise do DNA, o diagnóstico das doenças genéticas era limitado ao exame do produto primário do gene, ou de outras enzimas, que pudessem ser avaliadas em testes bioquímicos. Entretanto, essa abordagem implica uma série de limitações importantes. Em primeiro lugar, testes bioquímicos só podem ser aplicados quando se conhece o produto primário do gene; o estudo da enzima exige que o gene apresente expressão no tecido sob análise, diminuindo muito as possibilidades de diagnóstico pré-natal, uma vez que poucos genes se expressam em células recuperadas no líquido amniótico; além do mais, testes que avaliam o produto gênico são, algumas vezes, pouco confiáveis, pois refletem a expressão variável do gene. Assim um indivíduo pode ser diagnosticado como normal, quando, na verdade, carrega um gene mutante com ausência de penetrância ou com expressão mínima. Essa dificuldade é particularmente importante quando analisamos mulheres portadoras de genes recessivos para o cromossomo X, pois a expressão desses genes no fenótipo pode ser muito variável. Outra limitação dos testes bioquímicos refere-se ao estudo de indivíduos assintomáticos, no caso das doenças genéticas com manifestação tardia.

A introdução de tecnologias que permitem a análise do DNA para o diagnóstico das doenças genéticas permitiu superar grande parte desses problemas. Quando se analisa o gene (DNA) em vez de seu produto primário, estamos nos referindo diretamente à origem do problema. O diagnóstico baseado na análise do DNA possibilita o estudo mesmo daqueles genes sem expressão em células do fluido amniótico ou das vilosidades coriônicas, abrindo novas perspectivas para o diagnóstico pré-natal. Além disso, nessa abordagem eliminamos os problemas gerados pela variação na expressão gênica citados acima. Dessa forma, é possível determinar a presença de um gene mutante mesmo antes do aparecimento de qualquer sinal clínico da doença, favorecendo o diagnóstico em indivíduos assintomáticos, pré-sintomáticos ou em mulheres portadoras de genes recessivos ligados ao cromossomo X. Mais ainda, quando se conhece exatamente a mutação que se está buscando, o diagnóstico baseado no DNA é muito mais preciso e sensível, podendo tornar-se um teste simples e de baixo custo. Por outro lado, a associação de técnicas moleculares com a análise clássica dos cromossomos aumenta, de forma considerável, o nível de sensibilidade na detecção das aberrações cromossômicas, a ponto de ter-se desenvolvido em uma nova área de estudo conhecida como **citogenética molecular**. Por todas essas vantagens, desde a introdução de tecnologias que analisam o DNA, o diagnóstico das doenças genéticas evoluiu tremendamente.

Embora testes genéticos possam ser realizados a partir do RNA, DNA ou proteína, discutiremos neste capítulo somente a busca de mutações no DNA.

Estratégias diagnósticas das doenças monogênicas

Sem dúvida alguma, os maiores progressos alcançados no diagnóstico baseado na análise do DNA referem-se às doenças genéticas monogênicas. A figura 6.7 apresenta resumidamente os principais tipos de mutações que causam doenças monogênicas. As deleções, inserções, duplicações e rearranjos podem envolver desde um par de base até megabases

Deleção
Inserção
Duplicação
Rearranjo
Substituição de uma base:
Silenciosa – não altera o aminoácido correspondente na proteína
Com sentido trocado (*missense*) – causa a troca do aminoácido
Sem sentido (*nonsense*) – cria um códon final prematuro
Alteração na leitura dos códons
Mutação dinâmica

Figura 6.7 ■ Tipos de mutação que podem ocorrer em um gene.

e, normalmente, afetam a expressão adequada do gene que deixa de produzir a proteína ou produz uma proteína não-funcional. Devido à degeneração do código genético, é possível ocorrer a substituição de uma base sem alterar o aminoácido correspondente na proteína. Esse tipo de mutação é chamado de silencioso, uma vez que não afeta a função do gene. Mesmo quando ocorre a substituição do aminoácido, a função da proteína pode ser preservada desde que não afete uma região crítica da cadeia polipeptídica ou não altere significantemente sua estrutura tridimensional. Entretanto, quando uma mutação cria um códon de parada prematuro, geralmente o mRNA defeituoso é rapidamente degradado sem a produção da proteína correspondente. Mutações que causam alteração no quadro de leitura dos códons (*frameshifts*) podem ser produzidas por deleções, inserções ou erros de *splicing*. Finalmente, as mutações dinâmicas são assim denominadas pois envolvem seqüências repetidas em *tandem*, conhecidas como microssatélites, as quais freqüentemente mudam de tamanho de uma geração para outra. Mutações, além de alterarem a estrutura da proteína produzida gene, podem afetar a transcrição do gene no hnRNA, ou o processamento do hnRNA no mRNA maduro ou a tradução do mRNA na proteína. Determinado o tipo de mutação que afeta um gene, estamos aptos a definir uma estratégia de diagnóstico.

O primeiro diagnóstico feito pela análise do DNA foi o pré-natal para a anemia falciforme em 1978. A anemia falciforme é uma doença genética de herança autossômica recessiva e pertence a um grupo de doenças chamadas de **hemoglobinopatias,** pois apresentam alterações na hemoglobina. A **hemoglobina** é o pigmento das células vermelhas do sangue (hemácias) que transporta o oxigênio para os tecidos em todos os vertebrados. A hemoglobina humana no adulto é formada por uma parte protéica, a globina, composta por quatro cadeias polipeptídicas, sendo duas do tipo α e duas do tipo β, cada uma delas circundando um grupo central heme, o qual contém ferro sendo responsável pela cor vermelha do sangue (Figura 6.8). Em 1949, Pauling suspeitou que a anemia falciforme fosse causada por uma alteração na hemoglobina, o que foi confirmado em 1956, quando Ingram encontrou uma seqüência de aminoácidos alterada na cadeia polipeptídica da hemoglobina desses pacientes. Essa foi a primeira demonstração de que a mutação em um gene poderia produzir uma proteína com seqüência alterada de aminoácidos. Embora as cadeias α e β tenham estruturas muito semelhantes, cada uma é codificada por um gene diferente que se encontra nos cromossomos 16 e 11, respectivamente. Anemia falciforme é causada por uma alteração na cadeia β, decorrente da substituição de uma adenina (A) por uma timina (T) no sexto códon do gene, que de GAG passa para GTG, provocando a substituição do ácido glutâmico pela valina na cadeia polipeptídica (Figura 6.9). Essa simples substituição de um nucleotídeo no DNA, e de um único aminoácido na cadeia polipeptídica, leva a hemoglobina a assumir uma configuração espacial diferente, que causa a deformação das hemácias, fazendo com que essas células assumam a forma de meia lua ou de foice, daí o nome de anemia **falci**forme. Esta hemoglobina alterada é designada como hemoglobina S, em contraposição à hemoglobina normal do adulto, chamada de hemoglobina A.

Todos os sinais clínicos observados nessa doença são decorrentes da distorção na forma das hemácias que, por apresentarem maior rigidez, têm um tempo de sobrevida menor na circulação sangüínea, estando

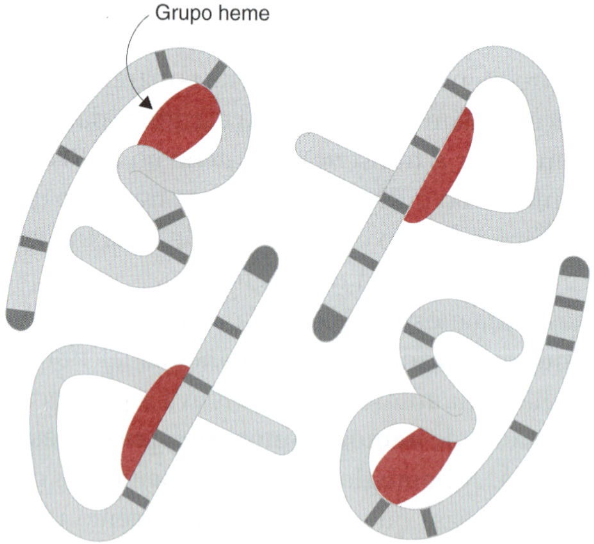

Figura 6.8 ■ Representação das cadeias α e β na molécula de hemoglobina.

mais sujeitas à destruição, o que resulta em anemia crônica grave e em obstrução dos vasos sangüíneos. Os pacientes afetados por essa anemia falciforme apresentam infecções recorrentes, baço aumentado, anomalias ósseas, entre outras afecções, e necessitam de transfusões sangüíneas repetidas.

Inúmeras outras doenças que alteram as hemoglobinas são atualmente bem conhecidas e podem afetar tanto a estrutura (como é o caso da anemia falciforme) como a taxa de síntese das cadeias da hemoglobina, sendo neste último caso referido como **talassemias**. As talassemias formam um grupo, dentro das hemoglobinopatias, muito heterogêneo do ponto de vista molecular. Basicamente, as talassemias são divididas em duas categorias: as **talassemias α**, caracterizadas pela redução ou ausência de síntese da cadeia α, e as **talassemias β**, caracterizadas pela redução ou ausência de síntese da cadeia β.

As hemoglobinopatias têm servido como modelos dos defeitos genéticos para todas as alterações monogênicas. Isso se deve ao fato de a hemoglobina ter sido uma das primeiras proteínas que teve sua estrutura determinada e de os genes das cadeias α e β terem sido os primeiros genes relacionados com doenças humanas que foram clonados. Tão logo o gene que causa uma doença seja identificado, podem-se pesquisar as mutações que acontecem nesse gene estudando o DNA de indivíduos afetados e, dessa forma, entender-se melhor a causa da doença, bem como se montar estratégias para o diagnóstico de mutações específicas.

A anemia falciforme representa um exemplo muito particular de doença monogênica, sendo que todos os pacientes afetados possuem a mesma mutação apresentada na figura 6.9. Desse modo, estratégias muito específicas podem ser montadas para o diagnóstico dessa hemoglobinopatia. Uma alternativa é pesquisar o gene por meio de hibridização com oligonucleotídeo alelo-específica (ASO, Capítulo 4). A figura 6.10 mostra que, sob condições de estringência adequada, a sonda específica somente será hibridizada ao alelo complementar do DNA genômico ou amplificado por PCR. Dessa maneira, o DNA de indivíduos homozigotos para o alelo normal apresenta hibridização positiva somente com o oligonucleotídeo complementar à seqüência normal; o mesmo acontece com o DNA de homozigotos para o alelo mutante, que só hibridiza com seu oligo complementar; entretanto, o DNA de indivíduos heterozigotos exibirão hibridização positiva com os dois oligonucleotídeos. Quando se trata de um gene com muitas mutações possíveis, o mais prático e fixar as sondas correspondentes a cada tipo de mutação no filtro e hibridizar com o gene do paciente amplificado por PCR. Esse processo, chamado de *dot-blot* invertido (Figura 4.20), permite examinar diferentes mutações em uma única hibridização.

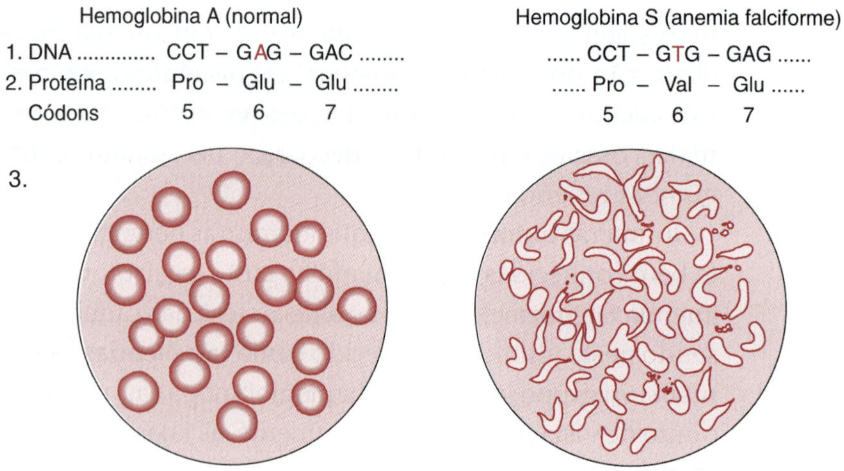

Figura 6.9 ■ A seqüência de nucleotídeos na cadeia β (1), os correspondentes aminoácidos na proteína (2) e o aspecto das hemácias visto ao microscópio na hemoglobina A e S (3).

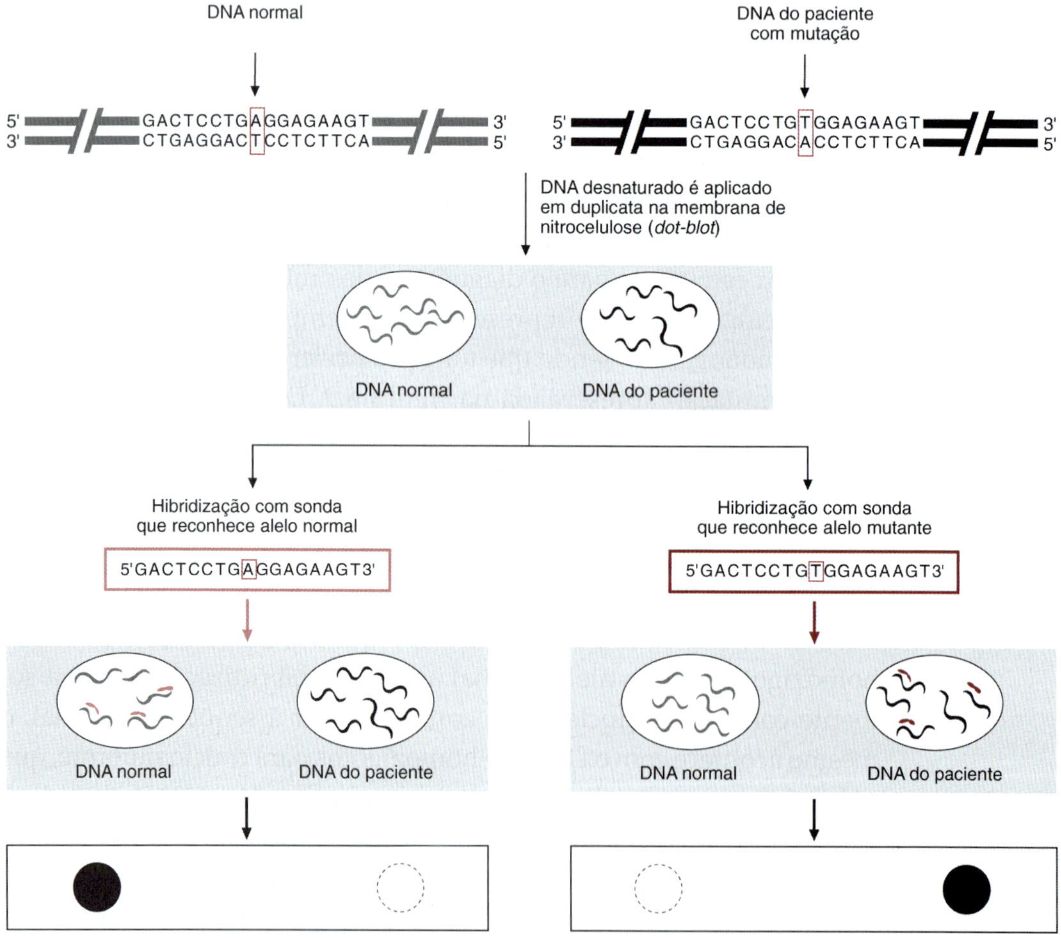

Figura 6.10 ■ Hibridização ASO. Alelos específicos, que se diferenciam por um único par de bases, podem ser detectados hibridizando-se o DNA genômico não digerido ou o gene amplificado por PCR com sondas de oligonucleotídeos complementares.

Se a substituição de uma base cria ou elimina um sítio de restrição, uma possibilidade de diagnóstico é amplificar por PCR a região de interesse do gene e digerir o fragmento obtido com a enzima específica. Por exemplo, a mutação que causa a anemia falciforme pela simples substituição de A→T coincidentemente destrói um sítio de restrição da enzima *Mst*II, a qual atua na seqüência CCTNAGG, onde N pode ser qualquer nucleotídeo (Figura 6.11). Os fragmentos resultantes da digestão do produto da PCR são analisados em gel de agarose.

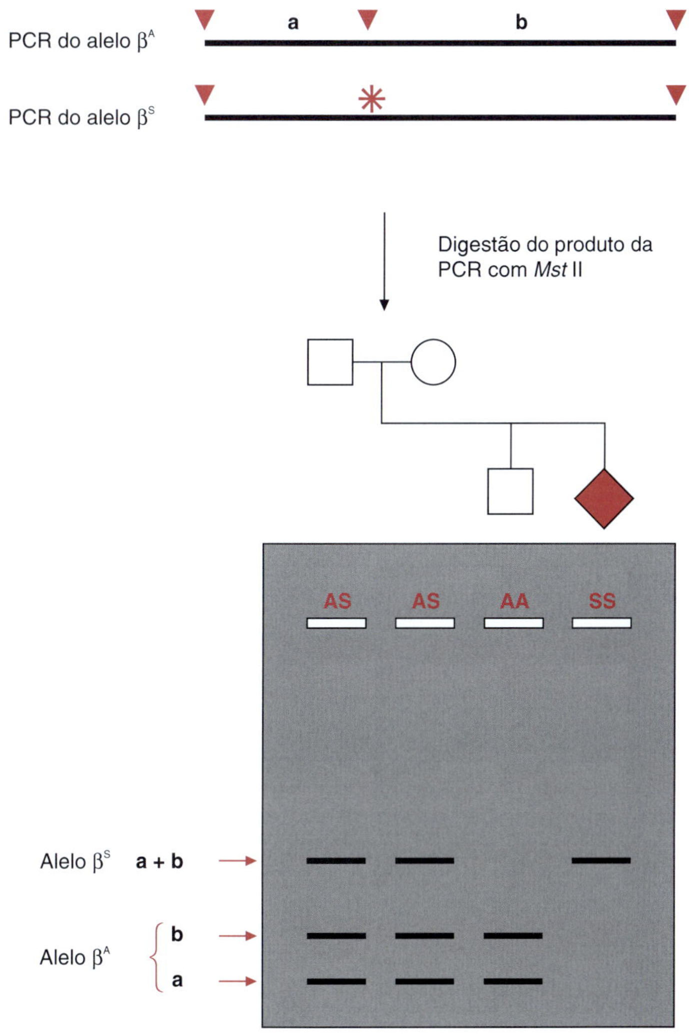

Figura 6.11 ■ Detecção da mutação por PCR e digestão com enzima de restrição específica. A mutação que causa anemia falciforme (*) também elimina o sítio de restrição (▼) para a enzima *Mst*II. Após amplificar a região do gene que contém a mutação, o produto da PCR é digerido com a enzima e os fragmentos são separados por eletroforese e observados no gel.

Deleções podem ser detectadas facilmente por PCR. Se utilizamos *primers* que margeiam a região deletada, a amplificação não ocorre. Entretanto, é conveniente que seja incluído na reação um segundo par de *primers*. Dessa forma, teremos certeza de que a ausência do fragmento específico é devido à deleção e não a uma falha técnica na reação de PCR.

Um exemplo de deleção gênica ocorre no gene da cadeia β da hemoglobina com a perda de cerca de 600pb. Os indivíduos homozigotos para essa deleção parcial terão a síntese da cadeia β alterada e serão afetados por talassemia β. A figura 6.12 mostra o heredograma de uma família afetada por talassemia β devido à deleção parcial, o resultado da PCR observado no gel de agarose e genes normal e deletado. Note que em indivíduos heterozigotos para a deleção a PCR produz dois fragmentos com tamanhos diferentes; o maior corresponde ao gene normal e o menor ao gene deletado. Os indivíduos homozigotos normais exibem somente o fragmento maior, enquanto os pacientes afetados por talassemia β (homozigotos para a deleção) apresentam somente o fragmento menor. Essa análise também permite o diagnóstico pré-natal do quarto filho do casal (◇) que, conforme o padrão de bandas obtido, será normal.

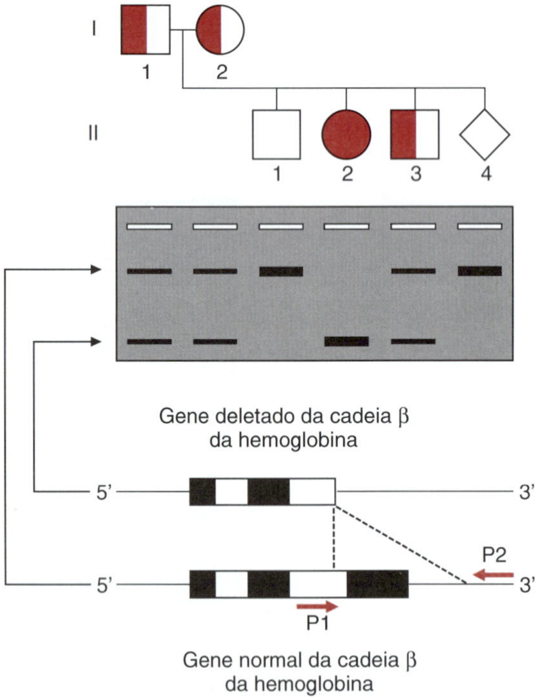

Figura 6.12 ■ Quando o gene da cadeia β da hemoglobina está deletado é possível detectar a deleção por PCR desenhando-se *primers* específicos que margeam a região deletada.

O gene SRY (*sex-determining region Y*), responsável pela diferenciação dos testículos nos embriões masculinos (46,XY), foi isolado do braço curto do cromossomo Y. A ausência desse gene implica que, mesmo em embriões com os cromossomos sexuais XY, o desenvolvimento será feminino. O técnica de PCR montada para amplificar especificamente o gene SRY pode demonstrar uma deleção total ou parcial do gene em mulheres com cariótipo 46,XY (Figura 6.13).

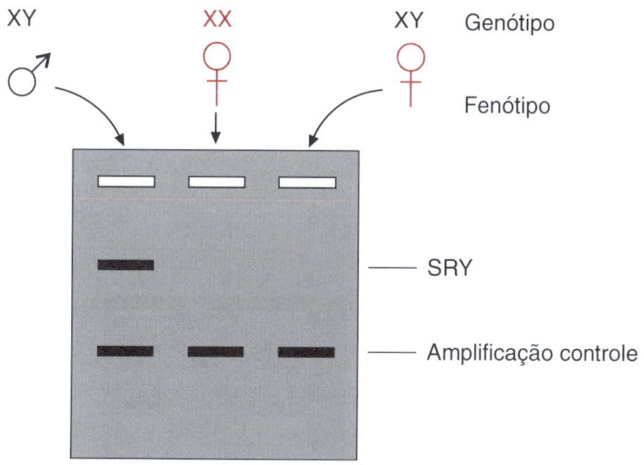

Figura 6.13 ■ A reação em cadeia da polimerase permite identificar uma deleção no cromossomo Y que envolve o gene SRY provocando o aparecimento de fenótipo feminino em indivíduos com cariótipo 46,XY. Um segundo par de *primers* é usado para controle da reação.

A fibrose cística (FC) é uma doença autossômica recessiva que apresenta um defeito no transporte de íons de cloreto e sódio através das membranas celulares. Como conseqüência, forma-se um muco viscoso que se deposita principalmente nos pulmões e pâncreas, causando uma variedade de sintomas. Nos pulmões dos indivíduos afetados por essa anomalia, o muco obstrui as vias respiratórias e retém bactérias que provocam infecções recorrentes, levando à deterioração progressiva do órgão. O uso repetido de antibióticos, eventualmente, leva à seleção de bactérias resistentes. Essa condição também aumenta o teor de sal no suor, o que é utilizado para a confirmação do diagnóstico. Aproximadamente 1 em cada 20 indivíduos da raça branca é portador de mutação no gene CFTR que causa a fibrose cística e cerca de 1 para cada 2.000 recém-nascidos vivos é afetado, o que torna a FC a doença herdada mais comum entre os caucasóides. O gene apresenta 250kb e contém 27 éxons, produzindo uma proteína com 1.480 aminoácidos. Embora inúmeras mutações diferentes tenham sido descritas no gene CFTR, na população branca a deleção de três nucleotídeos no éxon 10, a qual resulta na ausência do aminoácido fenilalanina na posição 508 da cadeia polipeptídica (designada por deleção ΔF508), é responsável por 45-80% dos casos de fibrose cística. A presença dessa deleção pode ser verificada amplificando-se por PCR um fragmento de 98pb que se expande em torno da deleção ou por hibridização ASO (Figura 6.14).

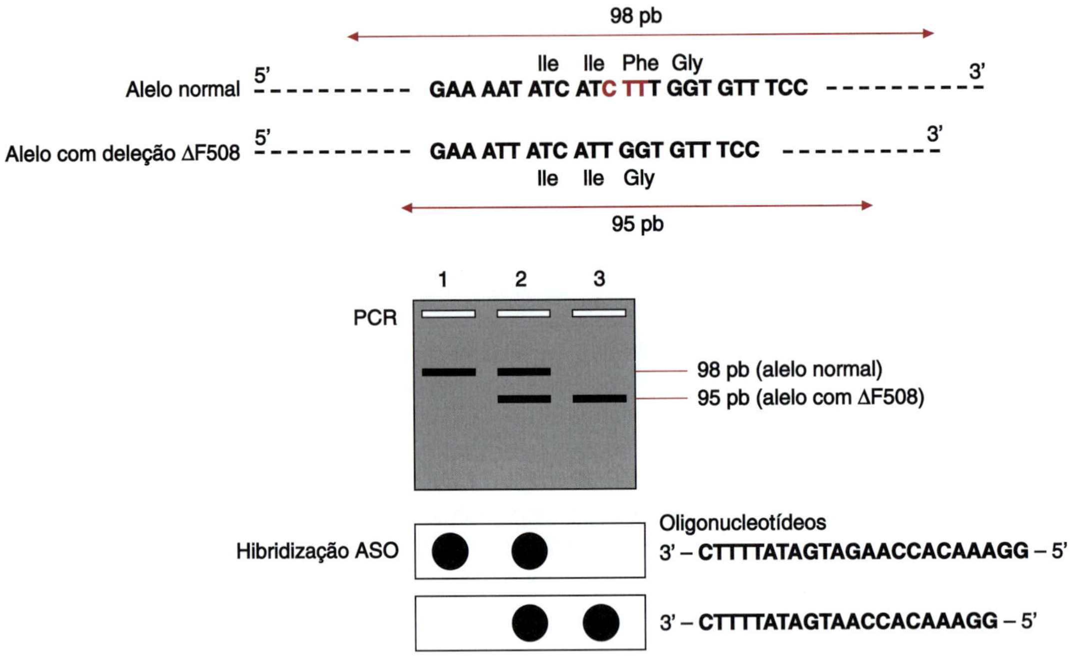

Figura 6.14 ■ Diagnóstico da deleção ΔF508 no gene da fibrose cística. Devido à deleção de três bases (em vermelho), o fragmento amplificado por PCR passa de 98pb para 95pb. Em gel de eletroforese pode-se indentificar o homozigoto normal (1), o heterozigoto (2) e o afetado (3). A deleção também pode ser detectada em *dot blot* hibridizando-se com sondas específicas.

Um mecanismo especial de mutação, que recentemente tem-se mostrado relativamente freqüente nas doenças genéticas, é a instabilidade de pequenas seqüências repetidas. A doença de Huntington é autossômica dominante, resulta na degeneração das células nervosas e, geralmente, manifesta-se por volta dos 35-40 anos. O gene responsável por essa anomalia foi clonado em 1993, quando estão ficou estabelecido que os indivíduos afetados apresentam mutações dinâmicas. Verificou-se que o fenótipo afetado está relacionado com o aumento do número de cópias de uma seqüência trinucleotídica repetida $(CAG)_n$, a qual aparece na posição 5' do gene. Mais ainda, a idade na qual os sintomas se manifestam e a gravidade da doença estão diretamente associadas ao número de repetições da seqüência CAG. Um indivíduo com menos de 26 repetições será normal. Entre 27 e 35 repetições a doença pode ou não se manifestar na próxima geração, mas o indivíduo será normal. Entre 36 e 39 repetições existe maior probabilidade de os sintomas se manifestarem e acima de 40 repetições o indivíduo será certamente afetado pela doença de Huntington. O diagnóstico pré-natal e dos indivíduos assintomáticos pode ser feito por PCR, escolhendo-se *primers* em torno da seqüência com a repetição. O produto da PCR observado em gel de agarose permite determinar o número de repetições e verificar se se trata de um indivíduo normal ou afetado (Figura 6.15). Alterações no número de cópias de seqüências repetidas são o evento mutacional responsável por outras doenças como, por exemplo, síndrome do X frágil, distrofia miotônica, ataxia espinocerebelar, atrofia muscular e alguns tipos de tumores. Na maioria desses distúbios, observa-se o fenômeno de **antecipação**, com aumento da gravidade e/ou idade de início reduzida em gerações subseqüentes.

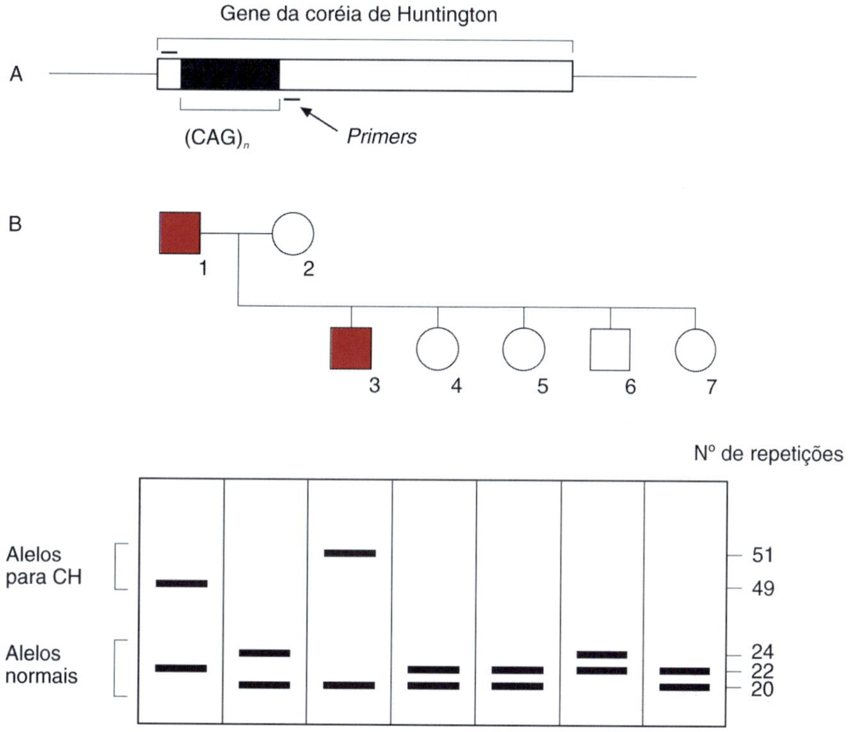

Figura 6.15 ■ Representação do gene da coréia de Huntington assinalando a seqüência trinucleotídica repetida $(CAG)_n$ e a posição dos *primers* utilizados na PCR (**A**). Heredograma de uma família afetada por coréia de Huntington e a variação no número de repetições entre os alelos normais e os alelos para a coréia de Huntington observada nos produtos de PRC (**B**).

A escolha cuidadosa dos *primers* quase sempre permite estratégias diagnósticas para mutações genéticas específicas utilizando pequenas variações da técnica de PCR. Atualmente, as poucas vezes que se faz necessária a aplicação do método de Southern incluem testes para grandes rearranjos gênicos ou para mutações que apresentam seqüências repetidas muito expandidas, como acontece na síndrome do X frágil e na distrofia miotônica. Nessas doenças, os indivíduos afetados podem apresentar centenas ou milhares de repetições da seqüência, de tal forma que o fragmento de interesse é muito grande para ser amplificado por PCR.

Os métodos citados acima aplicam-se à identificação direta da mutação e, portanto, exigem o conhecimento prévio do tipo de alteração que estamos buscando. Entretanto, a grande maioria das doenças genéticas é muito heterogênea do ponto de vista molecular. Por exemplo, no gene da fibrose cística, embora a deleção ΔF508 seja a que ocorre preferencialmente nas famílias afetadas, mais de 1.432 mutações já foram detectadas nesse gene. Assim, não se conhecendo o tipo de alteração presente em uma família e excluídas as causas mais freqüentes, teríamos que pesquisar todas as outras mutações possíveis, o que seria inviável na prática. Outros exemplos de doenças extremamente heterogêneas com relação ao defeito molecular são a talassemia β, a hemofilia A e a distrofia muscular de Duchenne.

Vários métodos foram desenvolvidos para o rastreamento de mutações em todos os éxons do gene. Um dos procedimentos mais usados é o **SSCP**, sigla do inglês para polimorfismo conformacional da fita simples do DNA (*single-strand conformation polymorphism*). Os éxons, ou outras regiões do gene, são amplificados individualmente por PCR e o produto de cada reação é desnaturado, rapidamente resfriado para evitar ao máximo a renaturação e submetido à eletroforese em canaletas distintas. As moléculas de DNA, agora em fita simples, tendem a dobrar-se e a assumir uma conformação tridimencional que depende da sua seqüência de bases. Diferentes conformações migram de modo diferente no gel durante a eletroforese. A mobilidade das moléculas em gel não-desnaturante, ou seja, gel que mantém a estrutura tridimencional da molécula, depende do tamanho da molécula bem como da sua seqüência de nucleotídeos. Dada a complementaridade das bases, cada uma das fitas simples que formam a dupla hélice da molécula de DNA apresenta diferente composição de nucleotídeos e, conseqüentemente, conformação distinta, sendo observadas como bandas isoladas no gel. Portanto, o DNA de um indivíduo que apresenta os dois alelos com a mesma seqüência de bases será visualizado no gel como duas bandas, enquanto indivíduos heterozigotos produzem quatro bandas. Colocando-se lado a lado o DNA controle e do indivíduo a ser testado, podemos reconhecer a mudança de uma

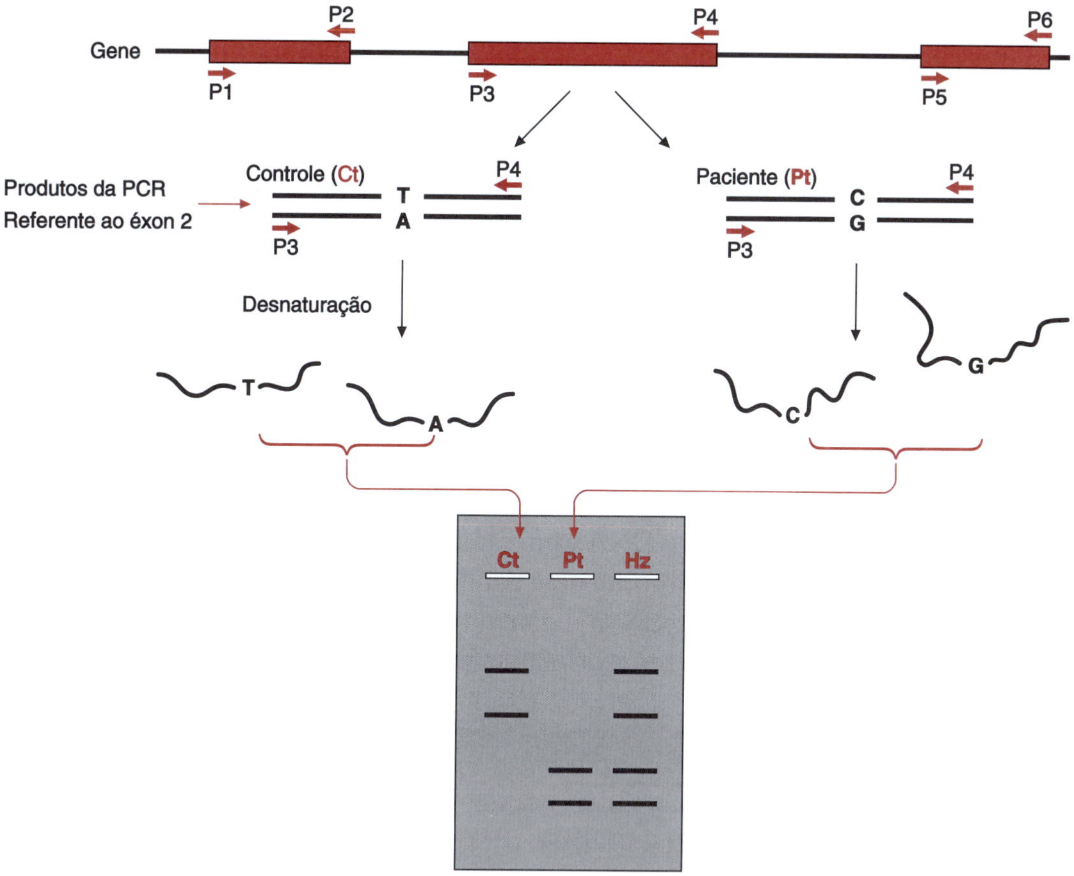

Figura 6.16 ■ Método SSCP. Os éxons do gene em questão são amplificados separamente usando diferentes pares de *primers* a partir do DNA de um indivíduo controle e do paciente. Os produtos da PCR são desnaturados e observados em gel de eletroforese. Uma vez que cada fita de DNA tem uma composição de bases diferente, a conformação tridimensional assumida também difere. Somente um cromossomo de cada indivíduo está representado na figura. Portanto, em indivíduos heterozigotos (Hz) são observadas quatro bandas.

única base em um éxon específico (Figura 6.16). SSCP é um método simples e barato, o qual detecta cerca de 90% das mutações envolvendo um par de base em produtos de PCR com até 200pb.

No método conhecido como **DGGE** (*denaturing gradient gel electrophoresis*), o produto da amplificação por PCR de cada éxon, ou de outras regiões do gene, não é desnaturado. Ao contrário, a fita dupla do DNA é submetida à eletroforese em gel com concentrações crescentes de uma substância que desnatura o DNA, como uréia ou formamida. Inicialmente, os fragmentos migram no gel de acordo com o tamanho da molécula. Entretanto, à medida que as moléculas progridem no gradiente de concentração, a desnaturação tem início naquela concentração capaz de romper as pontes de hidrogênio entre as cadeias complementares, a qual depende da composição de bases. Uma vez que entre as bases A e T há somente duas pontes de hidrogênio, fragmentos ricos em bases complementares A e T são desnaturados em concentrações mais baixas do agente desnaturante que segmentos do mesmo tamanho mas ricos em C e G. A fim de aumentar a capacidade do método de distinguir duas moléculas de DNA que diferem em somente um par de base, um dos *primers* de cada par utilizado na PCR tem acoplado na posição 5′ a unidade GC repetida 40 vezes. Dessa forma, o produto da PCR é gerado com uma cauda com 40 repetições GC, que somente serão desnaturadas em concentrações mais altas do gradiente. A desnaturação parcial retarda severamente a migração da molécula no gel. Um simples par de base diferente pode modificar a concentração exigida para desnaturar o DNA e alterar a mobilidade da molécula, o que será observado no gel como uma banda em posição diferente (Figura 6.17). Esse método detecta 95% das modificações de uma base em produtos de PCR com até cerca de 600pb, incluindo a cauda GC.

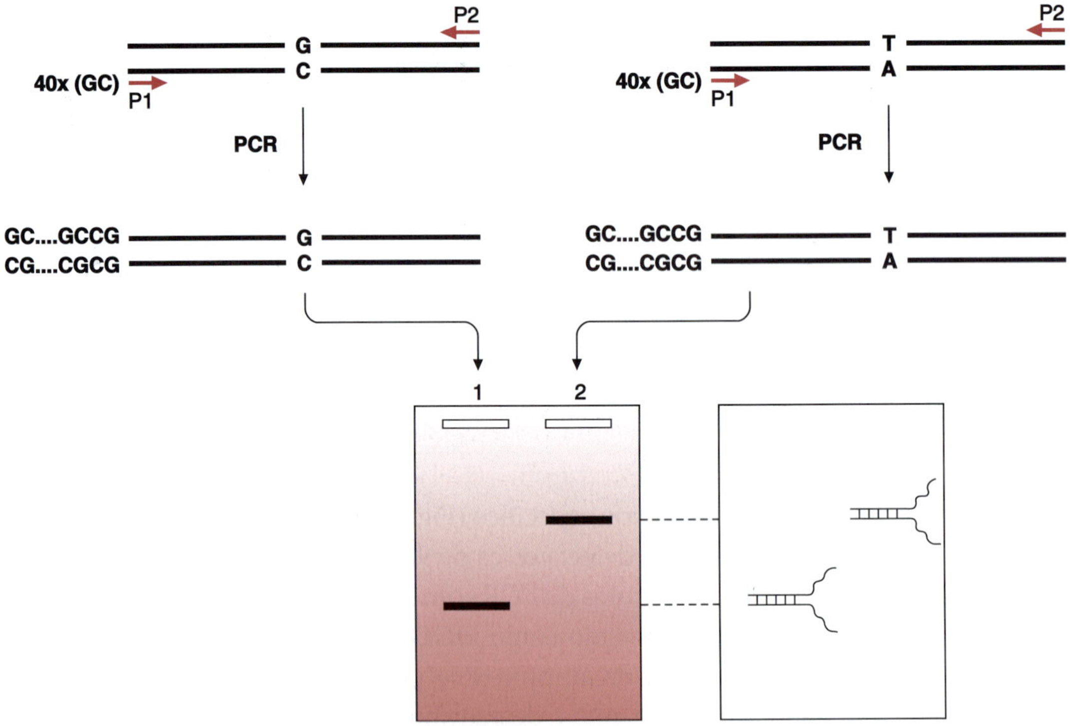

Figura 6.17 ■ Método DGGE. As amostras de DNA são amplificadas por PCR com um dos *primers* contendo seqüência com 40 repetições de GC. O produto da PCR é submetido a eletroforese em gel com gradiente de concentração de substância desnaturante. Se os fragmentos amplificados tiverem pelo menos um par de base diferente entre si, a desnaturação ocorrerá em diferentes concentrações, modificando a mobilidade da molécula. Em indivíduos heterozigotos, observa-se duas bandas no gel.

Outra possibilidade para se detectar mutações não definidas previamente é a análise de **heterodúplex**. Heterodúplex é uma molécula de DNA de fita dupla, na qual as duas fitas não são totalmente complementares. Mesmo quando a falta de complementaridade (*mismatch*) se limita a um par de base dentro de um fragmento com 300pb, o heterodúplex migra mais lentamente em gel não-desnaturante se comparado com o fragmento de DNA semelhante mas que apresenta total complementação entre as duas fitas (**homodúplex**). A migração diferencial é devido à separação das cadeias de DNA em torno da região *mismatch*. Na análise de hetodúplex, amostras de DNA de um indivíduo controle e do paciente são amplificadas por PCR como no método SSCP, isto é, utilizando pares de *primers* que flanqueiam os éxons ou outras regiões de interesse. O produto da PCR das duas amostras (paciente e controle) para segmentos de DNA correspondentes são combinados, desnaturados pelo aumento da temperatura e resfriados lentamente para aumentar a probabilidade de formação de heterodúplex. Caso as duas amostra sejam diferentes em pelo menos um par de base, quatro tipos distintos de moléculas irão se formar durante o processo de renaturação: homodúplex do controle, homodúplex do paciente e dois heterodúplex (Figura 6.18). As duas moléculas homodúplex migram juntas no gel durante a eletroforese, pois têm o mesmo comprimento e conformação. Os dois tipos de heterodúplex geralmente também apresentam a mesma mobilidade entre si, entretanto migram mais lentamente que o homodúplex correspondente. Dessa forma, em indivíduos heterozigotos para a mutação, é comum observar no gel duas bandas. Se o indivíduo estudado é heterozigoto para a mutação, não há necessidade de combinar seu DNA com o do controle. Nesse caso, a análise de heterodúplex pode ser realizada usando-se somente DNA do heterozigoto.

Métodos de triagem localizam a alteração em uma região específica do gene ou em um éxon, entretanto não produzem informação sobre a natureza da mutação. Reconhecido o segmento alterado, a mutação é caracterizada por seqüenciamento dessa região gênica. Evidentemente, uma alternativa seria omitir métodos de triagem de mutações e partir direto para o seqüenciamento do gene. Afinal, nenhuma outra técnica produz tanta informação como o seqüenciamento. Com a disponibilidade de programas que encontram automaticamente as diferenças entre o DNA testado e a seqüência-padrão, mais o fato de que seqüenciamento está se tornando cada vez mais barato e fácil, vem diminuindo a necessidade de substituí-lo por métodos de rastreamento. Entretanto, as estratégias citadas acima ainda são utilizadas principalmente no caso de serem mais rápidas, mais baratas ou de produzirem informação adicional.

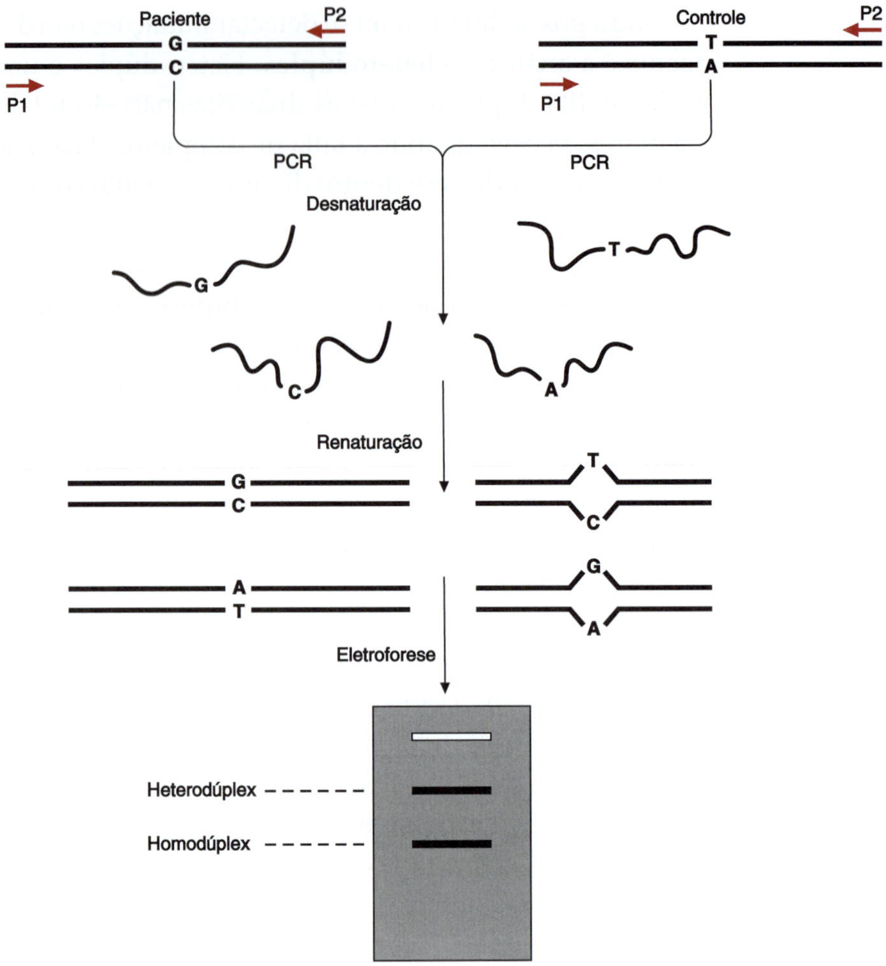

Figura 6.18 ■ Análise de heterodúplex. Amostras de DNA do paciente e controle diferindo em um único par de base são amplificadas por PCR. Os produtos da PCR são combinados, desnaturados e lentamente renaturados para permitir a formação de heterodúplex. As duas moléculas heterodúplex correm juntas no gel e mais lentamente que as moléculas homodúplex.

No passado, antes do isolamento do gene responsável pela doença, o diagnóstico era feito por análise de ligação (Capítulo 5). Com o gene mapeado em uma região restrita do genoma e marcadores detectados próximo ao gene, muitas vezes é possível reconhecer se um indivíduo recebeu o alelo normal ou mutante. Ainda hoje, essa estratégia é útil para identificar novos genes que causam condições patológicas específicas. Em outros casos, mesmo que o gene já tenha sido clonado, a mutação pode ser difícil de ser encontrada e, nesses casos, a análise de ligação com marcadores representa uma boa alternativa diagnóstica. A figura 6.19 exemplifica um polimorfismo do tamanho do fragmento de restrição (RFLP), o qual foi detectado no cromossomo 7, próximo ao

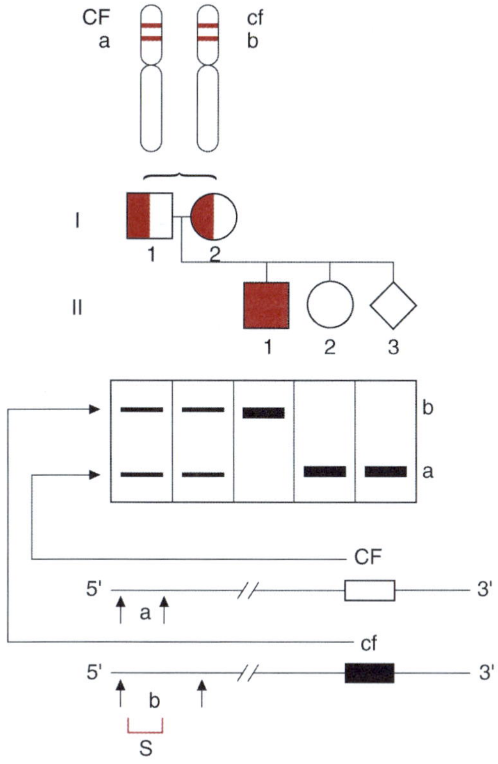

Figura 6.19 ■ Diagnóstico da fibrose cística por ligação com um RFLP. CF representa o alelo normal para fibrose cística e cf o alelo mutante; a e b designam diferentes padrões de polimorfismo do DNA ligados ao gene da fibrose cística, os quais podem ser reconhecidos por PCR ou por Southern *blotting* por meio da hibridização com a sonda S.

gene da fibrose cística. Nessa posição específica, alguns indivíduos possuem sítio de restrição para a enzima *Hind*III. Nesses casos, quando o DNA é digerido com *Hind*III produz o fragmento de padrão **a** na figura. Entretanto, quando o sítio de restrição está ausente, a digestão do DNA com essa enzima gera um fragmento de maior (padrão **b**). Uma vez que o RFLP está próximo ao gene de interesse, eles tendem a ser transmitidos juntos para a próxima geração. Assim, analisando-se em Southern *blotting* a herança do polimorfismo, pode-se concluir a herança do alelo mutante. O esquema da figura 6.19 mostra que os pais são heterozigotos tanto para o polimorfismo como para o gene da fibrose cística. O filho afetado recebeu do pai e da mãe o cromossomo 7 contendo o fragmento de restrição **b**. Por outro lado, a filha normal recebeu somente o fragmento menor (padrão **a**). A partir dessas observações, podemos concluir que, nessa família, o padrão **a** está ligado ao alelo normal, enquanto o padrão **b** aparece ligado ao alelo mutante. O diagnóstico pré-natal mostra que o feto II-3 será homozigoto normal para o gene da fibrose cística.

Antigamente, um grande fator limitante do diagnóstico por ligação era que a família necessitava ser informativa para o polimorfismo em questão. A figura 6.20 mostra o exemplo de uma família não-informativa. Atualmente, com milhões de SNPs mapeadas ao longo do genoma, é quase que impossível não se encontrar um marcador adequado próximo do loco da doença. A limitação que esse método ainda apresenta são eventos de recombinação que podem acontecer entre o gene da doença e o marcador. Programas de computador foram desenvolvidos para auxiliar no cálculo do risco de o probando possuir o gene da doença em análises de ligação.

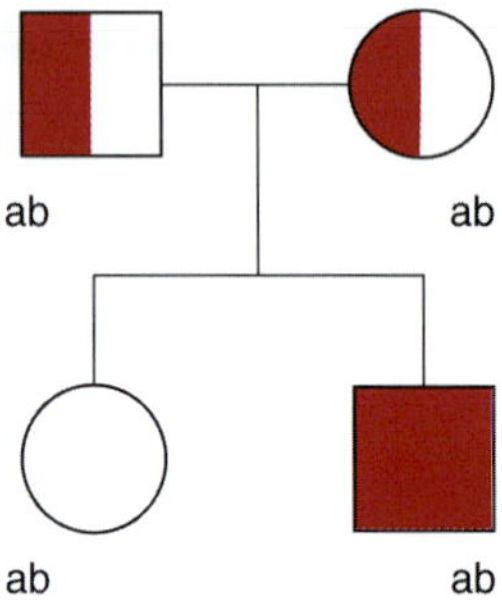

Figura 6.20 ■ Família não-informativa para um loco polimórfico com os alelos "a" e "b", pois os pais, os filhos normais e os afetados são heterozigotos para o polimorfismo.

Cada uma das estratégias diagnósticas apresenta vantagens e desvantagens em relação às outras. Muitos outros métodos já foram desenvolvidos e encontram-se em franca aplicação para o diagnóstico de anomalias genéticas. Para a discussão neste capítulo foram selecionados só os métodos mais comumente utilizados, os quais se encontram resumidos no quadro apresentado na figura 6.21.

Métodos para testar uma mutação específica
- Hibridização com oligonucleotídeo alelo-específica (ASO)
- Digestão com enzima de restrição do DNA amplificado
- PCR com *primers* que margeiam a deleção
- PCR para analisar a expansão de seqüências repetidas

Métodos de triagem de mutações
- SSCP (*single-strand conformation polymorphism*)
- DGGE (*denaturing gradient gel electrophoresis*)
- Análise de heterodúplex

Seqüenciamento

Estudo de ligação com marcadores

Figura 6.21 ■ Resumo das estratégias diagnósticas discutidas neste capítulo.

Doenças multifatorias

Não é por acaso que as doenças multifatoriais são também chamadas de doenças complexas. Embora se reconheça que esse tipo de doença genética pode ser mais recorrente dentro de certas famílias, estabelecer a probabilidade de que um indivíduo assintomático venha desenvolver os sintomas é muito mais difícil do que nas doenças monogênicas. O estudo de suscetibilidades nas doenças complexas ainda representa o grande desafio na genética médica. Isso porque tais doenças são determinadas pela ação de vários genes, sem relação de dominância entre seus alelos, que interagem com fatores ambientais na expressão do fenótipo. Mesmo nos casos em que a doença multifatorial já tenha sido associada com mutações em genes específicos, a questão ainda não foi simplificada. Um exemplo claro de tal situação foi observado no câncer de mama. A investigação de famílias consideradas de alto risco, que apresentam vários indivíduos afetados por câncer de mama, em idade mais precoce que a usual, freqüentemente bilateral e com ocorrência no sexo masculino, levou à identificação de dois genes associados com a doença. Os genes *BRCA*1 e *BRCA*2 são genes supressores de tumor e observou-se que, nas famílias com alto risco, mulheres portadoras de mutações em um desses dois genes apresentavam entre 85 e 90% de risco de desenvolver câncer de mama. Entretanto, fora das famílias consideradas de alto risco a probabilidade de que uma parente de mulher portadora da mutação nesses genes venha a desenvolver câncer de mama durante a vida é muito mais baixa, por volta de 36%. Mais ainda, os genes *BRCA*1 e *BRCA*2 praticamente nunca apresentam mutação nos casos esporádicos de câncer de mama, que compõem a vasta maioria. Evidentemente, outros mecanismos devem estar envolvidos em casos esporádicos, nos quais a doença também costuma se desenvolver mais tardiamente.

Embora se tenha alcançado progressos consideráveis na identificação de suscetibilidades para as doenças comuns, particularmente em alguns tipos de câncer, o grande impacto da genômica na saúde humana ainda está por acontecer. A esperança para se estabelecer as relações entre genótipos e as doenças multifatoriais em larga escala está no emprego de técnicas de alta resolução, particularmente as *microarrays* de DNA, que permitem a análise simultânea de variações em milhares de genes (Capítulo 4). Tendo em vista o esforço e o investimento que as companhias de biotecnologia têm feito nessa área, espera-se que um dia o diagnóstico molecular desse complexo grupo de doenças venha a ser um procedimento de rotina. A previsão é que na próxima década estejam disponíveis testes genéticos relacionados com a predisposição a doenças comuns. Isso permitirá ao clínico identificar indivíduos com alto risco para uma determinada doença e recomendar mudanças no estilo de vida para prevenir o aparecimento dos sintomas, bem como indicar formas de tratamento mais específicas caso a doença se desenvolva.

Programas de triagem populacional

Os exemplos de diagnóstico discutidos até aqui envolvem situações de alto risco para o aparecimento da doença, quer seja pelo fato de os casais já terem tido uma criança afetada, quer porque os indivíduos sob análise são parentes de pessoas afetadas. Nesses casos, a história familial é a principal indicação para o diagnóstico genético pela análise do DNA e a recorrência da doença é prevenida por meio de aconselhamento genético e diagnóstico pré-natal. Entretanto, essa abordagem não evita a ocorrência do primeiro afetado na família. A melhor forma de se lidar com esse problema é detectando-se os heterozigotos. Identificados os casais portadores, em alto risco de terem um filho afetado por uma doença genética, o aconselhamento genético e, eventualmente, o diagnóstico pré-natal podem ser oferecidos. Tendo em vista que algumas doenças genéticas são prevalentes em certos grupos étnicos, justifica-se nesses casos a implantação de programas de triagem populacional. Em algumas populações a freqüência do heterozigoto para certas doenças é muito mais alta que na população geral. Por exemplo, enquanto a freqüência de heterozigotos para Tay-Sachs é 1/27 entre os judeus Ashkenazi, na população geral é 1/250.

Testes populacionais são realizados para identificar:

- todos os indivíduos que apresentam um determinado genótipo na população, o qual os predispõe a terem filhos afetados por uma certa doença genética;
- recém-nascidos afetados, cuja manifestação da doença possa ser evitada por meio do diagnóstico e tratamento precoce;
- indivíduos pré-sintomáticos que apresentam um gene para a doença autossômica dominante, a fim de ajudá-los em suas decisões reprodutivas;
- mulheres portadoras de gene para uma doença recessiva ligada ao X.

O principal objetivo de um programa de triagem deve sempre ser o de produzir uma informação importante e útil para as pessoas testadas. Um teste com resultado positivo tem que gerar algum benefício para o indivíduo. Um exemplo claro dessa situação é a triagem neonatal para a fenilcetonúria. Nessa doença, a deficiência da enzima fenilalanina hidroxilase impede a conversão do aminoácido fenilalanina em tirosina, causando seu acúmulo nos tecidos com danos neurológicos irreversíveis. As crianças afetadas por essa doença de herança autossômica recessiva desenvolvem deficiência mental grave caso não sejam tratadas. No entanto, se a doença for detectada precocemente, uma dieta pobre no aminoácido fenilalanina evita suas manifestações clínicas. Uma vez que existe um teste simples e eficiente para detectar crianças afetadas, a triagem neonatal foi instituída em muitos países, inclusive no Brasil. Algumas vezes, mesmo não existindo tratamento disponível para a doença, a identificação do defeito genético antes do aparecimento dos sintomas permite que indivíduos façam decisões reprodutivas conscientes. A doença de Huntington, porque os sintomas geralmente se manifestam depois do idade reprodutiva, é um exemplo dessa situação. Assim mesmo, devido às implicações psicológicas, programas de diagnóstico em indivíduos pré-sintomáticos devem ser analisados com muita cautela e implantados com todos os requisitos éticos possíveis.

Qualquer programa de triagem dever ser voluntário, respeitando a autonomia e a privacidade dos participantes. Pessoas que obtenham resultado positivo no teste não devem ser pressionadas a tomarem um certa decisão. Por exemplo, portadores de β-talassemia são detectados por teste hematológico convencional e, dada a alta freqüência do gene em certas populações de regiões geográficas definidas, justifica-se o estabelecimento de programas para testes de portadores, aconselhamento genético e diagnóstico pré-natal. Entretanto, nenhum casal gerando um feto afetado deve sentir-se pressionado a optar pelo diagnóstico ou terminar a gestação. Mais ainda, esse tipo de programa deve ser acompanhado de campanhas educativas para o esclarecimento público. O programa de triagem instituído na Sardenha reduziu a freqüência de β-talassemia de 1:250 para 1:4.000 recém-nascidos.

Outro ponto importante a ser considerado é que o resultado do teste seja confidencial para evitar ações discriminatórias por parte das companhias de seguro ou do restante da sociedade. Essa medida, embora óbvia, na prática nem sempre é fácil de ser incrementada e mantida.

Finalmente, a relação custo-benefício do programa deve ser favorável. Só se justifica a triagem de uma população quando testes diagnósticos baratos, sensíveis e específicos são disponíveis. A obtenção de um número grande de resultados falso-negativos gera descrédito no programa, enquanto resultados falso-positivos produzem ansiedade desnecessária nos participantes. Embora os testes por DNA sejam potencialmente confiáveis, situações de heterogeneidade genética, como, por exemplo, triagem para portadores do gene da fibrose cística, podem representar sérios problemas.

Em populações geneticamente heterogênias, constituídas pela miscigenação de vários tipos de imigrantes, como é o caso da população brasileira, os testes de triagem geralmente são múltiplos. Assim, por exemplo, o Programa Nacional de Triagem Neonatal, oficializado no Brasil pelo Ministério da Saúde em 2001 (Portaria MS 822/01), indica a triagem da anemia falciforme e outras hemoglobinopatias, fenilcetonúria, hipotireoidismo congênito e fibrose cística.

Evolução dos métodos de diagnóstico por análise do DNA

Os métodos de diagnóstico estão em constante evolução, sendo que, quanto maior o conhecimento adquirido sobre um gene e suas mutações, mais direta, simples e precisa pode ser a estratégia para se determinar quais alelos estão presentes em um indivíduo. Um bom exemplo da simplificação alcançada nos métodos diagnósticos é o que sucedeu com a anemia falciforme. Em 1978, quando pela primeira vez se realizou o diagnóstico dessa doença por meio da análise do DNA, foi baseado na detecção de um polimorfismo para a enzima *Hpa*I há aproximadamente 5kb do gene da cadeia β da hemoglobina. Observou-se que em 60% dos indivíduos da população negróide americana o alelo mutante (β^S) está associado a um fragmento de 13kb, enquanto o alelo normal (β^A) aparece associado a um fragmento de 7 ou 7,6kb (Figura 6.22A). Na época, esse era o marcador mais importante para se avaliar famílias com alto risco de terem filhos afetados por anemia falciforme. Com a descrição da exata mutação que provoca a doença, verificou-se que a mutação leva à perda do sítio de restrição para a enzima *Mst*II, o que possibilitou o diagnóstico pelo método de Southern, analisando-se diretamente o gene (Figura 6.22B). Posteriormente, passou-se a utilizar o método ASO, o que dispensava a digestão e transferência do DNA, diminuindo muito o tempo para a obtenção dos resultados (Figura 6.22C). Com o advento da PCR, foi possível a escolha de *primers* que amplifiquem especificamente a região do gene

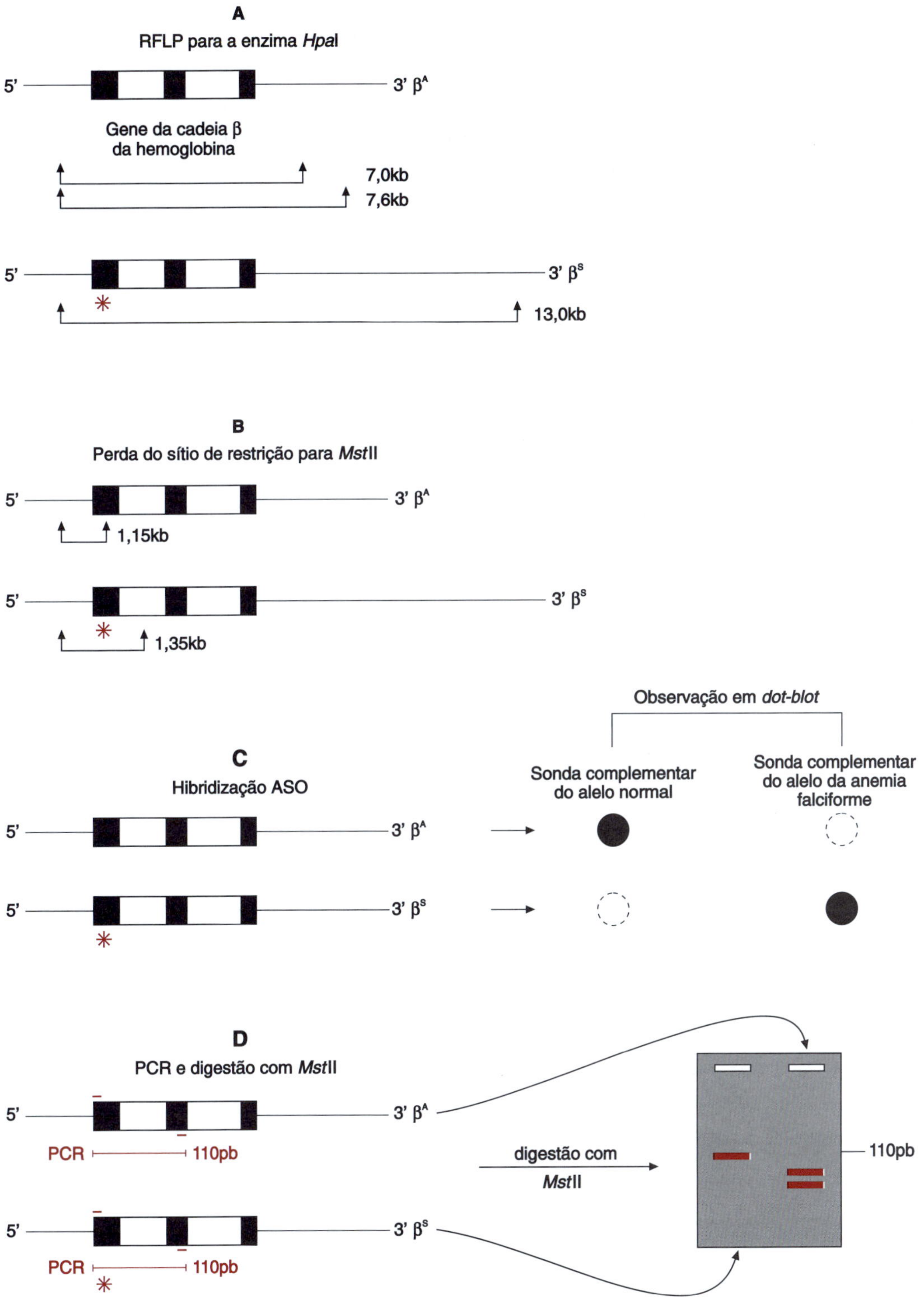

Figura 6.22 ■ Evolução nas estratégias de diagnóstico para anemia falciforme. **A)** Ligação com um RFLP. **B)** Identificação da mutação que elimina o sítio de restrição, para *Mst*II. **C)** Hibridização do DNA genômico com sondas de oligonucleotídeos alelo-específicas (ASO). **D)** Amplificação pela PCR da região do gene que contém a mutação e a digestão com *Mst*II.

onde a mutação está contida. A digestão do produto final da PCR com a enzima *Mst*II permite verificar a presença ou não da mutação, dispensando a etapa da hibridização (Figura 6.22D).

Além da evolução em metodologias, o diagnóstico molecular está se tornando cada vez mais um processo automático e rápido, permitindo que profissionais menos qualificados executem os testes fora do laboratório. Um grande incentivo para enfrentar esses desafios é o fato de que o diagnóstico molecular encontra grandes aplicações também na detecção de doenças infecciosas. Os procedimentos convencionais para o diagnóstico de infecções virais ou bacterianas incluem crescimento do agente infeccioso em cultura, o que pode levar semanas, ou detecção de sua presença por meio de anticorpos, método relativamente insensível. A PCR pode substituir com grandes vantagens os métodos tradicionais. Por exemplo, *primers* selecionados para amplificar uma seqüência altamente conservada do *Mycobacterium tuberculosis*, bactéria causadora da tuberculose, permitem detectar a infecção mesmo quando outros métodos falharam devido ao baixo número de bactérias na amostra.

A técnica de PCR é também uma poderosa ferramenta para a detecção da presença de vírus integrados no genoma da célula hospedeira. Utilizando-se as seqüências corretas de *primers*, a presença do vírus pode ser determinada quando ainda em estado latente nas células. Os testes usuais para a infecção pelo vírus HIV, causador da AIDS, envolvem métodos imunológicos de detecção dos anticorpos anti-HIV. A presença desses anticorpos exclui o indivíduo como doador em bancos de sangue. Entretanto, há um período de várias semanas após a infecção, no qual os anticorpos não podem ser detectados, mas a pessoa infectada pode contaminar outras. A PCR pode revolver este problema, uma vez que identifica diretamente a presença do DNA viral nas células do paciente, antes mesmo que os anticorpos sejam detectáveis.

As ameaças de bioterrorismo criaram a necessidade ainda maior de detectar rapidamente o agente infeccioso e, de preferência, no local de emergência. Assim, vários companhias estão desenvolvendo aparelhos portáteis e automáticos para executar testes de DNA, os quais podem ser utilizados por pessoas com o mínimo de treino. Por exemplo, IQuum Inc. (Allston, MA) desenvolveu o "laboratório no tubo". Nessa tecnologia os tubos flexíveis utilizados para a coleta de amostras também contêm todos os reagentes necessários para o teste, os quais são seletivamente liberados no aparelho por compressão. O sistema consiste basicamente em coletar a amostra biológica, por exemplo, sangue total ou células, no tubo adequado e inseri-la no aparelho analisador. Um código de barras no tubo permite que o aparelho identifique o teste que será realizado e selecione o programa correto para sua execução. O analisador automático executa todos os passos requeridos, inclusive preparação da amostra, PCR em tempo real e relatório dos resultados, sem que seja necessário nenhuma intervenção ou interpretação por parte do operador. Uma vez que o teste procede em um sistema fechado, praticamente elimina problemas com contaminação cruzada, dispensando uma sala isolada para fazer a PCR. Além disso, por que o aparelho é pequeno, pode ser facilmente transportado para que o teste seja feito no local em vez de transportar as amostras para o laboratório. Qualquer material de risco químico ou biológico permanecerá contido no tubo para eliminação posterior com segurança. Mais ainda, PCR para amostras de 50μl de sangue com 30 ciclos é realizada em somente 12 minutos. A aceleração do processo possibilita que um teste genético em sangue total seja finalizado em 30 minutos, e testes para agentes infecciosos no plasma, em menos que uma hora. Essa tecnologia permite também a execução de multíplex PCR para incluir seqüências controle, bem como escalar para configuração de alta resolução, sem alterar os princípios básicos do equipamento.

Em maio de 2006, o *Central Science Laboratory*, uma agência executiva do Departamento Britânico para Ambiente, Alimento e Assuntos Rurais (DEFRA), anunciou a criação do *lab-on-a chip*, capaz de detectar em um simples teste mais de 600 vírus mortais que afetam humanos, animais de criação, plantas, peixes e abelhas. O fato que um único teste permite indentificar tantos vírus representa importante economia de tempo e recursos em casos de epidemia. Além disso, auxilia indentificar quando um vírus passa de uma espécie para outra, bem como quando novas linhagens emergem de um agente conhecido. O aparelho aplica a tecnologia das *microarrays* (Capítulo 4) e o processo todo leva algumas horas, sendo muito mais rápido que os testes convencionais, que levam de 7 a 10 dias.

Inovações como essas terão grande impacto na genética clínica, bem como para monitorar contaminações do ambiente e da indústria de alimentos.

RESUMO

1. As doenças genéticas podem ser de quatro tipos: monogênicas, multifatoriais, cromossômicas e somáticas.
2. As doenças monogênicas, nas quais a mutação afeta especificamente um gene, são transmitidas de uma geração à outra, conforme as leis de Mendel, e, portanto, são também chamadas de mendelianas. Obedecem a um dos quatro padrões de herança, dependendo de o gene ter expressão dominante ou recessiva e de estar presente em um autossomo ou nos cromossomos sexuais.
3. O diagnóstico das doenças genéticas pela análise direta do DNA, em vez do produto gênico, elimina os problemas gerados pela expressividade variável do gene ou falta de penetrância. Além disso, a análise do DNA pode ser realizada em um tecido no qual o gene não tenha expressão. Tais vantagens ampliam enormemente as perspectivas de diagnóstico pré-natal e de indivíduos assintomáticos.
4. Quando se conhece o gene, pode-se optar por métodos diretos de diagnóstico, como hibridização com oligonucleotídeos alelo-específicos e PCR.
5. Quando o gene é muito longo e apresenta grande heterogeneidade genética, é possível fazer a triagem da mutação pelos métodos SSCP, DGGE ou análise do heterodúplex. Identificada a região do gene que contém a alteração, a natureza da mutação é determinada pelo seqüenciamento.
6. Grandes progressos têm sido alcançados também no estudo das variações genéticas que aumentam a suscetibilidade às doenças multifatoriais. Apesar do desafio que essa área apresenta, estima-se que a aplicação de técnicas de alta resolução produzirá na próxima década muitos resultados positivos.
7. O diagnóstico molecular tem provocado progressos significativos também na detecção de doenças infecciosas.
8. As tecnologias aplicáveis ao diagnóstico têm evoluído muito, a fim de produzir testes mais baratos, rápidos e automáticos.

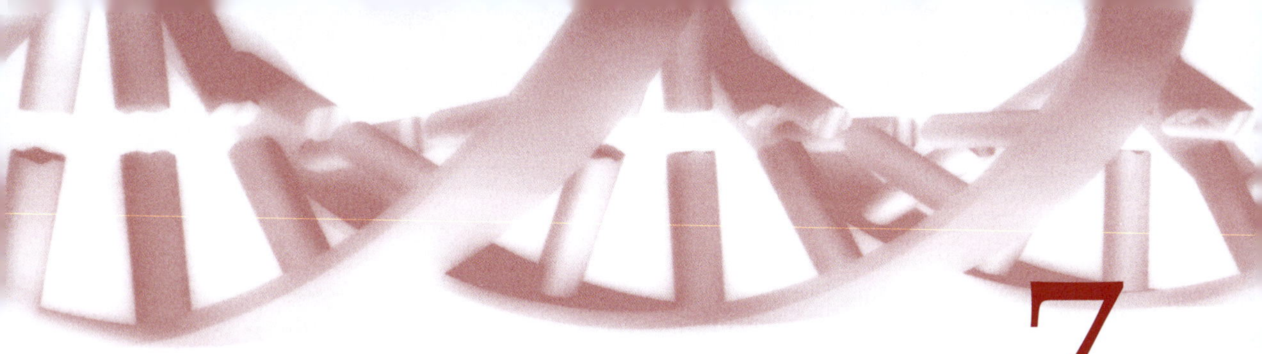

7

O DNA na identificação humana

Embora grande parte do genoma humano seja igual para todos os indivíduos, são as pequenas diferenças que fazem de nós uma pessoa única. A questão é detectar tais diferenças para assim utilizar o DNA na identificação dos indivíduos. Em 1985, Alec Jeffreys e colaboradores da Universidade de Leicester, Reino Unido, descobriram uma técnica de análise das características únicas do DNA de uma pessoa. Os autores escolheram o termo **DNA *fingerprinting*** para designar essa metodologia em alusão às impressões digitais tradicionalmente usadas pela polícia para identificar os indivíduos. Entretanto, a análise de variações do DNA é uma técnica muito mais poderosa e específica que qualquer outra já descrita para a identificação humana.

A medicina forense ou medicina legal é a especialidade que tem como objetivo auxiliar o sistema jurídico a resolver os assuntos legais, quer criminais ou civis. Uma das atribuições do profissional nessa área é identificar a origem de amostras biológicas com o máximo de certeza possível, ligando um suspeito à cena do crime ou estabelecendo associação entre dois crimes. Tão logo se teve consciência da importância dos genes na determinação das características individuais, conceitos e métodos genéticos passaram a ser utilizados na solução de questões relacionadas com a identificação humana. Em 1900, Karl Landsteiner descobriu o polimorfismo do sistema sangüíneo ABO e apontou sua aplicação na solução de crimes. Mesmo um sistema genético tão simples como o ABO permite a prova de exclusão, mostrando definitivamente que uma amostra não pertence a certa pessoa. Entretanto, provar que uma amostra realmente pertence a um indivíduo específico, prova de inclusão, é muito mais difícil e basicamente depende do nível de variação do sistema utilizado. Até o desenvolvimento das técnicas que analisam o DNA, proteínas polimórficas eram avaliadas na identificação de amostras biológicas. Os maiores problemas na análise desse tipo de marcador é que proteínas degradam facilmente e exibem baixa variabilidade, sendo, portanto, pouco informativas.

As impressões digitais deixadas quando tocamos um objeto é outro tipo de evidência física que pode ser utilizado para a identificação humana ou para conectar uma pessoa com o local ou com a vítima de um crime. Impressões digitais apresentam um padrão característico, o qual se forma por volta do sexto mês de gestação. Esse padrão não muda sua forma original em nenhum estágio da vida, permanecendo intacto mesmo após a morte. Uma vez que esses desenhos variam de dedo para dedo e de pessoa para pessoa, inclusive entre gêmeos, as impressões digitais são reconhecidas desde a Antigüidade como um sistema de identificação individual. Entretanto, o perfil molecular obtido do DNA de uma pessoa é tão confiável como as impressões digitais na identificação dos indivíduos, além de apresentar várias vantagens. Mesmo que uma superfície seja tocada, as impressões digitais deixadas podem ser parciais ou não identificáveis. O DNA, por outro lado, pode ser extraído para análise a partit de um fio de cabelo, uma ponta de cigarro, um item de vestuário, como chapéu ou luvas, ou até mesmo de impressões digitais deixadas na cena do crime. Além disso, o DNA de um dado indivíduo é o mesmo em qualquer célula do seu corpo. Portanto, qualquer material biológico como sangue, saliva, urina, sêmen etc. obtido pode ser analisado para identificar e condenar, ou inocentar, um suspeito. Se o teste do DNA é conduzido de forma apropriada, permite não somente a exclusão de evidências, mas também fornece a identificação positiva de um suspeito. Outra grande vantagem da tipagem do DNA é que esse método possibilita estabelecer relações de parentesco entre os indivíduos, prestando-se para testes de paternidade, maternidade, investigação de zigosidade em gêmeos ou estipular relações familiares importantes, como, por exemplo, em casos de imigração. Pela primeira vez é possível se fazer a identificação positiva por métodos genéticos, afirmando-se, por exemplo, que este indivíduo é pai desta criança (inclusão de paternidade), em vez de somente poder-se concluir que ele **não** é o pai verdadeiro (exclusão de paternidade). Além disso, atualmente é possível se alcançar resultados definitivos com a tipagem do DNA a partir de uma única célula dentro de 5 a 6 horas. Por que o DNA é uma molécula muito mais estável do que a proteína, permite a análise de amostras muito antigas ou até mesmo de corpos carbonizados. Mais ainda, mesmo no caso de amostras com diferentes origens estarem misturadas, existe uma boa probabilidade de se chegar a um resultado conclusivo.

Nesses mais de 20 anos desde a descoberta do DNA *fingerprinting*, a metodologia evoluiu muito e revolucionou a rotina dos tribunais, tornando-se um instrumento indispensável para o estabelecimento de evidências judiciais. Entretanto, as aplicações dessa técnica vão muito além da medicina forense, como será apresentado neste capítulo.

Origem das variações no DNA

Basicamente, existem dois tipos de polimorfismos ou variações no DNA de indivíduos normais: polimorfismos que alteram a seqüência de bases e aqueles que afetam o comprimento da seqüência pela variação no número de seqüências repetidas em *tandem*.

Polimorfismos que alteram a seqüência freqüentemente envolvem somente um par de base, sendo designado como SNP (*Single Nucleotide Polymorphism*). Como enzimas de restrição reconhecem seqüências específicas de bases no DNA (Capítulo 2), a alteração de um par de base na seqüência de reconhecimento pode criar ou abolir um sítio de restrição em determinado loco do genoma, gerando o polimorfismo. Dessa forma, se o DNA humano for digerido com a enzima de restrição adequada, o loco polimórfico pode ser observado pela alteração no tamanho do fragmento de DNA detectado por meio da hibridização com uma sonda específica após o método de Southern (Capítulo 4). Esse tipo de polimorfismo ficou conhecido como **RFLP**, sigla retirada do termo em inglês ***Restriction Fragment Length Polymorphisms***, ou seja, polimorfismo no comprimento do fragmento do restrição.

RFLPs apresentam dois alelos possíveis, dependendo se aquele determinado sítio de restrição está ausente ou presente. Portanto, cada indivíduo pode ser homozigoto ou hetetozigoto para um polimorfismo do tipo RFLP, conforme os alelos que possui (Figura 7.1).

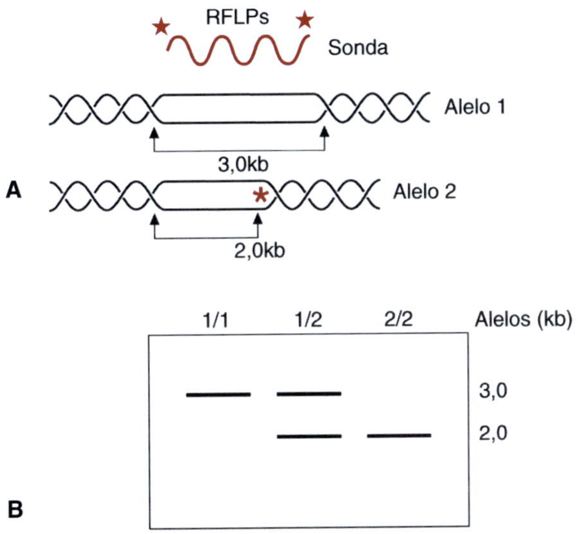

Figura 7.1 ■ RFLP. A mutação (*) no alelo 2 cria um sítio de restrição fazendo com que a sonda reconheça um fragmento de 2,0kb em vez de 3,0kb (**A**). Indivíduos homozigotos exibem banda única no gel, enquanto os heterozigotos apresentam duas bandas (**B**).

Destacamos anteriormente a aplicação de RFLP no mapeamento de um gene (Capítulo 5) e no diagnóstico das doenças genéticas (Capítulo 6). Entretanto, para a identificação humana, as regiões hipervariáveis do DNA são muito mais importantes. Tais regiões são constituídas por seqüências de 9 a 80 nucleotídeos repetidas em *tandem* por um comprimento total que varia de 0,5-30kb e são também chamadas de minissatélites (Capítulo 5). Nesse caso, o polimorfismo resulta das diferenças observadas no número das seqüências repetidas, sendo conhecido como **VNTR**, sigla para *Variable Number of Tandem Repeats* (número variável de repetições em *tandem*). Seqüências repetidas de minissatélites aparecem dispersas no genoma humano, geralmente em regiões de DNA não-codificador (região intergênica). Quando o DNA humano é digerido com enzima de restrição, os VNTRs estarão presentes em vários fragmentos, podendo ser observados no método de Southern pela hibridização com uma sonda adequada (Figura 7.2).

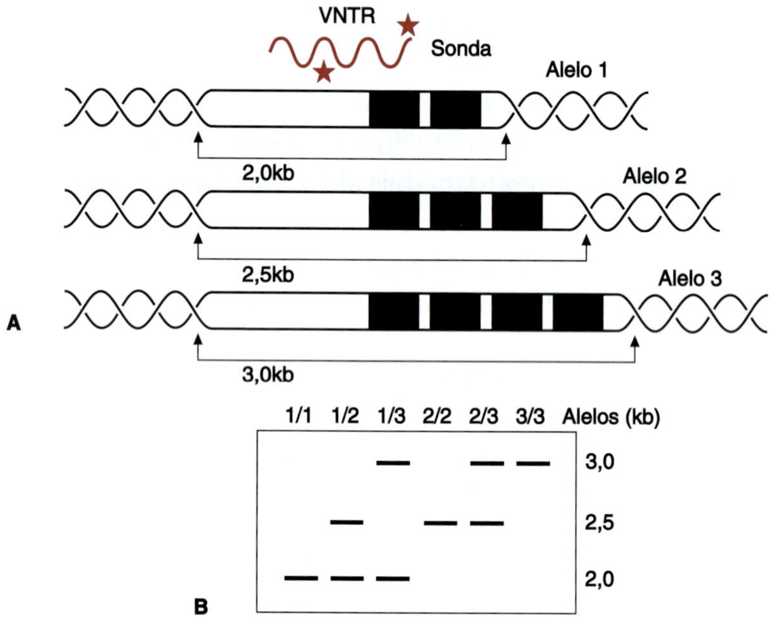

Figura 7.2 ■ VNTR. O número de repetições da seqüência pode ser muito variável na população, gerando inúmeros alelos alternativos (**A**) e várias possibilidades de bandas observadas no gel (**B**).

Note que os VNTRs nada mais são que uma classe especial de RFLP, pois também produzem uma alteração no tamanho do fragmento de restrição. Entretanto, a grande vantagem de se analisar VNTRs para a identificação de indivíduos é que se trata de regiões hipervariáveis.

Embora cada indivíduo apresente no máximo dois alelos diferentes (geralmente se é heterozigoto para esse tipo de locos), muitos alelos podem estar presentes na população. Isso se deve ao fato de que a repetição de seqüências idênticas ou muito semelhantes na região dos minissatélites pode causar erros no alinhamento dos cromossomos homólogos, o que acarreta em *crossing-over* desigual durante a meiose, produzindo alelos com número de cópias aumentado ou diminuído em relação à seqüência repetida original (Figura 7.3). Dessa forma, apesar de a posição dos VNTRs ser constante no genoma humano, o número de seqüências repetidas em cada VNTR é altamente variável entre os indivíduos.

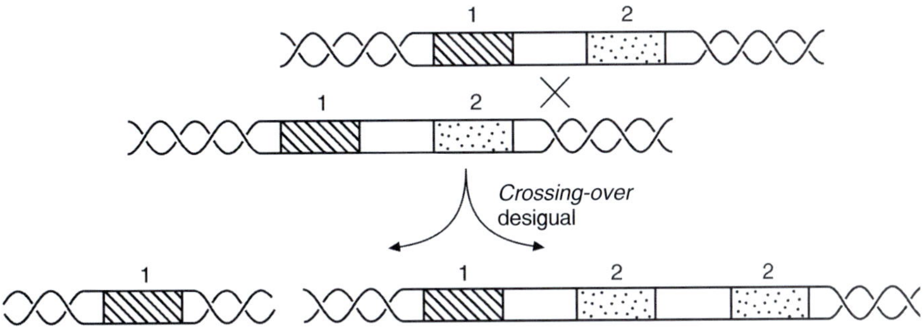

Figura 7.3 ■ *Crossing-over* desigual entre seqüências repetidas, gerando um grande número de alelos.

Estratégias alternativas para a análise do DNA

Sondas que detectam locos múltiplos

Inúmeras seqüências de minissatélites encontram-se distribuídas através dos 23 pares de cromossomos humanos e, convenientemente, apresentam entre si semelhanças suficientes para permitirem a detecção simultânea de vários locos por uma única sonda. Alec Jeffreys e colaboradores descobriram em 1985 duas seqüências de DNA que são comuns a milhares de VNTRs que ocorrem no genoma humano. Essas seqüências derivam de um íntron do gene humano da mioglobina. Quando utilizadas como sondas na hibridização do DNA humano preparado pelo método de Souhtern *blot*, tais seqüências detectam, simultaneamente, inúmeros fragmentos contendo VNTRs presentes em locos diferentes e produzem, na auto-radiografia, um complexo sistema de bandas similar ao código de barras usado no comércio (Figura 7.4). Cada sonda identifica no DNA de um indivíduo aproximadamente 20 ban-

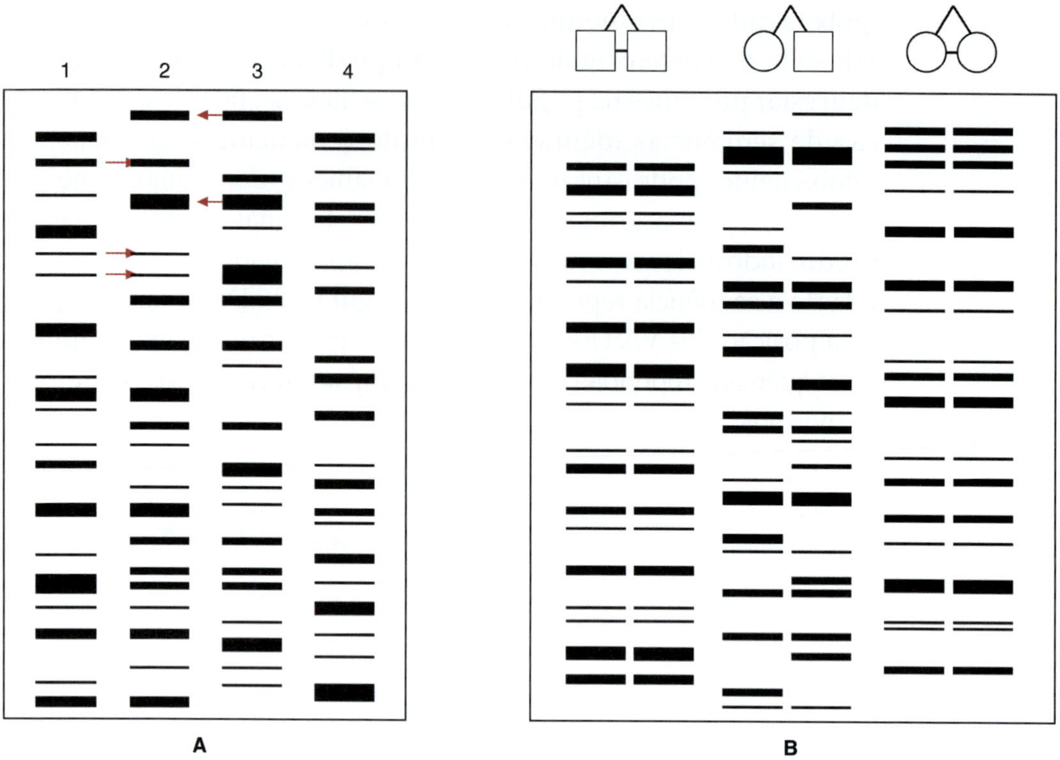

Figura 7.4 ■ DNA *fingerprinting*. **A**) Padrão observado na mãe (1), no filho (2), no pai (3) e em um indivíduo não aparentado (4). Cada banda observada no filho foi herdada ou do pai ou da mãe. **B**) Comparação entre gêmeos mono e dizigóticos. Gêmeos dizigóticos, bem como irmãos comuns, apresentam em média 50% das bandas iguais.

das de tamanhos variados, entre 4 e 20kb, e mais uma série de fragmentos menores indistinguíveis devido a sua complexidade. O padrão completo de hibridização com essas sondas é praticamente único para cada indivíduo, com exceção de gêmeos idênticos. O termo **DNA *fingerprinting*** costuma ser reservado a essa técnica para designar o padrão de bandas produzido por sondas que detectam múltiplos locos. Outras técnicas citadas abaixo costumam ser referidas como tipagem do DNA (DNA *typing*) ou perfil molecular do DNA (DNA *profiling*).

No DNA *fingerprinting*, cada banda refere-se a um loco distinto e é herdada independentemente, seguindo o padrão mendeliano de herança (Capítulo 6). Dessa forma, metade das bandas observadas em um indivíduo foi herdada de sua mãe, enquanto a outra metade foi herdada de seu pai. Por outro lado, os pais transmitem a cada um dos seus filhos uma metade diferente do total de suas bandas, sendo que irmãos e irmãs terão aproximadamente metade das bandas em comum. Esse grau de similaridade é extremamente maior que aquele observado entre indivíduos não-aparentados.

Embora o DNA *fingerprinting* tenha revolucionado a identificação humana no final dos anos 80, atualmente é uma técnica obsoleta devido a duas razões: o método de Southern requer uma quantidade relativamente grande de DNA e não é possível determinar no DNA *fingerprinting* quais bandas correspondem a dois alelos de um mesmo loco. Isso impossibilita a determinação da freqüência dos alelos na população. Dessa forma, o cálculo da probabilidade de que dois indivíduos não-aparentados apresentem exatamente o mesmo padrão de bandas foi determinado com base em extensos estudos populacionais, chegando-se a uma estimativa de 3×10^{-11}, quando se utiliza somente uma das sondas de Jeffreys, e de 5×10^{-19}, quando se adiciona os resultados da segunda sonda. Isso significa que a probabilidade de se encontrar ao acaso duas pessoas com a mesma impressão digital do DNA é de 1 em 300 bilhões ou ainda menor. Considerando-se que a população da Terra é estimada em 6 bilhões de pessoas, na prática essa probabilidade é de zero.

Sondas que detectam loco simples

Outra abordagem largamente empregada é aquela que utiliza sondas que detectam um único VNTR no genoma e produzem um padrão de uma ou duas bandas para cada indivíduo, dependendo se ele é homozigoto ou heterozigoto para aquele loco. Aparentemente, tal estratégia é menos eficiente que as impressões digitais do DNA, entretanto, dada a grande variabilidade de algumas regiões do DNA humano, esse método também se presta à identificação humana. Um dos locos de VNTR mais variável e informativo descrito até o momento apresenta mais de 2.000 alelos possíveis, que geram fragmentos entre 1 e 23kb, sendo que 99% dos indivíduos apresentam dois alelos que formam bandas distintas nas hibridizações. Assim, apesar do padrão muito simples de duas bandas exibido pelas sondas para um loco único, o tamanho desses dois fragmentos varia tanto entre os indivíduos de uma população que dificilmente será o mesmo entre dois indivíduos não-aparentados. Além disso, analisando-se isoladamente uma combinação de sondas que detectam locos únicos de VNTR não relacionados é possível aumentar muito a precisão do teste (Figura 7.5).

Amplificação de microssatélites por PCR

Enquanto a análise de VNTRs com sondas para locos múltiplos requer de 0,5 a 1,0μg de DNA de alto peso molecular e na análise de um único loco de VNTR pelo menos 10ng de DNA são necessários (quantia cor-

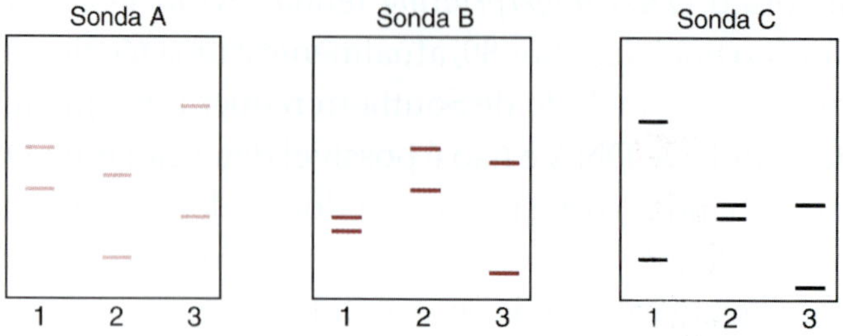

Figura 7.5 ■ Padrão de bandas observado quando o DNA dos indivíduos 1, 2 e 3 são hibridizados separadamente com as sondas A, B e C, cada uma delas detectando um determinado loco único.

respondente a 1.700 células diplóides), a técnica de amplificação enzimática do DNA (PCR, Capítulo 5) permite a tipagem eficiente a partir do DNA de uma célula. Inicialmente, a técnica de PCR era utilizada para amplificar SNP ou polimorfismos normalmente analisados por sonda que detectam loco simples. Entretanto, com a descoberta de microssatélites, a amplificação dessas seqüências por PCR tornou-se o método preferido, dado o poder de discriminação dessa técnica. Microssatélites são seqüências de 2 a 8 nucleotídeos repetidas em *tandem*, também chamadas de STR (*Short **Tandem** Repeats*).

Usando-se *primers* para seqüências únicas, que flanqueiam as seqüências repetidas em *tandem* dos microssatélites, pode-se amplificar *in vitro* regiões altamente polimórficas do DNA contendo STRs. A amplificação de vários locos pode ser feita simultaneamente em um único tubo de reação, por meio do método conhecido como PCR multíplex. O tamanho dos fragmentos correspondentes a cada alelo presente no indivíduo são determinados analisando-se a reação de PCR em eletroforese (Figura 7.6). Dessa forma, os alelos são definidos com determinação precisa do número de repetições da seqüência. Quando se conhece a freqüência de cada alelo na população, pode-se calcular a exata probabilidade de identificação da amostra (como veremos a seguir). Mais ainda, a combinação da análise de vários STR em locos independentes, realizada em PCR multíplex, torna esse método extremamente acurado.

A alta sensibilidade da técnica de PCR aumenta dramaticamente as possibilidades de análise do DNA em aplicações forenses. O perfil molecular de uma amostra pode ser determinado a partir de uma mancha de sangue, raiz de um fio de cabelo ou pequeno resíduo de esperma. Outra grande vantagem da técnica de PCR é que, mesmo no caso de o DNA estar degradado, fragmentos contendo somente algumas centenas de pares de bases de comprimento podem ser utilizados como fita-

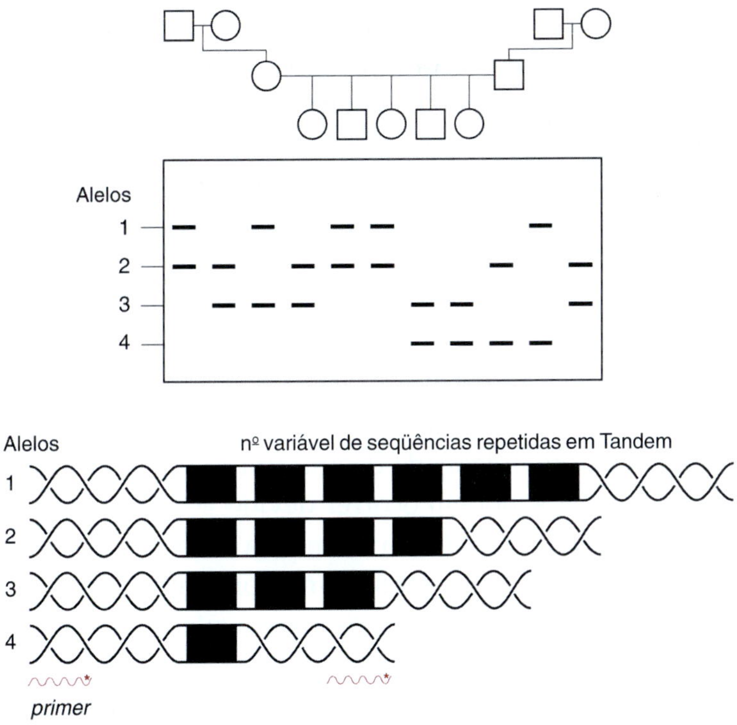

Figura 7.6 ■ PCR com *primers* que flanqueiam uma região de VNTR.

molde para a amplificação do DNA. Além disso, os resultados podem ser obtidos no mesmo dia, enquanto o método de Southern necessita por volta de uma semana. Outro fator importante é que a técnica de PCR permite automatização, diminuindo custos, evitando erros humanos e permitindo que os resultados sejam armazenados em bancos de dados.

Em 1997, Roland van Oorschot e Maxwell Jones, do Centro Victoria de Ciência Forense, Austrália, mostraram que o material deixado na superfície quando tocamos um objeto é suficiente para ser amplificado por PCR. Os autores recolheram impressões digitais de objetos comuns, como caneta, chave de carro, telefone e preservativos usados mas sem ejaculação, e foram capazes de amplificar esses materiais para tipagem do DNA pela análise STR. Até mesmo o DNA transferido após um aperto de mão produz material suficiente para PCR. Além disso, no mesmo ano, Findlay e colaboradores, da Universidade de Leeds, Reino Unido, analisaram 6 STRs independentes a partir de uma única célula. Das 226 células únicas isoladas por micromanipulação de esfregaços da mucosa bucal, os pesquisadores obtiveram o perfil molecular em 206 amostras celulares, sendo que em 50% dos casos foi possível analisar o conjunto completo dos 6 STRs. Tais resultados são impressionantes, pois permitem a tipagem do DNA a partir de um único espermatozóide ou um floco de caspa encontrado na cena do crime. Entretanto, muito cuidado deve ser tomado na interpretação de resultados produzidos com baixo número de cópias de DNA. Os *kits* fabricados para PCR multíplex produzem resultados ótimos quando 1 a 2ng de DNA são utilizados inicialmente para amplificação dos STRs. Resultados satisfatórios ainda podem ser obtidos entre 250pg e 1ng. Abaixo de 250pg, mesmo que a amplificação ocorra, a probabilidade de artefatos técnicos aumenta bastante.

Se por um lado a alta sensibilidade da técnica de PCR é uma vantagem, por outro lado causa enormes problemas gerados pela possível contaminação indesejada da amostra com DNA estranho. Resultados falso-positivos podem ocorrer devido ao DNA de outra origem que eventualmente contamina a amostra ou os reagentes. Dessa forma, a análise por PCR deve ser sempre acompanhada controle-negativo, na qual estão presentes todos os ingredientes da reação, menos o DNA-molde. Outro problema potencial associado à técnica de PCR é a falha na amplificação de um dos dois alelos em uma pessoa heterozigota. Dessa forma, o indivíduo aparecerá na análise como homozigoto. Esse fenômeno é chamado de alelo nulo e ocorre quando existe uma mutação que impede o anelamento do *primer*, se a quantidade de DNA é insuficiente ou se a molécula está extremamente degradada.

Amplificação do DNA mitocondrial

O DNA mitocondrial (DNAmt, Capítulo 5) apresenta a região D-*loop* ou região controle com aproximadamente 1.100pb, a qual também se presta para testes de identificação humana. O grande interesse na tipagem do DNAmt é devido a duas razões. Primeiro, a região D-*loop* é altamente polimórfica. O alto nível de variação observado nessa região é decorrente de erros na replicação do DNA e mutações que não são reparadas. Dentro da região D-*loop* há dois segmentos conhecidos como hipervariável 1 (HV1) e hipervariável 2 (HV2), com 342 e 268 pares de bases, respectivamente. As regiões hipervariáveis podem ser seletivamente amplificadas por PCR usando-se *primers* específicos. O produto da amplificação é então seqüenciado para comparação das seqüências. Entre dois indivíduos não-relacionados observa-se de 1-2% de diferenças na seqüência de bases das regiões hipervariáveis. A segunda razão que torna o DNAmt particularmente interessante na identificação humana é que uma célula pode ter entre 200 e 1.700 mitocôndrias e, portanto, múltiplas cópias do DNAmt. Assim, mesmo em caso de amostras com mínimas quantidades de DNA e de esse estar tão degrado a ponto de impedir a tipagem pelo DNA nuclear, muitas vezes a identificação pode ser alcançada analisando-se o DNAmt. Foi demonstrado também que é possível identificar a origem do sangue humano encontrado no interior de larvas e insetos sugadores pela análise do DNAmt, estabelecendo associação entre um suspeito e a vítima ou o local do crime (Wells e colaboradores, 2001).

Entretanto, é preciso ter em mente que o DNAmt apresenta herança materna e, portanto, não fornece informações sobre paternidade. Além disso, DNAmt não pode ser usado para distinguir irmãos ou parentes maternos, pois todos os descendentes de uma mulher apresentam resultados idênticos. Por outro lado, esse fato pode ser muito útil no estabelecimento de linhagens familiares (veja caso da família Romanov a seguir). Uma das aplicações mais expressivas desse tipo de abordagem ocorreu na Argentina, em que filhos de pessoas "desaparecidas" durante o regime militar foram identificas com suas avós maternas por meio da análise do DNAmt.

Polimorfismos do cromossomo Y

A variabilidade observada em STRs presentes nos cromossomos autossomos é devido a três eventos: a recombinação casual entre cromossomos, a recombinação dentro de um par de cromossomos homólogos ou permuta e mutação. No cromossomo Y, somente uma região muito restrita é homóloga ao cromossomo X e troca material durante a meiose (região pseudo-autossômica). Dessa forma, a variabilidade observada no cromossomo Y é decorrente unicamente de mutações, sendo, portanto, menos diversificada. Entretanto, algumas propriedades características tornam esse cromossomo muito importante na medicina forense. Como o cromossomo Y não tem homólogo, os STRs localizados nesse cromossomo são haplóides, ou seja, exibem somente um alelo, nunca sendo heterozigoto. Assim, encontrar mais que um alelo para qualquer STR do Y indica que DNA de mais de um indivíduo do sexo masculino está presente na amostra. Em caso de estupro múltiplo, tal observação informa sobre os diversos assaltantes. Evidências de assalto sexual, como material coletado da vagina, geralmente consistem em uma mistura de fluidos do homem e da mulher. Embora a lise preferencial das células muitas vezes permite isolar o material masculino, essa técnica nem sempre funciona bem na prática. Nesses casos, a análise de polimorfismos que ocorrem somente no cromossomo Y pode ser a solução para identificar o material masculino. Na verdade, os estudos têm demonstrado que mesmo quando a proporção de DNA feminino para DNA masculino é de 4.000:1, ainda assim é possível a amplificação específica dos STRs presentes no cromossomo Y (Prinz e colaboradores, 2001). Marcadores no cromossomo Y são úteis também para estabelecer relações familiares entre indivíduos do sexo masculino, pois todos os descendentes machos de um homem recebem o mesmo cromossomo Y intacto (salvo eventuais mutações).

O seqüenciamento do cromossomo Y foi completado em 2003 e sabe-se que existe 219 STRs adequados para análise presentes nesse cromossomo. Entretanto, para fins forense normalmente é tipada uma bateria de 9 a 11 locos.

DNA na Justiça

Para que os resultados obtidos na tipagem do DNA sejam aceitos como evidência na Corte de Justiça, é exigido que o exame seja conduzido de maneira apropriada, desde a coleta das amostras e o protocolo seguido no laboratório, até à interpretação dos resultados finais. Quando o exame de uma amostra não concorda com o perfil do DNA obtido de um suspeito, normalmente isso é suficiente para excluir o indivíduo como culpado. Entretanto, a concordância das amostras não prova necessariamente a culpa do suspeito no crime. É possível que outra pessoa com o mesmo perfil do DNA seja responsável pelo crime. Por exemplo, gêmeos idênticos apresentam os mesmos alelos na tipagem do DNA. Da mesma forma, irmãos podem apresentar o mesmo padrão se somente um número pequeno de locos for analisado. Além disso, para responsabilizar um suspeito pelo crime é preciso se estimar a probabilidade de ele apresentar o perfil molecular incriminatório somente por acaso. Ou seja, a questão é: qual a probabilidade daquele exato conjunto de alelos aparecer em outro indivíduo da população que não tenha nada a ver com o crime? Para que seja possível calcular probabilidades e comparar dados, várias normas costumam ser adotadas pelas agências responsáveis por lidar com evidências criminais.

O FBI americano (Federal Bureau of Investigation), por exemplo, adotou uma série-padrão de 13 locos de STRs, com seqüências repetidas de 4 a 5 nucleotídeos, que são analisados em casos forenses. Amelogenina é um gene responsável pelo desenvolvimento do dente no feto, cuja seqüência tem duas formas levemente diferentes no cromossomo X e Y. Portanto, esse loco pode ser usado para determinar o sexo do indivíduo analisado. Tais locos foram escolhidos com base no alto grau de polimorfismo apresentado e na localização dentro do genoma humano. Como pode ser observado na figura 7.7, cada STR se encontra em cromossomos diferentes ou em pontas extremas de um mesmo cromossomo, garantindo assim que sejam herdados de modo independente. Além disso, como apresentado na figura 7.7, em cada loco podem ser detectados vários alelos com diferentes números de seqüências repetidas, gerando inúmeros genótipos possíveis. Os 13 locos mais a amelogenina podem ser amplificados por PCR multíplex usando-se *kits* comerciais. Um dos *primers* de cada par usado na reação é marcado com corante fluorescente a fim de produzir fragmentos de DNA corados após a amplificação. Quatro corantes com cores diferentes são utilizados para discriminar locos que se sobrepõem (Figura 7.8). Os fragmentos são separados por ordem de tamanho em gel de poliacrilamida e detectados por raio laser à medida que alcançam o final do gel. Um computador acoplado ao aparelho de eletroforese produz a leitura do tamanho e cor do fragmento em separado gerando um gráfico. Cada pico no gráfico representa um alelo e cada loco exibe um pico único (indivíduo homozigoto) ou um par de picos (indivíduo heterozigoto). O programa também fornece o cálculo da probabilidade de que o perfil molecular específico produzido para os 13 locos, mais a amelogenina, ocorra ao acaso na população.

Quando se conhece a freqüência de cada alelo na população é fácil calcular a freqüência de uma combinação de dois alelos (genótipo), com base no equilíbrio de Hardy-Weinberg. Os locos de STR adotados pelo FBI foram extensivamente estudados em populações caucasóide, hispânica, afro-americana e asiática, e a freqüência dos alelos varia significantemente de uma população para outra. A probabilidade de ocorrência ao acaso dos alelos observados nos 13 locos é obtida multiplicando-se a freqüência do genótipo em cada um dos locos. Tal probabilidade em geral se encontra entre 10^{-16} ou 10^{-17}, o que equivale dizer que somente uma pessoa em cada 10 quatrilhões ou em cada 100 quatrilhões apresentaria exatamente os mesmos alelos para todos os 13 locos. Esse número é muitas vezes maior que toda a população que viveu até hoje na Terra e, assim, na prática a probabilidade desse evento é zero. Portanto, em geral, quando todos os locos são analisados, não há dificuldade em se chegar a um resultado conclusivo. Os problemas de ambigüidade aparecem quando o DNA da amostra apresenta quantidade insuficiente, está altamente degradado ou tem várias origens, não permitindo a análise do conjunto completo de STRs, criando artefatos técnicos ou gerando resultados dúbios.

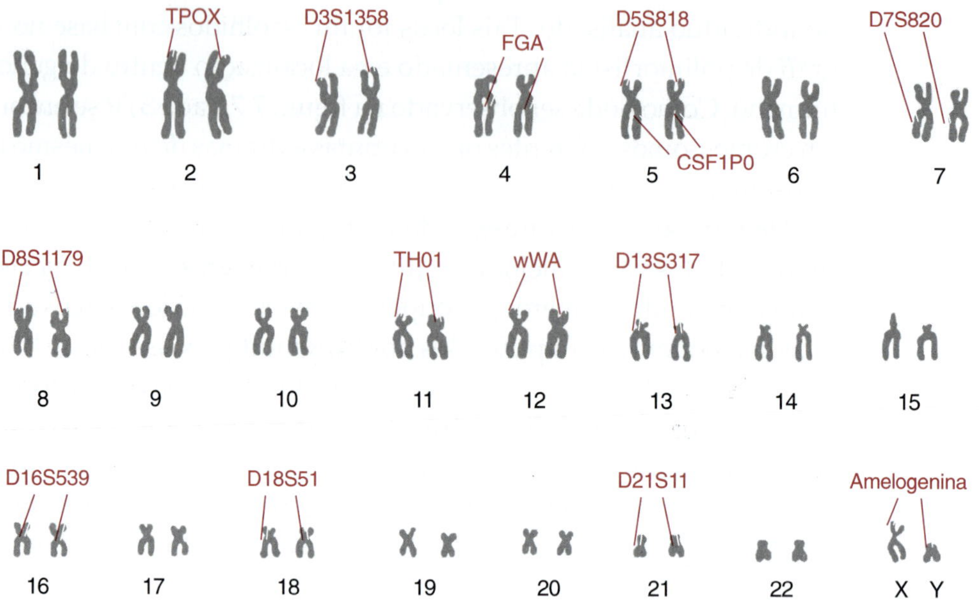

Loco	Localização cromossômica	Alelos comuns	Número dos possíveis genótipos
D3S1358	3	9, 10, 11, 12, 13, 14, 15, 15.2, 16, 17, 18, 19, 20	91
vWA	12	10, 11, 12, 13, 14, 15, 15.2, 16, 17, 18, 19, 20, 21, 22	105
FGA	4	16, 16.2, 17, 17.2, 18, 18, 2, 19, 19.2, 20, 20.2, 21, 21.2, 22, 22.2, 23, 23.2, 24, 24.2, 25, 25.2, 26, 26.2 , 27, 27.2, 28, 28.2, 29, 29.2, 30, 30.2, 31, 31.2	528
D8S1179	8	8, 9, 10, 11, 12, 13, 14, 15, 16, 17, 18, 19	78
D21S11	21	24.2, 25, 26, 27, 28, 28.2, 29, 29.2, 29.3, 30, 30.2, 31, 31.2 32, 32.2, 33, 33.1, 33.2, 34, 34.2, 35, 35.2, 36, 38	300
D18S51	18	9, 10, 10.2, 11, 12, 13, 13.2, 14, 14.2, 15, 16, 17, 18, 19, 20 21, 22, 23, 24, 25, 26	231
D5S818	5	7, 8, 9, 10, 11, 12, 13, 14, 15, 16	55
D13S317	13	5, 8, 9, 10, 11, 12, 13, 14, 15	45
D7S820	7	6, 6.3, 7, 8, 9, 10, 11, 12, 13, 14, 15	66
D16S539	16	5, 8, 9, 10, 11, 12, 13, 14, 15	45
THO1	11	4, 5, 6, 7, 8, 8.3, 9, 9.3, 10, 11	55
TPOX	2	6, 7, 8, 9, 10, 11, 12, 13	36
CSF1PO	5	6, 7, 8, 9, 10, 11, 12, 13, 14, 15	55

Figura 7.7 ■ Localização dos 13 locos, mais a amelogenina, adotados pelo FBI americano e tabela dos alelos mais comuns com o número de possibilidades para seus respectivos genótipos (Kobilinsky et al., 2005).

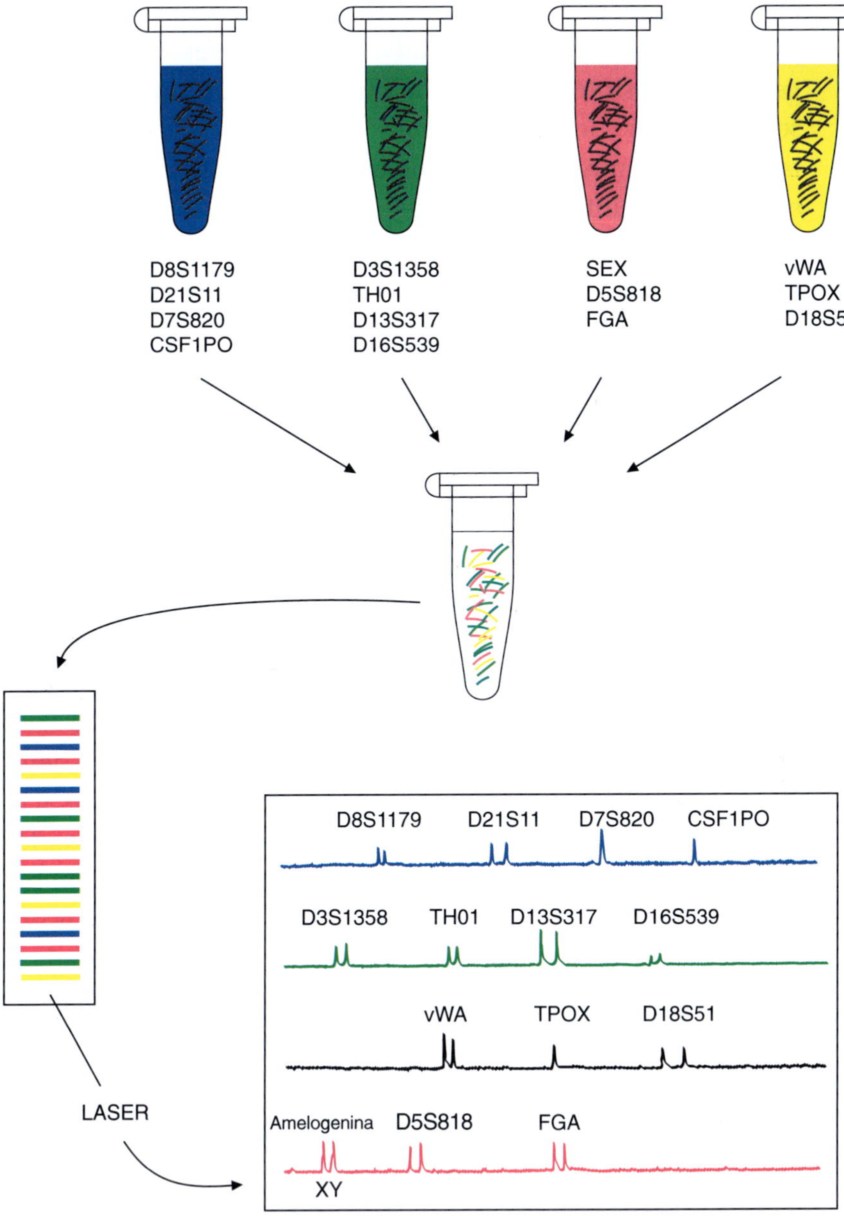

Figura 7.8 ■ Análise dos alelos nos locos adotados pelo FBI. Entre três e quatro locos são amplificados simultaneamente por multiplex PCR no mesmo tubo. Em cada tubo de reação utiliza-se um corante fluorescente o que permite a distinção de locos com alelos similares. Os tubos são combinados e os fragmentos separados por eletroforese em gel de poliacrilamida. Um raio laser detecta as quatro cores no final do gel e o computador constrói um gráfico dos alelos encontrados em cada loco. Em cada loco observa-se um pico (se for homozigoto) ou dois picos (se heterozigoto) na posição de cada alelo.

Apesar do alto poder discriminatório desse sistema e da baixa probabilidade de duas amostras serem iguais por casualidade, algumas vezes os tribunais resistem em aceitar evidências produzidas pelas técnicas de tipagem do DNA. Afinal, que argumentos, além de atacar a precisão do teste, pode ter o advogado de defesa quando evidências genéticas mostram que a probabilidade de outra pessoa que não seja seu cliente ter cometido o crime é de um em bilhões ou trilhões? Muitas vezes, em uma tentativa desesperada de salvar a pele do suspeito, existe a clara intenção de distorcer os dados científicos. Entretanto, com o ganho de experiência e padronização da tecnologia do DNA, falsos argumentos desse tipo vêm ocorrendo menos freqüentemente.

Uma vez que os resultados obtidos nesse tipo de sistema são facilmente digitalizados, vários governos criaram bancos de dados com informações sobre tipagem de DNAs encontrados nas cenas de crimes e de indivíduos suspeitos ou condenados. Em 1991, o FBI estabeleceu um projeto piloto que relaciona informação sobre DNA em âmbito local, estadual e nacional. Esse banco de dados é chamado de CODIS (*Combined DNA Index System*) e até maio de 2006 apresentava 134.000 amostras tipadas recolhidas como evidências de crimes (*forensic index*) e 3.045.075 perfis moleculares de indivíduos, principalmente envolvidos em crimes sexuais ou violentos. Apesar da demonstrada utilidade desse serviço na solução de crimes, bancos de dados com informação sobre DNA individuais levantam uma série de questões éticas. Quem deve ser incluído no banco de dados? Alguns acham que todos os supostos criminosos, outros sugerem todos os condenados e há ainda aqueles que defendem um banco de dados universal, onde amostras de DNA seriam colhidas ao nascimento. A maior preocupação referente aos bancos de DNA diz respeito à privacidade. O DNA coletado pode produzir informações íntimas sobre as pessoas, como suscetibilidade a doenças, nascimentos ilegítimos e talvez propensão a certos comportamentos, aumentando o potencial de discriminação. Porque essas questões ainda são muito controvertidas, a política adotada com relação à coleta das amostras e ao destino dado a elas varia muito de um país para outro.

Aplicações da tipagem do DNA

Atualmente, a tipagem do DNA é a aplicação mais poderosa da biotecnologia, sendo largamente utilizada em várias áreas e amplamente divulgada pela mídia. Tem sido usada em qualquer situação onde a identificação de pequenas diferenças genéticas entre indivíduos ou organismos seja importante. Algumas vezes, essa tecnologia é aplicada para comparar o DNA de dois indivíduos. Outras vezes, é fundamental para estabelecer a semelhança entre uma amostra-referência e o DNA de uma certa pessoa. Pode ser empregada também na caracterização de células, animais, plantas ou microorganismos.

Abaixo foram selecionadas algumas das aplicações mais marcantes a fim de ilustrar o potencial dessa metodologia.

Primeira confirmação do culpado e do inocente

Colin Pitchfork foi o primeiro criminoso condenado com base em evidências do DNA. Em 1983, Lynda Mann, uma menina de 15 anos, foi estuprada e assassinada na vila de Narborough, ao sul de Leicester, Inglaterra. Usando as técnicas forenses disponíveis na época, foi recolhido sêmen do seu corpo e estabeleceu-se que pertencia a um indivíduo com sangue tipo A e com um perfil de enzimas polimórficas coincidente com 10% da população masculina. Sem outras evidências conclusivas, o caso foi arquivado. Em 1986, Dawn Ashworth, outra garota também com 15 anos, foi sexualmente assaltada e estrangulada na mesma área. A polícia suspeitou que os crimes tivessem sido cometidos pela mesma pessoa e, checando a amostra do sêmen encontrado no corpo da segunda garota, confirmaram que o criminoso tinha o mesmo tipo sangüíneo do assassino de Lynda. O suspeito número um desses dois crimes era Richard Buckland, um rapaz local, que após a interrogação acabou confessando o assassinato de Lynda, mas negou qualquer envolvimento com a morte da segunda menina. A polícia entrou em contato com o Dr. Alec Jeffreys, descobridor do DNA *figerprinting*, pois estava convencida que o rapaz tinha cometido os dois crimes. A comparação do DNA das duas amostras de sêmen confirmou que pertenciam a um mesmo indivíduo, entretanto, para surpresa de todos, essa pessoa definitivamente não era Richard Buckland. Essa foi a primeira vez que alguém foi inocentado devido ao seu DNA, apesar de ter confessado o crime.

A polícia decidiu então fazer uma triagem em massa de todos homens adultos de Narborough e de mais duas vilas vizinhas. Foram coletados sangue e saliva de 5.000 homens e na parcela de 10% que apresentou um perfil enzimático compatível foi realizado o exame do DNA. Apesar do esforço dedicado durante seis meses de trabalho, não foi possível encontrar o assassino. Nenhum dos DNAs analisados apresentava o mesmo perfil molecular das amostras de sêmen. Entretanto, um ano depois uma mulher ouviu um rapaz, Ian Kelly, gabando-se de ter dado sua amostra de sangue no lugar do seu amigo, Colin Pitchfork. O exame do DNA de Pitchfork, um padeiro local, confirmou que as duas amostras de esperma lhe pertenciam. Ele foi preso em 1987, confessou os dois crimes e em 1988 foi sentenciado a passar o resto da sua vida na cadeia.

Desde então a análise do DNA tem sido usada para assegurar milhares de outras condenações no mundo todo em casos de estupros, assassinatos, assaltos, seqüestros, acidentes de carro e chantagens. Surpreendentemente, a tipagem do DNA tem sido muito útil também para comprovar a inocência de suspeitos e até mesmo condenados. Na verdade, em um terço dos casos analisados nos laboratórios do FBI americano, a análise do DNA seviu para excluir o principal suspeito, muitas vezes com posterior prisão e condenação do verdadeiro culpado.

O Projeto Inocência foi criado em 1992 na Escola de Direito Benjamin N. Cardozo, em Nova York, com a proposta de analisar casos jurídicos após a condenação, nos quais evidências de DNA poderiam produzir provas conclusivas da inocência do indivíduo condenado. Até maio de 2006 esse projeto tinha exonerado 180 condenados, alguns deles esperando a pena de morte. Esses resultados não somente confirmam que um número muito maior de pessoas que se imaginava é condenada injustamente por falhas no sistema judicial, como também demonstram o valor da identificação humana pelo DNA.

Testes de paternidade

A tipagem do DNA tem revolucionado também os testes de paternidade e de relações familiares devido ao seu poder discriminatório, porque as amostras são coletadas com métodos não-invasivos e pela rapidez do teste. Somente nos Estados Unidos estima-se que haja mais de 200.000 casos de paternidade duvidosa por ano, que podem ser potencialmente resolvidos com o auxílio de técnicas de análise do DNA. Alguns laboratórios freqüentemente atingem uma probabilidade de paternidade de 99,999%, indicando que há somente 0,001% de probabilidade que outro indivíduo ao acaso na população ter os mesmos resultados do teste e ser o pai biológico da criança.

Para se estabelecer a paternidade, são examinados DNAs da criança, da mãe e do suposto pai. Aproximadamente metade dos fragmentos de DNA observados na criança é de origem materna. O restante dos fragmentos presentes na criança foi herdado do pai biológico e deve estar presente no DNA do suposto pai, se ele for o pai verdadeiro.

A análise do DNA permite também estabelecer relações de parentesco entre os indivíduos. Em países que aceitam imigrantes com base em relações familiares com pessoas já residentes, essas técnicas possibilitam estabelecer o grau de parentesco entre dois indivíduos, permitindo a reunião de famílias.

Um caso histórico: a família Romanov

A família Romanov governou a Rússia por mais de 300 anos, até que o Czar Nicholas II abdicou do poder em 2 de março de 1917. A família imperial (Figura 7.9) foi capturada e executada pelos soldados Bolchevistas em 16 de julho de 1918, juntamente com um médico, uma enfermeira e dois serviçais. Em 1994, vários cientistas americanos foram convidados para examinar uma cova comum Yekaterinburg, Sibéria, a qual presumidamente continha os restos mortais da família imperial. Analisando as estruturas dos ossos e dentes desses esqueletos, os cientistas determinaram que entre os nove esqueletos encontrados não estavam presentes os restos da Princesa Anastácia nem do Príncipe Alexi, pois nenhum dos esqueletos recuperados pertencia a pessoas com menos de 18 anos. Apesar de esses ossos terem permanecido por 76 anos na cova, passando por vários ciclos de congelamento e descongelamento, foi possível realizar o seqüenciamento do DNAmt, em combinação com a análise de STRs autossômicos e de polimorfismos sexuais. Os resultados obtidos concordaram com a existência de um grupo familiar entre os esqueletos. Além disso, como o Príncipe Philip, marido da Rainha Elizabeth II da Inglaterra, pertence à mesma linhagem materna da Czarina Alexandra, a comparação do seu DNAmt confirmou a identificação do esqueleto da Imperatriz e três de suas filhas. Da mesma forma, o Czar Nicholas II foi positivamente identificado por comparação do DNAmt com descendentes do lado materno.

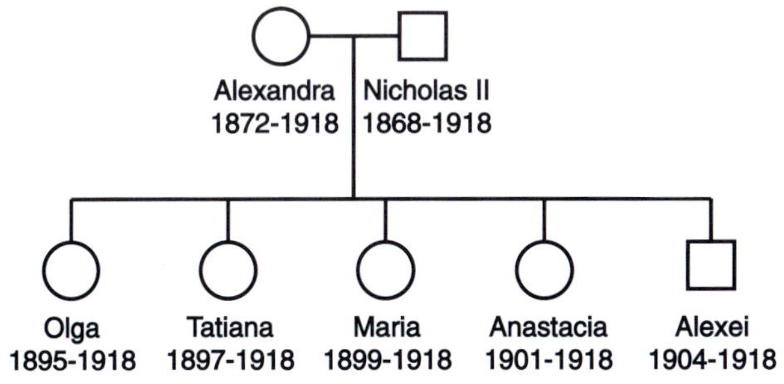

Figura 7.9 ■ Heredograma da família Romanov.

Desde 1920 Anna Anderson clamava ser a Princesa Anastácia, que teria sobrevivido ao massacre da família Romanov. Uma vez que nenhum dos restos mortais encontrado na cova de Yekaterinburg era compatível com o esqueleto de Anastácia, os cientistas decidiram pesquisar o material genético de Anna Anderson a fim de verificar se sua versão era verdadeira. Ela havia se casado e viveu o resto de sua vida em Charlottesville, Virgínia, nos Estados Unidos. Por ocasião de sua morte o corpo foi cremado, eliminando a chance de recuperar seu DNA. Entretanto, foi encontrado um pedaço do seu intestino em um hospital da Virgínia, onde Anna havia sido internada em 1979, bem como fios de seu cabelo guardados dentro de um livro. O exame do DNAmt desse material comprovou que Anna Anderson não era a Princesa Anastácia e sua identidade foi confirmada como Franziska Schanzkowska, uma operária cujos pais eram fazendeiros pobres em uma pequena vila da Prússia.

Em julho de 1998, há exatamente 80 anos depois da execução, os restos da família do Czar, bem como dos empregados, foram enterrados na Catedral de Pedro e Paulo, em St. Petersburg. Baseado em testemunhos deixados pelos soldados Bochevistas, atualmente é aceito que os corpos da Princesa Anastácia e do Príncipe Alexi foram cremados logo após a execução.

O gato por testemunha

Em 1994, o corpo de Shirley Duguay, 32 anos e mãe de cinco filhos, foi encontrado em uma cova rasa enterrado alguns meses antes, na Província de Prince Edward Island, Canadá. Seu companheiro, Douglas Beamish, era o principal suspeito do crime. Durante a busca do corpo, a polícia descobriu um saco plástico contendo uma jaqueta de couro com manchas de sangue, que o exame do DNA comprovou ser da vítima. A jaqueta também estava coberta com pêlo de gato. Os policiais imediatamente se lembraram que havia um gato branco peludo na casa de Douglas. Se fosse possível comprovar que o pêlo da jaqueta pertencia ao gato do suspeito, seu envolvimento no crime seria estabelecido. Entretanto, o DNA de gato não pode ser analisado para os mesmos polimorfismos humanos. Assim, os policiais entraram em contato com a cientista Marilyn Menotti-Raymond do Laboratório de Diversidade Genômica em Frederick, Maryland, que foi capaz de provar que o pêlo encontrado na jaqueta realmente pertencia ao gato de Douglas Beamish. Esse foi o primeiro caso no qual a tipagem do DNA de um animal foi aceita como evidência na corte. Depois disso, o laboratório da Dra. Menotti-Raymond passou a receber inúmeras solicitações para tipagem de DNA semelhantes e recebeu uma verba de US$ 265.000,00 do Departamento de Justiça americano para desenvolver o banco de dados nacional em felinos, o primeiro desse tipo. Até o momento gatos e cachorros têm fornecido evidências cruciais em dezenas de crimes nos Estados Unidos e Canadá. Entretanto, o estudo do perfil molecular de espécies animais com alta taxa de endocruzamento pode ser problemático. Antes de tudo, é necessário demonstrar que certo perfil do DNA é único para aquele animal e não comum para todos indivíduos do mesmo cruzamento.

Identificação de vítimas de acidentes

Testes do DNA têm tido importância crucial também na identificação de desaparecidos, vítimas de acidentes ou corpos enterrados sem identificação. Um exemplo marcante ocorreu na identificação das vítimas do ataque de 11 de setembro de 2001, ao World Trade Center em Nova York. De acordo com Dr. Robert C. Shaler, responsável pela análise do DNA das vítimas do ataque terrorista, até abril de 2005, quando o processo de identificação foi suspenso, 1.592 corpos dos 2.749 presumidamente mortos haviam sido identificados. Esse trabalho exigiu um esforço monumental e sem precedentes, com a participação de centenas de pessoas no processo. Além das 2.749 pessoas que morreram no desastre, foram analisados também 19.915 amostras individuais para comparação do DNA, como escovas de dente, escovas de cabelo, barbeadores e DNA dos parentes das vítimas. A análise do DNA foi importante, de um modo ou de outro, em 89% de todos os casos identificados, sendo o único método utilizado em 86% dos casos. Muitas vezes, o DNA dos restos mortais encontrava-se tão degradado que não permitia a análise de STRs. Nesses casos os cientistas analisavam DNAmt e SNPs. Entretanto, enquanto a análise de 13 STRs é suficiente para chegar a um resultado conclusivo, o exame de 40 SNPs são necessários para se atingir o mesmo nível de precisão.

A tipagem do DNA foi também fundamental na identificação das vítimas do tsunami asiático. Pelo menos 150.000 pessoas morreram depois que um terremoto de magnitude 9,0 gerou uma imensa onda no oceano, em 26 de dezembro de 2004, atingindo a costa de 12 países. Indonésia, Sri Lanka, Índia e Tailândia foram os mais afetados. Na tentativa de identificar mais de 2.000 corpos, as autoridades tailandesas mandaram 750 amostras para a Comissão Internacional de Pessoas Desaparecidas, em Saravejo. Essa organização foi estabelecida em 1996 para tentar encontrar e identificar 40.000 pessoas desaparecidas nas guerras da Bósnia, Croácia e Sérvia. Com larga experiência no assunto, essa comissão já tinha identificado mais de 7.500 pessoas por meio de análise do DNA, a maioria delas vítimas da guerra civil na Bósnia.

Apesar de todo o esforço dedicado, cerca da metade dos que morreram na Tailândia devido ao tsunami permanecem sem identificação.

Origem celular

Uma vez que os polimorfismos do DNA definem a origem celular, técnicas de tipagem do DNA também encontram aplicações em várias áreas da medicina e biologia. Nos casos de transplante de medula, a sobrevivência das células do indivíduo doador pode ser acompanhada pela persistência de um perfil molecular diferente daquele do indivíduo que recebeu o transplante. Tais técnicas permitem também detectar mudanças no DNA provocadas pelo desenvolvimento de um câncer (mutações somáticas), comparando-se o tecido do tumor com células do sangue do mesmo paciente. Células mantidas em cultura, com o passar do tempo, são passíveis de sofrer alterações genéticas ou contaminação cruzada com outras células. Acompanhando-se o perfil molecular de uma determinada linhagem celular, pode-se detectar a ocorrência de modificações indesejáveis que, eventualmente, acontecem em bancos celulares. Além disso, tal abordagem também identifica a contaminação de células maternas no tecido fetal obtido com a finalidade de diagnóstico pré-natal.

Antropologia, arqueologia e evolução

DNA com qualidade suficiente para análise já foi recuperado de múmias humanas com 8.000 anos e de mamutes com 53.000 anos. O estudo das variações genéticas em corpos mumificados gera dados importantes sobre a organização social, ondas de migração, estimativa do número de indivíduos em populações passadas e extinção da espécie, com óbvias contribuições a arqueologia, antropologia e evolução.

O cromossomo Y é passado de pai para filho através das gerações, praticamente sem nenhuma mudança. Portanto, homens relacionados pelo lado paterno apresentam o mesmo padrão de STRs no Y. Por outro lado, a análise combinada de STRs e SNPs presentes no cromossomo Y tem permitido recriar eventos de migração das populações através do mundo, sugerindo dados sobre nossos antepassados de até 100.000 atrás.

Entre 1947 e 1956 milhares de fragmentos de documentos bíblicos foram descobertos em onze cavernas na costa do Mar Morto. Os cientistas têm usado a tipagem do DNA para determinar quais desses fragmentos foram escritos em pele de cabra e quais foram em pele de ovelha. Com isso, eles estão remontando os pedaços na forma que se encontravam nos manuscritos originais.

Gerenciamento da vida selvagem

Quanto mais entendemos sobre a composição genética das populações de animais selvagens, melhor podemos desenvolver planos para a conservação e gerenciamento das espécies. A tipagem do DNA permite medir o grau de variação genética entre diferentes populações e determinar a distribuição geográfica das espécies, ajudando a preservar aquelas espécies ameaçadas de extinção. Recentemente foi comprovado pela análise do DNA que tartarugas jovens de espécies que fazem seus ninhos no Japão e Austrália vão parar na costa do México, atravessando todo o Pacífico, ajudadas pelas correntes marítimas. Quando elas estão maduras para a reprodução, voltam para o Japão e Austrália nadando mais de 16.000km.

A tipagem do DNA tem sido usada também para monitorar o comércio ou a caça ilegal de espécies protegidas. No Canadá, onde existe uma legislação rígida de controle à caça de animais selvagens, já ocorreram condenações, por exemplo, comparando-se uma gota de sangue na neve com a carne de urso encontrada em um certo congelador. Um outro caso interessante aconteceu nos Territórios do Noroeste, Canadá, em maio de 2006. O urso abatido por um americano, com licença para caçar urso polar, apresentava uma coloração estranha. Cientistas do Departamento Ambiental e de Recursos Naturais compararam o DNA desse animal com amostras genéticas de urso polar da região e de urso marrom da costa sul. A conclusão foi de que esse urso estranho era na verdade um híbrido entre os dois tipos de urso, tendo sido observado pela primeira vez na natureza. O esclarecimento desse caso pelo DNA foi importante, pois, como o caçador somente tinha licença para atirar em urso polar, ele poderia ser condenado por atirar em urso marrom e ser sentenciado a até um ano na cadeia. Entretanto, como ficou provado que o urso era híbrido, ele acabou sendo liberado.

Alguns países têm testado também o DNAmt de caviar para determinar de que espécie o produto se origina, evitando assim importar caviar de espécies ameaçadas de esturjão.

Análise de plantas

Da mesma forma como acontece com material animal, plantas podem ser associadas à cena de um crime, fornecendo evidências vitais. Quando as características morfológicas da planta não são informativas, a análise do DNA pode dar a identificação da linhagem ou associar uma certa planta a um local específico. Isso aconteceu com uma espécie de musgo em um caso de assassinato.

Entretanto, em plantas a maioria dos STRs ainda não está bem caracterizada. Assim, um método mais promissor é o RAPD (*Random Amplified Polymorphic DNA*), no qual *primers* de oligonucleotídeos arbitrários, normalmente com 9 a 10 bases de comprimento, são utilizados. Em princípio, o método funciona com qualquer seqüência de *primers*, pois, dado que seu tamanho é pequeno, os oligonucleotídeos anelam-se em vários pontos do genoma da planta. Quando dois *primers* se encontram em posição oposta em cada uma das cadeias do DNA, a seqüência intermediária delimitada pelos *primers* é amplificada na reação de PCR, desde que tenha entre 100 e 3.000pb (Figura 7.10). O número de fragmentos observados no gel após a amplificação depende dos *primers* escolhidos

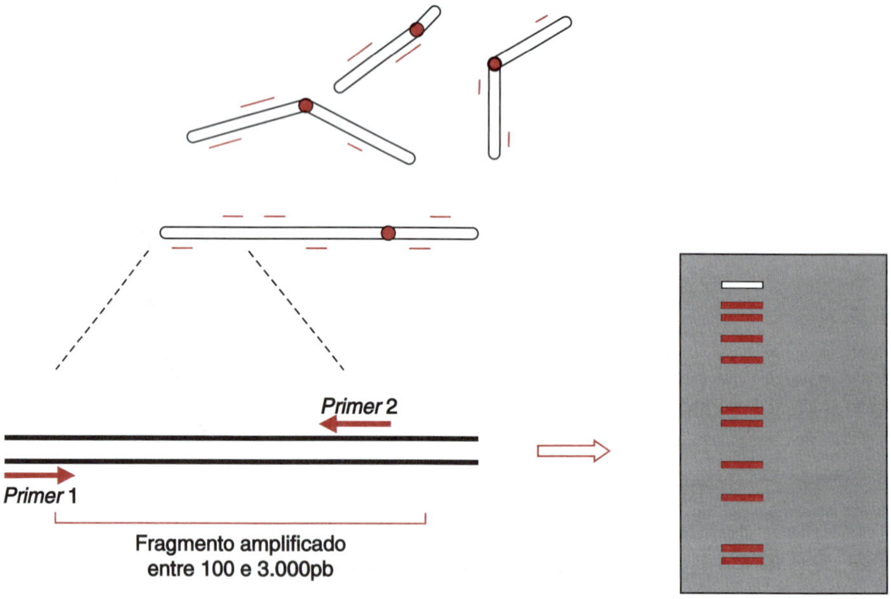

Figura 7.10 ■ Técnica de RAPD-PCR. *Primers* aleatórios, com 9-10 bases, ligam-se em vários pontos do genoma. Toda vez que dois *primers* em fitas opostas delimitam um fragmento entre 100 e 3.000pb, a seqüência é amplificada. No gel de agarose observa-se um conjunto de bandas característico para aquele DNA.

e do DNA genômico em análise. Toda vez que se usa os mesmos *primers* para amplificar um mesmo DNA-molde, sob as mesmas condições da reação, o padrão obtido no DNA *fingerprinting* é o mesmo. Portanto, diferentes plantas podem ser analisadas por RAPD-PCR para verificar se pertencem à mesma linhagem ou não.

Investigadores americanos estão analisando plantas de maconha para provar a conexão entre diferentes traficantes. Quando é possível comprovar que plantas cultivadas em regiões diferentes apresentam o mesmo perfil molecular do DNA, pode-se demonstrar a associação entre os grupos que cultivam essas plantas, pois a maconha têm uma origem comum. Por outro lado, onde a maconha para uso médico é legal, essa tecnologia pode ajudar a caracterização das linhagens que apresentam propriedades médicas mais desejáveis. Visando essas aplicações, foi criado um banco de dados com DNA *fingerprinting* de maconha no Estado de Connecticut, EUA.

A origem comum de microorganismos também pode ser estabelecida pelo método de RAPD para análise do DNA. Isso é particularmente importante em casos de contaminação alimentar, infecções devido à negligência médica, bioterrorismo ou para acompanhar o desenvolvimento de uma epidemia.

Desenvolvimentos futuros

Aparelhos que permitem a análise do DNA na cena do crime em vez de no laboratório já se encontram em desenvolvimento. São os chamados *lab-on-a-Chip*, nos quais uma simples plataforma extrai, amplifica e seqüencia o DNA. No entanto, levará algum tempo até que esse tipo de aparelho seja considerado válido para uso em análises forenses.

Outro tipo de inovação que tem sido cogitada é utilizar a enzima helicase na reação de PCR. Helicases são enzimas que ocorrem em todos os organismos vivos, responsáveis por desenrolar a dupla hélice do DNA toda vez que a célula replica, repara ou recombina seu DNA. O uso de helicases na reação de PCR dispensa a necessidade de se aumentar a temperatura a cada ciclo para a desnaturação das cadeias. Uma vez que a separação das duas fitas é feita por enzima e não pelo aumento da temperatura, a reação toda de PCR acontece na temperatura ambiente, dispensando o aparelho termocíclico e reduzindo o tempo da PCR para 15 minutos. Essa versão mais rápida e prática da PCR, quando completamente desenvolvida, terá impacto não somente na medicina forense, mas também em diagnósticos clínicos.

RESUMO

1. O código genético de cada indivíduo apresenta características particulares, permitindo a identificação humana pelo DNA.
2. Grande parte da variabilidade em nível de DNA entre os indivíduos encontra-se em regiões do genoma humano que não se expressam e acumulam mutações.
3. Em 1985, Alec Jeffreys e colaboradores descobriram um método de detecção de regiões do DNA que variam extremamente entre indivíduos não-aparentados, o qual foi designado de DNA *fingerprinting*.
4. As variações no DNA (polimorfismos) são devido a presença ou ausência de sítios de restrição em pontos específicos do genoma (RFLP) ou variações no número de seqüências repetidas em *tandem* em locos dito hipervariáveis (VNTR e STR).
5. Os VNTRs, que se prestam à identificação humana, podem ser evidenciados com sondas que reconhecem simultaneamente inúmeros locos, gerando um padrão complexo de bandas ("impressões digitais" do DNA), ou por sondas que reconhecem um loco único com vários alelos possíveis.
6. A técnica de PCR permite a identificação humana a partir de mínimas quantidades de DNA, ampliando as aplicações dessa metodologia.
7. O DNA mitocondrial apresenta a região D-*loop* ou região controle, altamente polimórfica, que pode ser amplificada por PCR, mesmo quando o DNA nuclear se encontra muito degradado, e seqüenciada para fins de identificação humana através de linhagem materna.
8. Polimorfismos detectados no cromossomo Y fornecem dados sobre o sexo do indivíduo que fornece a amostra pesquisada.
9. O FBI americano adotou uma série de 13 locos de STRs, cuja freqüência gênica foi estabelecida em várias populações, permitindo o cálculo da probabilidade de um certo genótipo.
10. As impressões digitais do DNA encontram aplicações em diversas áreas como: determinação de paternidade duvidosa, identificação de suspeitos de crimes e vítimas de acidentes, identificação celular em transplantes de medula e na pesquisa de populações humanas antigas e de animais extintos, no último caso, fornecendo dados importantes para estudos arqueológicos e evolutivos.

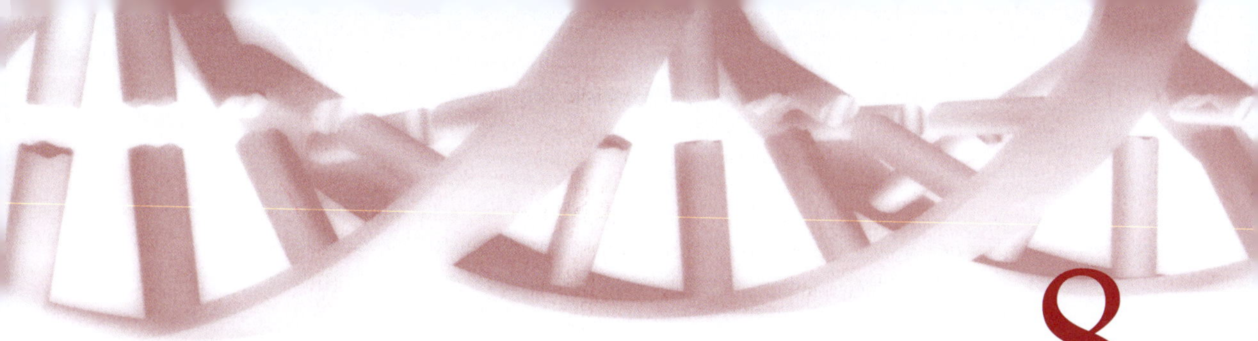

8

Microorganismos geneticamente modificados

Tão logo os primeiros experimentos de clonagem gênica foram descritos em 1973, ficaram evidentes as aplicações potenciais dessa nova tecnologia para a produção de substâncias raras. A engenharia genética permitiria não somente incrementar características presentes nos microorganismos, mas também forçá-los a produzir novas substâncias de interesse, principalmente na indústria farmacêutica. A indústria do DNA, como tem sido designada a produção de substâncias utilizando-se técnicas de DNA recombinante, já está bem estabelecida. Atualmente, a indústria do DNA ainda emprega principalmente microorganismos como sistema de expressão, mas a previsão é de que em um futuro breve a produção de substâncias passe a ser feita principalmente em plantas e animais superiores.

O termo **biotecnologia** é de difícil definição, uma vez que pode ter diferentes significados para diferentes pessoas. Basicamente, refere-se ao uso de um organismo vivo, ou de um componente derivado de um organismo vivo, na produção de uma variedade de substâncias. Segundo essa definição, a biotecnologia industrial começou pelo menos 4.000 anos a.C., quando culturas do Egito antigo dominaram a técnica de fazer vinho e a população da Babilônia usava levedo para produzir cerveja. Com o passar dos anos, aumentou o conhecimento da espécie humana sobre o processo de fermentação, permitindo a produção de queijo, iogurte, vinagre e outros alimentos. Na verdade, uma pintura datada de 2.500 a.C. ilustra os sumérios adicionando um inóculo ao leite para fermentá-lo. Louis Pasteur foi quem provou que a fermentação era resultado da atividade de microorganismos. Em 1861, o cientista francês desenvolveu o processo de pasteurização, preservando alimentos por meio do calor, que mata os micróbios perigosos, removendo o ar e mantendo o produto em recipiente hermeticamente fechado. Mas somente por volta de 1940 teve início uma pesquisa sistemática sobre a estrutura, a função e a natureza genética dos microorganismos. Em 1928, Sir Alexander Fleming extraiu a penicilina do mofo e o trabalho de Ernst Chain e Howard Florey demonstrou a importância dessa droga no combate às infecções bacterianas. Entretanto, sua produção, a partir do fungo *Penicillium*, era muito menor que a demanda requerida para uso terapêutico. A necessidade de tratar os ferimentos na Segunda Guerra Mundial foi um incentivo a mais para se incrementar a produção dessa substância valiosa. Os cientistas passaram a submeter os fungos *Penicillium* a raios X, a fim de provocar o aparecimento de organismos mutantes. Embora as mutações ocorram ao acaso e, na grande maioria das vezes, produzam resultados que não correspondem aos interesses dos pesquisadores, quando se dispõem de técnicas adequadas de análise, muita paciência e um bocado de sorte, é possível selecionar organismos mutantes que apresentem uma característica específica incrementada. Utilizando-se essa estratégia como ponto de início para outras manipulações genéticas dos fungos, alcançou-se um aumento na produção de penicilina de mais de 1.000 vezes em relação às primeiras extrações, o que acarretou em redução correspondente dos custos.

À medida que as pesquisas básicas elucidavam os passos metabólicos dos microorganismos e desenvolviam-se novas técnicas de seleção dos mutantes, a indústria foi tornando-se cada vez mais competente nos processos que utilizam microorganismos, até que, em várias situações, atingiu-se um limite máximo de melhoramento empregando somente os métodos da genética convencional. A partir daí surgiu a necessidade de se criar linhagens diferentes com características absolutamente novas. Nesse sentido, a biotecnologia moderna tem promovido ferramentas novas e muito mais eficientes para a indústria.

Embora a biotecnologia muitas vezes utilize organismos ou substâncias biológicas na sua forma natural, sem alterações, a não ser talvez pela seleção de linhagens mais eficientes, a expressão biotecnologia moderna freqüentemente está associada com a modificação genética de sistemas. Neste capítulo será discutido o impacto da tecnologia de manipulação gênica de microorganismos na indústria, em especial na produção de agentes terapêuticos e vacinas, bem como em processos de proteção ambiental.

Várias doenças podem ser tratadas fornecendo-se ao paciente uma proteína adequada, a qual está presente em quantidade insuficiente, ou está completamente ausente, no indivíduo afetado pela doença. O grande problema é que algumas proteínas humanas são sintetizadas em concentrações muito baixas no organismo e, assim, sua produção é cara e dificilmente consegue atender à demanda do mercado. Algumas vezes é possível substituir a proteína humana por uma similar extraída de animais, entretanto, essa prática quase sempre causa efeitos colaterais indesejáveis. Além disso, é comum que somente a proteína humana funcione adequadamente. Entretanto, a extração de uma proteína do sangue humano ou de cadáveres pode causar infecções no paciente por meio da transmissão de vírus não detectados. Uma vez que o gene que codifica uma determinada proteína tenha sido introduzido em um sistema que permita sua expressão, pode-se produzir essa proteína em larga escala e tal possibilidade não passou despercebida aos cientistas, médicos e investidores. A somatostatina foi a primeira proteína humana obtida, em 1976, pela expressão de uma molécula de DNA recombinante, tornando concreta tal possibilidade. Em 1984 entrou no mercado o primeiro produto comercial criado pela engenharia genética, a insulina humana, utilizada no tratamento da diabetes. Tinha início, então, a indústria do DNA, a qual tem movimentado bilhões de dólares.

A biotecnologia moderna tem promovido uma verdadeira revolução nos métodos de produção de proteínas e outras substâncias de importância médica, bem como no desenvolvimento de novas vacinas. A aplicação da biotecnologia no processo industrial não está somente transformando o modo pelo qual os produtos são manufaturados, mas também está tornando disponível à sociedade produtos que há alguns anos ninguém atreveria imaginar. Essa nova abordagem traz também outras vantagens, como prevenção de poluição, conservação de recursos naturais e redução dos custos. Porque a biotecnologia industrial é uma área tão nova, seus benefícios ainda não são completamente compreendidos pela indústria, governo ou consumidores. Mais ainda, as aplicações dessa nova tecnologia excedem os limites da medicina ou da indústria farmacêutica. Na verdade, a manipulação genética de microorganismos tem provocado uma revolução industrial com tremendo impacto em nossa vida diária. A biotecnologia industrial está reinventando a forma de se fabricar produtos com maior qualidade, a um custo mais baixo, com maior economia de energia e menor emissão de poluentes. Alguns dos setores industriais que têm sido mais beneficiados pela implantação dessa nova tecnologia incluem áreas tão variadas como a produção de alimentos, detergentes, plásticos biodegradáveis e suprimentos para a pesquisa científica. Além das aplicações na indústria, os microorganismos têm sido também modificados por engenharia genética para combater a poluição ambiental, controlar o bioterrorismo e incrementar o crescimento de plantas e animais.

Engenharia de proteínas

Algumas vezes, as propriedades químicas e físicas das proteínas que ocorrem naturalmente não são as ideais para sua aplicação na indústria ou como agente terapêutico. Isso é particularmente verdadeiro com relação às enzimas, que costumam ter sua atividade máxima em condições muito restritas de temperatura e pH, por exemplo. Atualmente, além de produzir proteínas em grandes quantidades por métodos de DNA recombinante, os cientistas têm também a possibilidade de alterar a seqüência de aminoácidos nas proteínas para modificar suas propriedades e funções. Como foi discutido no Capítulo 1, a função de uma proteína é ditada pela forma espacial da sua molécula, a qual depende da seqüência de aminoácidos na cadeia polipeptídica que, por sua vez, é determinada pela seqüência de nucleotídeos no gene codificante correspondente. Assim, a alteração de um único nucleotídeo permite modificar a função ou as propriedades de uma proteína. Essa área da ciência tem sido chamada de **engenharia de proteínas**, a qual requer um profundo conhecimento sobre as relações entre estrutura e função da molécula de proteína. Para manipular de maneira lógica a função de uma proteína é necessário saber como a alteração de um determinado nucleotídeo modifica a conformação da molécula e, conseqüentemente, suas propriedades. Programas de computadores têm-se tornado tão bons e rápidos que, atualmente, a partir da seqüência de aminoácidos é possível, em muitos casos, predizer a estrutura tridimensional da proteína com grande precisão. Conhecendo a estrutura da proteína, ainda resta saber como a forma tridimensional determina sua função. Tal inferência ainda é remota. Sabemos que forma e função estão sempre relacionadas. Portanto, para a maioria das proteínas que se pretende determinar a função, sua seqüência de aminoácidos é comparada com um banco de dados que contém outras seqüências descritas. Encontrando-se uma proteína com seqüência similar, se essa proteína tiver função conhecida, tal função pode ser atribuída à proteína em estudo. Em muitos casos, a função de uma proteína é inferida por meio dessa anotação transitória, até que dados experimentais confirmem sua função. A possibilidade de predizer precisamente a função de uma proteína com base somente na seqüência de aminoácidos simplificaria sobremaneira a tarefa de se produzir proteínas com funções predeterminadas.

Atualmente, criar uma propriedade específica em uma proteína ainda é, em muitos casos, um exercício de tentativa e erro. Embora esse seja um campo relativamente novo, é uma das aplicações mais interessantes da manipulação gênica. Características passíveis de alterações incluem aumento da tolerância a altas temperaturas, aumento da estabilidade em diferentes pH, especificidade de ligação ao substrato e estabilidade em solventes orgânicos. Tais possibilidades são somente alguns exemplos de mudanças para tornar as proteínas mais estáveis, mais robustas e mais eficientes no desempenho de suas funções, para o emprego na indústria ou em terapia.

Diversas estratégias já foram descritas para provocar mutação específica em genes clonados. Alguns métodos têm como objetivo a alteração de um simples nucleotídeo, enquanto outras técnicas provocam mutações ao acaso em uma região pequena do gene clonado. No último caso, gera-se uma variedade de proteínas mutadas, as quais são analisadas para, talvez, encontrar-se a modificação desejada.

Uma das técnicas de criar mutação *in vitro* em um gene clonado é conhecida como **mutagênese oligonucleotídeo dirigida** ou **mutagênese sítio-específica**, a qual origina a mutação em um ponto determinado do gene. Nesse método é necessário conhecer a seqüência de nucleotídeos no gene clonado, para que seja possível antecipar o códon que deve ser alterado, e também saber qual aminoácido que, sendo substituído, criará a propriedade desejada na proteína. Primeiramente, o gene que se pretende alterar a seqüência é clonado no vetor bacteriófago M13 fita dupla (Capítulo 2). Durante o ciclo de vida do bacteriófago, seu genoma passa por uma fase na qual o DNA circular é uma fita simples (fita M13+). Nessa fase, um oligonucleotídeo é hibridizado ao gene clonado. O truque para se criar a mutação desejada consiste em sintetizar um oligonucleotídeo que é inteiramente complementar à região do gene que se deseja alterar, com exceção de um único nucleotídeo. No exemplo da figura 8.1, a intenção é trocar o aminoácido valina (Val) pelo aminoácido alanina (Ala) em uma posição específica da proteína. Com base no código genético (Figura 1.11), a seqüência GTT no gene clonado, o qual determina o códon GUU para valina no mRNA, deve ser alterada para GCT, a qual determina o códon GCU para alanina no mRNA. Dessa forma, o oligonucleotídeo sintetizado apresenta na posição específica a base G em vez da base T. Para que a hibridização entre o oligonucleotídeo e a porção complementar do gene clonado ocorra, apesar da diferença de uma base, coloca-se na reação muito mais oligonucleotídeos que bacteriófago M13. Além disso, a hibridização é feita em temperatura mais baixa que o normal e na presença de uma concentração de sal aumentada. Assim, a ligação entre o oligonucleotídeo e o vetor fita simples é mantida pelo pareamento das outras bases complementares. O final 3′ do oligonucleotídeo hibridizado fornece um ponto de apoio, funcionando como um *primer* para a ligação da enzima DNA polimerase e início da síntese de DNA. Dessa forma, fornecendo-se a enzima e os quatro tipos de nucleotídeos, o DNA do vetor atua como molde para a síntese da segunda fita de DNA. A enzima T4 DNA ligase assegura o fechamento da molécula circular, ligando o último nucleotídeo da fita recém-sintetizada ao final 5′ do oligonucleotídeo. O vetor M13, agora com a molécula de DNA em fita dupla, é então introduzido na bactéria *E. coli* para ser replicado. Teoricamente, metade das molécu-

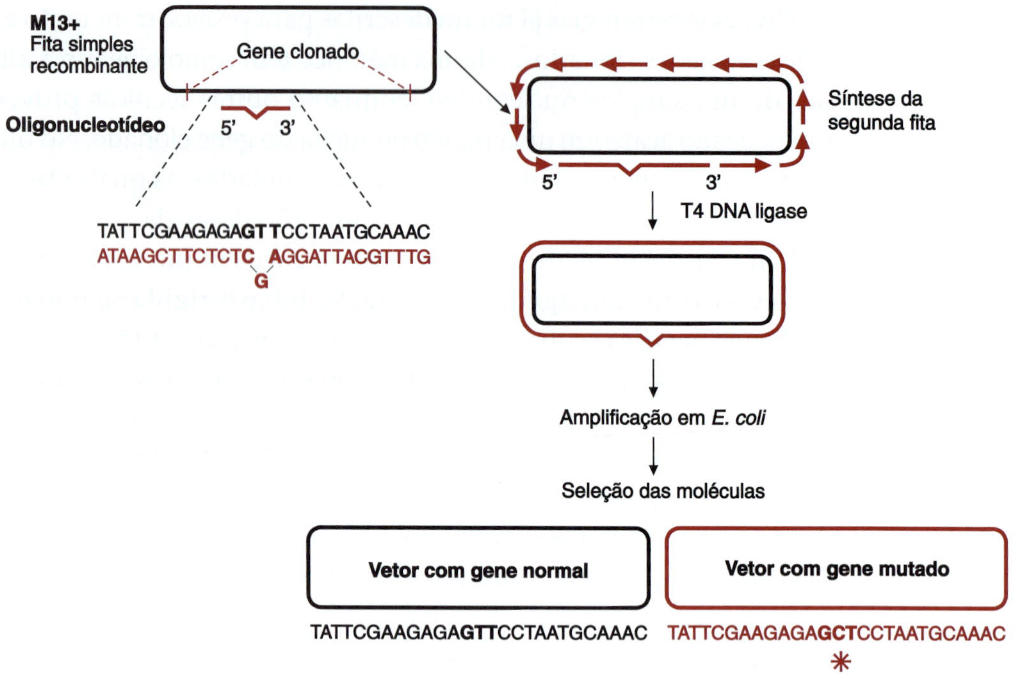

Figura 8.1 ■ Mutagênese oligonucleotídeo dirigida. O bacteriófago M13 com DNA de fita simples, carregando o gene a ser alterado, é hibridizado com um oligonucleotídeo sintético que contém uma base não complementar. O oligonucleotídeo atua como *primer*, enquanto o genoma do bacteriófago e o gene clonado funcionam como molde para a síntese da segunda cadeia de DNA. A molécula recém-sintetizada pela enzima DNA polimerase tem suas extremidades soldadas pela enzima T4 DNA ligase. Após amplificação na bactéria *E. coli*, as moléculas mutantes são selecionadas por hibridização com o mesmo oligonucleotídeo sintético.

las filhas será portadora da mutação, enquanto a outra metade será do tipo selvagem. A seleção das moléculas mutantes pode ser feita pela hibridização com o mesmo oligonucleotídeo sintetizado que foi usado para gerar a mutação. O oligonucleotídeo marcado com radioatividade se ligará especificamente às molécula mutadas, com as quais apresenta homologia total, se a hibridização for feita em condições de alta estringência, ou seja, alta temperatura e baixa salinidade. A alta estringência assegura que a hibridização entre as moléculas seja mantida somente se elas forem totalmente complementares ao longo de sua extensão.

Até recentemente, a engenharia de proteínas era limitada aos 20 aminoácidos que ocorrem naturalmente. Entretanto, avanços na biologia química têm permitido que os pesquisadores utilizem aminoácidos sintetizados quimicamente, os quais raramente ou nunca ocorrem na natureza. Essa estratégia amplia imensamente o potencial de se adicionar novas propriedades nas enzimas e nos produtos farmacêuticos, modulando a estabilidade, a reatividade e a seletividade das proteínas além do que a natureza permitiria.

Sistemas de expressão

A produção em larga escala de uma proteína utilizando os métodos de DNA recombinante envolve os seguintes passos: a) isolamento do gene ou obtenção do cDNA que codifica a proteína de interesse; b) clonagem em um vetor de expressão com seqüências promotoras correspondentes para assegurar alto nível de transcrição em RNA e subseqüente tradução na cadeia polipeptídica; c) introdução da molécula recombinante em uma célula hospedeira; e d) purificação do produto final.

Ao longo dos capítulos anteriores discutimos os métodos de isolamento e clonagem de um gene, alguns dos vetores mais utilizados e as formas de introdução de um DNA exógeno em uma célula. Com relação à célula hospedeira onde o gene vai se expressar, ou seja, o sistema de expressão, sua escolha depende fundamentalmente da proteína que se deseja obter e da finalidade da sua produção.

Expressão em *E. coli*

O sistema mais usado para a expressão de um gene clonado continua sendo os microorganismos, e entre eles a bactéria *E. coli* é a mais popular. Isto porque a *E. coli* representa um sistema muito simples e barato de se manipular, pode ser cultivada em larga escala, em um período de tempo muito curto e tem-se um conhecimento extensivo sobre a genética e fisiologia desse organismo. Portanto, a clonagem nesse sistema de expressão é capaz de produzir uma variedade de substâncias, em quantidades abundantes e com baixo custo.

A clonagem de um gene em um vetor de expressão não garante que a expressão do gene será um sucesso. Além disso, para fins comerciais geralmente é necessária uma alta taxa de produção da substância codificada pelo gene. O aumento da expressão gênica pode ser alcançado manipulando-se o sistema em diferentes níveis do processo. Uma possibilidade óbvia é utilizar seqüências promotoras de alta eficiência. Nesse sentido, vários vetores de expressão, adequados para as aplicações mais comuns, encontram-se à venda ou o pesquisador pode decidir desenvolver seu próprio vetor com características específicas. Outro tipo de seqüência importante para o nível de expressão gênica são as seqüências de terminação. Tais seqüências aumentam a estabilidade do RNA mensageiro, causando um aumento significativo na produção da proteína. A própria seqüência de nucleotídeos no gene clonado é outro fator que afeta o nível de expressão. Como vimos no Capítulo 1, o código genético é degenerado, ou seja, mais que um códon pode resultar na inserção de um mesmo aminoácido na cadeia polipeptídica em formação. É possível que um dos códons alternativos apresente maior eficiência de tradução devido à abundância do RNA transportador correspondente. Se o gene clonado tem um códon raro, cujo tRNA é escasso na bactéria *E. coli*, uma alternativa seria mudar esse códon para outro similar usado mais freqüentemente no microorganismo. Dessa forma, a seqüência de nucleotídeos no gene seria alterada, aumentando a eficiência da tradução, mas a seqüência de aminoácidos na proteína permaneceria a mesma. Outros fatores que influenciam o nível de expressão são as seqüências de ligação nos ribossomos, o número de cópias do gene clonado, a integração ou não do gene no genoma da célula hospedeira e a estabilidade intrínseca da proteína formada.

Algumas proteínas que não são usualmente produzidas em microorganismos podem inibir o crescimento da bactéria ou ainda ter um efeito tóxico. É claro que na bactéria existem alguns mecanismos que eliminam substâncias que lhe podem ser prejudiciais. Assim, algumas vezes pode-se ter uma expressão alta ao nível do gene, mas a proteína é degradada na célula hospedeira após sua produção. Uma forma de contornar esse problema é juntar a seqüência do gene clonado com a seqüência de um outro gene que produza uma proteína microbiana estável, não suscetível às enzimas de degradação. Isso resulta em uma proteína única, chamada **proteína de fusão**, que protege o produto do gene clonado do ataque das enzimas que iriam degradá-lo na célula hospedeira (Figura 8.2). Em muitos casos, a proteína de fusão é adequada para a aplicação final. Entretanto, quando a proteína está sendo

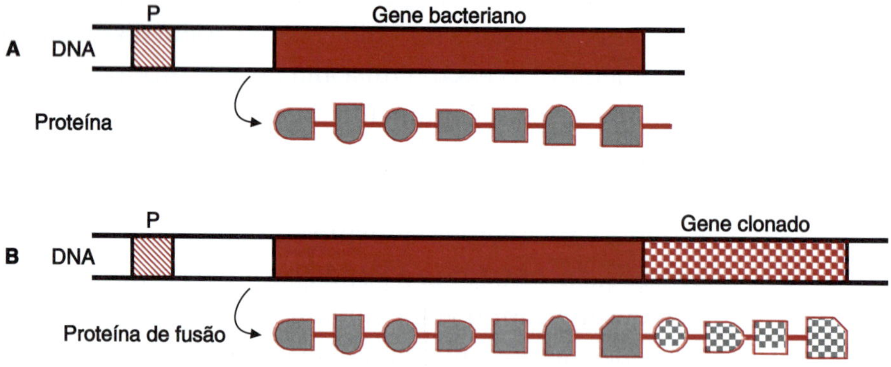

Figura 8.2 ■ **A**) A seqüência promotora (P) controla a expressão do gene na bactéria e produz uma proteína microbiana estável. **B**) O gene de interesse é clonado adjacente ao gene da bactéria, sob o controle do mesmo promotor, produzindo uma proteína de fusão também estável.

produzida para uso clínico, é desejável que o produto final seja exatamente igual à proteína humana original. Nesse caso, existem várias estratégias que permitem a retirada dos aminoácidos extras na proteína de interesse.

Infelizmente, não existe uma receita única que garanta máxima expressão para todos os genes clonados. Cada gene tem suas características próprias, o que exige tempo, esforço e paciência até que um nível aceitável de expressão seja alcançado. Além disso, o nível de expressão do gene clonado depende também do organismo hospedeiro. Embora a *E. coli* seja, sem dúvida alguma, o organismo mais comum para a expressão de genes exógenos, muitos outros microorganismos têm sido utilizados. Felizmente, várias estratégias desenvolvidas para a *E. coli* podem ser aplicadas diretamente em outros microorganismos.

Microorganismos podem ser manejados para excretarem a proteína heteróloga no meio de cultura, simplificando sobremaneira a purificação do produto final. A produção extracelular da proteína permite sua recuperação sem que seja necessário romper as células de bactérias. Dessa forma, após a retirada das bactérias por centrifugação, a proteína é concentrada no meio de cultura e, se necessário, submetida a outros processos de purificação. O nível de purificação dependerá do destino que será dado à proteína obtida e, por razões econômicas, esse nível é mantido ao mínimo necessário para que o produto final desempenhe eficientemente as funções desejadas. Por exemplo, proteínas produzidas em grandes quantidades para o emprego na indústria são submetidas a um nível mínimo de purificação, enquanto proteínas de uso terapêutico, que se destinam à injeção em pacientes, requerem várias etapas de purificação.

Apesar das vantagens enumeradas acima, as bactérias, por serem organismos procariotos, apresentam algumas dificuldades para a produção de certas proteínas humanas. Freqüentemente, a molécula de proteína de eucariotos é incapaz de se dobrar adequadamente para assumir sua configuração final em um sistema procariótico. Nesse caso, a proteína pode tornar-se insolúvel e biologicamente inativa. Isso ocorre principalmente em relação às proteínas maiores. Outro problema é que várias proteínas de eucariotos são mais complexas e sua atividade depende de modificações na cadeia polipeptídica após a tradução, como, por exemplo, a adição de cadeias de açúcar ou fosfato. Entretanto, as bactérias não possuem as enzimas necessárias para executarem tais modificações. Embora os pesquisadores estejam empenhados em contornar esses problemas, algumas vezes a melhor solução é utilizar um sistema eucariótico para a produção de proteínas humanas ou de outros mamíferos.

Expressão em levedura

A levedura é o organismo eucarioto mais simples e apresenta algumas características muito convenientes para a engenharia genética. Seu crescimento pode ser feito em meio de cultura como as bactérias, sendo, portanto, rápido, fácil e barato. As leveduras também podem ser induzidas a secretarem a proteína estranha no meio de cultura. Entretanto, embora as leveduras executem nas proteínas muitas das modificações necessárias após a tradução, o padrão dessas modificações nem sempre é exatamente o mesmo observado nas células humanas. Assim, a proteína produzida em leveduras às vezes também não substitui adequadamente a proteína humana ou de origem animal. Além disso, as leveduras possuem proteases ativas (enzimas que degradam proteínas) e isso pode diminuir a produção final da proteína heteróloga.

Por várias razões a levedura *Saccharomyces cerevisiae* tem sido a preferida para a expressão de genes eucarióticos clonados. É um organismo unicelular muito bem conhecido, o qual já tem vários promotores isolados e caracterizados e apresenta um plasmídeo natural. Além disso, essa levedura normalmente secreta poucas proteínas, de tal forma que, se construída a fim de secretar a proteína recombinante, o produto pode ser facilmente purificado. Outra razão importante é que tem sido usada por muito tempo na fabricação de pão e cerveja, sendo considerada um organismo seguro. Assim, a produção de um agente terapêutico humano nesse organismo exige menos testes para comprovar sua segurança do que se for produzido em outros sistemas de expressão. Atualmente existe no mercado inúmeras proteínas produzidas em *S. cerevisiae,* as quais são usadas como vacinas, farmacêuticos ou para diagnósticos. Quando a proteína produzida não se destina ao uso humano, outras espécies de leveduras podem ser preferidas, como *Schizosaccharimyces pombe* e *Pichia pastoris*, apresentando, às vezes, um nível de expressão ainda maior.

Embora a levedura tenha provado ser um sistema de expressão importante na produção de proteínas recombinantes para uso na indústria, pesquisa e clínica, nem sempre é capaz de produzir uma proteína idêntica à original. Por isso outros sistemas foram desenvolvidos.

Expressão em células de insetos

Baculovírus infecta exclusivamente invertebrados, incluindo várias espécies de insetos e células de insetos em cultura. Só essa característica já torna esse vírus um sistema de expressão atraente, uma vez que apresenta baixo risco de infecção humana. Durante o ciclo normal de infecção, o vírus é empacotado formando corpúsculos de inclusão dentro das células do hospedeiro. Tais corpúsculos consistem basicamente de uma única proteína chamada **poliedrina**, a qual envolve várias partículas de vírus a fim de protegê-las contra agentes do meio ambiente. Quando o inseto se alimenta de folhas que apresentam corpúsculos de inclusão em sua superfície, a proteína poliedrina é degradada. As partículas virais são estão liberadas, entram nas células intestinais do inseto, dirigindo-se para o núcleo, onde tem início mais um ciclo de infecção. O gene viral que codifica a proteína poliedrina apresenta um nível de transcrição muito alto, produzindo quantidades maciças da proteína. Na verdade, a síntese da poliedrina tem início uns dois dias após a infecção e continua por quatro a cinco dias, quando então as células se rompem provocando a morte do inseto hospedeiro. Os corpúsculos de inclusão assim liberados no meio ambiente podem infectar outros insetos.

A proteína poliedrina, responsável pela formação dos corpúsculos de inclusão, é essencial para a infecção dos insetos vivos, mas não é importante quando se pretende infectar células de insetos mantidas em cultura. Além disso, o gene da poliedrina possui um excelente promotor. Assim, esse gene pode ser substituído no genoma do baculovírus pelo gene da proteína heteróloga que se intenciona expressar. Mais ainda, devido às semelhanças entre insetos e mamíferos quanto às modificações que ocorrem em proteínas após a tradução, a proteína recombinante usualmente é produzida em sua forma original. Atualmente, é comum a produção de proteínas em células de inseto mantidas em cultura e infectadas por baculovírus.

O genoma do baculovírus é formado por uma molécula circular de DNA, fita dupla, que varia entre 90 e 180kb de comprimento. Portanto, é muito grande para ser manipulado diretamente. Dessa forma, um vetor de transferência é construído, normalmente um plasmídeo da *E. coli*, onde o gene da proteína poliedrina é substituído pelo gene de interesse, mantendo-se as seqüências promotoras e de terminação desse gene. Esse plasmídeo de transferência contém também seqüências que são homólogas às regiões adjacentes aos dois lados do gene da poliedrina no genoma do baculovírus. A molécula de DNA circular do genoma do baculovírus é aberta e transfectada em células de insetos em cultura, juntamente com o plasmídeo de transferência. As regiões de homologia facilitam a recombinação entre o DNA viral e o plasmídeo, resultando na transferência do gene de interesse para o genoma do baculovírus (Figura 8.3). Células que sofreram duplo *crossing-over* são selecionadas e passam a produzir a proteína de interesse em grandes quantidades.

Sistemas de expressão compostos por células de inseto em cultura e baculovírus têm sido usados para produzir centenas de proteínas heterólogas.

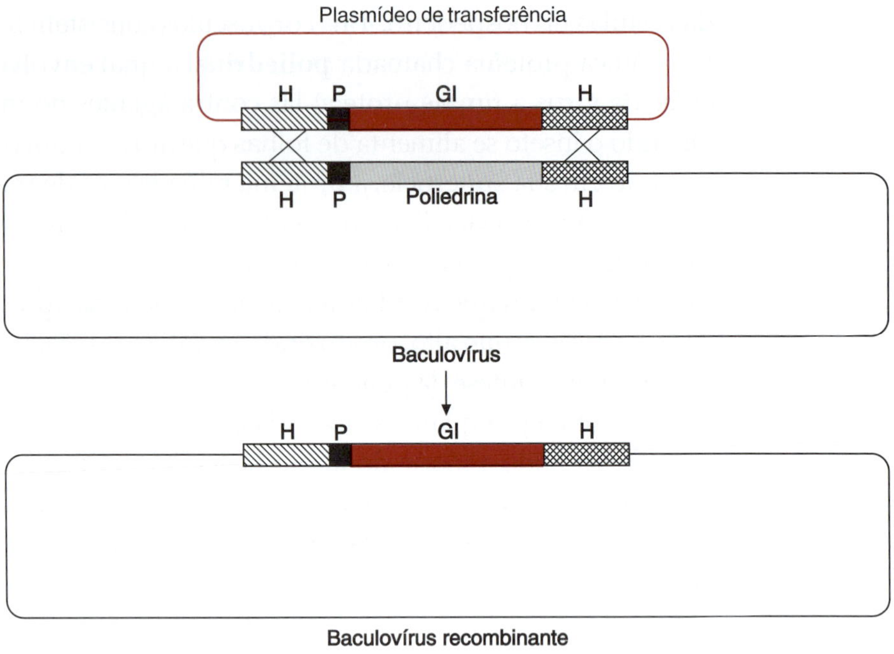

Figura 8.3 ■ Produção do genoma recombinante em baculovírus. O gene de interesse (GI) é clonado em um plasmídeo de transferência sob o controle da seqüência promotora do gene de poliedrina (P). Neste plasmídeo estão presentes também seqüências homólogas (H) adjacentes aos dois lados do gene da poliedrina. Através de dupla permuta, o gene de interesse é transferido para o genoma do baculovírus, resultando em alta produção da proteína desejada nas células de insetos em cultura.

Expressão em células de mamíferos

Quando a intenção é produzir uma proteína recombinante humana, o sistema ideal para a expressão do gene ainda é em células de mamíferos, especialmente quando se trata de uma proteína complexa. Entretanto, a manutenção de culturas de células de mamíferos é um processo caro e difícil, pois tais células são menos resistentes. Além disso, o nível de expressão nesse sistema normalmente é mais baixo. Em compensação, é uma alternativa que garante a produção de proteínas humanas complexas com as exatas modificações requeridas e, portanto, com atividade biológica total. Células derivadas do ovário do hâmster chinês (CHO) são usadas freqüentemente quando se pretende uma expressão gênica estável e a longo termo, com alta taxa de produção da proteína heteróloga.

Devido ao alto custo da produção industrial de proteínas em células de mamíferos, as companhias de biotecnologia estão muito empenhadas em desenvolver outras possibilidades. Atualmente, plantas e animais transgênicos que funcionam como "fábricas biológicas" de proteínas recombinantes complexas representam uma alternativa concreta, com grandes perspectivas de redução nos custos de produção. Alguns dos sucessos alcançados nessa área serão discutidos nos Capítulos 9 e 10.

Produtos de uso terapêutico

Inúmeras substâncias de uso terapêutico têm sido produzidas por engenharia genética e algumas delas se encontram no mercado por várias décadas. A primeira proteína produzida por uma molécula recombinante foi a **somatostatina**, um hormônio fabricado no pâncreas responsável por auxiliar o controle do crescimento. Essa proteína é muito pequena, contém somente 14 aminoácidos, e na época foi mais fácil sintetizar um oligonucleotídeo, com a seqüência dos 42 nucleotídeos codificantes na ordem correta, do que se isolar o gene natural. O oligonucleotídeo foi ligado a um plasmídeo para sua posterior expressão na bactéria *E. coli*. Dessa forma, quantidades consideráveis de somatostatina humana foram produzidas em bactérias, demonstrando que, com certos ajustes do sistema, essa técnica poderia ser utilizada com grande sucesso.

A primeira droga aprovada para ser produzida em escala industrial por meio de técnicas de engenharia genética foi a **insulina**. A insulina é um hormônio muito importante, produzido nas células do pâncreas e excretado na corrente sangüínea. O papel da insulina na regulação do metabolismo do açúcar e seu uso na terapia do diabetes foi estabelecido pelos pesquisadores canadenses, Frederick Banting e Charles Best, em 1921-1922, na Universidade de Toronto. Por tal descoberta, eles foram agraciados com o Prêmio Nobre de Fisiologia e Medicina em 1923.

Um dos tipos de diabetes ocorre devido a uma incapacidade das células do pâncreas em produzir insulina, entretanto, os sintomas da doença podem ser evitados com injeções diárias desse hormônio. Antes do advento da engenharia genética, a insulina era produzida a partir de pâncreas bovino ou suíno. Embora a insulina animal seja biologicamente ativa em humanos, a seqüência de seus aminoácidos é levemente diferente, o que provoca reação imune em pacientes que a reconhecem como uma proteína estranha. Isso pode causar dois efeitos adversos: os anticorpos produzidos no corpo do paciente neutralizam a ação da insulina injetada e uma reação inflamatória pode surgir no local da injeção. Entretanto, a insulina produzida em um sistema de expressão a partir da clonagem do gene humano, por ser exatamente igual àquela normalmente secretada pelo pâncreas humano, não apresenta tais efeitos. A insulina é composta por duas cadeias polipeptídicas, cadeias A e B, que se acoplam por meio de pontes de dissulfito (Figura 1.5). Uma dificuldade inicial para a produção de insulina pela tecnologia do DNA recombinante é que as bactérias não dispõem do sistema enzimático para processar as duas cadeias, originando a forma madura da insulina. Tal problema foi contornado expressando em culturas de bactérias separadamente o gene para cada cadeia e, após a purificação, as cadeias A e B eram agregadas para formar a insulina recombinante ativa (Figura 8.4A). Posteriormente, passou-se a sintetizar a cadeia completa da pró-insulina, contendo 81 aminoácidos, a partir de uma seqüência gênica única. A transformação da pró-insulina na forma ativa da insulina é feita pela retirada enzimática da cadeia C de aminoácidos (Figura 8.4B). A insulina é um dos exemplos de proteína expressa atualmente em levedura.

A insulina produzida por engenharia genética encontra-se no mercado desde 1984 e o aprendizado adquirido na produção desse hormônio tem sido muito útil para o desenvolvimento de futuras substâncias, uma vez que muitas proteínas importantes apresentam múltiplas cadeias de aminoácidos. Embora a insulina recombinante não apresente grandes vantagens em relação ao custo se comparada com outras formas de produção, para o paciente é muito mais adequada que a insulina de origem animal. Outra razão para o uso preferencial desse tipo de insulina foi o aparecimento da doença da vaca louca ou encefalopatia espongiforme bovina (BSE), como é chamada cientificamente. Essa doença pertence ao grupo das encefalopatias espongiformes transmissíveis (TSE), as quais são caracterizadas por lesões no cérebro semelhantes a esponjas, com transmissão para animais da mesma espécie ou de espécies diferentes, podendo, portanto, atacar o homem. Embora o agente da doença não tenha sido ainda bem caracterizado, sabe-se que em todos os casos ocorre a mudança na conformação de uma proteína presente no cérebro. O reconhecimento dessa anomalia grave tem alertado o público para os perigos de se usar produtos produzidos em animais, apesar de não haver evidências concretas de que a insulina produzida em porco ou gado possa ser perigosa para os seres humanos.

Outro produto pioneiro da engenharia genética foi o **hormônio do crescimento**, estando disponível no mercado desde 1985. O hormônio do crescimento é produzido na glândula pituitária e regula o crescimento e desenvolvimento do organismo. Um tumor nessa glândula pode causar a superprodução desse hormônio, resultando em indivíduos gigantes,

A

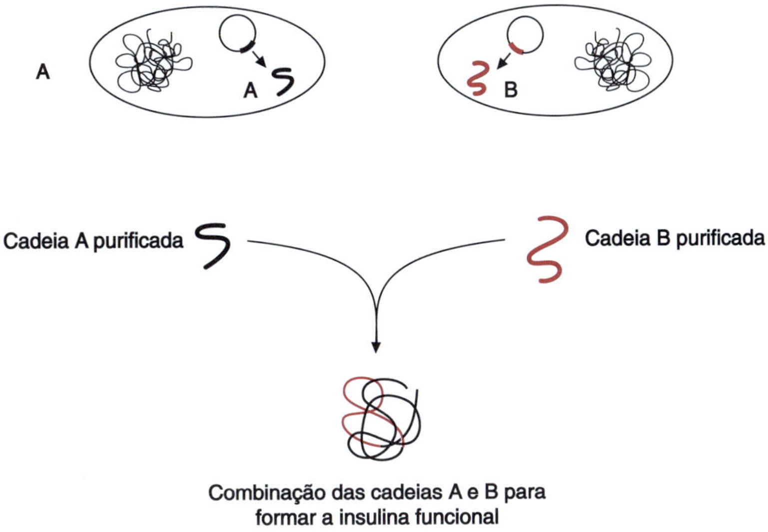

B

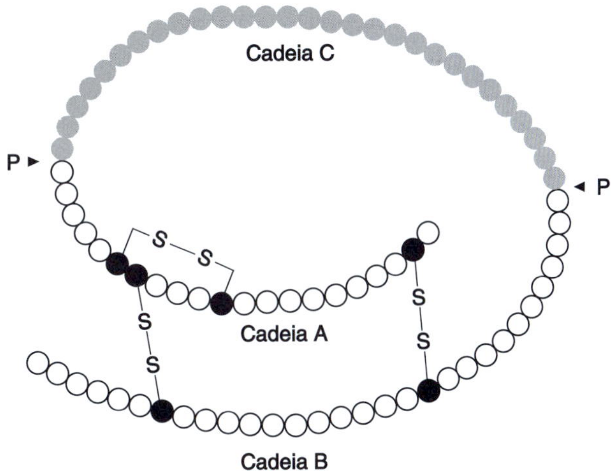

Figura 8.4 ■ Produção de insulina. **A**) Cada cadeia da insulina recombinante é produzida em culturas de bactérias separadamente; as cadeias A e B são purificadas e combinadas quimicamente para gerar produto final. **B**) A pró-insulina é sintetizada como uma cadeia polipeptídica contendo 81 aminoácidos; posteriormente uma protease (P) retira a porção C da seqüência, liberando as cadeias A e B da forma final da insulina.

com crescimento aumentado particularmente das mãos e pés. Por outro lado, crianças que nascem com deficiência do hormônio do crescimento nunca atingem a estatura normal. Crianças com deficiência para esse hormônio, pacientes com insuficiência renal crônica ou com síndrome de Turner podem ser tratadas com injeções regulares do hormônio do crescimento. No caso do hormônio do crescimento, a proteína semelhante de origem animal não é eficiente em humanos e, por muitos anos, esse hormônio foi extraído de glândulas pituitárias de cadáveres. Entretanto, dado o tamanho reduzido dessa glândula e a baixa concentração na qual o hormônio é normalmente produzido no organismo, sua extração era extremamente trabalhosa e cara. Além disso, algumas crianças tratadas com hormônio do crescimento desenvolveram sintomas da doença Creutzfeldt-Jakob, uma doença fatal que causa degeneração do cérebro. Quando se descobriu que tal doença era causada por um vírus transmitido por um dos doadores de pituitária, a prática de extração do hormônio do crescimento a partir de cadáveres foi suspensa.

O hormônio do crescimento é um polipeptídeo relativamente pequeno, com 191 aminoácidos, sem adição de cadeias laterais. Assim, o cDNA, referente ao hormônio do crescimento, clonado em um plasmídeo pode ser expresso em culturas de bactérias. Para facilitar sua purificação, os cientistas desenvolveram um artifício no mínimo original. A bactéria secreta a proteína recombinante no espaço periplasmático, isto é, entre as membranas externa e interna (Figura 8.5). Uma vez que nesse espaço a quantidade de proteínas é muito menor que no interior da célula, o processo de purificação do hormônio é muito facilitado. O hormônio é liberado do espaço periplasmático submentendo-se as bactérias a um choque hipotônico.

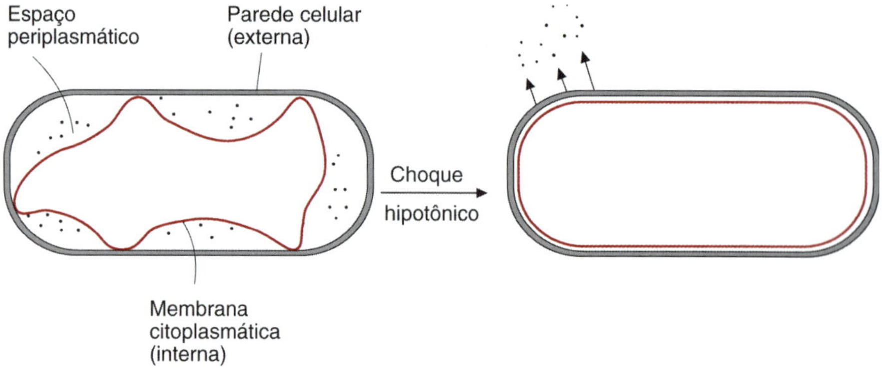

Figura 8.5 ■ A proteína humana resultante do gene transfectado na bactéria acumula-se no espaço periplasmático, entre as membranas externa e interna da célula.

O hormônio do crescimento em sua forma nativa liga-se aos receptores celulares para esse hormônio. Entretanto, em vários tipos de células, o hormônio pode ligar-se também aos receptores da prolactina, o que provoca efeitos colaterais para o paciente. Usando-se a estratégia da mutagênese oligonucleotídeo dirigida, foi possível modificar essa proteína evitando a ligação indesejada com os receptores da prolactina, mas mantendo a ligação específica para seus próprios receptores. A forma modificada do hormônio está sendo submetida a testes clínicos.

Até aqui discutimos a produção de proteínas humanas relativamente simples, que podem ser obtidas pela expressão do gene em microorganismos. Exemplos de proteínas mais complexas, que requerem como sistemas de expressão células de eucariotos, incluem o ativador de plasminogênio no tecido, a eritropoetina e os fatores de coagulação.

Ativador do plasminogênio tecidual (*tissue plasminogen activator* – TPA) – foi a primeira droga produzida comercialmente por engenharia genética em cultura de células de mamíferos e está no mercado desde 1988. É uma droga administrada em vítimas de ataques cardíacos e tromboses. Indivíduos com doenças das coronárias apresentam um depósito de gordura nas artérias que suprem com sangue o músculo do coração. O lume desses vasos tende assim a diminuir e, eventualmente, pode ocorrer um bloqueio devido a um coágulo de sangue que se forma sobre o depósito de gordura. Tal bloqueio impede que o músculo cardíaco receba suplementos de sangue e de oxigênio, causando no paciente um ataque do coração (infarto do miocárdio). Desde que o paciente seja atendido prontamente, o suprimento de oxigênio pode ser restituído evitando a morte do músculo cardíaco. O TPA é a enzima conhecida mais eficiente na dissolução de coágulos sangüíneos e está normalmente presente em quantidades muito pequenas no sangue. O TPA funciona ativando a produção da plasmina, a partir do plasminogênio, a qual induz a produção de fibrina, uma substância capaz de atacar e dissolver as fibras do coágulo (Figura 8.6). A produção de TPA em larga escala tornou possível sua administração, aumentando a sobrevida desses pacientes e diminuindo as seqüelas decorrentes do infarto.

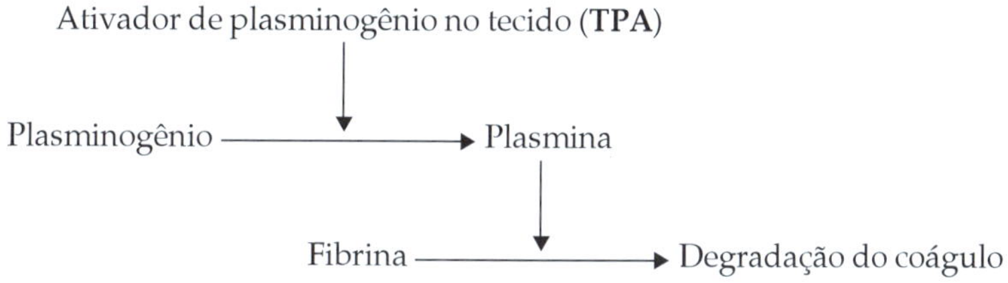

Figura 8.6 ■ Sistema fibrinolítico. O TPA catalisa a ativação do plasminogênio para produzir plasmina. A plasmina catalisa a destruição das fibras do coágulo.

Eritropoetina (EPO) – é um fator de crescimento produzido nos rins e liberado na corrente sangüínea. Sua função é estimular a divisão celular na medula óssea, induzindo a formação de células vermelhas maduras do sangue (hemácias), na medida da necessidade do organismo. A quantidade de EPO secretada pode encontrar-se drasticamente reduzida em pacientes com doenças renais graves, a ponto de ser insuficiente para estimular a formação de novas hemácias. Assim, à medida que as hemácias circulantes morrem, não sendo substituídas por outras células novas, o paciente torna-se anêmico. Grande parte dos pacientes submetidos à diálise devido a insuficiência renal necessitam de transfusão sangüínea regularmente para superar a anemia. Entretanto, pacientes com doença renal crônica tratados com EPO passam a produzir hemácias de maneira eficiente, dispensando as transfusões e apresentando grande melhora no quadro geral. A EPO vem sendo produzida em larga escala desde 1989, pela expressão do gene correspondente em cultura de células de hâmster chinês. Consiste, portanto, em um exemplo de expressão em célula de mamíferos em cultura. A possibilidade de se tratar pacientes com essa droga diminui a demanda nos bancos de sangue e reduz o risco de transmissão de doenças infecciosas. Além disso, a EPO teria aplicação também em pacientes que devem ser submetidos a grandes cirurgias. Tais pacientes poderiam ser tratados por um a dois meses antes da cirurgia com EPO, aumentando, assim, a produção de hemácias. O sangue recentemente produzido nesses pacientes seria coletado e re-transfundido após a cirurgia, eliminando, dessa forma, os riscos envolvidos nas transfusões de doadores estranhos.

Qualquer produto extraído do sangue humano apresenta potencialmente risco de transmissão de vírus. Antes da descoberta do vírus da AIDS, inúmeros pacientes com hemofilia foram contaminados. Pacientes hemofílicos são deficientes para um dos fatores de coagulação do sangue e, a menos que recebam transfusões regulares, podem morrer por hemorragias. A produção dos fatores VIII e IX de coagulação, por meio das técnicas de engenharia genética, pode significar a eliminação de tais riscos para portadores de hemofilia A e B, respectivamente. Mesmo hoje em dia, quando a qualidade do sangue doado é altamente controlada para evitar a transmissão de doenças como a AIDS, não podemos afirmar que o risco das transfusões sangüíneas seja zero. O vírus da AIDS apresenta um tempo de latência no qual sua presença é dificilmente detectada; além disso, sempre existe a possibilidade de infecção por um vírus novo, ainda não identificado.

Assim, o espantoso e rápido progresso da biotecnologia tem permitido a produção de várias drogas já em corrente uso terapêutico, sendo que muitas outras se encontram em diferentes estágios de pesquisa ou de aprovação e deverão surgir brevemente no mercado. Entretanto, uma evolução ainda muito maior dos produtos terapêuticos é esperada dentro das próximas décadas.

Algumas substâncias são produzidas no organismo humano em quantidades tão diminutas que, embora os cientistas desconfiassem de sua utilidade como agentes terapêuticos, a produção não era suficiente nem para executar os testes clínicos necessários. Atualmente, com a clonagem dos genes correspondentes, tais substâncias podem ser produzidas em quantidades que permitam avaliar seu valor terapêutico potencial. Dentre essas substâncias, podemos citar os fatores de crescimento e o interferon.

Fatores de crescimento – são substâncias que exercem um sofisticado controle do crescimento e multiplicação celular, permitindo o crescimento físico da infância à adolescência e a substituição adequada de células na vida adulta. Em outras palavras, as células recebem as instruções para se dividirem através dos fatores de crescimento. Quando ocorre uma produção aumentada ou descontrolada desses fatores, as células podem continuar se multiplicando, de forma inadequada, levando ao desenvolvimento de um tumor ou câncer. Os genes que normalmente produzem os fatores de crescimento podem aumentar sua produção induzidos por pelo menos dois agentes já identificados: os retrovírus e as mutações no DNA, que reativam esses genes após eles terem sido "desligados". Por outro lado, o processo de crescimento apresenta uma relação inversa com a diferenciação celular. A diferenciação celular significa a capacidade adquirida pela célula para realizar uma função específica, o que impede ou diminui sua multiplicação. A diferenciação também é controlada por hormônios, e células tumorais perdem a capacidade de se diferenciarem. Assim, algumas perguntas surgem imediatamente em nossas mentes: O câncer pode ser tratado por drogas que evitam a produção excessiva de fatores do crescimento? Células cancerosas indiferenciadas poderiam ser tratadas com hormônios da diferenciação para induzir um crescimento mais ordenado? O assunto câncer até hoje traz mais perguntas que respostas, entretanto, como tais substâncias são disponíveis atualmente para testes e estudos, a probabilidade de encontrar as respostas corretas, sem dúvida alguma, aumentaram muito.

Há muito tempo se reconhece que quando uma célula é infectada por um vírus ela passa a produzir quantidades ínfimas de uma substância antiviral, a qual evita que um segundo vírus cresça na mesma célula. Esse fenômeno de interferência é devido a uma substância que foi adequadamente chamada de **interferon (IFN)**. Embora o potencial terapêutico dessa proteína tenha sido reconhecido há muitos anos, sua produção era tão escassa e cara que restringia até a pesquisa sobre seu papel como produto farmacêutico. Em 1980, o interferon passou a ser produzido por métodos de engenharia genética, tornando-se disponível em grandes quantidades. Os cientistas determinaram, então, que existe três tipos de interferons, cada um com propriedades diferentes e que são designados como IFN-α, IFN-β e IFN-γ. O interferon provocou enorme entusiasmo no tratamento de certos tipos de câncer, enquanto seu papel não pôde ser propriamente avaliado em testes clínicos, devido a sua escassa produção. Atualmente, acredita-se mais em sua importância no tratamento de infecções virais e outras doenças que em sua limitada eficiência para reduzir tumores. IFN-α foi aprovado para o tratamento de hepatite C em 1991 e o IFN-β tem sido usado no tratamento de esclerose múltipla, por exemplo. Além disso, moléculas híbridas de interferon têm sido criadas combinando-se dois tipos diferentes da proteína. Em alguns casos, foi observado que as moléculas híbridas desempenham a função de interesse com maior eficiência que qualquer um dos tipos de moléculas parentais. O interferon é um exemplo de produto cuja produção em larga escala é feita usando o baculovírus como sistema de expressão.

Em indivíduos com fibrose cística (ver descrição da doença no Capítulo 6), o muco que se acumula nos pulmões é a principal causa das dificuldades respiratórias observadas nesses pacientes. Essa secreção viscosa é composta principalmente por DNA, o qual é liberado durante a lise das bactérias que infectam as vias respiratórias, e por leucócitos, que se concentram nos pulmões em resposta à infecção. Visando amenizar esses sintomas, os cientistas isolaram o gene humano da enzima **desoxirribonuclease I** (DNase I) e expressaram este gene em células do ovário do hâmster chinês em cultura (CHO). A DNase I é capaz de degradar uma molécula grande de DNA, gerando fragmentos muito menores de oligonucleotídeos. Assim, quando essa enzima é administrada por meio de um aerossol diretamente nos pulmões, diminui a viscosidade nos brônquios, facilitando a respiração nesses pacientes. A DNase I recombinante, a qual vem sendo produzida pela Genentech desde 1994 sob o nome comercial de Pulmozyme®, foi o primeiro agente terapêutico novo aprovado para o tratamento da fibrose cística e gera centenas de milhões de dólares por ano.

Dezenas de outros agentes terapêuticos, além dos citados aqui, têm sido produzidos em microorganismos pelo uso das técnicas de DNA recombinante. Além disso, existe centenas de outras drogas que se encontram sob investigação, testes clínicos ou esperando aprovação.

De modo geral, a engenharia genética têm sido aplicada na produção de agentes terapêuticos com a finalidade de desenvolver novas drogas, criar uma versão mais segura ou efetiva dos produtos farmacêuticos produzidos por técnicas convencionais ou produzir substâncias idênticas àquelas obtidas por métodos convencionais mas a um custo reduzido.

Produção de vacinas

O corpo humano, e dos vertebrados em geral, representa um ambiente ideal para a proliferação de organismos invasivos, como bactérias e vírus, que provocam as doenças infecciosas. Nossa sobrevivência depende, em grande parte, da capacidade do nosso organismo de combater infecções, neutralizando o agente invasor. Portanto, necessitamos de um mecanismo que identifique com precisão cada célula que pertence ao nosso corpo, reconheça o agente da infecção como um invasor, isto é, estranho ao nosso organismo, e destrua o causador da infecção. Essas tarefas são desempenhadas pelo sistema imunológico, o qual é composto por células altamente especializadas, as quais possuem, na superfície da membrana celular, moléculas capazes de reconhecer outras células. Em um indivíduo normal, quando um organismo estranho invade o corpo e começa a se multiplicar, o sistema imunológico passa a produzir proteínas específicas, os **anticorpos**, que são liberadas na corrente sangüínea e reconhecem o agente invasor para sua destruição, dominando assim a infecção. Os anticorpos são produzidos em resposta às substâncias do agente invasor, as quais são reconhecidas como estranhas. As moléculas, geralmente proteínas, que desencadeiam a formação de anticorpos nas células brancas do sangue, os **linfócitos B**, são chamadas de **antígenos**. Existe uma alta especificidade entre antígenos e anticorpos. Assim, os anticorpos capazes de neutralizar o organismo que provoca o sarampo não tem efeito algum, por exemplo, contra o vírus da varíola.

Entretanto, os anticorpos são moléculas que permanecem na circulação, sendo incapazes de atuar em microorganismos que se escondem dentro das células. Nesse caso, um segundo tipo de resposta imune deve entrar em ação. Os **linfócitos T** são células que se especializaram na tarefa de detectar células que contêm micróbios no seu interior. Tais células infectadas apresentam em suas membranas fragmentos de proteínas do agente invasor, que atuam como sinais de aviso. Os linfócitos

T reconhecem esses sinais e destroem as células infectadas. A resposta imune baseada nos linfócitos T citotóxicos é chamada de imunidade celular.

O sistema imunológico desempenha um papel tão importante em nosso organismo que, quando não exerce propriamente suas funções, como no caso de imunodeficiência congênita (ver deficiência da ADA, Capítulo 12) ou adquirida (AIDS), traz conseqüências drásticas para o indivíduo, geralmente causando a morte por infecções recorrentes.

Um fato extremamente interessante na forma como o sistema imunológico responde a uma infecção é que, muitas vezes, os anticorpos produzidos deixam o indivíduo resistente àquela doença particular por um longo período de tempo ou mesmo pela vida toda. Isso acontece porque o sistema imunológico, além de eliminar agentes invasores, desenvolve células que são capazes de reconhecer e repelir o mesmo agente no futuro, como se tivessem memória. Assim, indivíduos que se recuperam de uma infecção estarão imunes para sempre àquela doença específica ou agente invasor. Essas observações geraram a prática da imunização por meio do emprego de vacinas, em que se estimula o sistema imunológico a formar anticorpos específicos sem que os sintomas da doença sejam induzidos. Uma vacina ideal causa imunidade tão eficiente como aquela alcançada em indivíduos que se recuperaram de uma infecção. Em outros casos, a proteção pode não ser tão perfeita, mas, ainda assim, diminui drasticamente o risco de o indivíduo adquirir a infecção e, no caso de ser infectado, os sintomas da doença são atenuados. As vacinas são particularmente importantes no caso das infecções virais, pois, salvo raras exceções, não podem ser combatidas com antibióticos que matam bactérias.

O princípio das vacinas baseia-se no fato de que as células produtoras de anticorpos, os linfócitos, não precisam interagir com o microorganismo vivo e **virulento** para serem estimuladas. O simples contato com os antígenos do organismo invasor é suficiente para mobilizar o sistema imunológico a formar anticorpos. Dessa forma, qualquer tipo de imunização envolve a introdução de antígenos no corpo, de maneira a não provocar riscos para o indivíduo. A tecnologia para o desenvolvimento e produção de vacinas permaneceu praticamente a mesma por mais de 200 anos, desde que Edward Jenner realizou as primeiras imunizações em 1796. *Grosso modo*, podemos dizer que antes da tecnologia do DNA recombinante existiam dois tipos de vacinas. No primeiro deles, as **vacinas inativadas**, o agente infeccioso é morto antes de ser injetado no corpo e, embora não provoque a infecção, uma vez que não se multiplica mais, seus antígenos são capazes de desencadear a resposta imune. O segundo tipo são as **vacinas atenuadas**, em que a virulência do organismo infeccioso é enfraquecida devido às várias passagens em culturas de tecido ou em hospedeiros não usuais, de forma a se selecionar mutantes com patogenicidade reduzida.

Apesar de essas vacinas terem tido uma importância fundamental na prevenção e, algumas vezes, na erradicação das doenças infecciosas no homem e em animais, podem ser ainda muito mais aperfeiçoadas. Por exemplo, as vacinas produzidas com organismos mortos, para induzir uma imunização duradoura, exigem altas doses de antígeno e repetidas aplicações. Além disso, não podem ser administradas com a alimentação ou a água, o que pode ser problemático principalmente no caso de vacinação de aves. Além disso, como o microorganismo não alcança o interior das células, a imunidade celular não é ativada. Por outro lado, as vacinas produzidas com vírus vivo atenuado entram nas células e desencadeiam a formação de anticorpos, bem como a ação dos linfócitos T, sendo, portanto, na maioria das vezes mais eficientes na indução da resposta imune. Entretanto, podem apresentar problemas quanto à segurança. As mutações que causam a atenuação do vírus são produzidas ao acaso, raramente caracterizadas e, portanto, a reversão à virulência é imprevisível. Algumas dessas mutações apresentam alteração em somente um par de bases do DNA (mutação de ponto) e, dessa forma, poderiam ser revertidas em uma única passagem *in vivo*. Mais ainda, vacinas feitas a partir do microorganismo completo, vivo ou morto, carregam muitas outras substâncias que não participam no desencadeamento da resposta imune. Elas também apresentam contaminantes inevitáveis que são usados durante o processo de produção da vacina. Essas substâncias extras algumas vezes podem provocar alergia ou outra reação adversa. Uma vez que os dois tipos de vacinas disponíveis no passado apresentam algum tipo de desvantagem, tem-se tentado superar tais dificuldades empregando-se a tecnologia do DNA recombinante, a fim de se desenvolver vacinas mais eficientes e que apresentem menor risco. Certamente as vacinas do futuro serão produtos da biotecnologia moderna.

A biotecnologia, aplicada à produção de vacinas, tem explorado o fato de que para um indivíduo estar protegido contra um agente infeccioso não é necessário que ele produza anticorpos contra todos os antígenos do microorganismo. Os vírus, por exemplo, possuem diferentes proteínas, algumas das quais são importantes na indução da resposta imune, enquanto outras não são tão relevantes, podendo mesmo serem prejudiciais para a proteção do indivíduo. Assim, a questão é determinar uma ou duas proteínas que sejam cruciais para a proteção imunológica. Uma vez que tais proteínas tenham sido identificadas, a produção de **vacinas de subunidades**, como são chamadas, depende do isolamento dos genes que codificam essas proteínas e de sua expressão em um sistema adequado. Os mesmos sistemas de expressão de um gene discutidos acima podem ser utilizados na produção de grandes quantidades de proteínas antigênicas para a obtenção das vacinas de subunidades.

O primeiro exemplo de sucesso alcançado utilizando-se tal abordagem foi o desenvolvimento de uma vacina de subunidade contra o vírus da hepatite B (HBV), o qual ataca o fígado dos pacientes com essa infecção. Há muitos anos se sabia que indivíduos infectados com hepatite B apresentam no soro grandes agregados de uma proteína presente na cápsula do HBV e que uma vacina potente poderia ser obtida purificando-se essa proteína. Entretanto, somente quando os métodos de engenharia genética se tornaram disponíveis, foi possível isolar o gene do HBV que codifica tal proteína e expressá-lo em levedura para a obtenção de quantidades suficientes desse antígeno. A proteína recombinante produzida na levedura é muito semelhante à proteína natural do vírus, formando o mesmo tipo de agregado e com propriedades imunológicas similares. Atualmente, a vacina contra a hepatite B é comercializada para imunizar grande parte da população. O fato de que a vacina assim produzida não apresenta DNA do vírus HBV torna-a extremamente segura, uma vez que não existe nenhum risco de o vírus ser recuperado. O mesmo conceito tem sido aplicado no desenvolvimento de vacinas contra o vírus HIV causador da AIDS.

Câncer que se desenvolve primariamente no fígado é pouco comum na Europa ou América do Norte, entretanto, é o tipo fatal mais freqüente na Ásia e África. Existem fortes evidências de que a principal causa desse tipo de câncer seja o vírus da hepatite B, quando integra seu DNA no genoma das células, tornando-as malignas. Dessa forma, a vacina que evita a hepatite B deve também prevenir o câncer do fígado.

Geralmente a resposta imune às vacinas de subunidade é menos efetiva que aquela observada com o uso de vacinas vivas; entretanto a resposta pode ser amplificada injetando-se a vacina com outras substâncias, que estimulam uma resposta mais precoce, mais forte e mais prolongada do sistema imunológico. A única substância desse tipo aprovada para uso em humanos é um sal de alumínio, mas existe uma pesquisa intensa para se determinar outras substâncias que exerçam com segurança o papel de coadjuvante na imunidade.

Em muitos casos não é necessário injetar a molécula completa do antígeno para se induzir uma boa resposta imune. Uma pequena porção da proteína antigênica, conhecida como **epitopo,** pode ser suficiente para dar a proteção desejada. No momento que se determina os epitopos do agente infectante capazes de induzir a resposta imune, uma outra estratégia possível seria sintetizar tais peptídeos para serem utilizados como vacinas. Uma vez que tais peptídeos são normalmente compostos por não mais que 20 aminoácidos, ligando-se quimicamente os aminoácidos específicos na ordem correta, pode-se sintetizar sua seqüência completa em laboratório. O desenvolvimento de **vacinas sintéticas** ainda se encontra no início, entretanto, reconhece-se que para uma proteção apropriada, além da seqüência correta de aminoácidos, é importante também a conformação e a forma final do peptídeo. Um dos grandes desafios do momento para a produção das vacinas modernas é compreender como o sistema imunológico responde aos antígenos específicos e desvendar os mistérios da resposta imune a certos epitopos. Embora muita pesquisa ainda seja necessária, as vacinas sintéticas parecem ser altamente específicas, relativamente baratas e seguras, sendo, portanto, uma alternativa potencial para as vacinas tradicionais.

Cada uma dessas estratégias apresenta suas vantagens e desvantagens e, na verdade, elas podem se complementar para o desenvolvimento de uma nova vacina. A obtenção de uma proteína antigênica por métodos de engenharia genética pode auxiliar a determinação de um epitopo ideal para ser sintetizado. Por outro lado, testando a resposta imune contra pequenas porções sintéticas de um antígeno, pode-se avaliar a importância antigênica da proteína completa, para que, futuramente, seja produzida em larga escala por engenharia genética e utilizada como vacina. Uma das desvantagens das vacinas sintéticas é o fato de que os microorganismos apresentam grande capacidade de alteração e de evolução. Assim, uma vacina desenvolvida contra uma pequena porção da molécula antigênica guarda o risco de que o microorganismo em questão sofra mutações originando uma linhagem resistente aos anticorpos produzidos pela vacina. Para evitar tal possibilidade, as vacinas sintéticas devem consistir de uma mistura de diferentes peptídeos, referentes a vários epitopos, de maneira que seriam necessárias várias mutações no agente infectante para alcançar resistência. Além disso, algumas vezes a combinação de dois ou mais epitopos provoca uma resposta imune mais potente que qualquer um dos epitopos separados.

A tecnologia do DNA recombinante pode também ser empregada no desenvolvimento de vacinas atenuadas muito mais seguras. Conhecendo-se o genoma viral e localizando-se os genes responsáveis por sua virulência, pode-se deletar tais genes, diminuindo drasticamente a virulência do vírus. Essa estratégia, se comparada com a seleção de mutantes atenuados obtidos de modo casual, apresenta risco muito menor, pois é baixíssima a possibilidade de posterior reversão do fenótipo viral, uma vez que é muito difícil que o vírus readquira o gene que foi retirado. Mesmo assim, as vacinas atenuadas podem envolver riscos, provocando a doença que deveriam prevenir. Dados apresentados em um congresso em Washington pela Dra. Ruth Ruprecht, da Universidade de Harvard, em novembro de 1994, revelaram que a vacina atenuada preparada com a versão do vírus HIV para macacos, embora segura e eficiente para macacos adultos, causa AIDS em macacos recém-nascidos. A vacina atenuada testada pela Dra. Ruprecht continha o vírus HIV apresentando em seu genoma três importantes deleções, inclusive dois genes completos. Entretanto, mesmo sem adquirir esses genes que causariam a reversão ao fenótipo virulento, o vírus foi capaz de provocar AIDS em macacos recém-nascidos, embora permanecesse não-patogênico em macacos adultos. Esses resultados demonstram o cuidado necessário antes de se concluir que a vacina é segura e tornaram as vacinas atenuadas uma possibilidade muito remota no caso da AIDS.

Uma outra alternativa viável para o desenvolvimento de vacinas eficazes consiste na clonagem de um ou mais genes de grande importância antigênica, no genoma de um vírus que não causa doença, mas que passaria a expressar essas subunidades juntamente com seus próprios genes. O vírus mais adequado para ser utilizado como portador dos genes clonados é o vaccínia, reconhecidamente inofensivo à saúde humana e animal, pois tem sido utilizado com grande sucesso, possibilitando a erradicação da varíola. Além disso, permite a clonagem de até 25.000 nucleotídeos, possibilitando a inserção de vários genes que expressam antígenos para diferentes organismos infecciosos. Por exemplo, é possível se clonar no genoma do vírus vaccínia os genes da cápsula dos vírus da hepatite B, herpes e influenza, de tal forma que o vírus vaccínia recombinante passa a expressar em sua cápsula, além de suas próprias proteínas, as proteínas específicas para esses três outros vírus. Uma vacina produzida dessa maneira induziria, portanto, a resposta imune simultaneamente contra os três agentes infecciosos a partir de uma única imunização (Figura 8.7).

Uma descoberta interessante no campo das vacinas modernas é a observação de que a injeção direta do DNA que codifica um ou mais genes para antígenos também causa proteção imunológica. A **imunização pelo DNA** é uma estratégia proposta no início da década de 1990, a qual vem gerando grande entusiasmo, tendo sido aclamada como a "terceira geração de vacinas". Na maioria das vezes, o DNA que contém os genes que codificam para as proteínas antigênicas é clonado em um plasmídeo sob o controle de um forte promotor. Os plasmídeos

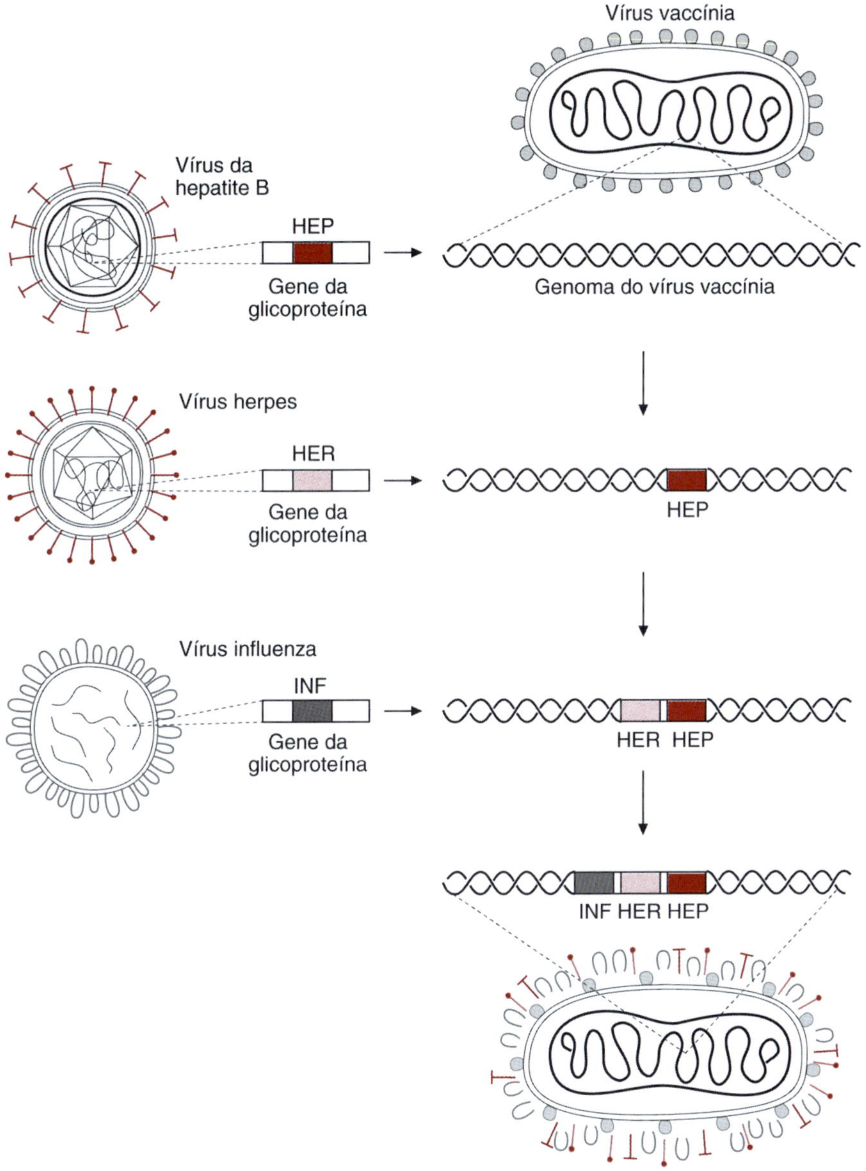

Figura 8.7 ■ Genes das glicoproteínas dos vírus da hepatite B, herpes e influenza são clonados no vírus vaccínia para produzir uma vacina polivalente.

são introduzidos no organismo a ser imunizado por meio de injeção diretamente no músculo. Outra possibilidade seria depositar os plasmídeos em micropartículas de ouro que são bombardeadas nas camadas superficiais da pele (ver transferência gênica por bombardeamento de micropartículas, Capítulo 9). Em qualquer um desses métodos, parte do DNA introduzido alcançará o núcleo das células. Uma vez no núcleo, o plasmídeo recombinante dá instruções para que a célula produza o RNA mensageiro, o qual será traduzido na proteína antigênica correspondente. O antígeno assim produzido, quando liberado na circulação, induz a formação de anticorpos e a resposta imune celular. Em outras palavras, o organismo imunizado com a vacina de DNA passa a produzir o antígeno e seu corpo torna-se a própria fábrica de vacina. A viabilidade desse sistema tem sido demonstrada em várias espécies animais. Por exemplo, foi mostrado que a injeção de DNA pode imunizar camundongos contra a malária e influenza. Embora falte muito ainda para se entender completamente o mecanismo de ação das vacinas de DNA, elas representam uma grande possibilidade futura, exibindo todas as vantagens das vacinas existentes sem, entretanto, apresentar os mesmos riscos.

Outra possibilidade que apresenta grandes perspectivas futuras são as **vacinas comestíveis**, que envolvem o desenvolvimento de alimento produtor da proteína antigênica. Entretanto, essa possibilidade será discutida no Capítulo 9.

Os métodos de engenharia genética tem alterado sobremaneira as estratégias empregadas no desenvolvimento de novas vacinas e um progresso ainda maior é previsto para as próximas décadas. À medida que aumentamos nosso conhecimento sobre quais são os fatores que tornam um microorganismo virulento e capaz de desenvolver uma doença infecciosa, maiores são as possibilidades de se criar vacinas de modo mais racional e que sejam mais eficientes e seguras para a população. Além disso, os métodos de DNA recombinante, aplicados na área das vacinas, devem diminuir os custos, bem como os riscos do pessoal envolvido na produção. Antes do advento dessa tecnologia moderna, a produção de vacinas exigia o crescimento em larga escala do organismo responsável pela infecção, sob condições controladas no laboratório. No caso das vacinas produzidas a partir de bactérias, como a vacina do tétano ou difteria, esse procedimento é mais fácil, pois bactérias podem ser cultivadas em meio de cultura. Entretanto, quando se trata de uma vacina contra um vírus, o processo é mais complicado. Os vírus, por serem formas muito primitivas de vida, são incapazes de crescer fora de uma célula viva. Assim, os vírus devem ser cultivados em animais ou em cultura de células de mamíferos, representando um risco maior para os técnicos que devem manipular grandes volumes de culturas infectadas. Com as novas vacinas moleculares, tanto as de subunidade como as de DNA, o risco para o pessoal envolvido com a produção da vacina deve diminuir muito, pois tais vacinas não dependem do crescimento de vastas quantidades de organismos virulentos.

Atualmente existem cerca de 20 diferentes tipos de vacinas sendo utilizadas em larga escala e quase outras 200 candidatas se encontram em diferentes fases de teste ou de aprovação. Mesmo as vacinas que já se encontram em uso, ainda poderiam ser muito mais aperfeiçoadas. A vacina contra sarampo, por exemplo, não funciona em crianças com menos de 9 meses de idade, deixando um espaço de tempo onde a infecção pode provocar a morte. Outro problema é de ordem prática. A maioria das vacinas atualmente disponíveis são sensíveis ao calor, o que dificulta e encarece sua distribuição em locais remotos onde a temperatura chega a mais de 40°C e nem sempre se dispõe de luz elétrica. Há quem acredite que a erradicação da varíola, anunciada em 1977 pela Organização Mundial da Saúde, somente foi possível porque a vacina não exigia refrigeração, facilitando grandemente sua distribuição nas regiões mais distantes. Outro problema referere-se à necessidade de repetir as doses. O esquema completo de imunização recomendado pela Organização Mundial da Saúde requer o retorno da criança em cinco datas diferentes, diminuindo o número daquelas que recebem a proteção completa. Mesmo em países ricos como os Estados Unidos, onde praticamente todas as crianças foram imunizadas antes de entrarem nas escolas, uma vez que isso é condição para sua matrícula, muitas delas não recebem a vacina na idade recomendada.

As principais vantagens das vacinas de DNA é que dispensam o cultivo de agentes patogênicos perigosos, a produção é barata, pois dispensam purificação da proteína antigênica, e não requerem refrigeração, uma vez que a molécula de DNA é estável. Além disso, um plasmídeo pode codificar genes para vários antígenos de um mesmo microorganismo ou de microorganismos diferentes, possibilitando a administração de uma multivacina em dose única. Essas vantagens podem ser de grande utilidade, principalmente em países pobres. Mais ainda, uma vez que essas vacinas não utilizam um organismo vivo ou morto, não há riscos de reversão à virulência nem de infecção de indivíduos jovens ou com o sistema imune deficiente.

Apesar das grandes vantagens que as vacinas produzidas pela biotecnologia moderna possam apresentar, alguns fatos dificultam a pesquisa e o desenvolvimento nessa área. O primeiro deles refere-se à obtenção de verbas. A pesquisa de novas vacinas é cara, com resultados incertos e pequenas perspectivas de lucros, pois os programas de vacinação geralmente são gerenciados pelos governos. Outro fato que tem desacelerado a pesquisa de novas vacinas é que as agências responsáveis pela aprovação do produto final têm exigido um nível crescente de testes antes da distribuição ao público. O conceito de segurança de uma vacina tornou-se muito mais rigoroso e, com certeza, vacinas utilizadas com sucesso no passado não seriam aprovadas dentro das normas de segurança vigentes atualmente. O desenvolvimento de uma nova droga terapêutica ou de uma vacina envolve uma longa série de testes clínicos entre sua descoberta científica e sua aprovação pelas entidades competentes. O processo todo que leva em média 15 anos, com um custo da ordem de 500 milhões de dólares, aparece resumido na figura 8.8. Assim, os investidores querem estar convencidos da possibilidade de retorno financeiro antes de aplicarem recursos para o desenvolvimento de novos produtos que, posteriormente, podem ser que nem sejam aprovados. Além disso, ao contrário do que acontece com as drogas farmacêuticas, em que doses diárias são administradas ao paciente, às vezes, durante a vida toda, o processo de vacinação requer uma única injeção, ou algumas poucas repetições da dose, para a proteção completa do indivíduo, diminuindo o consumo. Essas dificuldades inibem principalmente as indústrias, sempre visando grandes lucros, de se envolverem na produção e comercialização de novas vacinas. Entretanto, felizmente existe uma clara tendência de mudança nesse quadro. Em primeiro lugar, as doenças infecciosas ainda representam a principal causa de morte no mundo; matando mais que 13 milhões de pessoas por ano, as doenças infecciosas atingem particularmente a população infantil. As vacinas ainda são a arma mais efetiva para a manutenção da saúde pública e, como tem sido evidenciado pela AIDS nos últimos anos, epidemia não é "privilégio" de país subdesenvolvido. A conscientização desse fato tem levado as populações dos países ricos a exigirem de seus governos a liberação de recursos para a pes-

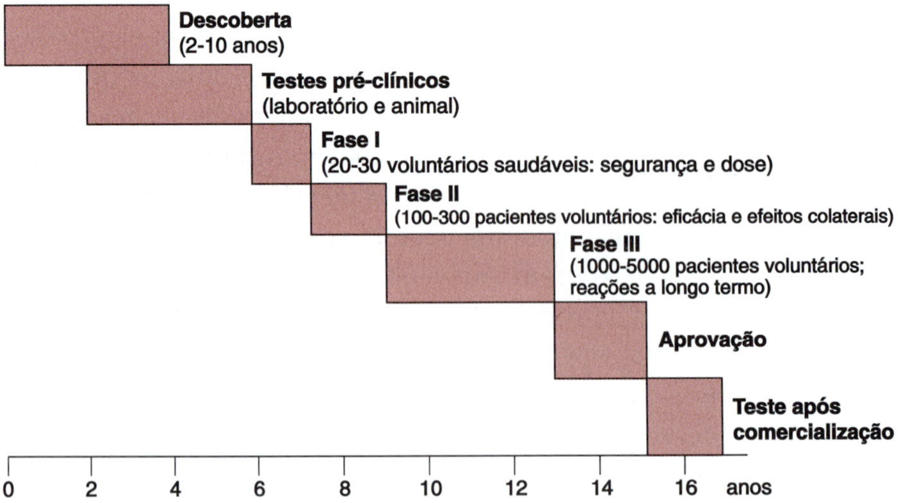

Figura 8.8 ■ Fases do desenvolvimento e aprovação de um produto farmacêutico novo no mercado.

quisa e desenvolvimento de novas vacinas. Em segundo lugar, o terrorismo, que foi deflagrado em 11 de setembro de 2001, tem incentivado o desenvolvimento de ferramentas para a biodefesa, como por exemplo a vacina para combater a bactéria antraz.

Produção de substâncias de uso geral

A aplicação da biotecnologia em processos industriais não tem somente modificado a forma pela qual os produtos são manufaturados, mas também tem criado novos produtos que, há somente alguns anos, nem poderíamos imaginar. Depois de mais de três décadas de uso da tecnologia do DNA recombinante na medicina e agricultura, a biotecnologia industrial tem despontando como a terceira onda de desenvolvimento na engenharia genética. Os cientistas atualmente estão engajados na tarefa de manufaturar de forma mais eficiente produtos de uso comum e com grande impacto na vida cotidiana.

Um exemplo disso é a forma como foi resolvido o problema da poluição das águas dos anos 70, causado por fosfatos presentes em detergentes e sabão em pó. Utilizando as ferramentas da biotecnologia, as companhias desenvolveram enzimas que são biodegradáveis e substituem o uso dos fosfatos poluentes. Além disso, porque as enzimas são mais eficientes na remoção de manchas do tecido, permitem que a roupa seja lavada em temperaturas mais baixas, com correspondente economia de energia. Tal inovação reduziu dramaticamente a explosão do crescimento de algas na superfície das águas ao redor do mundo, além de melhorar a qualidade do produto final.

Além de sabão e detergente, as enzimas estão presentes em vários outros produtos, como por exemplo amaciante de carne e solução para limpar lentes de contato, ou são utilizadas em processos industriais, como na fabricação de alimentos ou na síntese de aminoácidos. Enzimas evoluíram na natureza com a finalidade de facilitar e acelerar complexas reações químicas que ocorrem nos organismos vivos. As enzimas presentes na solução para lentes de contato ou em detergentes ajudam a quebrar as moléculas de proteínas e gorduras removendo depósitos de sujeira e manchas. A produção dessas enzimas para uso industrial vem sendo feita em microorganismos modificados geneticamente e aumentam dramaticamente a qualidade do produto final. Assim, o que a biotecnologia industrial vem fazendo é procurar biocatalisadores na natureza, melhorar sua eficácia para atender necessidades específicas e fabricá-los em quantidades comerciais para suprir a indústria.

Enzimas são também largamente utilizadas na indústria de alimentos. A fabricação de pão, por exemplo, tem substituído o brometo de potássio, um agente potencialmente cancerígeno, por enzimas produzidas em microorganismos geneticamente modificados. Essas enzimas agem fazendo a massa do pão crescer, ficar mais maleável e ainda conservam por mais tempo o produto final. Por mais de 20 anos a fabricação de queijos tem sido feita com a enzima quimosina, também produzida por biotecnologia. Enzimas são utilizadas na indústria de alimento também para remover a lactose do leite, criando um produto adequado para o consumo por pessoas com intolerância à lactose. Outras enzimas são usadas na fermentação da cerveja, do vinho, ou simplesmente para criar sabores como a baunilha.

Companhias envolvidas com a bitecnologia industrial procuram constantemente enzimas e outros compostos biológicos a fim de aperfeiçoar o processo de produção industrial. Muitos desses processos, incluindo a fabricação de papel, o processamento de fibras têxtil e a síntese de algumas substâncias químicas, exigem temperaturas extremamente altas ou baixas ou condições muito ácidas ou alcalinas. Uma enzima só será capaz de desempenhar sua função em condições tão extremas se ela for originalmente sintetizada em um organismo que sobrevive em tais condições. Não importa quão desfavorável possam ser as condições do meio ambiente, sempre existirá um micróbio que encontrou uma forma de se adaptar e de sobreviver às adversidades. Encontrando-se microorganismos que vivem em locais não usuais, podemos detectar novas enzimas que atuam em condições extremas. O processo de prospecção de microorganismos, que tem sido designado de **bioprospecção**, apresenta um potencial enorme, uma vez que menos de 1% dos microorganismos existentes já foram cultivados em laboratório e caracterizados. Organismos que sobrevivem em ambiente inóspito, com condições de vida muito diferentes da maioria dos seres vivos, são chamados adequadamente de **extremófilos**. O estudo do genoma desses organismos tem permitido a identificação e a caracterização de genes que expressam enzimas com extraordinárias propriedades catalisadoras. Uma vez identificado o gene, a enzima pode ser produzida em larga escala em um microorganismo recombinante de fácil crescimento em laboratório, para que seja utilizada em processos industriais.

As próprias enzimas de restrição, que representam uma ferramenta fundamental na tecnologia do DNA recombinante, como discutido no Capítulo 2, têm sido produzidas em microorganismos modificados geneticamente. Na verdade, todo o trabalho de pesquisa e de produção por biotecnologia moderna não seria possível sem um grande suprimento dessas enzimas. Atualmente mais de 900 enzimas de restrição encontram-se disponíveis no mercado, gerando uma receita de centenas de milhões de dólares por ano. Cada uma dessas enzimas é produzida naturalmente e pode ser extraída de um microorganismo específico. Entretanto, como cada microorganismo apresenta suas características próprias de crescimento, as condições ideais de pH, temperatura, composição do meio de cultura, entre outras, devem ser estabelecidas para cada bactéria a fim de se alcançar a máxima produção em cultura. Com a finalidade de se evitar o laborioso trabalho de estabelecimento das condições ideais para cada cultura de microorganismos, os genes codificantes das enzimas de restrições têm sido clonados em *E. coli*. Dessa forma, não importa qual enzima que se pretende obter para uso na produção industrial, as condições de cultura do microorganismo são sempre as mesmas. A *E. coli* tem sido a bactéria de escolha, pois já se conhece muito bem as condições ideais de cultura, apresenta um crescimento rápido e pode ser modificada para suportar uma superprodução de enzimas heterólogas.

É bom lembrar que enzimas de restrição cortam o DNA em seqüências específicas. A fim de evitar a degradação do seu próprio material genético, na natureza o microorganismo produtor de uma enzima de restrição particular tem as seqüências de reconhecimento no seu DNA protegidas, normalmente por metilação (Figura 2.1). Assim, quando o gene codificante de uma enzima de restrição é transferido de um microorganismo para outro, é necessário que os genes responsáveis pela proteção das seqüências específicas sejam clonados juntamente. Mais ainda, é imperativo que os genes de proteção se expressem antes que a enzima de restrição seja produzida na célula.

A indústria de papel também tem muito a se beneficiar com o emprego das técnicas da biotecnologia moderna. Tradicionalmente, o papel é feito a partir de pedaços de madeira que são processados mecânica e quimicamente em temperatura de 160-170°C para produzir a polpa. Dependo do destino que será dado ao produto final, a polpa de papel deve ser então alvejada com cloro e desidratada. Além de esse processo consumir muita energia, a água que é descartada apresenta resíduos químicos poluentes e um pH que pode ser tão alto a ponto de permitir classificá-la como produto corrosivo. Companhias tecnológicas têm proposto o uso de enzimas, produzidas em microorganismos recombinantes, para degradar a lignina presente na parede celular da madeira e para substituir o alvejamento químico. Essas mudanças na fabricação de papel reduziriam em 10-15% o uso de compostos poluentes derivados do cloro e em 40% a energia consumida, além de aumentar em até 30% a produção de polpa a partir da mesma quantidade de madeira e acelerar o processo. Para se ter uma idéia do significado dessas porcentagens, devemos lembrar que aproximadamente 155 milhões de toneladas de polpa de madeira são produzidas mundialmente e estima-se que esse número será de 260 milhões de toneladas em 2010. Um estudo calcula que a aplicação em larga escala desse novo processo na indústria européia de papel reduziria entre 155.000 e 270.000 toneladas a emissão de dióxido de carbono (CO_2). Apesar do imenso potencial dessa nova tecnologia, existe uma certa relutância em se alterar o processo tradicional. A resistência a essas inovações são devido principalmente a falta de familiaridade com o novo processo, escassez no suprimento das enzimas e ausência de um programa de divulgação entre os moinhos interessados no assunto (Biotecnology Industry Orgnanization, relatório *New Biotech Tools for a Cleaner Enviroment*, em www.bio.org).

Transformações dramáticas deverão ocorrer nas próximas décadas com relação à fabricação de plásticos pelo uso de técnicas de biotecnologia. Embalagens plásticas oferecem excelente proteção para muitos produtos, em particular no empacotamento de alimentos. Custam pouco e duram para sempre. Mas a longa duração do produto pode ser uma grande desvantagem quando se trata de eliminar o lixo do meio ambiente. Uma garrafa de refrigerante feita com plástico tradicional, o polietileno tereftalato (PTE), pode levar 400 anos ou mais para se dissolver. Além disso, sacolas plásticas descartadas não permitem que água ou ar entrem em contato com a terra, o que causa redução na fertilidade do solo, evitando a degradação de outras substâncias comuns, esgotando o lençol de água subterrâneo e ameaçando a vida animal. Outro ponto a se considerar é que o material plástico é normalmente manufaturado a partir de matéria-prima não renovável, principalmente o petróleo. Para superar esses problemas, os pesquisadores desenvolveram o **plástico biodegradável**, ou seja, degradável pela ação de microorganismos. Esse novo produto é obtido a partir de matéria renovável, como por exemplo plantas. O esforço vale a pena, considerando-se que só na Austrália são consumidas 6 bilhões de sacolas plásticas todos os anos e que os Estados Unidos produzem mais de 40 bilhões de quilos de produtos plásticos anualmente.

Produtos plásticos de uso doméstico são tradicionalmente feitos de polímeros que usam o petróleo como ponto de partida. Na fabricação de plásticos, o petróleo é quebrado em vários monômeros diferentes, os quais são combinados novamente em polímeros, criando diferentes tipos de plásticos, cada um deles com características especiais. Esse processo de polimerização inclui vários passos e o uso de muitos produtos químicos, dependendo das propriedades que se queira criar no produto final. Além de esse processo gerar poluentes, os plásticos tradicionais não são biodegradáveis porque a molécula do polímero é muito longa e compacta para ser decomposta por microorganismos.

A biotecnologia oferece agora a possibilidade de substituir os polímeros derivados de petróleo por polímeros biológicos derivados de grãos, como milho e trigo, ou da **biomassa** produzida como refugo da atividade agrícola e de jardinagem, como folhas, galhos e sabugos. As moléculas desses bioplásticos podem ser facilmente quebradas por microorganismos e, no final do processo, são reduzidas em dióxido de carbono (CO_2) e água. Devido à preservação ambiental que os **bioplásticos** representam, eles vêm sendo designados também de **plásticos verdes** ou **plásticos ecológicos**.

Há várias formas de se fazer polímeros biodegradáveis. Uma possibilidade que tem sido explorada é a partir do amido obtido de plantas como milho, trigo ou batata. O amido é um polímero produzido por fotossíntese nas plantas para acumular energia. Microorganismos são capazes de transformá-lo no ácido láctico, que é um monômero. Finalmente, o ácido láctico pode ser tratado quimicamente, fazendo com que várias moléculas se liguem em uma longa cadeia, formando um outro polímero chamado **polilactídeo (PLA)**. O PLA pode ser usado para produzir utensílios de uso domésticos, como pratos, talheres e potes para plantas, ou de uso médico, como material para sutura, implantes e cápsulas para medicamentos, pois tem a capacidade de se dissolver após algum tempo. Dependendo da aplicação, o polímero pode ser alterado para atender as especificações do produto final. Por exemplo, plásticos feitos com amido praticamente puro irão dissolver-se facilmente na água e serão degradados rapidamente. Entretanto, misturando-se com outras formas de plástico biodegradável é possível desenvolver produtos que sejam a prova de umidade, mas que mesmo assim se decompõem após quatro semanas enterrados no solo.

Outra forma de produzir polímeros biodegradáveis consiste em utilizar certas bactérias que naturalmente produzem grânulos de plástico dentro de suas células. Esse plástico, conhecido como **poliidroxialcanoato (PHA)**, pode ser extraído a partir da cultura dessas bactérias. Um avanço tecnológico seria modificar esses microorganismos para que atendessem melhor as necessidades da indústria ou ainda transferir os genes responsáveis pela produção de PHA para plantas de milho, tornando-as produtoras de plásticos.

Embora o plástico biodegradável seja disponível comercialmente desde 1990, ainda não é largamente consumido, pois em média custa três vezes mais que o plástico obtido de petróleo. Enquanto o quilo do plástico comum é vendido a US$ 1,60, o quilo do biodegradável varia de US$ 4 a US$ 10. Entretanto, com a conscientização sobre a necessidade de se preservar o meio ambiente e de tornarmos independentes das reservas naturais não-renováveis, como o petróleo, o consumo de plásticos biodegradáveis deve aumentar muito. Além disso, deve-se considerar que o uso de plástico que se decompõe diminuiria os custos de reciclagem, uma vez que pode ser dispensado juntamente com o material orgânico. Por exemplo, durante as Olimpíadas de Sydney, Austrália, em 2000, mais de 660 toneladas de lixo eram produzidas por dia. Entretanto, 76% dessa quantidade era recolhida e reciclada. Acredita-se que o tamanho sucesso na reciclagem tenha sido devido ao uso de plástico biodegradável para empacotar os alimentos. A eliminação do lixo dispensava a necessidade de separar o alimento das embalagens plásticas, tornando o processo de reciclagem fácil e econômico. Outro incentivo para o aumento no consumo de plásticos degradáveis, apesar do maior custo, é que países mais ricos e mais preocupados com o meio ambiente são também os maiores consumidores de plástico. Na Índia são consumidos 3kg/habitante de plástico por ano, enquanto no Brasil essa cifra sobe para 15kg e na Alemanha para 70kg.

Algumas companhias estão investindo pesado nessa área. Por exemplo, a DuPont, em conjunto com a Tate & Lyle PLC, desenvolveu a fibra de poliéster Sorona® a partir do milho, com qualidades superiores ao náilon ou poliédricas existentes. Esse novo produto será fabricado em escala comercial a partir de 2006 na biorrefinaria que está sendo montada em Loudon, Tennessee. Um dos objetivos da DuPont é que até 2010 pelo menos 25% de seu faturamento bruto se origine de recursos renováveis. A Toyota desenvolveu um plástico biodegradável, feito a partir de cana-de-açúcar, que é resistente ao fogo e deverá ser utilizado na parte interna de carros nos próximos anos. O Brasil também vem participando do desenvolvimento de plásticos biodegradáveis, em particular usando como matéria-prima o açúcar presente no caldo-de-cana. Dados estatísticos mostram que, no Brasil, são despejados de 240 a 300 mil toneladas diárias de resíduos urbanos no meio ambiente, dos quais cerca de 19% são plásticos. Entre outros grupos que trabalham no assunto destaca-se a parceria feita entre o Centro de Pesquisa em Biotecnologia (CPB) do Instituto de Ciências Biomédicas da USP, o Instituto de Pesquisa Tecnológica (IPT) e a Cooperativa de Produtores de Cana, Açúcar e Álcool do Estado de São Paulo (Copersucar). Em 1995, entrou em operação uma unidade piloto na Usina da Pedra, em Serrana, SP, construída pela Copersucar, para estudo e produção de plásticos degradáveis. A planta piloto, que já custou o equivalente a R$ 28,7 milhões em investimentos, produz de 50 a 60 toneladas de bioplástico por ano, que são exportadas para o Japão, os EUA e a Europa.

Aproximadamente 170 bilhões de toneladas de biomassa são produzidas na Terra anualmente. Uma possibilidade de aproveitamento de todo esse material orgânico é utilizá-lo na produção de combustíveis e substâncias químicas. Enzimas produzidas por DNA recombinante podem transformar essa biomassa em substâncias como biodiesel, bioetanol ou hidrogênio para serem usadas como combustível, ou ainda em vitaminas e aminoácidos, para uso na indústria de alimentos, cosméticos ou como suplemento nutritivo. Embora a produção de combustíveis a partir de biomassa seja mais cara que o processo tradicional, essa inovação pode ser de grande utilidade em situações de emergência, como aplicações militares. Imagine a vantagem de se fabricar combustível no campo de batalha a partir de madeira, grama, papelão ou restos de comida!

Os exemplos aqui citados representam só uma parcela das possibilidades que têm sido exploradas de aplicação da biotecnologia na síntese de substâncias. Muitas outros setores indústriais têm sido beneficiados pela biotecnologia, como a indústria têxtil ou a de extração de minerais.

Resumindo, microorganismos são modificados geneticamente para atender a indústria com diferentes propósitos. Algumas vezes um gene é clonado em uma bactéria para produzir uma proteína, a qual é o produto final que se deseja obter, como por exemplo no caso da produção de enzimas de restrição. Outras vezes, a proteína expressa é uma enzima que será utilizada para a fabricação de um outro produto, como, por exemplo, as enzimas usadas na fabricação de detergentes ou do pão. Além disso, microorganismos podem ser alterados geneticamente para produzir um novo passo metabólico ou incrementar um caminho enzimático preexistente, de forma a sintetizar um novo composto de baixo peso molecular, como, por exemplo, um corante, um aminoácido ou um precursor de polímero.

Bioterrorismo e biodefesa

Bioterrorismo não é uma prática tão recente como muitos imaginam. Na Primeira Guerra Mundial os alemães espalharam a bactéria *Burkholderia mallei*, que causa uma doença fatal em cavalos, mulas e eventualmente no homem, na tentativa de incapacitar as tropas russas (*Nature*, 434:692-3, 2005). Mas, certamente, depois de 11 de setembro de 2001 o termo foi popularizado pela mídia. Enquanto os Estados Unidos ainda se recuperava do trágico ataque terrorista, cartas eram enviadas para senadores americanos e membros da imprensa contendo esporos da bactéria *Bacillus anthracis*, conhecida como antraz. Na época, registraram-se 22 casos de infecção por antraz e, entre esses, cinco foram fatais. A sociedade americana e o mundo em geral acordaram para os riscos do bioterrorismo e a necessidade de se prevenir contra outro possível ataque. Essa ameaça concreta tornou evidente a necessidade de se desenvolver projetos de defesa e tecnologias a serem aplicados na eventualidade de um ataque por agentes biológicos, químicos, radiológicos ou nucleares. Com esse propósito em mente, o Presidente Bush assinou em 21 de julho de 2004 a lei que estabelece o Projeto BioShield, uma iniciativa de 6 bilhões de dólares a serem aplicados nos próximos 10 anos na compra e desenvolvimento de vacinas, drogas, testes diagnósticos e terapias. As mais recentes inovações na área da tecnologia do DNA recombinante, imunologia, genoma e proteoma serão utilizadas para detectar e combater microorganismos patogênicos causadores de doenças como varíola, antraz, botulismo, praga bubônica e infecção pelo vírus Ebola. O projeto prevê também recompensas para companhias ou indivíduos que proponham soluções inovadoras na área de prevenção e tratamento, que facilitem o governo no desempenho da árdua função de proteger o público americano em caso de emergência. Certamente com todo esse investimento e esforço, o diagnóstico e o tratamento das doenças naturalmente adquiridas também serão aprimorados, uma vez que muitas das estratégias desenvolvidas serão aplicáveis também no tratamento médico convencional. Outro benefício desse programa para a população geral, inclusive de outros países, é que doenças que eram ignoradas e não recebiam investimento para pesquisa, pois apresentavam pequenas perspectivas de lucros, agora têm sido foco de atenção, dado o risco potencial de uso pelos bioterroristas. Um exemplo disso é a infecção causada pela bactéria *Burkholderia pseudomallei*, a qual provoca a doença tropical melioidose, que pode matar em 48 horas. O grupo mais suscetível a essa infecção são os plantadores de arroz, principalmente em países asiáticos. Embora essa bactéria não tenha sido ainda usada como arma biológica, é muito próxima daquela espécie usada na Primeira Guerra. Por ser uma bactéria muito resistente, que pode camuflar-se por décadas no solo ou dentro das células humanas antes de causar qualquer sintoma, pode ser usada como uma potente arma biológica. Dessa forma, órgãos governamentais responsáveis pelo estudo e contenção de doenças infecciosas vêm encorajando os estudos sobre essa bactéria.

Outra grande fonte de preocupação é que a linha de produção dos alimentos ou o fornecimento de água sejam intencionalmente contaminados com agentes biológicos. Portanto, é imperativo que se detecte com precisão e rapidez formas biológicas que podem contaminar a água, os alimentos ou o ar. Um sensor de DNA desenvolvido por um grupo de pesquisadores da Universidade Autônoma de Barcelona, Espanha, é capaz de analisar cadeias de DNA em minutos ou poucas horas, dependendo da cadeia sob análise. O que torna essa descoberta tão atrativa é que, uma vez produzido em larga escala, o custo deve ser comparável ao de um *kit* para teste de gravidez. O sensor, que tem o tamanho de uma unha, apresenta uma sonda com fragmentos de DNA complementares ao genoma do microorganismo que se intenciona detectar. Ao mergulharmos essa sonda no alimento contaminado, por exemplo maionese, alguns dos seus fragmentos de DNA irão se juntar ao DNA da bactéria em questão, gerando uma corrente elétrica mensurável. O sensor então converte a corrente elétrica em um sinal que pode ser observado pelo operador do instrumento, denunciando que o alimento está contaminado. Devido ao seu reduzido tamanho e facilidade de operação, é possível colocar vários sensores em série para coletar dados simultâneos. Em testes preliminares, o tempo necessário para identificar a bactéria salmonela foi encurtado de três dias, com os métodos tradicionais, para quatro horas e meia, enquanto a identificação da origem da infecção por legionela diminuiu de dois dias para somente trinta minutos. Esse método de identificação de bactérias pode ser usado para outros agentes infecciosos, como a listéria.

Outro detector foi desenvolvido pela companhia UDT em colaboração com a NASA para monitorar a presença da bactéria antraz em edifícios públicos ou comerciais. O sistema coleta continuamente os esporos da bactéria presentes no ar e usa microondas para liberar uma substância química presente no interior dos esporos. O produto químico liberado reage com outra substância presente no sensor, gerando uma luminescência verde intensa sob luz ultravioleta. A intensidade da luminescência é proporcional à concentração de esporos no ar. Se a concentração de esporos ultrapassa um certo limite, um alarme sonoro é disparado para notificar a segurança do prédio e o serviço médico de emergência. Quando necessário, o alarme é disparado em 15 minutos, o que representa metade do tempo requerido em média para uma pessoa ser contaminada com doses letais de esporos. Portanto, é um sistema de alarme que, segundo seus criadores, evita que a contaminação se espalhe.

Grande parte das estratégias citadas aqui como exemplos de prevenção e combate ao bioterrorismo só puderam ser desenvolvidas por meio do estudo intenso das seqüências genômicas dos agentes infecciosos. Somente conhecendo os genes essenciais para a replicação ou sobrevida de uma bactéria ou vírus é possível delinear novas maneiras para detectar e combater o organismo.

Biorremediação

A rápida expansão industrial do século passado causou um aumento marcante na quantidade e complexidade de substâncias químicas geradas como subproduto e que devem ser descartadas. A lista dos tóxicos produzidos pela atividade humana é longa e assustadora, incluindo combustível de jatos, gasolina, metais pesados (tais como cobre, cádmio e mercúrio), pesticidas, petróleo, substâncias radioativas, produtos ácidos que resultam da operação de minas e da indústria de papel, hidrocarbonos aromáticos, isso só para citar alguns poucos exemplos. Até algumas décadas atrás esses compostos eram eliminados sem considerar os danos causados ao meio ambiente. Como resultado dessa prática, o solo de locais próximos a aeroportos, indústrias químicas e minas de extração tornaram-se tóxicos, contaminando o lençol aquático e colocando em risco a saúde da população. Felizmente as autoridades governamentais têm dado mais atenção aos problemas de contaminação ambiental, criando normas restritivas para o descarte de tóxicos. Atualmente, para contornar essa situação temos que enfrentar duas questões. Primeiro, como descartar substâncias tóxicas que são produzidas continuamente? Segundo, como remover os tóxicos que se acumularam por décadas no meio ambiente? A biotecnologia tem criado algumas possibilidades para desintoxicar o ecossistema.

O termo **biorremediação** refere-se ao uso de microorganismos, particularmente bactérias, que reduzem ou eliminam completamente contaminantes do solo e da água. Essa idéia não é nova. Durante séculos comunidades dependeram de micróbios que ocorrem naturalmente para o tratamento de esgoto. Entretanto, foi em 1989, quando o navio Exxon Valdez derramou quase 42 milhões de litros de petróleo na costa do Alasca, que a biorremediação ganhou maior destaque. Alguns microorganismos utilizam o petróleo como fonte de alimento, e muitos deles produzem um composto que emulsifica o óleo na água, facilitando a remoção. A estratégia adotada na época foi colocar fertilizante na areia das praias contaminadas, a fim de acelerar o crescimento de bactérias naturais que digerem o petróleo. A tentativa não teve grande sucesso, mas tornou claro o potencial da biorremediação quando comparado com outros métodos de tratamento de locais poluídos, como incineração ou remoção do solo contaminado.

Bactérias responsáveis por biorremediação podem transformar o produto tóxico em outra substância menos prejudicial, degradar o químico em moléculas menores ou ainda usar o contaminante completamente gerando no processo dióxido de carbono (CO_2) e água. Em qualquer uma dessas situações, a transformação de compostos orgânicos complexos geralmente requer a atuação de várias enzimas codificadas por muitos genes. Tais genes podem estar presentes no cromossomo bacteriano, embora na maioria das vezes se encontram em plasmídeos de DNA.

Apesar de muitos microorganismos que ocorrem na natureza apresentarem capacidade de degradar substâncias tóxicas, o processo natural tem suas limitações. A concentração do composto orgânico pode ser tão alta que inibe o crescimento da bactéria. Além disso, não existe um organismo capaz de atuar em todos os tipos de poluente. Assim, quando o local é contaminado por uma mistura de tóxicos, microorganismos que degradam uma substância podem ter seu crescimento inibido por outros compostos presentes no mesmo local. Mais ainda, o processo natural de biodegradação pode ser muito lento.

A aplicação de técnicas de DNA recombinante permite criar microorganismos geneticamente modificados que sejam mais adequados ao processo de biorremediação. Uma forma de se alcançar esse objetivo é transfererindo plasmídeos com função degradativa de diferentes linhagens, para uma certa bactéria, de forma a acumular em uma única linhagem vários genes para biorremediação. A linhagem de bactérias assim gerada teria a capacidade de atuar simultaneamente em vários compostos químicos poluentes.

Usando essa estratégia, Ananda Chakrabarty e colaboradores, em 1971, criaram uma linhagem da bactéria *Pseudomonas aeruginosa* com capacidade expandida para digerir hidrocarbonos componentes do petróleo. Eles partiram de quatro linhagens de bactérias diferentes, cada qual contendo um plasmídeo que codificava uma enzima que degrada uma substância química específica. Transferindo esses plasmídeos para uma única linhagem, os pesquisadores criaram um supermicróbio, capaz de digerir simultaneamente quatro componentes orgânicos diferentes: cânfora, octano, salicilato e naftaleno. Além disso, a linhagem final apresentava maior taxa de crescimento na presença de petróleo que qualquer uma das linhagens iniciais. Além do interesse científico, esse trabalho tem uma importância histórica, pois foi realizado antes do advento das técnicas de DNA recombinante.

O grupo que desenvolveu essa pesquisa foi agraciado em 1981 com a primeira patente concedida para um organismo geneticamente modificado. Embora a linhagem de bactérias que eles criaram nunca tenha sido utilizada para limpar vazamentos de petróleo, a concessão da patente foi muito importante, pois microorganismos geneticamente modificados passaram a ser considerados como qualquer outra invenção.

A decisão da corte com relação ao direito de patentear um organismo vivo foi um marco para o desenvolvimento da biotecnologia, uma vez que ficou claro que companhias envolvidas nessa indústria poderiam proteger suas invenções da mesma forma que acontece na indústria química ou farmacêutica.

Outra dificuldade é que a maioria das bactérias que têm sido manipuladas geneticamente por transferência de plasmídeo são organismos que requerem, para seu crescimento, temperaturas entre 20 e 40°C. Entretanto, é comum que os rios, lagos e oceanos que são poluídos apresentem temperaturas variando entre 0 e 20°C. Uma abordagem possível nesse caso é transferir plasmídeos das linhagens originais para outras bactérias adaptadas para crescerem em temperaturas mais baixas.

O uso de microorganismos para a biorremediação não se limita à desintoxicação de compostos orgânicos. Micróbios podem ser usados também para transformar metais pesados, como o urânio, em compostos muito menos tóxicos e menos solúveis. Um grupo da Universidade de Cornell liderado pelo químico David B. Wilson desenvolveu em 2001 uma linhagem da bactéria *E. coli* transformada com um gene de outra bactéria, para detectar mercúrio e transportá-lo através da membrana celular. A linhagem de bactérias assim construída possuía também um gene de levedura, que permitia acumular o metal dentro da célula. Essa bactéria modificada remove mais que 99% do mercúrio presente na água, demonstrando alta afinidade e especificidade por esse metal. Os pesquisadores acreditam que estratégia semelhante possa ser adotada para limpar outros metais como cádmio, zinco, níquel ou manganês. Esse processo de biorremediação não seria economicamente viável como tratamento inicial, em que altas concentrações de mercúrio estão presentes. Entretanto, em soluções mais diluídas é possível a extração praticamente completa do metal. Isso é muito importante, pois, sendo o mercúrio um dos metais pesados mais tóxicos, mesmo em concentrações muito baixas pode causar danos ao ambiente e à saúde.

O Departamento de Energia dos Estados Unidos tem a monumental tarefa de recuperar mais de 3.000 sítios contaminados com metais pesados, compostos orgânicos e material radioativo resultantes da produção e testes de armamento nuclear durante a Guerra Fria. No total, por volta de 75 milhões de metros cúbicos de meio sólido e 3 trilhões de litros de água precisam ser descontaminados. O custo para recuperar esses locais utilizando técnicas tradicionais tem sido estimado em 300 bilhões de dólares a serem gastos ao longo de 70 anos. Qualquer cálculo para estimar a economia gerada pelo emprego da biotecnologia na solução desse problema é, nessa altura, pura especulação, mas acredita-se que o potencial seja da ordem de dezenas de bilhões de dólares.

Portanto, existe uma urgência para o desenvolvimento de técnicas que utilizam microorganismos a fim de reduzir o custo da descontaminação. Entretanto, a primeira exigência para a aplicação de métodos de biorremediação é que os microorganismo utilizados sobrevivam em um ambiente altamente radioativo. A bactéria *Deinococcus radiodurans* tem a notável capacidade de resistir a radiação ionizante, ultravioleta e agentes oxidantes. Esse microorganismo não só sobrevive em intensidades de radioatividade que seriam letais para outros seres vivos, como também é capaz de manter sua taxa de crescimento e expressar genes clonados na presença de radiação crônica. Além disso, seu genoma foi recentemente seqüenciado, tornando-o um candidato natural para ser utilizado em processos de biorremediação que devem ser aplicados em terrenos radioativos. Está em andamento intensa pesquisa utilizando técnicas de engenharia genética a fim desenvolver na bactéria *D. radiodurans* funções de desintoxicação.

Certamente, a engenharia genética apresenta um potencial para criar bactérias transgênicas com propriedade incrementada para o uso em biorremediação. Entretanto, apesar da grande expectativa gerada nos anos 80 e da intensa pesquisa dedicada a esse assunto, tal possibilidade não tem sido ainda utilizada na prática. Dois fatores principais têm contribuído para essa situação. Em primeiro lugar, microorganismos geneticamente modificados em laboratório tendem a apresentar uma sobrevida inconsistente quando transportados para o solo ou água do meio ambiente. Em segundo lugar, existe relutância justificável das autoridades para aprovar a liberação desses microorganismos no ambiente, sem falar na oposição da opinião pública. Essa precaução é fácil de entender se lembrarmos que bactérias se reproduzem intensamente, são organismos muito pequenos e que a transferência gênica é um fenômeno natural e freqüente nessas espécies. Portanto, existe sempre a preocupação de que, uma vez liberadas no meio ambiente, bactérias transgênicas pudessem interagir com organismos nativos ou espalhar-se de forma incontrolada no ambiente. Por essa razão, têm-se buscado outras alternativas, como o uso de plantas modificadas capazes de despoluir o ambiente. Esse processo, que é conhecido como **fitorremediação**, utiliza muito da experiência adquirida com os microorganismos e será amplamente discutido no Capítulo 9.

Uma outra possibilidade para se lidar com o problema de segurança de microorganismos geneticamente modificados seria construir um micróbio que cumprisse as funções que desejamos, mas que fosse completamente inócuo ao ambiente ou à nossa saúde. A biologia sintética é uma área nova de estudo que está pesquisando essa possibilidade. Espera-se que em futuro não muito distante uma colônia de micróbios, especialmente criados com genoma sintético, possa reduzir a poluição das águas, capturar dióxido de carbono da atmosfera, anular os efeitos tóxicos de material radioativo dispensado no meio ambiente, detectar e digerir explosivos como TNT e produzir novas fontes de energia. Embora os trabalhos sobre vida sintética se encontram ainda em fase inicial, essa deve ser a nova tendência de pesquisa nas próximas décadas, pois as possibilidades são tremendas. Aplicações futuras devem estender-se a outras áreas como fabricação de vacinas mais eficientes, estratégias de terapia gênica mais seguras e melhoramento da produção agrícola.

Microorganismos modificados para promover crescimento de plantas e animais

Plantas e animais mantêm na natureza associações muito íntimas com os microorganismos. Desse modo, é possível se alcançar maior eficiência nos processos biológicos, melhorando o crescimento de produtos agrícolas e animais de criação, por meio da manipulação genética dos microorganismos correspondentes.

A eficiência da nutrição de animais criados em fazenda depende grandemente de bactérias presentes no trato intestinal e há muito tempo se reconhece que, adicionando-se baixas doses de antibióticos na dieta de animais, pode-se melhorar a conversão de alimentos em peso corporal. O papel dos antibióticos seria inibir o crescimento de bactérias que prejudicam o aproveitamento dos alimentos. Um efeito semelhante foi observado, mais recentemente, quando linhagens de bactérias não-patogênicas são introduzidas com a alimentação, provavelmente porque elas competem e substituem parcialmente as bactérias prejudiciais. Bactérias utilizadas com a finalidade de melhorar a nutrição de animais são chamadas de **probióticas**. Assim que o funcionamento de bactérias probióticas e suas inter-relações com os organismos superiores sejam mais bem compreendidos, a aplicação de métodos de engenharia genética para aumentar sua eficiência parece um caminho natural.

Por outro lado, há outros tipos de bactérias que atuam em animais ruminantes, permitindo que eles transformem as ervas ingeridas em carboidratos aproveitáveis pelo organismo. Assim, uma outra alternativa possível seria a modificação genética dessas bactérias, de forma que elas atuassem em uma variedade maior de produtos vegetais. A lignocelulose, um componente da parede de células vegetais, é uma substância pobremente digerida e aproveitada pelos animais. Genes que codificam as enzimas necessárias à digestão da lignocelulose já foram identificados em fungos e, futuramente, poderiam ser introduzidos em bactérias que povoam a microflora dos animais ruminantes. Na verdade, uma séria dificuldade para o desenvolvimento dessa estratégia pode ser antecipadamente vislumbrada. O sucesso dessa alternativa depende de que as bactérias recombinantes sejam capazes de competir com as bactérias naturais, a ponto de sobreviverem e estabelecerem-se no trato intestinal. Entretanto, medidas de segurança podem impor que bactérias recombinantes não sejam competitivas e, nesse caso, uma saída seria suplementar constantemente a dieta dos animais com as bactérias modificadas.

As proteínas são compostas principalmente por átomos de carbono, hidrogênio, oxigênio e nitrogênio. Embora o nitrogênio esteja presente em grande quantidade na atmosfera, porque as plantas são capazes de utilizar somente o nitrogênio já incorporado em compostos químicos, a disponibilidade de nitrogênio no solo é um dos maiores fatores limitantes da produtividade agrícola. Milhões de dólares são gastos todos os anos em fertilizantes que fornecem o nitrogênio necessário para uma boa colheita. O processo que converte o gás nitrogênio da atmosfera em compostos orgânicos utilizáveis, chamado de fixação biológica do nitrogênio, pode ser realizado na natureza somente por organismos inferiores, como certas bactérias e algas verdes. Entretanto, certas plantas superiores mantêm relações simbióticas com bactérias fixadoras de nitrogênio, de tal forma que a enzima nitrogenase, necessária para fixar o nitrogênio, é codificada por um gene presente no genoma da bactéria, mas o nitrogênio fixado é utilizado tanto para o crescimento da bactéria como da planta hospedeira. Leguminosas, como soja, amendoim e ervilha, apresentam em suas raízes pequenos nódulos, resultantes da interação das raízes com bactérias do gênero *Rhizobium*. Tais nódulos são, de fato, o local onde as bactérias se desenvolvem, permitindo à planta produzir seu próprio fertilizante. Entretanto, cereais de grande importância agrícola, como trigo e milho, não desenvolvem tais nódulos quando em contato com bactérias do gênero *Rhizobium*. Isso se deve ao fato de que a formação de tais estruturas depende de genes presentes tanto na bactéria como na planta e tais genes estão ausentes no trigo e milho, entre outras.

Uma intensa pesquisa tem sido desenvolvida para aumentar a capacidade de fixar nitrogênio nas linhagem de *Rhizobium*. Na verdade, testes de campo já foram realizados nos Estados Unidos para avaliar linhagens de *Rhizobium*, geneticamente manipuladas, que fixam mais nitrogênio nos nódulos que as linhagens normalmente em uso. Uma outra alternativa seria ampliar o espectro de plantas nas quais o nitrogênio pudesse ser fixado por bactérias. Entretanto, essa possibilidade parece ser muito menos viável. Em primeiro lugar, a função de fixar nitrogênio é um processo que consume muita energia da planta que, de outra forma, seria utilizada para o crescimento do vegetal. Evidentemente, as leguminosas "aprenderam" a balancear o consumo de energia durante milhões de anos de evolução. Em segundo lugar, reconstruir, por exemplo no trigo, uma estrutura semelhante aos nódulos das leguminosas parece uma tarefa quase impossível, pois, além de envolver o funcionamento de vários genes, diversas características da planta teriam que ser ajustadas. Assim, melhorar os sistemas existentes de fixação de nitrogênio em plantas ainda parece ser a alternativa mais realística.

Uma outra causa importante de perdas na agricultura refere-se às geadas. Os danos provocados nas plantas pelo frio dependem, em certa extensão, dos cristais de gelo que se formam na superfície das folhas. Se a temperatura cair somente poucos graus abaixo de zero, o gelo não se forma, a menos que exista um ponto central em volta do qual os cristais começam a crescer. Certas bactérias, como as *Pseudomonas syringae,* atuam como núcleos que servem de apoio para a formação de cristais de gelo e tal capacidade está relacionada com a presença de uma proteína particular na superfície celular. Essa proteína tem sido utilizada para a produção de neve em pistas de esqui. A vantagem para a bactéria é que a formação de gelo faz com que os nutrientes das células vegetais congeladas sejam liberados, os quais são utilizados pelo microorganismo. A deleção parcial do gene que codifica essa proteína resulta na incompetência da bactéria *P. syringae* em auxiliar na formação dos cristais de gelo. Se grandes quantidades de bactérias não formadoras de gelo, devido à deleção gênica, forem pulverizadas em plantações que se deseja proteger contra o frio, elas devem competir e excluir as bactérias naturais presentes. Dessa forma, a formação de gelo pode ser evitada em temperaturas de até –10°C. Essa alternativa foi testada com sucesso na Califórnia em 1987, sendo que plantas como morango e laranja são as principais candidatas para a proteção contra o frio. Os resultados desses testes indicaram que os microorganismos modificados não se dispersam para outras localidades nem persistem por muito tempo no local da aplicação. De toda forma, no caso da *P. syringae* as questões de segurança não são tão cruciais, pois nenhum gene estranho foi introduzido nas bactérias manipuladas geneticamente. Além disso, deleções espontâneas desse tipo acontecem na natureza, assim que, se tais bactérias mutantes tivessem o risco de se tornarem invasivas, elas já teriam se estabelecido no ambiente por meio da seleção natural.

Explosão da indústria do DNA

Podemos dizer que a indústria do DNA teve início em 1973, imediatamente após a obtenção da primeira molécula de DNA recombinante. Na época, a companhia Cetus, implantada em Berkeley, Califórnia, engajou-se na proposta de produzir o interferon humano utilizando essa nova tecnologia emergente. Em 1976, surgiu a Genetech em São Francisco, a qual anunciou, logo em seguida, a obtenção do primeiro hormônio produzido por engenharia genética, a somatostatina. Inúmeras outras companhias se formaram nos anos seguintes, nos Estados Unidos e também na Europa, para compor o "clube" das indústrias do DNA. Durante os anos 80 assistiu-se a uma verdadeira explosão de companhias de DNA, todas prometendo criar maravilhas através da engenharia genética e da biotecnologia avançada. Em conseqüência desse entusiasmo crescente, as ações dessas companhias subiam assustadoramente na bolsa de valores, para delírio da Wall Street.

Entretanto, assentada a poeira dos primeiros anos dourados da indústria do DNA, o que se observou, por volta de 1987, foi uma conscientização das dificuldades, com a falência e fechamento de várias dessas companhias. Apesar de ser enorme o mercado potencial para produtos obtidos por engenharia genética, essa categoria especial de empresa enfrenta uma série de problemas. Em primeiro lugar, existe um longo caminho a ser percorrido pelas indústrias de DNA entre uma idéia genial e o lançamento do produto no mercado (Figura 9.7). Dessa forma, somente as grandes empresas ou aquelas que de alguma forma produziram lucros a curto ou médio prazo foram capazes de se manterem. Como saída alternativa, muitas das companhias passaram a produzir material de consumo e equipamentos especializados necessários à pesquisa que utiliza os métodos de Biologia Molecular. Em segundo lugar, a tecnologia de clonagem gênica está constantemente em evolução e aperfeiçoamento, sendo que grande parte desse conhecimento passa a ser de domínio público. Assim, uma companhia pode, com certa facilidade, inteirar-se de um novo método desenvolvido por uma competidora para a obtenção de um produto. Se por um lado o acesso de todos ao conhecimento adquirido é fundamental para o desenvolvimento da ciência, por outro lado dificulta a manutenção de um segredo industrial, fato importante na geração de lucros. Além disso, entre um sucesso obtido em experimentos de laboratório e a produção em escala industrial, inúmeras dificuldades e adaptações no processo devem ser enfrentadas e nem todas essas companhias estavam preparadas para tal desafio.

Devido a essas razões, muitas das companhias de DNA criadas resultaram de um esforço colaborativo entre o pessoal acadêmico das universidades ou dos institutos de pesquisa com companhias farmacêuticas já estabelecidas e com experiência na produção industrial. Esse tipo de associação estabeleceu-se na prática de diferentes maneiras; às vezes, com os cientistas abandonando as universidades para assumirem posições na indústria do DNA; outras vezes, com as indústrias financiando projetos de pesquisa nas universidades em troca do direito de explorarem os resultados da pesquisa. De qualquer forma, os maiores cérebros da comunidade acadêmica nunca estiveram tão ligados à indústria e à produção comercial como após o aparecimento da engenharia genética. Esse fato tem sido alvo de preocupação e, algumas vezes, até de críticas.

Os cientistas ligados às universidades têm tido, tradicionalmente, total liberdade para estabelecerem os temas de pesquisa dentro de suas disciplinas. É essa liberdade que tem sido a força promotora do que se convencionou chamar de "pesquisa pura", ou seja, uma pesquisa que visa, acima de tudo, compreender os fenômenos fundamentais da ciência, mesmo que as aplicações práticas não sejam eminentes. Quando a indústria passa a ser o grande agente financiador da pesquisa, freqüentemente se espera resultados práticos a curto ou médio prazo, com os objetivos voltados para a obtenção de um produto. Assim, o que se teme é que os cientistas, atraídos por grandes salários ou pela maior facilidade em conseguir verbas, acabem se envolvendo preferencialmente na pesquisa direcionada em detrimento da pesquisa pura. Entretanto, todos reconhecem que pesquisa pura é a base de qualquer desenvolvimento científico e tecnológico. É impossível se criar um novo produto eficiente, se não se conhecem todos os passos do processo onde ele deve atuar. Além disso, o passado tem nos ensinado que os avanços científicos mais importantes para o homem tiveram início em projetos básicos sem maiores pretensões. Por exemplo, a descoberta das enzimas de restrição, ferramenta fundamental para o desenvolvimento da engenharia genética, dificilmente teria sido realizada por uma companhia industrial, pois na época não se vislumbravam aplicações práticas imediatas para esse tipo de enzimas. Felizmente, muitas indústrias estão compreendendo esse processo e têm financiado projetos sem direcionarem o tema da pesquisa. Outra fonte de preocupação é que com os maiores cientistas envolvidos em projetos industriais, governos e juízes não recebam orientação imparcial na hora de aprovarem leis que defendem os interesses de toda a população. Por outro lado, a interação entre esses dois mundos pode ser muito frutífera, aumentando as possibilidades de sucessos na obtenção de novos produtos que venham a melhorar a qualidade de vida da humanidade. De qualquer forma, o que se tem observado é uma associação crescente entre a indústria e o mundo acadêmico e que parece ser irreversível. Assim, o melhor que a sociedade tem a fazer é desfrutar as realizações conquistadas, ou prometidas para o futuro, e agir como um agente controlador garantindo a preservação dos princípios éticos.

RESUMO

1. Assim que foi descrita a primeira molécula de DNA recombinante, vislumbrou-se a possibilidade de se utilizar essa metodologia na indústria.
2. A clonagem de um gene em um sistema de expressão adequado permite a obtenção de grandes quantidades de proteínas importantes no tratamento de várias doenças.
3. O termo biotecnologia refere-se ao uso de um organismo vivo ou de um componente derivado deste na produção de substâncias ou no aprimoramento de processos industriais.
4. A engenharia genética é capaz não só de obter um produto raro de interesse terapêutico em grandes quantidades, mas também de aperfeiçoar a eficiência do produto. A função e as propriedades de uma proteína podem ser alteradas pela modificação de nucleotídeos específicos no gene codificante.
5. Microorganismos representam o sistema de expressão mais fácil e mais econômico de ser manipulado. Entretanto, algumas proteínas humanas complexas somente podem ser obtidas em células de eucariotos, exigindo sistemas de expressão como leveduras ou cultura de células de insetos e mamíferos.
6. A insulina humana foi o primeiro produto farmacêutico obtido por engenharia genética a ser aprovado para a produção em escala industrial em 1984. Atualmente, dezenas de produtos obtidos pela engenharia genética já estão no mercado e mais de uma centena encontra-se em fase de testes clínicos finais ou em vias de aprovação. A biotecnologia moderna tem sido aplicada na indústria farmacêutica com a finalidade de desenvolver novas drogas e criar uma versão mais segura, efetiva ou barata que a produzida por métodos convencionais.
7. As vacinas do passado, produzidas por meio do agente infeccioso inativado ou atenuado, apresentam riscos potenciais e, algumas vezes, eficiência insatisfatória. As técnicas de DNA recombinante têm revolucionado a produção de vacinas, permitindo a imunização dos indivíduos de forma mais segura.
8. Vacinas de subunidade são aquelas que provocam a resposta imune utilizando-se algum elemento do agente infeccioso (geralmente uma proteína da capa protéica) em vez do organismo todo. O primeiro exemplo

de sucesso de uma vacina de subunidade obtida por meio da engenharia genética é a vacina contra o vírus que provoca a hepatite B.

9. A imunização pelo DNA, injetando-se diretamente genes do agente invasor, promete ser a terceira geração de vacinas no futuro.
10. A biotecnologia moderna tem provocado uma verdadeira revolução nos métodos utilizados na indústria, na produção de alimentos, detergentes e plásticos biodegradáveis, com economia de energia correspondente, redução de custos e da emissão de poluentes.
11. As mais recentes inovações na área da tecnologia do DNA recombinante, imunologia, genoma e proteoma têm sido aplicadas para detectar e combater agentes infecciosos que podem ser utilizados em bioterrorismo.
12. O uso de microorganismos para reduzir ou eliminar contaminantes do solo e da água é conhecido como biorremediação. Esse processo pode ser altamente aperfeiçoado por meio da manipulação genética dos organismos empregados.
13. Microorganismos também têm sido geneticamente modificados para incrementar o crescimento de plantas e animais.
14. Embora a indústria do DNA tenha se desenvolvido em um ritmo menor que o esperado, seu futuro deve ser brilhante, pois a cada dia a engenharia genética encontra novas aplicações nos processos industriais.

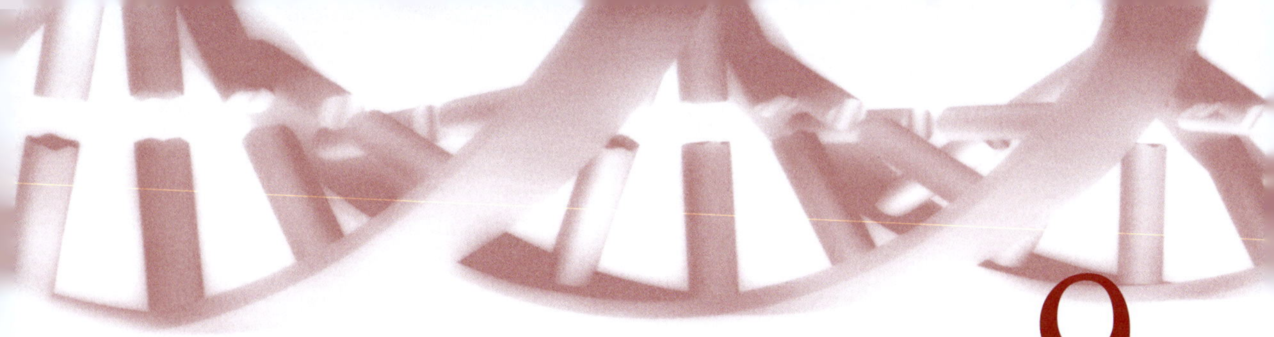

9

Plantas transgênicas

A modificação genética de plantas e animais é uma prática quase tão antiga quanto a própria civilização. Selecionar as sementes maiores para o plantio na próxima safra não deixa de ser um experimento genético, mesmo antes que os agricultores tivessem consciência disso. Das mutações que ocorrem casualmente em plantas e animais, o homem tem selecionado aquelas que lhe são úteis ou interessantes e, por meio de engenhosos esquemas de cruzamento, essas características têm sido preservadas e estabelecidas. Dessa forma, a manipulação genética dos seres vivos tem sido realizada pela seleção dos melhores fenótipos e pelo cruzamento dirigido das classes parentais. A seleção cumulativa de características desejáveis, geração após geração, originou a diversidade hoje observada nos animais domésticos e nas plantas cultivadas.

Inicialmente, o processo de melhoramento genético era realizado de modo empírico. Entretanto, após a Segunda Guerra Mundial, com a melhor compreensão dos princípios genéticos, a incorporação de determinadas características no patrimônio genético de plantas e animais atingiu um nível profissional e, com isso, inúmeros sucessos foram alcançados. Os avanços genéticos nos processos de melhoramento, somados a maior mecanização, irrigação do solo, uso de fertilizantes e herbicidas, comumente empregados na agricultura moderna, e combate as pragas, causaram um dramático aumento na produtividade agrícola nas últimas décadas, que ficou conhecido como "revolução verde". Assim, a produção global de alimentos tem acompanhado a expansão da população mundial, permitindo até hoje que o trabalho de um número cada vez menor de produtores seja suficiente para suprir as necessidades do número crescente de habitantes.

Entretanto, os métodos clássicos de melhoramento genéticos são lentos e incertos. Além disso, a introdução de um gene ou de um conjunto de genes, pelos métodos convencionais, requer repetidos cruzamentos, sendo, portanto, restrita às espécies com reprodução sexuada. Mais ainda, durante o processo de manipulação genética por cruzamentos forçados, outros genes também serão transferidos além daquele desejado. A engenharia genética supera essas dificuldades, acelerando o processo de domesticação de plantas e animais. Atualmente, uma combinação de técnicas permite isolar um gene específico que codifica uma característica desejada e transferir esse gene para outros organismos vivos a fim de adaptá-los aos nossos propósitos. O organismo que tem seu patrimônio genético alterado pela introdução de DNA exógeno é chamado de **transgênico**, enquanto o gene introduzido é denominado **transgene** e o conjunto de técnicas envolvidas nesse processo é designado **transgênese**.

Ao contrário dos métodos convencionais de cruzamento e seleção, na engenharia genética a transferência de genes não se limita a genes entre indivíduos de uma mesma espécie. A compatibilidade sexual, nesse caso, torna-se irrelevante. Além disso, permite que se introduza novas mudanças de modo muito mais preciso, com transferência de um único gene, enquanto cruzamentos convencionais envolvem uma mistura de milhares de genes, muitos dos quais com função desconhecida. Mais ainda, modificações genéticas podem ser realizadas em uma única geração, as quais, de outra forma, levariam dezenas ou centenas de gerações para serem estabelecidas, tornando o processo muito mais rápido. Outra vantagem do emprego de técnicas de engenharia genética é que podemos fazer com que os genes introduzidos sejam ativos somente em determinado estágio do desenvolvimento da planta ou em um órgão específico, tecido ou célula. Antes da introdução do gene podemos também fazer mudanças específicas em sua seqüência, de tal forma que a proteína por ele codificada apresente propriedades mais adequadas às nossas necessidades. E, finalmente, a natureza e a segurança da nova proteína produzida podem ser avaliadas antes de nos engajarmos em um programa de modificação genética de uma espécie vegetal. As mesmas vantagens aplicam-se a animais transgênicos.

Pelas razões citadas acima, o cultivo de plantações transgênicas tem apresentado um crescimento constante desde sua implantação. Tal crescimento pode ser percebido pela expansão da área cultivada e aumento no número de países, de espécies vegetais e de características geneticamente modificadas (GM) envolvidos.

Muitos pesquisadores acreditam que, devido à grande diversidade na aplicação desses métodos em espécies vegetais, o impacto na agricultura poderá um dia superar aquele provocado na medicina.

Plantas: vantagens e desvantagens para engenharia genética

As plantas apresentam uma série de características biológicas únicas, algumas significando vantagens, e outras, desvantagens, para a aplicação dos métodos de engenharia genética.

As células vegetais apresentam um invólucro rígido em torno da membrana celular (Figura 1.1B). Essa parede, composta de celulose, representa um grande empecilho para a introdução de um DNA exógeno. Além disso, em geral, as plantas crescem lentamente e apresentam gerações longas, especialmente se comparadas com os microorganismos. Outra desvantagem que os vegetais exibem para a manipulação genética é o tamanho muito grande do genoma. Algumas plantas exibem várias cópias de um cromossomo particular por célula ou várias cópias do genoma total em cada célula (**poliploidia**). Por exemplo, algumas espécies vegetais, nas quais se inclui a batata, apresentam um número cromossômico variando de 24 a 144 e o genoma haplóide do milho (15 bilhões de pares de bases) é cinco vezes maior que o genoma humano. Isso pode confundir as análises genéticas, dificultando a observação de características recessivas.

Por outro lado, algumas plantas apresentam grandes vantagens em relação aos animais para experimentos de engenharia genética. Muitas delas podem ser autofecundadas e, com isso, uma mutação presente em heterozigose pode ser transmitida gerando simultaneamente descendentes com o tipo selvagem, além de homozigotos e heterozigotos para a mutação. Além disso, como as plantas produzem um número muito grande de descendentes, mesmo mutações extremamente raras têm chance de ser detectadas. Mas, talvez, a característica mais notável que algumas plantas exibem seja a **totipotência**, isto é, a capacidade de se regenerarem em uma planta adulta completa a partir de uma única célula vegetal.

Quando um tecido diferenciado é retirado de uma planta madura e colocado em meio de cultura estéril sob condições apropriadas (presença de hormônio de vegetal e nutrientes), as células freqüentemente se desdiferenciam ao estado embrionário e crescem como uma massa altamente desorganizada, chamada ***callus***. Se o *callus* for subseqüentemente transferido para um meio de cultura que favorece a diferenciação (meio contendo hormônio vegetal apropriado), pequenas plantas irão se regenerar. Mais ainda, uma planta completa pode ser regenerada a partir de **protoplastos**, que são células vegetais onde a parede de celulose foi retirada por meio de digestão enzimática. Esse extraordinário fenômeno representa a maior vantagem para a engenharia genética, pois, teoricamente, tudo que o geneticista deve fazer é transferir o gene desejado para uma célula, e a célula, geneticamente modificada, pode regenerar-se em uma planta transgênica.

Entretanto, somente as plantas dicotiledôneas (aquelas cujas sementes têm dois cotilédones) são passíveis de crescer a partir de uma única célula. As plantas monocotiledôneas, que são as mais importantes economicamente, tais como milho, arroz e trigo, dificilmente são assim regeneradas. Outra dificuldade é que as monocotiledôneas também não podem ser facilmente transformadas usando-se um vetor biológico que se mostrou muito eficiente na transferência de genes, em dicotiledôneas. Assim, algumas soluções criativas foram inventadas para se superar tais limitações.

Transferência de genes para células vegetais

Apesar de a parede de celulose representar uma barreira para a entrada de DNA em células vegetais, existe, na natureza, uma bactéria capaz de desempenhar essa função com grande eficiência. A *Agrobacterium tumefaciens* é uma bactéria comum do solo e pode infectar certas plantas através de um ferimento (lesão da epiderme), provocando a proliferação descontrolada das células, o que forma um tumor. Mais ainda, essa bactéria é capaz de desviar o metabolismo da planta hospedeira, de tal forma que as células infectadas passam a sintetizar substâncias que, aparentemente, não interessam à planta, mas que são fundamentais para a bactéria, pois promovem a energia requerida para seu crescimento. Em outras palavras, a bactéria induz as células vegetais a trabalharem em benefício próprio. A capacidade de induzir tumor é controlada pela informação genética presente em um plasmídeo que a *A. tumefaciens* carrega, o qual é conhecido com **plasmídeo Ti** (*Tumor inducing*, isto é, plasmídeo indutor de tumor).

O plasmídeo Ti é uma longa molécula circular de DNA, com aproximadamente 200kb, que se replica independentemente do DNA cromossômico da bactéria. Possui a propriedade única de injetar um segmento de seu DNA, o **T-DNA**, nas células da planta com as quais a bactéria entra em contato. Durante a infecção, o T-DNA (DNA **tr**ansferido), contendo por volta de 23.000pb, é desprendido do plasmídeo e dirige-se para o núcleo da célula hospedeira, onde se integra ao cromossomo. A integração do T-DNA ocorre ao acaso no genoma da planta e, em muitos casos, suas múltiplas cópias podem integrar-se na mesma célula. Após a integração, o T-DNA passa a replicar-se com o cromossomo da célula hospedeira. O segmento de T-DNA possui vários genes que estimulam o crescimento do tumor e que codificam as substâncias nutrientes importantes para a bactéria. Entretanto, os genes que controlam a transferência do T-DNA, ou seja, aqueles respon-

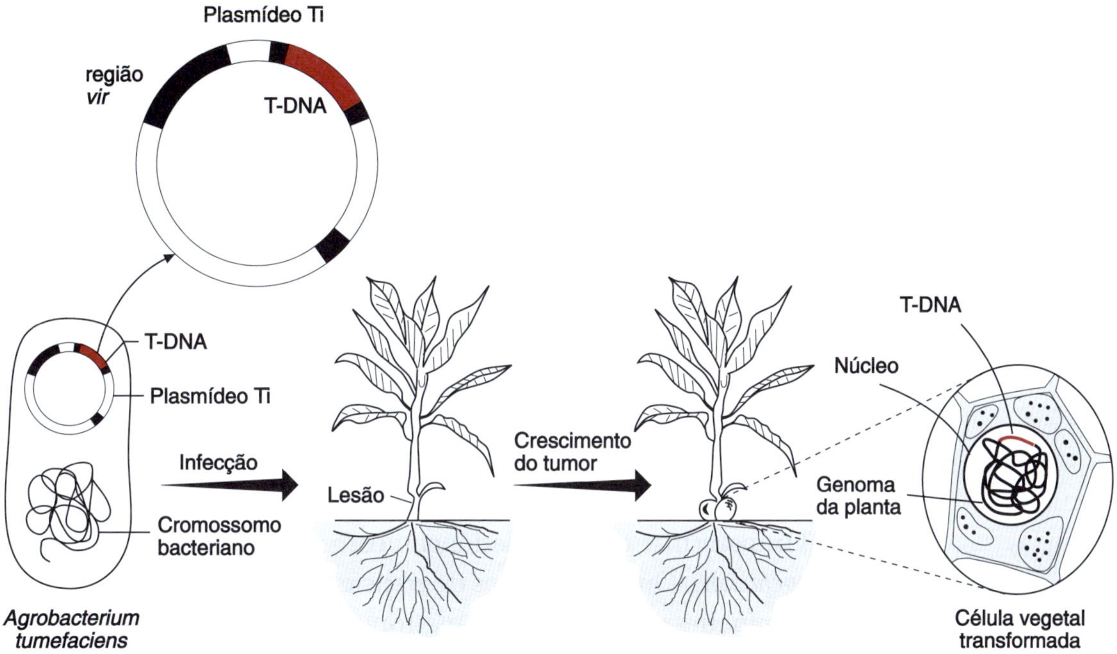

Figura 9.1 ■ Infecção pela *Agrobacterium tumefaciens* em células vegetais, provocando o tumor devido à incorporação do T-DNA no genoma da planta.

sáveis pela sua separação e integração no genoma da célula hospedeira, encontram-se em outra região, que é deixada para trás com o restante do plasmídeo, conhecida como *vir*, de virulenta (Figura 9.1).

Uma vez que ficou estabelecido que o segmento de T-DNA dos plasmídeos Ti, presentes na *Agrobacterium tumefaciens*, é transferido para as células vegetais e integra-se ao cromossomo, ficou evidente seu uso potencial como vetor biológico na engenharia genética de plantas. Entretanto, não seria desejável a indução de tumor em plantas transgênicas criadas por engenharia genética. Para se evitar tal possibilidade, os genes responsáveis pela indução de tumor são retirados do T-DNA e substituídos pelo gene que se pretende transferir para a planta. O plasmídeo Ti, carregando um T-DNA assim modificado, é dito "desarmado" e pode ser agora utilizado como vetor. Infelizmente, quando os genes indutores de tumor são deletados, torna-se difícil determinar se a transferência do T-DNA realmente ocorreu, pois as células que receberam esse segmento modificado passam a se comportar da mesma maneira que as células não transformadas. Uma forma de se contornar essa dificuldade é inserindo no T-DNA modificado algum outro gene que funcione como marcador, por exemplo, genes que confiram resistência a antibióticos. Essa estratégia permite a seleção das células modificadas.

Os plasmídeos Ti desarmados, carregando o gene de interesse, são reintroduzidos nas bactérias *A. tumefaciens*, que serão utilizadas para infectar células indiferenciadas de *callus* em cultura, protoplastos ou pequenos discos recortados das folhas, cujas bordas são suscetíveis a infecções. Em qualquer uma dessas situações, uma planta adulta pode ser regenerada, com grau variável de dificuldade, na qual todas as células carregariam o gene exógeno transferido.

Evidentemente, a transformação pelo T-DNA, embora represente um excelente sistema de transferência gênica, só é viável em plantas sujeitas a infecção pela bactéria *A. tumefaciens*, ou seja, as dicotiledôneas. Por muito tempo se considerou que as monocotiledôneas fossem resistentes à transformação por *A. tumefaciens*. Entretanto, com o refinamento do protocolo e adotando-se condições cuidadosamente controladas, foi possível transformar monocotiledôneas, como arroz e milho, utilizando *A. tumefaciens*. Outros métodos de transferência gênica em espécies vegetais incluem a microinjeção e a eletroporação, que serão discutidos no Capítulo 10. Entretanto, tais métodos exigem, como célula-alvo, protoplastos livres da parede celular, sendo assim úteis somente nos casos em que é possível se regenerar uma planta adulta a partir de protoplastos. Um engenhoso método foi criado, o qual permite a transferência gênica para células vegetais intactas, incluindo cultura de células embrionárias ou de *callus* ou mesmo pequenos discos de folhas. Inicialmente, o DNA a ser transferido é precipitado na superfície de diminutas partículas de tungstênio ou de ouro, que são, literalmente, atiradas no tecido-alvo. O processo funciona como se uma espingarda de chumbinho fosse usada para bombardear micropartículas, com 1 a 4μm de diâmetro, diretamente para o interior da célula vegetal. Os microporos, causados pelo **bombardeamento**, não chegam a provocar lesões ou sérios danos nas células e uma porção dos microprojéteis, carregando o DNA, atingirá o núcleo das células causando a transformação (Figura 9.2). Uma vez dentro da célula, o DNA é liberado das partículas e integra-se ao DNA da planta. Estima-se que 10.000 células podem ser transformadas em cada procedimento de bombardeamento; entretanto, a menos que o DNA seja realmente incorporado no genoma da planta, o DNA exógeno será eventualmente degradado. Por incrível que pareça, esse procedimento realmente funciona e tem sido utilizado com sucesso em espécies vegetais que se mostraram refratárias a outros métodos de transformação e/ou regeneração a partir de protoplastos, como as monocotiledôneas. Outra vantagem desse método é que permite a introdução de grandes segmentos de DNA em plantas usando vetor YAC (Capítulo 2). Isso possibilita a produção de plantas transgênicas com vários genes exógenos. Atualmente, o uso do vetor Ti e o método de

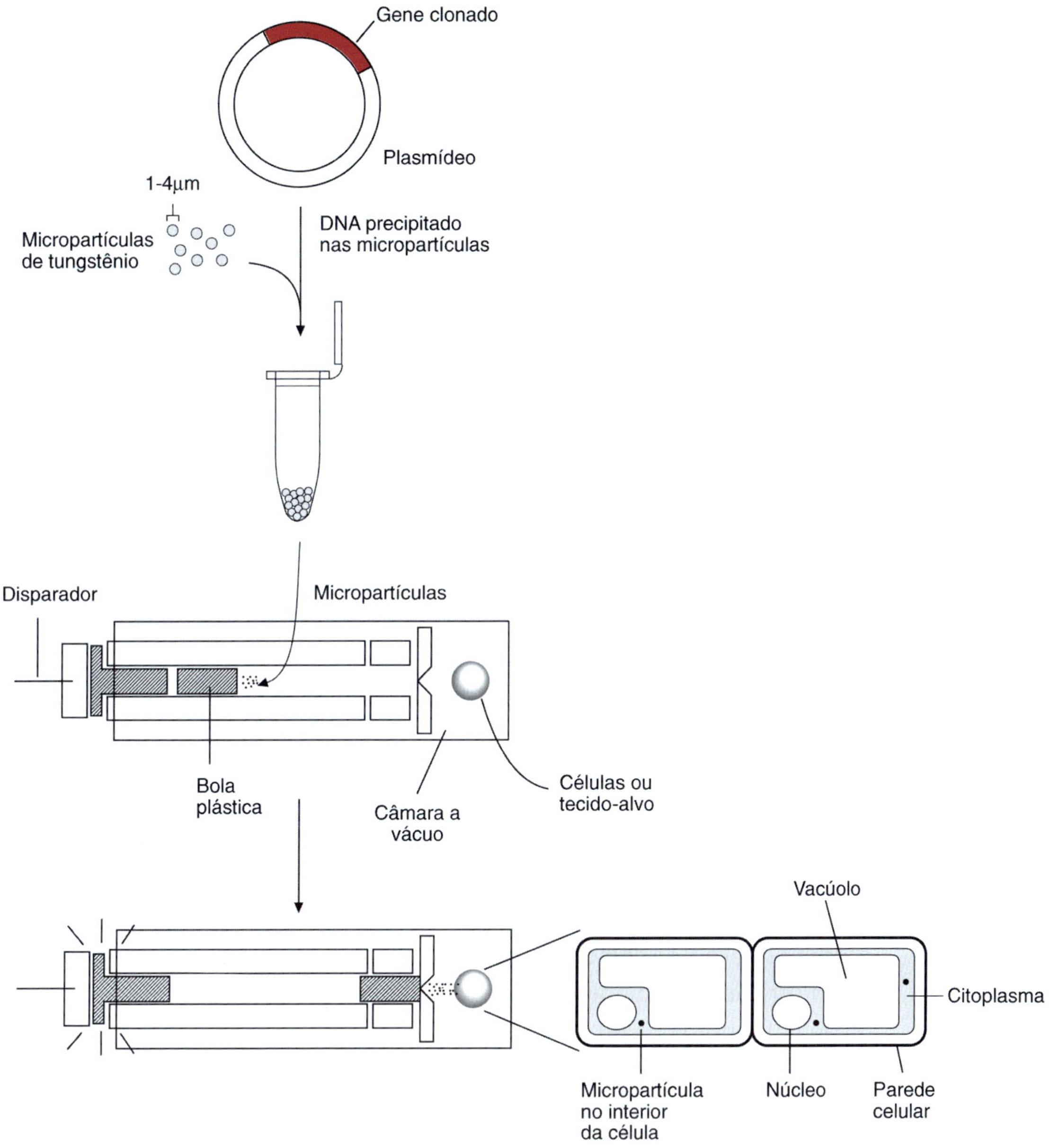

Figura 9.2 ■ Transferência gênica por bombardeamento de micropartículas.

bombardeamento são as técnicas preferidas pela maioria dos pesquisadores para a transferência de DNA em células de planta.

Arabidopsis thaliana é uma planta pequena, sem maior significado agronômico, entretanto apresenta importantes vantagens para a manipulação genética.

- Genoma pequeno e totalmente seqüenciado em 2000.
- Mapa genético extensivo de todos os cinco cromossomos.
- Ciclo de vida rápido (cerca de seis semanas da germinação às sementes maduras).
- Produção abundante de sementes e fácil cultivo em espaço restrito.
- Transformação eficiente pela *Agrobacterium tumefaciens*.

Por essas razões, essa planta tem sido freqüentemente usada no desenvolvimento de plantas transgênicas, mesmo que após a fase inicial de experimentos a transfecção deva ser repetida na planta de interesse.

Aplicações da engenharia genética em plantas

Melhoramento da planta e da colheita

Resistência a insetos – insetos predadores de plantas representam uma das causas de grandes prejuízos na agricultura. Aproximadamente 15% da produção agrícola mundial é perdida por ano devido ao ataque de insetos, sendo que essa taxa pode dobrar em países tropicais. Em situações extremas, a queda na produção pode chegar a 70%, como no caso de plantação de batata quando atacada pelo besouro Colorado, ou ainda ser completamente destruída, por exemplo em ataques por enxame de gafanhotos na África. Além disso, plantas atacadas por insetos são mais suscetíveis à infecção por fungos, uma vez que fungos patogênicos freqüentemente invadem a planta carregados pelos insetos ou em lesões provocadas por estes. Uma forma de se lidar com esse problema é utilizando inseticidas químicos que, entretanto, apresentam alto custo com possíveis danos para a população e o meio ambiente. Outra possibilidade que tem sido aplicada menos extensivamente é o controle biológico, usando espécies de predadores naturais. Entretanto, essa estratégia nunca é 100% efetiva. Por outro lado, a vantagem dos inseticidas biológicos é que atuam em concentrações muito mais baixas que inseticidas químicos, e como, geralmente, são específicos, não apresentam perigo para os prováveis consumidores dos vegetais.

A bactéria *Bacillus thuringiensis* (Bt), comum no solo, produz uma proteína tóxica para as larvas de vários insetos. Entretanto, essa proteína não persiste no meio ambiente nem é prejudicial aos insetos não suscetíveis ou aos vertebrados e, portanto, representa uma forma segura de proteger as plantas. Na verdade, extratos dessa bactéria têm sido largamente aplicados por vários anos em plantações, mas, infelizmente, a produção para uso comercial ainda é restrita e o efeito de proteção às plantas dura por um curto período de tempo. Além disso, algumas pestes importantes economicamente se alimentam de tecidos internos do vegetal e assim são dificilmente controladas por toxinas da *B. thuringiensis* que tenham sido pulverizadas na superfície da planta.

O gene da Bt, que codifica a proteína tóxica, pode ser transferido para plantas com a finalidade de torná-las resistentes a determinados insetos. A estratégia que tem sido utilizada é ligar o gene da toxina a seqüências promotoras que assegurem sua expressão nas células vegetais e, com o auxílio do T-DNA, introduzir o gene em plantas que passarão a expressar grandes quantidades dessa proteína. Assim, quando a larva se alimenta da planta, durante a digestão, enzimas presentes em seu trato intestinal quebram a proteína gerando um fragmento ativo tóxico, que provoca a lise das células do epitélio intestinal, causando a morte de grande porcentagem das larvas. A herança mendeliana do gene Bt em plantas transgênicas indica a integração estável do gene no genoma da planta e os testes no campo demonstraram que, em alguns casos, as plantas transgênicas foram muito menos atacadas por insetos que plantas controle não transformadas, as quais perderam completamente as folhas. Além disso, a expressão do gene em todos os tecidos da planta garante proteção mesmo em regiões de difícil acesso à pulverização de inseticidas, como as raízes. Mais ainda, no caso da batata, a análise das plantas geneticamente transformadas indicou que o produto respeita os padrões de qualidade exigidos, inclusive o sabor. O desafio científico dessa abordagem é fazer com que a planta expresse e sintetize uma forma funcional da toxina procariótica em níveis suficientes para prevenir ataque por insetos. Em um esforço para se aumentar a expressão gênica, os pesquisadores têm provocado alterações no gene da toxina, de modo a tornar o processo de transcrição mais eficiente em plantas eucarióticas ou a eliminar estruturas secundárias no mRNA. Plantas transgênicas transformadas com esses genes modificados chegaram a apresentar um nível de expressão da toxina 100 vezes maior que plantas que foram transformadas com o gene selvagem. Mais ainda, o alto nível na síntese da toxina está diretamente relacionado com o aumento na atividade inseticida.

O cloroplasto é a organela celular das plantas onde ocorre a fotossíntese (Figura 1.1B) e, como as mitocôndrias, os cloroplastos possuem seu próprio DNA. Outra estratégia que tem sido usada para aumentar a expressão gênica é introduzir, por bombardeamento, o gene da toxina diretamente no DNA do cloroplasto da célula hospedeira. Uma vez integrado no DNA, o gene da toxina transcreve sob o controle de fortes promotores presentes no cloroplasto. Nesse caso, a toxina pode expressar-se em altos níveis, compondo de 2 a 3% do total de proteínas solúveis nas folhas e, conseqüentemente, exibindo grande atividade inseticida. A integração do gene no DNA do cloroplasto apresenta algumas vantagens quando comparada com a inserção no DNA cromossômico. Primeiro, não há necessidade de se modificar o gene, pois os sistemas de transcrição e tradução do cloroplasto são tipicamente procarióticos. Segundo, como há muitos cloroplastos em cada célula vegetal e muitas cópias de DNA por cloroplasto, o gene da toxina estará presente em múltiplas cópias e, portanto, com maior probabilidade de se expressar em altos níveis. Terceiro, na maioria das plantas os cloroplastos, como as mitocôndrias, têm herança materna, ou seja, só são transmitidos através dos óvulos e não do pólen. Esse fato elimina o risco de uma transferência indesejada do gene de toxina para outras plantas no meio ambiente pelo pólen. Por outro lado, a desvantagem de expressar a toxina no cloroplasto é que frutos ou galhos da planta não estarão protegidos contra o ataque de insetos, uma vez que esses tecidos não têm cloroplastos.

Até o momento, o gene da toxina Bt foi introduzido e expresso em uma grande variedade de espécies vegetais, incluindo algodão, arroz, milho, batata, amendoim, canola, alfalfa, maçã, soja, brócolis, beringela, uva, cana-de-açúcar, tomate e tabaco, entre outras. Muitas dessas plantas transgênicas já foram liberadas para uso comercial após muitos testes de campo, sendo que o crescimento em larga escala de plantas transformadas com alguma forma do gene da toxina Bt teve início em 1996. Talvez o efeito mais notável tenha sido observado nas lavouras de algodão. O algodão convencional é muito suscetível ao ataque de insetos e um quarto da produção de inseticida nos Estados Unidos era aplicado nesse tipo de plantação. O algodão Bt, entretanto, requer somente de 15 a 20% do inseticida usado no algodão convencional e 77% das plantações desse produto no Alabama foram de algodão Bt logo no primeiro ano que essa variedade se tornou disponível.

Infelizmente, a toxina Bt não é efetiva contra uma grande variedade de insetos, limitando seu uso e criando necessidade de se encontrar outras estratégias. Plantas evoluíram em um mundo onde os insetos estiveram sempre presentes e, portanto, algumas delas desenvolveram mecanismos naturais de combate aos insetos. Embora tais mecanismos sejam efetivos para a sobrevivência de planta, nem sempre são suficientes para manter o dano provocado por insetos em um nível aceitável nas lavouras. Uma vez que esses mecanismos de defesa são determinados geneticamente, eles podem ser transferidos, pela engenharia genética, das plantas que os possuem para outras espécies desprotegidas. Por exemplo, plantas como tomate, batata e fava são capazes de produzir uma proteína que mata os insetos sem ser prejudicial ao homem. Essa proteína pesticida inibe a tripsina, uma enzima fundamental na digestão de muitos insetos que se alimentam de plantas. A tripsina transforma o alimento vegetal em substâncias que podem ser absorvidas pelos insetos. Assim, na presença da proteína inibidora da tripsina, o processo de digestão é interrompido nos insetos, que podem, eventualmente, morrer por falta de alimento. Dessa forma, outra estratégia para desenvolver plantas resistentes a insetos é isolar o gene que produz a proteína inibidora da tripsina, ligá-lo a um promotor forte e transferir esse conjunto gênico para plantas que normalmente não o possuem, criando plantas transgênicas que produzem a proteína inibidora em nível suficiente para reduzir os danos provocados por insetos. Uma vez que a proteína inibidora de tripsina é natural em alguns vegetais, sua expressão não deve causar maiores danos à fisiologia da planta transgênica que, no entanto, estaria protegida contra os insetos.

Outras proteínas que alteram o ciclo de vida ou são letais aos insetos têm sido utilizadas, como, por exemplo, inibidores de proteinases, de amilases e de lectinas. A eficiência dessa abordagem já foi demonstrada em plantas como tabaco, arroz e ervilha. Entretanto, para a proteção satisfatória da planta é necessário uma alta concentração da proteína inibidora, o que exige alta expressão do gene.

Resistência a vírus – vírus que atacam plantas representam outro grande problema para a agricultura, pois a infecção pode resultar em redução na taxa de crescimento, na produção e na qualidade da colheita. Estima-se que os vírus que atacam a mandioca e a batata-doce, por exemplo, sejam responsáveis pela morte de milhões de pessoas todos os anos devido à destruição de alimentos vitais em países pobres. Para amenizar esses problemas, os agricultores têm aplicado, por mais de 30 anos, uma estratégia que cria nas plantas um razoável nível de tolerância ao vírus. Tal estratégia se baseia na observação de que a inoculação das plantações com linhagens de vírus, que não são muito prejudiciais, pode induzir resistência a linhagens mais virulentas. Essa espécie de "vacinação" das lavouras tem permitido reduzir a perda na produção de batata, tomate e citrus devido à infecção viral. Embora o mecanismo de tal fenômeno não seja completamente conhecido, pois plantas não têm sistema imunológico como os animais, sabe-se que uma proteína específica do vírus inoculado suprime ou retarda os sintomas causados por uma segunda infecção viral.

Os primeiros experimentos para criar plantas transgênicas resistentes a vírus foram desenvolvidos em 1986, em plantas de tabaco, por um grupo de pesquisadores da Universidade de Washington, liderado pelo Dr. Roger Beachy. O gene que codifica uma proteína da cápsula (PC) do vírus mosaico do tabaco (TMV) foi fundido a um promotor e inserido no plasmídeo Ti. A transferência gênica foi realizada pela infecção da *Agrobacterium* carregando o plasmídeo Ti modificado. As plantas transgênicas apresentaram um retardo no aparecimento dos sintomas após a infecção viral e cerca de 60% dessas plantas não exibiram nenhum sintoma da doença. Mais tarde, demonstrou-se que plantas transgênicas de tomate e batata, expressando o gene da PC do TMV, adquiriram resistência ao vírus de mosaico do tabaco, bem como a outros vírus relacionados.

A capacidade de resistência ao vírus está diretamente relacionada com o nível de expressão do gene PC em plantas transgênicas. Dessa forma, testes de campo mostraram que plantas transgênicas de tomate, expressando o gene PC em altos níveis, apresentam proteção efetiva contra o vírus, enquanto praticamente todas as plantas transgênicas com níveis não detectáveis da proteína PC ou plantas controle (não transfectadas) mostraram sintomas da infecção viral.

Freqüentemente, campos de plantação estão expostos a vários vírus diferentes e o ideal seria que plantas transgênicas fossem resistentes a mais de um vírus. A transfecção simultânea de genes PC com diferentes origens virais tem-se mostrado uma estratégia efetiva para se desenvolver plantas transgênicas resistentes aos principais vírus que inibem seu desenvolvimento.

A papaia plantada em Puna, um distrito do Havaí, é um exemplo de plantação geneticamente modificada para tornar-se resistente a vírus. Após uma epidemia que praticamente destruiu a indústria, em 1998 os agricultores passaram a plantar uma variedade de papaia transgênica que apresenta expressão do gene da proteína da cápsula do vírus que normalmente ataca essa lavoura. A variedade de papaia GM provavelmente salvou a indústria da fruta no Havaí.

As grandes perdas observadas na agricultura devido a doenças virais costumam apresentar conseqüências graves para a população, especialmente em países em desenvolvimento. No Quênia, por exemplo, está sendo testada uma variedade de batata-doce resistente a um vírus que chega a reduzir à metade a colheita desse produto. A variedade geneticamente modificada de batata-doce apresentou uma produção 80% maior que a variedade não-modificada. Esse projeto encontra-se em fase de teste de campo e deve trazer grande benefício socioeconômico para a população pobre daquele país. Por ter sido considerado um projeto humanitário, a companhia Monsanto abriu mão da patente que retinha sobre essa tecnologia.

Resistência a herbicidas – a presença de ervas daninhas na lavoura pode significar mais de 10% de perda na colheita, pois elas competem com as plantas pelos nutrientes do solo. A agricultura moderna tenta controlar o crescimento de ervas daninhas e minimizar as perdas na produção com o uso de substâncias químicas chamadas herbicidas. Aplicação de herbicida nas lavouras é comum desde 1950 e procedimentos alternativos seriam tão laboriosos que, devido ao custo da mão-de-obra, fazendeiros não poderiam abandonar o uso dos herbicidas e manter o preço atual dos alimentos. Plantações orgânicas não fazem uso de herbicidas, mas esses agricultores atingem uma pequena porção do mercado alimentício e evitam plantar espécies que são particularmente sensíveis à competição com ervas daninhas, como é o caso da beterraba.

Os herbicidas atuam em processos biológicos que só acontecem em vegetais, como, por exemplo, a fotossíntese, normalmente inibindo uma reação enzimática essencial. Dessa forma, não são prejudiciais aos animais. Entretanto, os herbicidas disponíveis no mercado raramente agem sobre todos os tipos de ervas daninhas e aqueles que apresentam um largo espectro de ação normalmente acabam prejudicando também a colheita. Geralmente, para proteger a colheita, o fazendeiro usa uma combinação de diferentes herbicidas, em diferentes épocas da plantação, quando diferentes espécies de ervas daninhas ocorrem mais freqüentemente. Isso gera uma série de problemas para o agricultor. Alguns herbicidas devem ser pulverizados no solo antes da plantação; uma vez que a semeadura aconteceu, seria tarde demais. Alguns herbicidas envolvidos são tóxicos ao homem, são perigosos de ser manipulados e requerem, portanto, o uso de equipamento específico e roupa protetora. Além disso, alguns herbicidas persistem no solo de uma plantação à seguinte, tornando difícil a rotação do plantio.

Atualmente, quando a agricultura é tão dependente do uso de herbicidas, é óbvio que se tornou muito atrativa a possibilidade de se produzir plantas transgênicas tolerantes a herbicidas de largo espectro. Isso poderia ser alcançado por meio de uma das seguintes estratégias: 1. estimulando-se na planta de interesse a superprodução da enzima na qual o herbicida atua, de forma a gerar quantidade suficiente de enzima que escape à ação inibidora do herbicida, permitindo o funcionamento normal do vegetal; 2. tornando-se a enzima específica insensível ao herbicida na planta de interesse; 3. introduzindo-se, na planta de interesse, uma enzima com efeito degradante ou desintoxicante que atue sobre o herbicida.

Um exemplo de herbicida é o glicosato, que é o ingrediente ativo de um produto produzido pela Monsanto e conhecido comercialmente como Roundup®. O glicosato tem amplo espectro de ação e antes da criação de plantas transgênicas era usado para limpar completamente os campos antes do plantio ou remover ervas daninhas dos caminhos. Seu efeito tóxico é devido a inibição de uma enzima (EPSP) que atua em um passo importante da biossíntese de aminoácidos, como a tirosina, a fenilalanina e o triptofano, em plantas e microorganismos. Assim, plantas tratadas com glicosato não produzem proteínas. Tais aminoácidos são componentes essenciais na dieta de animais superiores, isto é, devem estar presentes na alimentação, pois não são sintetizados no organismo. Assim, uma vez que animais não apresentam a enzima EPSP, que catalisa a síntese desses aminoácidos, o glicosato não afeta o metabolismo deles. Mais ainda, é um herbicida que atua em baixas doses e é rapidamente degradado em componentes não tóxicos por microorganismos presentes no solo. Assim, é o herbicida ideal, pois seu uso não representa riscos para o meio ambiente.

A transferência do gene da enzima EPSP para plantas, aumentando seu número de cópias e, portanto, sua expressão, elevou o nível da atividade enzimática em 20 vezes, permitindo que as plantas transgênicas crescessem em concentrações de herbicida quatro vezes maior que as plantas selvagens. Infelizmente, essas plantas transgênicas apresentaram um retardo na taxa de crescimento.

Uma segunda abordagem consiste na transferência do gene da enzima EPSP isolado de linhagens mutantes da bactéria *E. coli*, que são insensíveis ao glicosato. Quando o gene que codifica a enzima mutante da bactéria foi ligado a um promotor e introduzido em plantas de soja, as plantas transgênicas aumentaram significativamente a tolerância ao herbicida. Outras alternativas para criar insensibilidade à enzima EPSP têm sido exploradas. Por exemplo, transferir para a planta de interesse genes encontrados em bactérias que são capazes de degradar o glicosato. Com o aumento de tolerância ao glicosato nas plantas transgênicas, o herbicida pode ser aplicado na plantação em qualquer época. Isso dá maior flexibilidade ao fazendeiro no controle de ervas daninhas e capacidade de responder prontamente quando o problema ocorre de forma inesperada.

O cultivo comercial da soja tolerante ao glicosato teve início em 1996 e, desde então, o crescimento dessa plantação vem aumentando constantemente. Atualmente, a tolerância ao glicosato já foi introduzida em muitas outras espécies, sendo que variedades como algodão, milho, canola e beterraba já são comercializadas. Sem dúvida alguma, essa é a característica geneticamente modificada que alcançou maior sucesso em termos de plantio até o momento. Durante a primeira década de comercialização de lavouras GM, tolerância a herbicidas tem sido consistentemente a característica dominante, tendo atingido 71% (ou 63,7 milhões de hectares) da área global das plantações GM em 2005, aplicada em soja, milho, canola e algodão.

Além disso, têm-se criado também plantas resistentes a outros herbicidas além do glicosato. Liberty é a marca registrada de um herbicida produzido atualmente pela Bayer cuja substância ativa é o glufosinato. Plantas resistentes ao herbicida Liberty foram desenvolvidas pela transferência de um gene da bactéria *Streptomyces hygrocopicus,* o qual produz uma enzima capaz de degradar o glufosinato. Produtos portadores desse tipo de resistência a herbicida são conhecidos como Liberty Link e incluem milho, canola, soja, algodão, arroz e beterraba. Essa variedade de canola, resistente ao herbicida, tem sido plantada com grande sucesso no Canadá.

Retardo na maturação dos frutos e flores – o grande problema na comercialização de frutas e vegetais é a maturação prematura e o amolecimento dos frutos, causando grandes perdas na produção, especialmente em países subdesenvolvidos, devido ao clima quente, refrigeração insuficiente e transporte inadequado. Conseqüentemente, um dos objetivos tem sido prevenir ou retardar, de modo reversível, o amadurecimento dos frutos.

Vários genes que atuam especificamente no amadurecimento dos frutos têm sido isolados e, alterando-se a expressão desses genes, é possível alterar o padrão de maturação. A enzima poligalacturonase, que digere a parede celular das plantas, é a principal responsável pela maturação de tomates; assim, diminuindo-se a expressão do gene que codifica a enzima, deve ocorrer um atraso no processo de amadurecimento. Portanto, nesse caso, as técnicas de DNA recombinante foram utilizadas não para introduzir na planta um gene com novas funções, mas sim para controlar a expressão de um gene já existente, o gene da poligalacturonase. O gene dessa enzima foi clonado, separado de seu promotor natural e então ligado, de forma invertida, a um forte promotor (Figura 9.3). Tal construção foi ligada ao T-DNA e transferida para plantas de tomate via a *Agrobacterium*. Dessa forma, quando o gene da

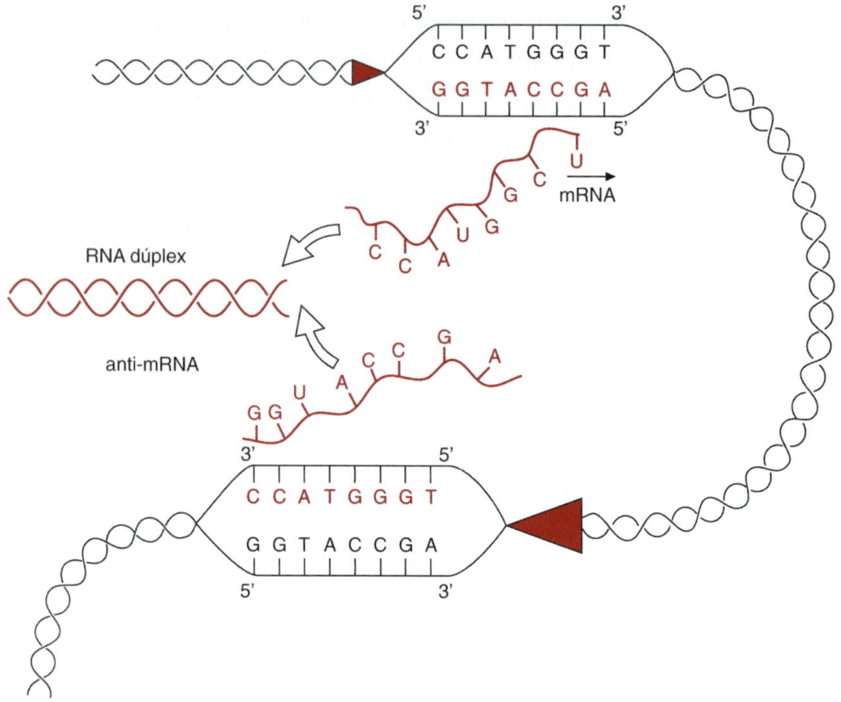

Figura 9.3 ■ Estratégia do RNA anti-sense para diminuir ou anular a expressão de um gene. No genoma da planta transgênica estão presentes o gene normal da enzima com seu promotor (▶) e o gene clonado de forma invertida ligado a um promotor forte (◀). O RNA mensageiro e o anti-sense formam um dúplex RNA que não pode ser traduzido.

poligalacturonase inserido é transcrito, a síntese de RNA é feita não a partir da fita-molde normalmente utilizada, mas sim a partir de sua cadeia complementar de DNA, a fita anti-sense. Portanto, cada planta transgênica carrega o gene anti-sense e o gene normal da enzima. Durante a transcrição, o RNA mensageiro anti-sense é capaz de se hibridizar ao RNA mensageiro normal, pois são complementares, formando um RNA dúplex, o qual não pode ser traduzido em proteína. A estratégia do RNA anti-sense produziu plantas transgênicas de tomate que apresentaram redução significante no nível da enzima poligalacturonase com benefícios óbvios para a comercialização. Além disso, a produtividade de frutos nessas plantas transgênicas não diferiu das plantas controle. Esses experimentos também demonstraram a eficiência do método do RNA anti-sense para anular ou diminuir a expressão de um gene.

Em maio de 1994, a Calgene lançou no mercado americano o primeiro produto GM, o tomate *Flavr-Savr*, que amadurece mais lentamente que o tomate natural. O tomate, que foi desenvolvido utilizando-se a técnica do RNA anti-sense, foi considerado tão seguro que não se exigiu uma etiqueta discriminando-o como "produto GM", embora a Calgene tenha, voluntariamente, colocado tal rótulo. Entretanto, o produto não foi um grande sucesso comercial, tendo sido retirado do mercado depois de um ano.

Outra forma de se criar plantas cujo processo de maturação dos frutos seja retardado é diminuir a concentração de etileno, considerado o hormônio da maturação. Isso pode ser feito de duas maneiras: introduzindo na planta um gene que degrada a substância precursora do etileno ou usando o método do RNA anti-sense. Plantas de tomate transformadas dessa maneira tiveram uma redução de 90 a 97% na síntese de etileno e os frutos permaneceram firmes por pelo menos seis semanas a mais que os frutos das plantas controles. Tomates desse tipo foram desenvolvidos pela companhia DNA Plant Tecnologies e encontram-se no mercado americano sob o nome de "Endless Summer".

Tecnologia semelhante tem sido aplicada para retardar o envelhecimento de flores ornamentais. Nas plantas transgênicas assim produzidas as flores duraram mais tempo, 4,4 dias comparadas com 2 dias nas flores selvagens, antes de murcharem, e apresentaram mais flores por galho. Outros produtos candidatos ao emprego dessa tecnologia incluem frutas, como maçã, melão, abacaxi, manga e banana, e flores, como rosa, cravo, tulipa, crisântemo e orquídea.

Produção de café descafeinado – a preferência por café descafeinado tem aumentado muito, uma vez que a cafeína pode apresentar efeitos adversos para alguns, causando palpitações, aumento da pressão arterial e insônia. Atualmente, esse tipo de café é obtido em processo industrial, o qual altera o sabor e aumenta o custo do produto final. Três enzimas *N*-metiltransferases, envolvidas na biossíntese da cafeína em plantas de café, são responsáveis pela adição sucessiva de grupos metil na xantosina, convertendo essa substância em cafeína. Utilizando a tecnologia do RNAi (Capítulo 4), um grupo do Japão, liderado por Hiroshi Sano, publicou em 2003 a inibição da expressão do gene que codifica a primeira enzima da síntese de cafeína. Células de *A. tumefaciens* foram transformadas com um vetor contendo fragmentos de siRNA específicos para esse gene e, posteriormente, as bactérias foram usadas para transformar plantas de café. As plantas transgênicas apresentaram redução no conteúdo de cafeína de até 70% quando comparadas com plantas controle. A cafeína parece desempenhar um papel importante no mecanismo de defesa da planta, particularmente protegendo-a contra insetos. Mas, como as plantas transgênicas descritas neste trabalho ainda produzem cafeína nas folhas jovens, brotos e frutos imaturos, espera-se que a produção de café seja normal, a não ser pelo baixo teor de cafeína nos grãos de café maduro. Entretanto, uma vez que o café é uma planta perene, leva três anos para produzir frutos e pode sobreviver no solo por 20 anos, é preciso assegurar que plantas produtoras de café descafeinado teriam a mesma resistência ao ataque de insetos que as plantas controle, antes de repassar essa inovação ao fazendeiro.

Recentemente, o mecanismo de RNAi tem-se tornado a método de preferência para inibir a expressão de genes. Em outro exemplo, plantas de tomate foram transformadas com siRNA específico para genes de *A. tumefaciens*, de forma a silenciar a expressão dos genes dessa bactéria em caso de infecção, impedindo o desenvolvimento do tumor e conferindo à planta resistência a doença galha-da-coroa. Essa doença pode causar perda expressiva na produção de várias espécies, como plantas ornamentais, frutas e frutas secas. O trabalho, desenvolvido pelo grupo Abhaya M. Dandekar, da Universidade da Califórnia, Davis, em 2001, foi o primeiro exemplo de controle de uma doença bacteriana por RNAi.

Alteração na cor de flores ornamentais – a indústria de flores movimenta bilhões de dólares por ano e almeja continuamente criar novas variedades com aparência diferente, além de aumentar a preservação das flores após a colheita, especialmente em casos de exportação do produto. Por meio de cruzamentos dirigidos, tem sido possível criar milhares de novas variedades, entretanto, esse procedimento é lento e limita-se ao conjunto de genes presente em uma espécie particular. Dessa forma, nunca se obteve rosas azuis, pois a enzima que sintetiza o pigmento azul das flores está ausente em plantas de rosas.

Com a possibilidade de se introduzir genes em células vegetais e de se regenerar plantas transgênicas, é possível o desenvolvimento de flores com novos padrões de coloração, forma e propriedades de crescimento. Com a clonagem de um gene que codifica uma enzima envolvida na biossíntese do pigmento azul em petúnias, abre-se a possibilidade de se produzir plantas de rosas transgênicas com um padrão de cor totalmente novo. Diversos genes que participam da coloração de flores têm sido isolados, e a transferência desses genes de uma espécie para outra, por técnicas de engenharia genética, tem permitido criar variedades inéditas no mercado, como, por exemplo, petúnias cor de tijolo ou crisântemos brancos.

Aumento do valor nutritivo da planta – as plantas que crescem a partir de sementes comestíveis, como cereais e leguminosas, estocam proteínas em suas sementes para nutrir o embrião da planta durante e logo após a germinação. Uma vez que os cereais são o alimento básico em várias populações no mundo, eles também constituem a maior fonte de proteínas para os indivíduos, especialmente nos países em desenvolvimento. Entretanto, as proteínas armazenadas nas sementes, geralmente, possuem um número limitado de aminoácidos, organizados em unidades estruturais repetidas, onde um ou mais aminoácidos essenciais para a dieta humana estão faltando. Dessa forma, o valor nutritivo de alguns cereais é limitado.

As proteínas estocadas nas sementes são sintetizadas por uma variedade pequena de genes, presentes no genoma em múltiplas cópias e que se expressam especificamente no endosperma (em cereais) ou nos cotilédones (nos legumes). Assim, introduzindo-se na planta um gene modificado, juntamente com uma seqüência promotora que garanta sua expressão no tecido correto, é possível melhorar o valor nutritivo dessas sementes.

Um caso que tem sido particularmente estudado é o milho, cujas proteínas de armazenagem, as zeínas, constituem aproximadamente 50% das proteínas totais presentes nas sementes. Entretanto, o aminoácido lisina está ausente em zeínas. Normalmente, quando o milho é usado na alimentação de animais, são fornecidos também suplementos de carne de soja ou lisina purificada ou ambos. Assim, a superprodução de lisina na soja eliminaria a necessidade de se acrescentar esse aminoácido caro na dieta animal. Mais ainda, pela inserção de seqüências que codificam esse aminoácido diretamente no milho, será possível se criar sementes que apresentam alta produção de lisina, com maior valor nutritivo para os animais e o homem.

Sem dúvida alguma, o exemplo mais notável e famoso de melhoramento nutricional em sementes é o arroz dourado ou *golden rice,* que foi criado com a arrojada proposta de acabar com a fome nos países pobres.

Atualmente, é estimado que 800 milhões de pessoas, a maioria delas na Ásia, passam fome. Em países em desenvolvimento, 500.000 pessoas ficam cegas por ano e 6.000 morrem por dia devido à falta de vitamina A. A deficiência de vitamina A é comum em mais de 3 bilhões de pessoas ao redor do mundo, as quais dependem do arroz como alimento primário.

Plantas não produzem vitamina A, mas produzem pró-vitamina A ou betacaroteno, que é convertido em vitamina A em nosso corpo. Entretanto, como o arroz não contém pró-vitamina A, depender desse cereal como principal fonte de alimento inevitavelmente causa deficiência de vitamina A, particularmente em populações pobres que não conseguem manter uma dieta diversificada. As conseqüências clínicas da deficiência de vitamina A são muito graves, incluindo perda parcial da visão, e em casos extremos cegueira irreversível, redução da resposta imunológica e lesões na pele que facilitam as infecções, entre outras. A parcela mais afetada dessas populações são as crianças e as mulheres grávidas. Estima-se que na Ásia e na África aproximadamente 600.000 mulheres deficientes em vitamina A morrem devido a complicações no parto.

Na tentativa de mudar essas estatísticas sinistras, os cientistas Ingo Potrykus, do Instituto Federal Suíço de Tecnologia, e Peter Beyer, da Universidade Alemã de Freirburg, encontraram uma forma de criar um arroz com maior valor nutritivo. Os pesquisadores determinaram que nesse cereal estão ausentes três passos metabólicos da biossíntese do betacaroteno. Assim, usando o plasmídeo Ti, eles transferiram para o arroz os genes correspondentes a essas três enzimas (dois extraídos da flor narciso e um da bactéria *Erwinia uredovora*). O arroz transgênico assim obtido, devido ao betacaroteno sintetizado, produz grãos amarelos, daí o nome de *golden rice*. Esse trabalho levou oito anos para ser concluído, mas, uma vez finalizado, o *golden rice* produz betacaroteno em uma concentração tal que a ingestão diária de 200g desse arroz por dia fornece mais que a dose mínima requerida de vitamina A. Além disso, o betacaroteno não é prejudicial à saúde se ingerido em excesso. O mesmo não acontece com a vitamina A, que pode apresentar efeitos colaterais quando tomada além da dose recomendada. Entretanto, a melhor parte da história é que, uma vez que essa pesquisa foi financiada por várias agências sem fins lucrativos e as companhias que retêm patentes do processo abriram mão de seus direitos, a tecnologia para a produção desse arroz será repassada gratuitamente aos pequenos fazendeiros em países pobres como um projeto humanitário. Por esses motivos, muitos acreditam que esse arroz GM guarda o sonho dourado de um dia se acabar ou, pelo menos, amenizar-se a fome no mundo.

No momento, o arroz dourado está sendo cruzado com variedades de arroz que já são adaptadas em diferentes locais e ecossistemas, a fim de se transmitir a capacidade de produção do betacaroteno para essas linhagens. Este trabalho vem sendo desenvolvido sob o controle da "Rede Humanitária do *Golden Rice*" a qual inclui 16 instituições distribuídas em Bangladesh, China, Índia, Indonésia, África do Sul, Filipinas e Vietnã. Alguns desses países já estão realizando testes de campo e espera-se que a comercialização desse tipo de arroz seja iniciada em 2007-2008.

O arroz, comparado com outros alimentos de subsistência, tem o mais baixo nível de ferro e outros micronutrientes. Assim, outros exemplos de modificação genética, para aumentar o valor nutritivo de plantas, inclui arroz com alto teor de ferro. Além das Filipinas, arroz com alto teor de ferro está sendo plantado em Bangladesh, Índia, Vietnã, Indonésia e China.

Tolerância ao sal – desde o Egito Antigo a produção agrícola tem sido severamente afetada pela presença de altas concentrações de sal no solo. Atualmente, milhões de acres de terra são classificados como inférteis, em países desenvolvidos ou em desenvolvimento, devido ao alto teor de sal. A causa mais comum da alta salinidade no solo é a irrigação extensiva, pois pequenas quantidades de sal encontradas na água dos rios são concentradas por evaporação e acumuladas na terra. Uma vez que um terço das terras irrigadas do mundo apresenta níveis de sal não aceitáveis para o plantio, o desenvolvimento de plantas que pudessem sobreviver sob tais condições aumentaria dramaticamente a área cultivável.

Para sobreviver em tais condições, uma planta deve evitar que os íons de sódio penetrem na célula ou acumulá-los em um lugar seguro que não afete o metabolismo celular. Plantas tolerantes ao sal, que utilizam a segunda opção, guardam os íons em um espaço celular conhecido como vacúolo. Entretanto, esse mecanismo requer a presença de uma proteína especial capaz de bombear o sal do citoplasma para o vacúolo central (Figura 1.1B). O grupo do pesquisador Eduardo Blumwald, na Universidade da Califórnia, criou plantas transgênicas que apresentam uma superexpressão do gene envolvido no transporte dos íons para o vacúolo, aperfeiçoando assim o sistema de bombardeamento. Plantas de tomate assim modificadas sobreviveram em solo com concentrações de sal tão altas que, de outra forma, seria considerado infértil. Além disso, como o sal se acumula nas células das folhas, os frutos permanecem adequados para o consumo. Isso significa que a remoção e a destruição das folhas após a colheita, na verdade, acabam recuperando o solo pela retirada do sal. Portanto, espera-se que depois de algumas safras o solo deve tornar-se adequado para o plantio de outros produtos.

Algumas plantas produzem com eficiência substâncias que facilitam a entrada e retenção de água na célula durante períodos de escassez de água e alta salinidade. Entretanto, produtos importantes na agricultura, como, por exemplo, batata, arroz e tomate, não acumulam esses componentes. Um desses componentes, a betaína, é produzido, por exemplo, em bactérias e na planta do espinafre. A fim de aumentar a tolerância ao sal, o gene responsável por sintetizar a enzima que produz betaína na bactéria *E. coli* foi transferido para plantas de tabaco. Em testes de laboratório, plantas de tabaco transgênicas tornaram-se 80% mais tolerantes ao sal que plantas de tabaco não transformadas.

Dado o sucesso desses primeiros experimentos, espera-se que eventualmente seja possível se modificar uma série de produtos agrícolas importantes, permitindo que eles sejam cultivados em solo com alto teor de sal ou mesmo que sejam irrigados com água do mar.

Outros exemplos – os casos apresentados de plantas transgênicas representam somente uma pequena parcela das alternativas que já estão sendo comercializadas, testadas ou em fase experimental. As possibilidades futuras são infinitas. Na verdade, qualquer modificação em plantas que atenda as demandas do agricultor, da indústria de alimentos ou do consumidor pode ser realizada aplicando-se técnicas de engenharia genética. Evidentemente, antes de se tentar modificar ou interferir em uma característica, é preciso adquirir um conhecimento profundo sobre os passos metabólicos e genes envolvidos. Várias características dos vegetais são controladas por vários genes, como, por exemplo aroma, sabor, valor nutritivo, entre outras. Isso dificulta muito, mas não impede, que a modificação genética seja realizada. Desde que se conheça os genes envolvidos e se determine o sistema ideal de transfecção e expressão gênica, teoricamente é possível interferir no processo alterando as características de forma controlada. Em outras palavras, atingir qualquer possibilidade, hoje somente imaginável, é só uma questão de tempo, dinheiro e interesse em se alcançar o objetivo.

A figura 9.4 apresenta uma lista com outros exemplos de plantas transgênicas aprovadas ou que deverão aparecer no mercado nos próximos anos.

Fábricas biológicas

As situações citadas acima exemplificam o emprego da engenharia genética na modificação do fenótipo das plantas, visando incrementar ou criar novas características importantes para a agricultura, a indústria de alimentos ou o consumidor. Entretanto, além da possibilidade de se aumentar o vigor ou a produtividade das plantações, os cientistas estão considerando a modificação de plantas, por métodos de engenharia genética, para transformá-las em "fábricas biológicas" que produzam proteínas ou outras substâncias importantes para a indústria. Uma vez que tais proteínas não são usualmente sintetizadas nas plantas, pois são produtos de um gene isolado de uma espécie diferente, elas costumam ser designadas como **proteínas heterólogas**. Por exemplo, a introdução de um gene humano em uma planta pode levar à produção da proteína humana correspondente, desde que se obtenha a expressão desse gene na planta transgênica.

Planta	Característica alterada	Comentários
Milho	Tolerância a seca	
Trigo	Tolerância a seca	A transferência de um gene da cevada para o trigo gerou plantas que podem ser cultivadas em algumas áreas desérticas sem irrigação do Egito
Tabaco	Tolerância ao alumínio	
Maçã	Resistência a fungos e bactérias	
Canola	Óleo com alto teor de ácido láurico	Torna-o semelhante ao óleo de coco e palmito, com importantes aplicações na indústria de alimentos e cosméticos
	Óleo com alto teor de ácido oléico, rico em gorduras não-saturadas	Torna-o semelhante ao azeite de oliva, que é mais saudável
Coco	Óleo com maior teor de ácido láurico	Para competir com a canola GM
Arroz	Resistência a nematóides	Nematóides são vermes que causam perdas de até 70% da produção de arroz na Ásia e África
	Rico em ferro	Deficiência de ferro na alimentação causa anemia, problemas no coração e doenças neurológicas
Manga	Controlar os genes reponsáveis pelos components aromáticos da fruta	Melhorar o sabor
Beterraba	Produção de fructosana	Usado como adoçante de baixa caloria e no desenvolvimento de plástico degradável
Banana	Resistência a fungos	
Abacaxi	Resistência a nematóides	
Batata	Alto teor de amilase	Uso na indústria como agente espessante ou adesivo
Mandioca	Redução de toxinas	

Figura 9.4 ■ Outros exemplos de plantas transgênicas aprovadas ou em desenvolvimento.

Uma das principais aplicações práticas da biotecnologia e engenharia genética consiste na produção industrial de proteínas e outros compostos em culturas de células de mamíferos, em microorganismos (Capítulo 8) e em animais (Capítulo 10). No entanto, devido a suas características intrínsecas, as plantas prometem, no futuro, ser o sistema ideal de "fábricas biológicas" para a produção de substâncias comercialmente importantes.

A cultura de células de mamíferos, por exemplo, é um sistema extremamente caro, exige condições e pessoal especializados para sua manutenção e milhares de litros de cultura são requeridos para se produzir quantidades suficientes de determinada proteína para uso comercial. O mesmo acontece com os microorganismos. Além disso, quando proteínas para o consumo humano são produzidas em plantas transgênicas, existe um risco muito menor de contaminação viral do que quando são produzidas em cultura de células animais. Vírus que atacam as plantas não são patogênicos ao homem.

Dependendo do produto que se intenciona obter, microorganismos podem apresentar outras dificuldades. Por serem organismos procariotos, apresentam limitações para realizar o processamento, pós-transcrição ou pós-tradução, exigido na síntese das proteínas originárias de eucariotos. Vale a pena lembrar aqui que somente os genes de eucariotos apresentam íntrons (seqüências que não aparecem representadas nas proteínas e que são retiradas do RNA mensageiro após a transcrição). Dessa forma, a síntese de proteínas de eucariotos envolve o processamento do RNA mensageiro, exigindo a presença de enzimas que estão ausentes em procariotos. Entretanto, as plantas, como organismos eucariotos, são capazes de fazer corretamente esse processamento, que pode ser essencial para a expressão do gene e funcionamento apropriado da proteína. Outra vantagem é que na transformação de plantas o DNA exógeno se integra ao genoma da planta, geralmente de forma estável, enquanto a maioria dos microorganismos é transformada com plasmídeos, que podem ser perdidos durante a fermentação prolongada.

É difícil imaginar um sistema de produção de proteínas heterólogas, em larga escala, mais econômico e adequado do que as plantas normalmente cultivadas na agricultura. A principal vantagem de se desenvolver plantas transgênicas como fábricas biológicas é que os métodos de cultivo, colheita e estocagem das plantações já estão muito bem estabelecidos. Teoricamente, qualquer proteína, cujo gene tenha sido clonado, pode ser produzida em uma planta. Mais ainda, os custos de produção dessas substâncias em plantas transgênicas podem ser significativamente reduzidos se, paralelamente, a mesma lavoura for também utilizada para gerar os produtos agrícolas tradicionais. Isso permitiria a obtenção de mais que um produto a partir de uma mesma colheita. Por exemplo, tem sido sugerido o desenvolvimento de plantas de beterraba transgênicas, com expressão do gene da proteína heteróloga restrita às folhas, que normalmente são descartadas pelas fábricas de açúcar. Isso pode ser alcançado clonando-se o gene desejado juntamente com seqüências promotoras que conduzem sua expressão para um tecido específico, no caso as folhas. Dessa forma, após a extração do açúcar, a partir das raízes, e da proteína heteróloga, a partir das folhas, os resíduos dos dois tecidos ainda poderiam ser utilizados como alimento animal, fertilizantes para o solo ou na produção de etanol.

Talvez o argumento mais convincente é que o custo estimado da produção de um grama de anticorpo é de US$ 5.000,00 em cultura de células, US $1.000,00 em bactéria transgênica e de US$ 10-100,00 em plantas geneticamente modificadas. Dessa forma, plantas transgênicas representam uma alternativa muito atraente para a produção de proteínas com o uso potencial na indústria, pesquisa e aplicações clínicas.

Os anticorpos são produzidos em larga escala para variados usos, por exemplo, como agentes terapêuticos e diagnósticos, e movimentam um mercado de bilhões de dólares. Os anticorpos membros da família das imunoglobulinas têm uma molécula em forma de Y, formada por quatro cadeias polipeptídicas: duas leves e duas pesadas. Os genes que codificam as cadeias leves e pesadas de anticorpos de mamíferos foram introduzidos separadamente em duas plantas de tabaco, através do sistema de transformação por *Agrobacterium*. As folhas das plantas de tabaco passaram a expressar os respectivos genes em altos níveis. Entretanto, para se conseguir anticorpos funcionais, é necessário que as cadeias leves e pesadas estejam presentes em uma mesma planta individual. Isso foi conseguido pelo cruzamento sexual das duas plantas transgênicas, sendo que os descendentes híbridos passaram a expressar, simultaneamente, os genes das cadeias leves e pesadas, produzindo anticorpos funcionais em uma taxa de 1,5% do extrato de proteínas totais das folhas (Figura 9.5). O uso da planta de tabaco nesse caso é conveniente, pois, não sendo uma planta comestível, não corre o risco de entrar inadvertidamente na cadeia alimentar. O sucesso desses primeiros experimentos abriu novas perspectivas para a utilização de plantas transgênicas como uma forma engenhosa de produzir anticorpos. Outra aplicação dessa tecnologia que tem sido aventada é na prevenção de cáries. A cárie é provocada pela bactéria *Streptomyces mutans* e já foi provado que é possível desenvolver anticorpos contra essa bactéria em plantas. Os anticorpos seriam adicionados em pasta de dente ou soluções de gargarejo.

Atualmente, existe uma série de anticorpos que já foram expressos em uma grande variedade de plantas transgênicas. Alguns desses anticorpos são purificados para uso em terapia e diagnóstico, enquanto outros são produzidos com a finalidade de proteger a planta contra certos agentes patogênicos, como o vírus.

Pesquisadores têm avaliado também a possibilidade de produzir polímeros em plantas transgênicas, devido ao alto custo da produção atual. Um desses polímeros, o qual é usado na fabricação de plástico degradável, é sintetizado por algumas bactérias em três passos a par-

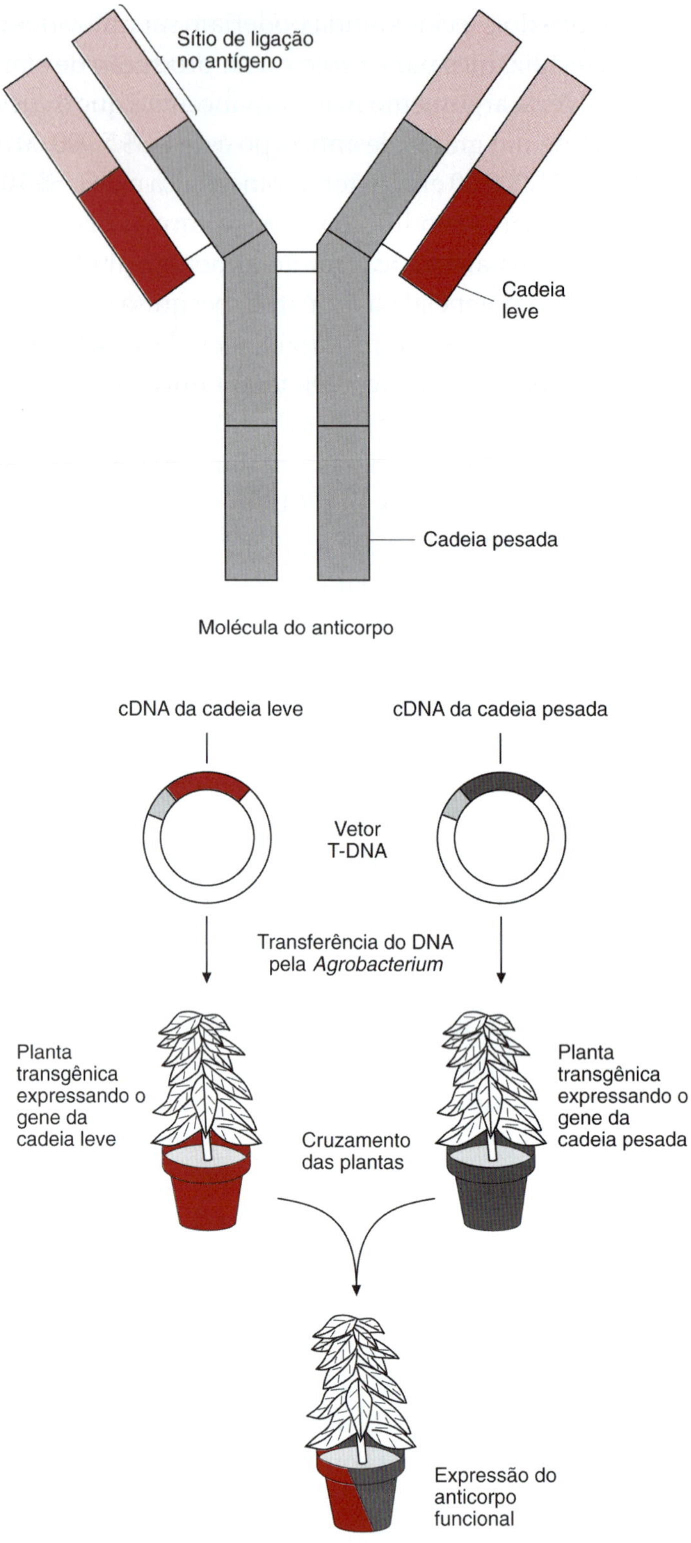

Figura 9.5 ■ Os genes das cadeias leve e pesada do anticorpo são transferidos separadamente para plantas de tabaco, as quais, quando cruzadas, geram plantas transgênicas que produzem a molécula completa e ativa do anticorpo.

tir de um precursor. Cada um desses passos é catalisado por uma enzima diferente. Os três genes que codificam essas três enzimas foram clonados em plasmídeos e transferidos separadamente para cloroplastos de plantas da espécie *A. thaliana*. A decisão de se fazer a transferência gênica para o DNA do cloroplasto, em vez do DNA genômico, baseou-se em experimentos prévios que haviam demonstrado que a síntese citoplasmática do polímero era muito baixa e, além disso, afetava o crescimento da planta transgênica. Como o cloroplasto é capaz de armazenar altos níveis de amido, um polímero biológico, imaginou-se que ele também poderia acumular grandes quantidades do polímero em questão. Duas plantas transgênicas, cada uma portadora de um gene exógeno diferente, foram então cruzadas para se obter plantas que possuíam dois genes da síntese do polímero. Posteriormente, plantas transgênicas portadoras de dois genes exógenos foram novamente cruzadas com uma planta que carregava o terceiro gene da síntese. Por meio dessa estratégia engenhosa foram obtidas plantas que possuíam simultaneamente os três genes exógenos. De algumas dessas plantas transgênicas extraiu-se até 1mg do polímero por grama de folha. Entretanto, plantas que apresentaram alta produção do polímero tiveram também seu crescimento afetado. Mesmo assim, esses resultados foram promissores o suficiente para serem tentados novamente em uma planta mais adequada.

Cada uma das possibilidades de expressão gênica em plantas apresenta suas vantagens e limitações. Quando a proposta é extrair a proteína da biomassa da planta, vegetais com muita folhagem, como tabaco e alfafa, são os primeiros candidatos a serem considerados. Restringir a expressão do gene em organelas como o cloroplasto pode ser útil se a proteína recombinante for tóxica para a planta. Por outro lado, restringir a expressão em sementes pode ser uma alternativa atraente para se estocar a proteína produzida antes de purificá-la. Entretanto, proteínas complexas são geralmente expressas no citoplasma devido às modificações que devem acontecer depois da tradução.

A extração e a purificação da proteína são passos do processo que também apresentam grandes desafios. Entretanto, algumas abordagens criativas têm sido adotadas. A companhia Phytomedics of Dayton, NJ, criou plantas de tabaco transgênicas que excretam continuamente a proteína recombinante pelas raízes em um meio líquido, eliminando a necessidade de extração e purificação dos tecidos da planta. Dessa forma, é possível obter grandes quantidades de proteína a partir de uma planta que nunca sai da estufa. A companhia Pittsboro também não pretende liberar suas plantas transgênicas no meio ambiente. Nesse caso, ela usa uma planta aquática, com crescimento rápido, para produzir uma variedade de proteínas, incluindo anticorpos, interferon e hormônio do crescimento, que também são secretados no meio. A idéia por trás dessas estratégias é que o produto final será aceito mais facilmente pelo público geral, uma vez que as plantas transgênicas não são comestíveis e cresceram confinadas. Isto deve facilitar também o processo de aprovação do produto. Algumas companhias devem realizar testes de campo por mais de 10 anos para demonstrar que a tecnologia é segura ao consumidor e ao meio ambiente. Portanto, qualquer estratégia que reduza o tempo de testes e aprovação do produto final é economicamente muito atraente.

Embora ainda não exista no mercado proteínas farmacêuticas produzidas em plantas transgênicas, vários produtos já se encontram em fase de testes clínicos, devendo ser comercializados nos próximos anos. Uma única companhia americana tem mais de 300 produtos em fase de desenvolvimento e teste. A companhia francesa MERISTEM Therapeutics, por exemplo, vem produzindo em plantas uma lipase gástrica, usada no tratamento de pacientes com fibrose cística e pancreatite crônica, chamada Merispase®. Após concluir os testes da fase I e fase II em julho de 2004, a companhia foi autorizada pelo Ministério Francês de Agricultura e Alimentação a plantar 20 hectares de milho transgênico produtor de Merispase® em campo aberto. Com os analistas prevendo que mais de 70 anticorpos monoclonais estarão no mercado em 2008, com uma demanda esperada de mais de 10 toneladas anuais para esses produtos, a expressão de genes em plantas pode ser a resposta para diminuir custos, da ordem de quatro a cinco vezes, em relação a métodos tradicionais que usam cultura de células. A figura 9.6 apresenta alguns exemplos de produtos obtidos por meio de plantas transgênicas.

Apesar de todas as vantagens aparentes em se utilizar plantas transgênicas como fábricas biológicas, esse sistema apresenta também algumas inconveniências, particularmente quando o produto final se destina ao consumo humano. Uma série de riscos potenciais devem ser considerados em relação à segurança, incluindo contaminação com pesticidas, herbicidas e toxinas da planta. A produção de proteínas em plantas transgênicas pode ser rejeitada pelo público que não aceita produtos GM em geral, por receio de esses organismos se propagarem incontrolavelmente no meio ambiente. Para evitar essa possibilidade, os cientistas contam com algumas opções, incluindo reprodução assexuada, esterilidade das plantas masculinas, genes suicidas, usar plantas cujo genoma é incompatível com as espécies vizinhas e fazer a transfecção em cloroplastos, só para citar algumas das opções. Entretanto, as medidas de segurança com relação às plantas GM têm-se tornado tão

Proteína	Planta	Aplicações
Eritropoetina humana	Tabaco	Anemia
Fator de crescimento da epiderme	Tabaco	Controle da proliferação celular
α-Interferon humano	Arroz	Hepatites B e C
Soro albumina humana	Batata Tabaco	Cirrose hepática
Hemoglobina humana	Tabaco	Substitutivo do sangue
α-1-antitripsina humana	Arroz	Fibrose cística, doenças hepáticas, hemorragia
Hormônio do crescimento	Tabaco	Baixa estatura e tratamento de lesões
Aprotrinino humano	Milho	Inibidor da tripsina para cirurgia de transplante
α-Tricosantino	Tabaco	AIDS
Glicocerebrosidase	Tabaco	Doença de Gaucher
EPI-19	Milho	Bronquite e pneumonia
Lipase gástrica	Milho	Fibrose cística e pancreatite

Figura 9.6 ■ Exemplos de produtos obtidos em plantas transgênicas e suas aplicações.

restritivas que, apesar das vantagens, algumas companhias preferem escolher outros sistemas de expressão, como por exemplo animais transgênicos, assunto que será discutido no Capítulo 10.

Vacinas comestíveis

Embora as vacinas sejam um enorme sucesso no controle e erradicação de várias doenças, seu uso ainda apresenta muitas limitações em países do Terceiro Mundo. Vacinas normalmente requerem refrigeração e devem ser injetadas com seringa estéril. Isso encaresse e dificulta muito as campanhas de vacinação, especialmente em países pobres. Estima-se que em alguns países o preço da refrigeração pode representar a metade do custo final da vacina e que o mau uso de injeções chega a matar 1,3 milhão de pessoas por ano no mundo. Por estas razões, 30 a 40% das crianças do mundo não têm acesso às vacinas.

A biotecnologia foi incorporada na produção de vacinas, pela primeira vez, quando se passou a produzir a vacina contra a hepatite B em células de levedura (Capítulo 8). Em 1991, pesquisadores iniciaram o desenvolvimento de vacinas em plantas transgênicas, explorando a possibilidade de se administrar vacinas pelo consumo de plantas comestíveis. Uma vacina que pudesse ser administrada no alimento, fruta ou vegetal, dispensaria instalações elaboradas para produção, purificação, esterilização e embalagem, bem como sistema ou pessoal especializados para a administração.

As primeiras tentativas para se demonstrar a viabilidade desse conceito inédito foram realizadas pela transfecção de um gene do vírus Newcastle, que provoca diarréia grave, para plantas de batata. Camundongos alimentados com as batatas transgênicas desenvolveram resposta imune. As observações iniciais sugeriram, portanto, que vacinas poderiam ser desenvolvidas em plantas normalmente utilizadas como alimento. A partir desses resultados promissores, os cientistas começaram a desenvolver batatas para expressar o gene da proteína usada na vacina contra hepatite B. Esse trabalho levou oito anos para ser concluído, e em 1999 o FDA aprovou, pela primeira vez, que testes fossem conduzidos em seres humanos com plantas de batata transgênicas produzindo vacina para a hepatite B. Os voluntários, alimentados com 50 a 100g de batata transgênica, apresentaram resposta imune no mesmo nível dos voluntários que receberam vacina injetável contra essa infecção.

Apesar do sucesso nos testes iniciais, muitos problemas ainda precisavam ser atacados. Por exemplo, a batata deveria ser ingerida crua, pois o calor do cozimento ou da fritura destruiria os agentes ativos da vacina. Porque batata crua não é a melhor opção de menu, outras plantas passaram a ser consideradas para a modificação genética com genes que codificam antígenos. Na verdade, a batata foi originalmente escolhida por ser um sistema de fácil manipulação. Nunca se pretendeu que fosse o alimento final de administração da vacina. Inicialmente, imaginou-se também que as pessoas poderiam cultivar essas plantas transgênicas para ter fácil acesso à vacina. Entretanto, essa proposta não parece realística, uma vez que seria muito difícil controlar a dosagem ingerida. Mais ainda, devido às controvérsias sobre os alimentos GM, existe a preocupação de se prevenir que alimentos produtores de vacina entrem inadvertidamente na cadeia alimentar.

Por essas razões, outros alimentos passaram a ser considerados. Criaram-se plantas de tomate transformadas para produzir vacina contra hepatite B, as quais não produzem pólen ou sementes. A reprodução dessas planta é feita somente por meio de mudas, o que deve facilitar o controle da sua multiplicação. Além disso, para que esses tomates não sejam confundidos com tomates comuns, planeja-se modificar a cor do fruto. Uma vez aprovada para consumo, estima-se que o custo dessa vacina seria de um centavo de dólar, mesmo em países em desenvolvimento.

Vários estudos estão em andamento para desenvolver a vacina da hepatite B na banana, pois essa fruta é consumida crua e pode ser amassada como um purê para alimentar bebês que precisam ser vacinados. As bananas transgênicas seriam azuis para distingui-las das frutas comuns.

Além da hepatite B, outras vacinas vêm sendo desenvolvidas em plantas. Uma delas é contra a bactéria *Escherichia coli* 0157:H7, a qual é transmitida pelos alimentos e é produtora de shiga toxinas. Devido a essas toxinas, a bactéria causa diarréia grave, com hemorragia e complicações renais, danos cerebrais e, algumas vezes, morte do paciente. O grupo de Sharon Wen da USU em Bethesda, Maryland, transferiu uma versão modificada do gene da toxina que essa bactéria produz nas plantas de tabaco. A vacina assim criada foi capaz de produzir antígenos contra a toxina da *E. coli*, quando administrada em camundongos. O próximo passo será expor os camundongos imunizados à toxina diretamente ou à bactéria produtora da toxina, a fim de determinar se a vacina realmente oferece proteção. Uma vez que a eficiência de proteção seja estabelecida em plantas de tabaco, os pesquisadores pretendem colocar o gene bacteriano em plantas como a banana ou milho para a imunização de pessoas e animais.

A cólera é outra infecção para a qual a vacina está sendo desenvolvida. Essa doença atinge mais de 5 milhões de pessoas e provoca 200.000 mortes no mundo por ano. É provocada pela bactéria *Vibrio cholerae*, a qual produz uma enterotoxina que causa diarréia grave. Usando a *A. tumefaciens*, pesquisadores transformaram plantas de batata com parte do gene da toxina, a subunidade B. A subunidade B não é a parte tóxica da toxina, mas funciona com antígeno. Um grama de batata transgênica produziu 30µg da subunidade B. Mesmo cozinhando a batata, somente 50% do antígeno foi destruído. Camundongos foram alimentados com essa batata uma vez por semana durante quatro semanas e os testes indicaram que eles adquiriram níveis significativos de proteção contra *V. cholerae*.

A idéia de se desenvolver uma vacina para a AIDS têm estado na agenda dos cientistas desde os anos 80, entretanto, tem sido muito difícil alcançar esse objetivo devido à complexidade do vírus HIV e sua capacidade de resistir a novas drogas. Atualmente, vários grupos estão desenvolvendo vacina contra o HIV em plantas. Cientistas russos e americanos demonstraram que a proteína necessária para a produção da vacina da AIDS está presente nas folhas e frutos de plantas de tomate transformadas com um gene do HIV. Essa proteína, segundo os cientistas, deve servir como antígeno e provocar a resposta imune ao vírus. Sabe-se que pode levar até 10 anos para que uma pessoa infectada com o vírus HIV desenvolva completamente a doença. Assim, mesmo que a vacina não seja capaz de evitar a infecção, o que se espera é que, se for administrada nesse período de latência, fará com que o organismo crie defesas próprias para prevenir os sintomas da doença. Plantas de tomates não foram escolhidas por acaso para esses experimentos. Ao contrário da banana, o tomate desenvolve-se muito bem em todas as regiões do mundo, inclusive na Rússia.

Por outro lado, cientistas europeus anunciaram que cresceriam plantas GM para produzir vacinas contra os vírus HIV e da raiva já em 2006. As plantas mais prováveis para essa função seriam o tabaco e o milho, que deverão ser plantados na África do Sul para evitar a fúria de ambientalistas. O projeto de 16 milhões, coordenado por Julian Ma do Hospital St. George, em Londres, foi financiado pela União Européia e espera-se que os testes clínicos tenham início em 2009.

Outros estudos estão explorando a possibilidade de produzir vacinas em plantas para aves, suínos e outros animais. Isso diminuiria a quantidade de antibióticos que é administrada em animais destinados ao consumo humano, além de reduzir o custo da vacinação.

Atualmente não existem dúvidas de que vacinas podem ser produzidas em plantas comestíveis e o potencial desses projetos é imenso para a humanidade. Entretanto, a indústria farmacêutica não tem-se mostrado interessada nesse conceito, provavelmente porque beneficiaria principalmente populações de países pobres, não se encaixando com suas finalidades lucrativas. Portanto, é necessário que instituições públicas e organizações filantrópicas, como a Organização Mundial da Saúde, apóiem e financiem esses projetos de produção de vacina em plantas.

Fitorremediação

Fitorremediação emergiu no começo dos anos 90 e consiste em usar plantas para retirar poluentes do solo. Plantas podem ajudar a limpar uma série de poluentes, incluindo metais, como níquel, cádmio e mercúrio, pesticidas, explosivos e petróleo. Elas também evitam que vento, chuva e água dos lençóis subterrâneos transportem o agente poluidor de um local para outro. Uma vez no interior da planta, o poluente pode ser estocado nas raízes, caule e folhas, ser transformado em um produto menos tóxico ou, ainda, mudar para a condição gasosa e ser liberado na atmosfera pelo processo de respiração. Comparado com outras abordagens de despoluição, o método de fitorremediação tira vantagem de um processo natural da planta, requer menos equipamento e trabalho, além do fato de que plantas e árvores tornam o local mais atrativo. Além disso, plantas são robustas, "movidas" com energia solar e requerem pouca ou nenhuma manutenção, diminuindo o custo. Suas raízes permeiam o sedimento ambiental com um sistema de membrana que tra-

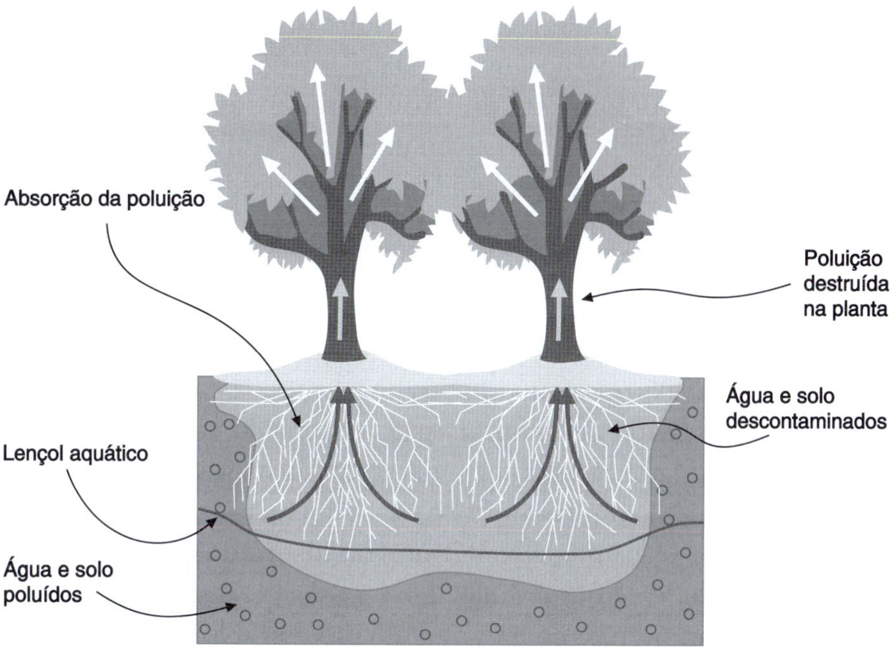

Figura 9.7 ■ Raízes das plantas absorvem a água poluída limpando o lençol aquático e o solo em um processo conhecido como fitorremediação.

balha ativamente (Figura 9.7). Depois que o trabalho de desintoxicação é alcançado, as plantas podem ser colhidas e queimadas sob condições controladas.

Alguns microorganismos do solo são capazes de retirar poluentes por degradação de petroquímicos e imobilização de metais pesados. Entretanto, a atividade microbial é limitada. A maioria dos estudos iniciais foi feita com espécies de plantas naturais após o descobrimento empírico de suas habilidades para realizar tais aplicações. Entretanto, logo ficou evidente que as capacidades naturais da planta deveriam ser incrementadas para que o processo de desintoxicação fosse eficiente o bastante para ser utilizado na prática.

Aí entrou a engenharia genética. É claro que bactérias que já exercem a função de desintoxicação poderiam ser alteradas geneticamente a fim de torná-las mais efetivas no desempenho dessa função. Mas, espalhar microorganismos GM no ambiente é um problema potencial, que seria dificilmente aceito por ambientalistas ou aprovado pelos órgãos competentes. Além disso, os microorganismos GM não sobreviviam no solo de forma consistente. Por que então não isolar os genes das bactérias relevantes e transferi-los para as plantas? Afinal as plantas não se movem e têm um crescimento rápido.

O arsênico é um metalóide extremamente poluente e de difícil descontaminação. Um grupo da Universidade de Georgia, Athens, liderado por Om Parkash Dhankher, transferiu para plantas de *Arabidopsis thaliana* os genes bacterianos que codificam as enzimas arseniato redutase (arsC) e γ-glutamilcisteína sintetase (γ-*ECS*). Os pesquisadores mostraram que, quando esses genes eram expressos simultaneamente, as plantas transgênicas exibiam maior tolerância ao arsênico e, crescendo na sua presença, eram capazes de acumular de duas a três vezes mais arsênico por grama de tecido que as plantas selvagens ou plantas que só expressavam um dos dois genes. A partir dos resultados positivos, o grupo de cientistas está convencido de que será possível desenvolver um sistema semelhante em plantas com grande biomassa e crescimento rápido a fim de criar superacumuladores de arsênico.

O grupo de Neil Bruce, do Instituto de Biotecnologia, da Universidade de Cambridge, tem investigado a possibilidade de se usar plantas transgênicas na degradação de explosivos. Os pesquisadores mostraram que a enzima PETN redutase, presente na bactéria *Enterobacter cloacae* PB2, é capaz de degradar explosivos como o trinitrotolueno (TNT), um importante e persistente poluente em sítios militares. O gene que codifica essa enzima foi modificado por PCR e introduzido em discos da folha de plantas de tabaco, usando a *Agrobacterium*. Sementes de plantas transformadas, expressando o gene da enzima PETN redutase, germinaram e cresceram na presença de TNT, em concentrações que inibiram a germinação e crescimento de plantas selvagens. Além disso, essas plantas apresentaram um poder de degradação dos explosivos superior ao das plantas não transformadas. Esse exemplo sugere que plantas transgênicas, expressando genes microbianos degradativos, podem oferecer uma opção para a fitorremediação de explosivos no solo.

Cientistas estão também modificando plantas para atuarem como indicadores de agentes químicos de uso militar ou patogênicos, como por exemplo a bactéria antraz. Recentemente, a companhia de biotecnologia Aresa Biodetection, da Dinamarca, anunciou o desenvolvimento de uma planta transgênica capaz de mudar de cor quando em contato com explosivos no solo. Estima-se que há cerca de 100 milhões de minas no mundo que ameaçam vidas humanas e que pelo menos 26.000 pessoas são feridas ou mortas pela explosão involuntária dessas minas todos os anos. Os métodos usados tradicionalmente para localizar minas no solo incluem o uso de cachorro farejador, maquinário pesado ou detector de metais. A promessa feita é de que dentro de três a seis semanas após o plantio essas plantas transformadas passariam da cor verde para vermelha quando suas raízes entrassem em contato com o dióxido de nitrogênio (NO_2) que evapora das minas no solo. Embora esse projeto ainda esteja em fase inicial, os pesquisadores estão convencidos de que as plantas modificadas geneticamente podem ser um sistema confiável e de baixo custo, para complementar os métodos tradicionais de detecção de minas.

Biocombustíveis

A necessidade de se fazer uma transição de recursos não-renováveis de carbono para biorrecursos renováveis é inegável, e torna-se ainda mais evidente em momentos de crise, como durante a falta de gasolina dos anos 70 ou nos recentes aumentos de combustível depois do furacão Katrina. O Departamento de Energia dos EUA pretende substituir até 2025 30% do petróleo usado para combustíveis líquidos de transporte com biocombustíveis e 25% dos orgânicos químicos com químicos derivados da biomassa. A União Européia adotou o objetivo de que 5,75% do petróleo e diesel usado para combustível de transporte seja derivado da biomassa em dezembro de 2010. Nesse sentido, programa brasileiro do proálcool, criado em 1975, tem sido pioneiro e, embora não seja ideal, despertado o interesse mundial, particularmente após os recentes aumentos no preço da gasolina.

O grande desafio para atingir esses objetivos está em se desenvolver um produto agrícola que apresente o dobro da produção de biomassa, aumentando o valor industrial do produto em termos de extração do biocombustível. Entretanto, tal aumento só pode ser alcançado a curto prazo por meio de técnicas de manipulação genética aplicadas em diferentes características e processos biológicos da planta. A biomassa de uma árvore pode ser aumentada atuando-se, por exemplo, no processo de fotossíntese, aumentando-se a captação inicial de energia da luz, a qual atualmente é de menos de 2%. Outras possibilidades seria atuar no metabolismo do nitrogênio (Capítulo 8), tornar a planta mais robusta, por meio do aumento da resistência a doenças e insetos, tolerância a seca e grandes variações de temperatura, diminuir o período de dormência da planta durante o inverno, ou eliminar a floração, processo que consume muita energia.

Enfim, as técnicas de engenharia genética aplicadas às plantas representam as ferramentas ideais para se desenvolver a próxima geração de produtos agrícolas, adequados às biorrefinarias modernas que deverão ser incrementadas nas próximas décadas.

Situação mundial das plantas transgênicas

Devido aos riscos potenciais que discutiremos no Capítulo 13, alguns governos e órgãos reguladores têm sido extremamente rígidos quanto à liberação de plantas transgênicas no meio ambiente. Uma série de testes, em âmbito de laboratório, estufas de plantas, pequenos campos de plantação e plantio em larga escala, tem sido exigida antes que o produto passe para as mãos dos agricultores e seja comercializado. Esse processo de aprovação tem retardado o aparecimento de produtos GM no mercado. Mesmo assim, só na América do Norte existem atualmente 73 variedades de produtos agrícolas GM aprovados para o consumo humano e animal.

Apesar da campanha contra promovida pelos grupos ambientalistas, a agricultura de plantas GM continua florescendo. Segundo o relatório de 2005 do ISAAA (International Service for the Acquisition of Agri-Biotech Applications), a situação mundial dos cultivos de transgênicos comercializados continua a crescer pelo décimo ano consecutivo. A área global estimada de plantações GM em 2005 foi de 90 milhões de hectares, cultivada por 8,5 milhões de agricultores em 21 países diferentes (Figura 9.8). O crescimento da área global entre 2004 e 2005 foi de 11%, equivalente a 9 milhões de hectares. Durante a primeira década de comercialização, a área global de lavouras transgênicas cresceu 50 vezes.

O relatório do ISAAA também aponta que a produção dos sete países líderes no plantio de transgênicos totalizou 97,8% da área global de culturas GM (Figura 9.9). Mais de um terço (38%) do total da área semeada com produtos GM em 2005, equivalente a 33,9 milhões de hectares, foi cultivado em países em desenvolvimento, cujo crescimento em relação a 2004 foi substancialmente maior (6,3 milhões de hectares) que em países industriais (2,7 milhões de hectares). Entre 2004 e 2005, o Brasil foi o país que apresentou maior aumento na área de plantações transgênicas, estimado em 4,4 milhões de hectares, tornando-se o terceiro maior produtor de alimentos transgênicos em todo o mundo. Surpreendentemente, dos quatro novos países que iniciaram o plantio de produtos GM em 2004, três deles pertencem à União Européia (Portugal, França e República Tcheca), sendo que o quarto é o Irã.

Durante os dez anos de cultura de produtos GM, consistentemente a soja tem sido o produto mais plantado (Figura 9.10) e a tolerância a herbicidas, a característica dominante, seguida pela resistência a inse-

21 países com biotecnologia e mega-países*, 2005

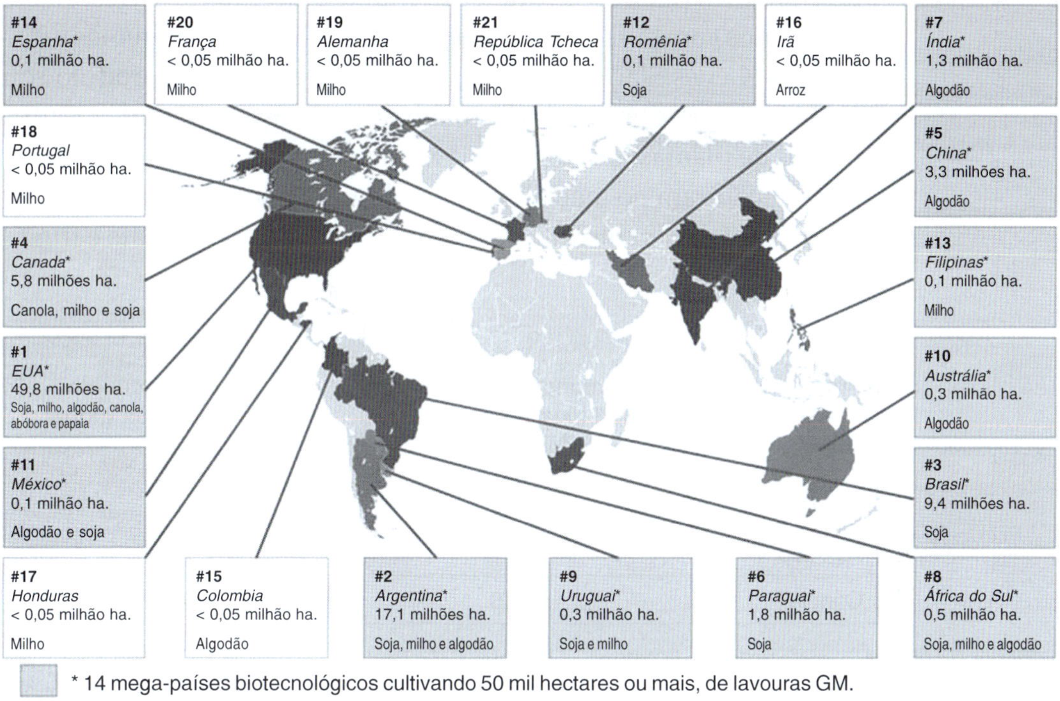

* 14 mega-países biotecnológicos cultivando 50 mil hectares ou mais, de lavouras GM.

Fonte: Clive James, 2005

Figura 9.8 ■ Plantações de transgênicos no mundo. Adaptado com premissão do Relatório do ISAAA de 200S (http//www.isaaa.org/).

País	Área (milhões de hectares)	Porcentagem da área mundial	Produto transgênico
EUA	49,8	55	Soja, milho, algodão, canola, abóbora, papaia
Argentina	17,1	19	Soja, milho, algodão
Brasil	9,4	10,4	Soja
Canadá	5,8	6,4	Canola, milho, soja
China	3,3	3,6	Algodão
Paraguai	1,8	2	Soja
Índia	1,3	1,4	Algodão

Figura 9.9 ■ Sete países que mais plantaram produtos GM em 2005. Dados extraídos de relatório do ISAAA (James, C 2005. Executive Summary of Global Status of Commercialized Biotech/GM Crops: 2005. ISAAA Briefs No. 34. ISAAA: Ithaca, NY).

tos. Em 2005, a tolerância a herbicidas em plantas de soja, milho, canola e algodão ocupou 71% (63,7 milhões de hectares) da área global de produtos GM. Uma tendência futura importante observada foi o crescimento de produtos com dois ou três genes modificados para diferentes características (Genes Stack). Em 2005, plantou-se o primeiro produto com triplo transgene, que foi o milho cultivado nos Estados Unidos. Outras espécies de plantas transgênicas já aprovadas para a comercialização e que se encontram no mercado mundial são: abóbora, arroz, batata, beterraba, cantalupe, chicória, papaia, semente de linho, tomate e trigo.

Produto transgênico	Área mundial de plantação (milhões de hectares)	Porcentagem em relação à área global
Soja	54,4	60
Milho	21,2	24
Algodão	9,8,2	11
Canola	4,6	5

Figura 9.10 ■ As quatro principais culturas GM mundiais. Dados extraídos do relatório do ISAAA, 2005.

O sucesso das lavouras transgênicas pode ser avaliado pelos dados de uma pesquisa recente, citada no relatório do ISAAA, sobre o impacto mundial desse tipo de plantação. O estudo estima que os benefícios totais para os agricultores que plantaram lavouras GM em 2004 foi de US$ 6,5 bilhões e os benefícios acumulados no período entre 1996 e 2004 totalizam US$ 27 bilhões. A redução acumulativa no uso de pesticidas no mesmo período foi estimada em 172.500 toneladas, o que representa uma redução de 14% no impacto ambiental.

As restrições às plantas transgênicas variam em diferentes países, sendo que a União Européia, liderada pelo Reino Unido, tem sido muito mais relutante em aceitar a biotecnologia de plantas que a América de Norte, encabeçada pelos Estados Unidos. A Espanha tem sido uma exceção a essa regra e foi o único país europeu a plantar uma área significativa de plantações transgênicas em 2004, com um aumento de 80% em relação ao ano anterior. Além disso, a entrada em 2005 de três países europeus no clube de países com lavouras GM pode indicar uma tendência da União Européia de diminuir suas restrições aos produtos GM. Países em desenvolvimento, devido as necessidades de aumento de produção, têm colocado em segundo plano as preocupações com o meio ambiente. A China, por exemplo, tem-se declarado "disposta a assumir alguns riscos para atacar problemas". O Brasil aprovou em 2 de março de 2005 o Projeto de Lei nº 2401/2003 que estabelece normas de segurança e mecanismos de fiscalização de atividades que envolvam organismos geneticamente modificados e seus derivados.

Perspectivas futuras

A engenharia genética vem acelerando o processo de melhoramento dos produtos agrícolas que, durante séculos, foi desenvolvido pelo homem através de cruzamentos dirigidos e da seleção dos descendentes. As situações aqui citadas representam somente alguns exemplos de como as técnicas de engenharia genética, aplicadas às plantas, podem aperfeiçoar mecanismos biológicos já existentes na natureza ou mesmo criar novas alternativas úteis ao homem. Uma vez que tais possibilidades envolvem um mercado de centenas de bilhões de dólares, sempre haverá estímulo para que novas soluções sejam alcançadas, mesmo que isso implique a superação de grandes dificuldades.

De modo geral, na primeira leva de produtos GM aprovados, que estão no momento em pleno uso comercial, características foram alteradas visando tornar a produção da colheita mais eficiente, como, por exemplo, tolerância a herbicida, resistência a insetos e vírus, ou a combinação desses fatores. A segunda geração de produtos, a qual se encontra em fase de desenvolvimento ou de aprovação, diz respeito principalmente ao melhoramento do produto final, como qualidade e valor nutritivo da cultura. A terceira onda de plantas transgências a chegar no mercado será de plantas com respostas complexas a situações de estresse ambiental, fábricas biológicas, vacinas comestíveis ou para serem usadas como fonte de combustível renovável. Essa seqüência nas plantas transgênicas comercializadas deve-se à complexidade científica crescente envolvida nos três grupos de características.

O ISAAA prevê para os próximos dez anos um aumento ainda maior no número de países, fazendeiros e na área semeada com lavouras transgênicas, que aquele observado na primeira década de plantio de produtos GM.

Embora as preocupações com problemas de segurança sejam válidas e devam ser mantidas, até o momento não há razões concretas para se acreditar que organismos GM sejam uma ameaça real à saúde humana ou ao meio ambiente, pelo menos no que se refere aos produtos testados, aprovados e que estão sendo plantados em larga escala. Assim, parece que, quanto mais o tempo passa, mais produtos sejam comercializados em um número crescente de países, os medos deverão se dissipar e, conseqüentemente, a aceitação pública aos produtos GM deverá aumentar.

As técnicas de engenharia genética, aplicadas às plantas, seguirão um curso inevitável e irreversível de desenvolvimento. Atualmente ainda existem grandes dificuldades técnicas para a criação de plantas transgênicas, mas caminhamos para um tempo onde a aceitação pelo público consumidor do produto final e o controle imposto para a comercialização dos produtos serão as principais barreiras a essa tecnologia.

Visando encurtar este período, um grupo de cientistas lançou um projeto arrojado, que se intitula "Estudo da Expressão Global do Genoma da *Arabidopsis*", coordenado por Joseph R. Ecker, do Instituto Salk. O objetivo desse projeto é decifrar como funciona o genoma inteiro da planta *Arabidopsis*, até 2010, a um custo estimado de US$ 500 milhões. Essa planta já tem seu genoma completamente seqüenciado e a intenção agora é identificar exatamente a função de cada um dos seus 25.000 genes, como eles interagem, onde e quando eles se expressam, mapear todas as interações entre as proteínas, determinar exatamente quais células produzem a proteína de cada um dos genes e em que estágio da vida da planta. Sem dúvida alguma, uma proposta ambiciosa, entretanto, os frutos que os pesquisadores esperam alcançar com esse projeto são também grandiosos. Em primeiro lugar, plantas que florescem são relativamente recentes na escala evolutiva, tendo aparecido somente nos últimos 150 milhões de anos. Assim, espera-se que elas tenham tantas semelhanças entre si que as descobertas feitas para *Arabidopsis* poderão ser aplicadas diretamente em outras espécies vegetais. Mais ainda, é possível que o projeto favoreça até o entendimento sobre os genes humanos. Em segundo lugar, os resultados desse projeto devem simplificar sobremaneira a manipulação genética das plantas, além de tornar o processo muito mais preciso. As modificações genéticas realizadas em vegetais passariam a ser previsíveis e, segundo os pesquisadores, seria possível até antever o risco que uma certa alteração genética teria no ambiente. Eles acreditam que a pesquisa com *Arabidopsis* terá certamente um impacto significante na melhora da qualidade de vida dos seres humanos. Afinal, precisamos de outra revolução verde para continuar alimentando a população crescente do mundo.

RESUMO

1. A modificação genética de plantas e animais tem sido realizada pelo homem por muitos séculos, através de cruzamentos preferenciais das classes parentais e seleção dos descendentes.
2. Com os métodos utilizados na engenharia genética temos a possibilidade de introduzir ou incrementar características nas plantas cultivadas em apenas uma geração, superando as barreiras sexuais entre as espécies.
3. A célula vegetal apresenta uma parede rígida de celulose que dificulta a entrada do DNA exógeno. Por outro lado, as plantas apresentam a propriedade de se regenerarem a partir de uma única célula ou de massas celulares indiferenciadas, os *calli*.
4. Genes podem ser transferidos para plantas, principalmente, por meio do T-DNA, uma porção do plasmídeo Ti presente na *Agrobacterium tumefaciens*, ou por bombardeamento de micropartículas de ouro ou tungstênio na superfície das quais o DNA tenha sido previamente precipitado.
5. Plantas GM que têm sido cultivadas em larga escala desde 1996 foram transformadas para melhorar e aumentar a produção agrícola, atribuindo-lhes características como: tolerância a herbicidas, resistência a insetos e vírus, aumento do valor nutritivo das sementes, durabilidade dos frutos e novos padrões de coloração das flores.
6. Plantas transgênicas podem também funcionar como fábricas biológicas visando à produção de substâncias de alto valor comercial, particularmente os anticorpos.
7. Plantas que expressam genes de vírus ou bactéria podem produzir antígenos que funcionam como vacinas, ativando o sistema imunológico; vacinas comestíveis dispensam refrigeração e instalações elaboradas na produção e administração, facilitando sua distribuição em países em desenvolvimento.
8. Plantas transformadas com genes bacterianos que degradam poluentes adquirem resistência e, à medida que absorvem os produtos químicos do solo, desintoxicam o ambiente em um processo conhecido como fitorremediação.
9. Antes que as plantas transgênicas sejam liberadas no meio ambiente, inúmeros testes são realizados para assegurar que não apresentam riscos para a saúde humana ou para o meio ambiente. A regulamentação de plantas e alimentos GM tem sido um fator de grande discórdia no cenário internacional.
10. O projeto lançado para a compreensão global do genoma da *Arabidopsis* promete tornar o desenvolvimento de plantas transgênicas um processo mais preciso e previsível no futuro.

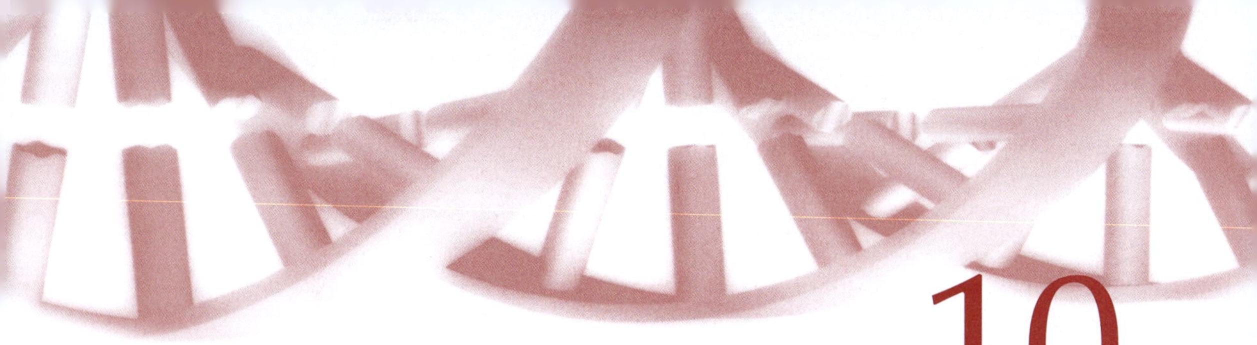

10

Animais transgênicos

Antes do desenvolvimento da engenharia genética, cruzamentos seletivos eram a única maneira de se incrementar uma característica genética em animais domesticados. Entretanto, os métodos clássicos de melhoramento animal apresentam as mesmas limitações que foram discutidas no Capítulo 9 para as plantas. Cruzamento dirigido é um processo lento, com transferência de gene restrita a indivíduos de uma mesma espécie e que produz resultados incertos. Apesar disso, a metodologia de seleção dos "melhores" para os cruzamentos que irão produzir a próxima geração eventualmente, estabelece animais que apresentam as características desejadas. Na verdade, esse processo tem tido muito sucesso, tanto assim que praticamente todos os aspectos biológicos dos animais de criação observados atualmente foram estabelecidos dessa maneira. No entanto, uma vez que uma característica importante tenha sido estabelecida em uma linhagem animal, torna-se difícil introduzir novas mudanças genéticas por métodos de cruzamento seletivo, sem que se percam as qualidades já alcançadas.

Como nas plantas, animais transgênicos podem ser desenvolvidos para tornarem-se mais robustos ou para atender ao interesse do fazendeiro e do consumidor. Por exemplo, apresentar maior resistência a doenças ou aumento na produção de leite, carne ou lã. Mas as razões pelas quais animais transgênicos são produzidos vão muito além do melhoramento de animais de criação. Animais geneticamente modificados tornaram-se uma importante ferramenta na compreensão do desenvolvimento embrionário de mamíferos, no estudo da expressão e regulação gênica, na imensa tarefa de decifrar os genomas e estabelecer as funções dos genes, na criação de modelos animais para desvendar doenças humanas e testar drogas e na produção de substâncias farmacêuticas importantes.

Neste capítulo discutiremos as técnicas de transferência de genes para células animais, métodos de criação de animais transgênicos e suas inúmeras aplicações.

Métodos de transfecção

O processo de introdução de um fragmento de DNA em bactéria ou levedura é chamado de **transformação**. O termo, nesse caso, designa uma mudança genética herdada devido à aquisição de DNA exógeno (estranho à célula). Entretanto, em células de animais superiores o termo transformação é utilizado para descrever mudanças no padrão de regulação do crescimento e divisão das células em cultura, fazendo com que permaneçam em constante divisão. Essas mudanças tornam as células cancerosas e a cultura celular imortal. Assim, para se evitar confusão na terminologia, o termo **transfecção** foi escolhido para descrever mudanças herdadas em células de eucariotos devido à aquisição de DNA exógeno.

Quando ocorre a transferência de um fragmento do DNA exógeno para uma célula animal, o DNA pode ser integrado em algum ponto do genoma animal ou permanecer livre no núcleo celular. Salvo alguns raros exemplos, a transfecção da célula só será estável se o DNA se integrar ao cromossomo, caso contrário, ele será degradado depois de algum tempo ou perdido nas próximas divisões celulares. Uma vez integrado, o DNA estranho passa a se replicar juntamente com o cromossomo no qual ele reside e, desde que esteja sob o controle de seqüências promotoras, poderá expressar-se na célula hospedeira produzindo a proteína que codifica.

As células animais são envoltas por uma membrana simples, chamada de membrana celular ou membrana plasmática (Figura 1.1A). Tal membrana representa uma barreira para a entrada de material genético estranho, a qual foi desenvolvida durante milhões de anos de evolução. Dessa forma, os cientistas tiveram que criar uma variedade de técnicas para introduzir, com certa eficiência, genes em células animais. Essas técnicas podem ser divididas em duas classes: aquelas que utilizam métodos físicos ou químicos e aquelas que se valem de vetores biológicos.

Uma possibilidade é o método de **microinjeção** utilizado para a transferência direta de genes. Além de sua baixa eficiência, uma vez que um número limitado de células pode ser injetado, esse método apresenta grandes restrições quando se visa à introdução de DNA em culturas celulares ou em tecidos. Entretanto, é um método muito utilizado na transfecção de ovos fertilizados, como veremos adiante na figura 10.6.

Outra alternativa se baseia no fato de que as células de mamíferos permitem a entrada de DNA na forma de **precipitado de fosfato de**

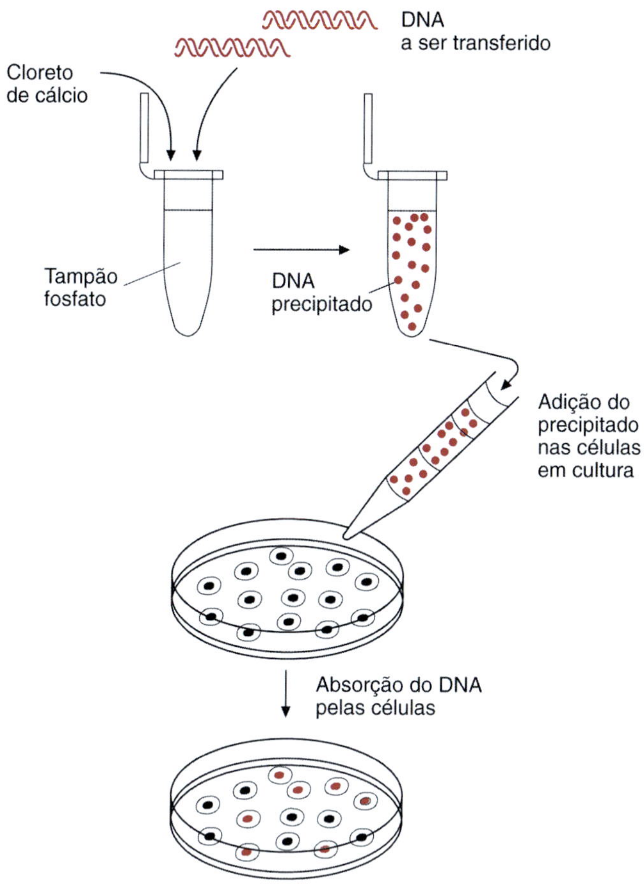

Figura 10.1 ■ Transferência gênica por precipitado de fosfato de cálcio.

cálcio (Figura 10.1). Quando cloreto de cálcio é adicionado ao DNA, que está diluído em tampão fosfato, forma-se um precipitado fino de fosfato de cálcio e DNA. Acrescentando-se esse precipitado nas células em cultura, após algumas horas as células terão absorvido o DNA precipitado. Parte do DNA absorvido alcançará o núcleo, onde pode integrar-se no cromossomo e expressar-se. Embora esse método seja muito simples, apresenta uma eficiência muito baixa e a taxa de transferência estável é de somente uma em cada 10^5 células.

Uma abordagem que se tornou popular nos anos 80 é a técnica de **eletroporação** (Figura 10.2). As células-alvo são misturadas com o DNA a ser transferido; o conjunto é colocado em uma câmara e submetido a um breve pulso elétrico, o qual provoca a abertura temporária dos poros da membrana celular, permitindo a entrada do DNA. Esse método resulta em, pelo menos, 1% das células viáveis com expressão estável de um gene marcador, o qual é utilizado para selecionar as células que incorporaram o DNA.

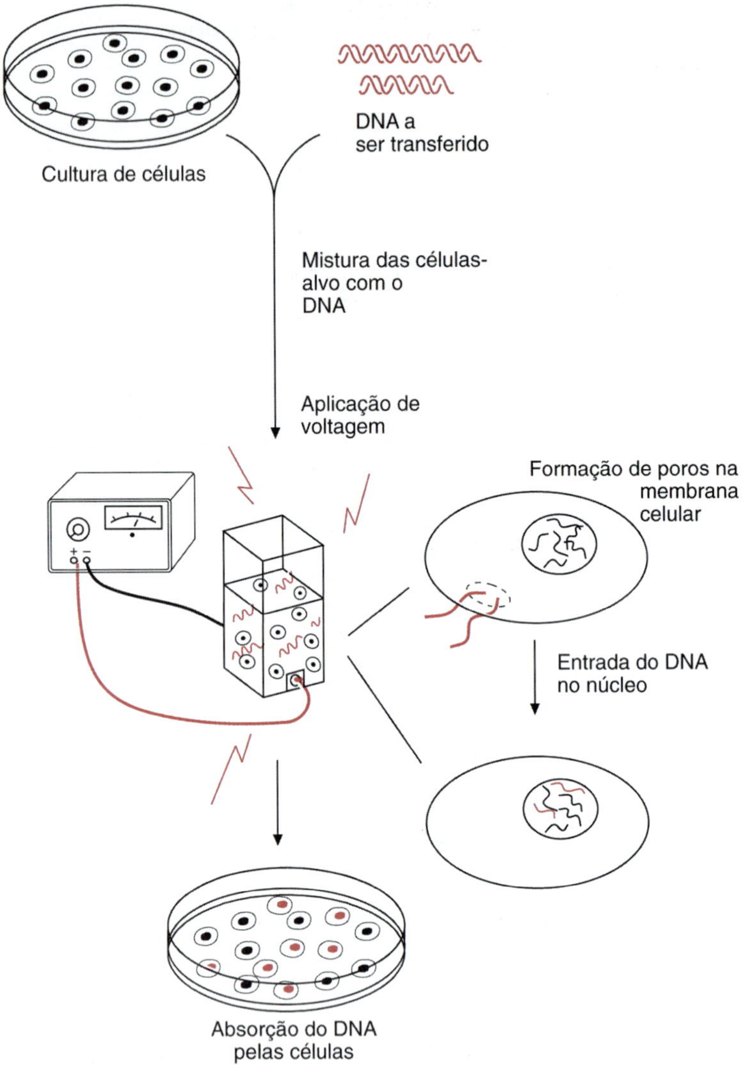

Figura 10.2 ■ Transferência gênica por eletroporação.

O DNA pode, também, ser introduzido na célula por vesículas de fosfolipídeos sintetizadas artificialmente, conhecidas como **lipossomos**. Tais vesículas fundem-se com a membrana celular e depositam o DNA diretamente no interior das células (Figura 10.3). A transferência de DNA mediada por lipossomos é tecnicamente fácil, altamente reproduzível e eficiente. Dessa forma, esse tem sido o método de escolha para a transfecção de DNA em cultura de células.

O método de bombardeamento, desenvolvido inicialmente para a transferência de genes em plantas (Capítulo 9, figura 9.2), pode ser utilizado também na transfecção de células animais. A principal vantagem

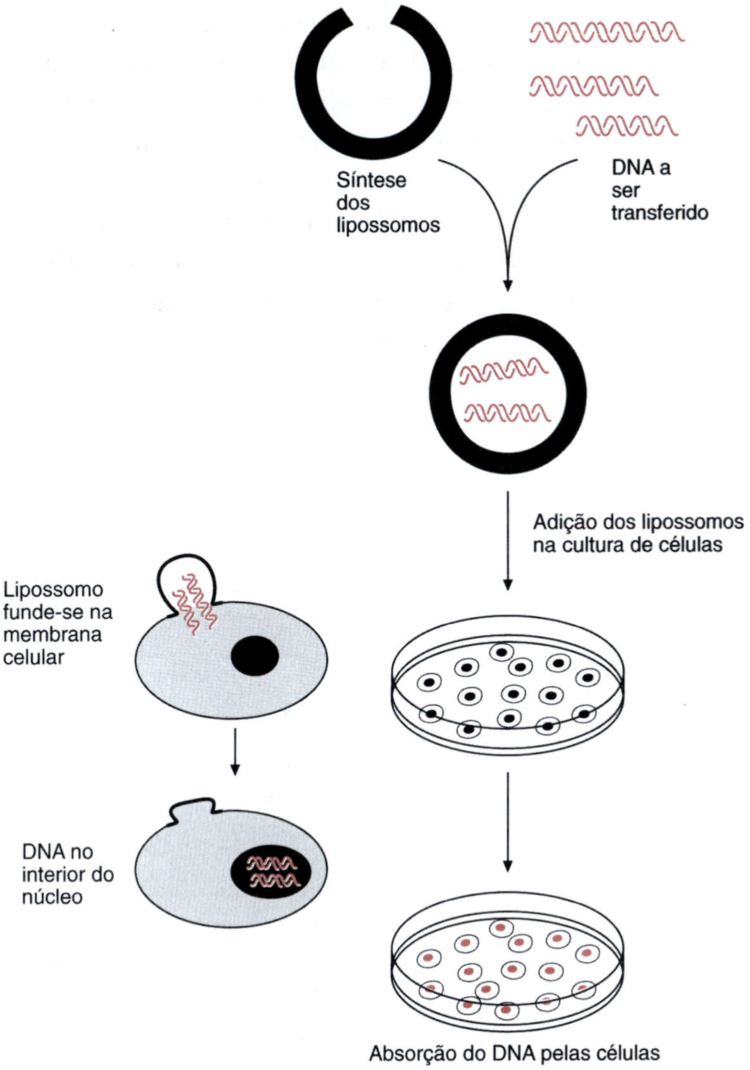

Figura 10.3 ■ Transferência de DNA por lipossomos.

desse método é a capacidade mecânica das micropartículas de atravessar a membrana celular, independente da estrutura da célula-alvo ou da integração entre a molécula de DNA e a membrana plasmática.

Outra possibilidade muito utilizada é o uso de vetores virais para a introdução do DNA. Durante a evolução, os **retrovírus** adaptaram-se para transferir eficientemente genes de seu genoma para outras células, integrar os genes transferidos no genoma da célula hospedeira e alcançar um alto nível de expressão. Por essas razões, eles têm sido utilizados como vetores na transferência de genes em células animais. É mais um exemplo da ciência tirando vantagem de um evento natural.

Os retrovírus têm um ciclo de vida complexo (Figura 10.4). Seu material genético é formado por uma molécula dupla (dímero) de RNA, o qual é circundado por uma cápsula protéica interna e uma dupla camada de lipídeos. Nessa última camada existem substâncias especiais, as glicoproteínas, que se ligam à membrana da célula durante a infecção. Após entrar na célula, a cápsula protéica do vírus é quebrada e seu genoma de RNA é copiado em uma molécula de DNA, com o auxílio da enzima transcriptase reversa contida no vírus. A dupla fita de DNA recém-formada circulariza-se e seqüências específicas do retrovírus dirigem a integração do DNA viral no genoma da célula hospedeira. Após

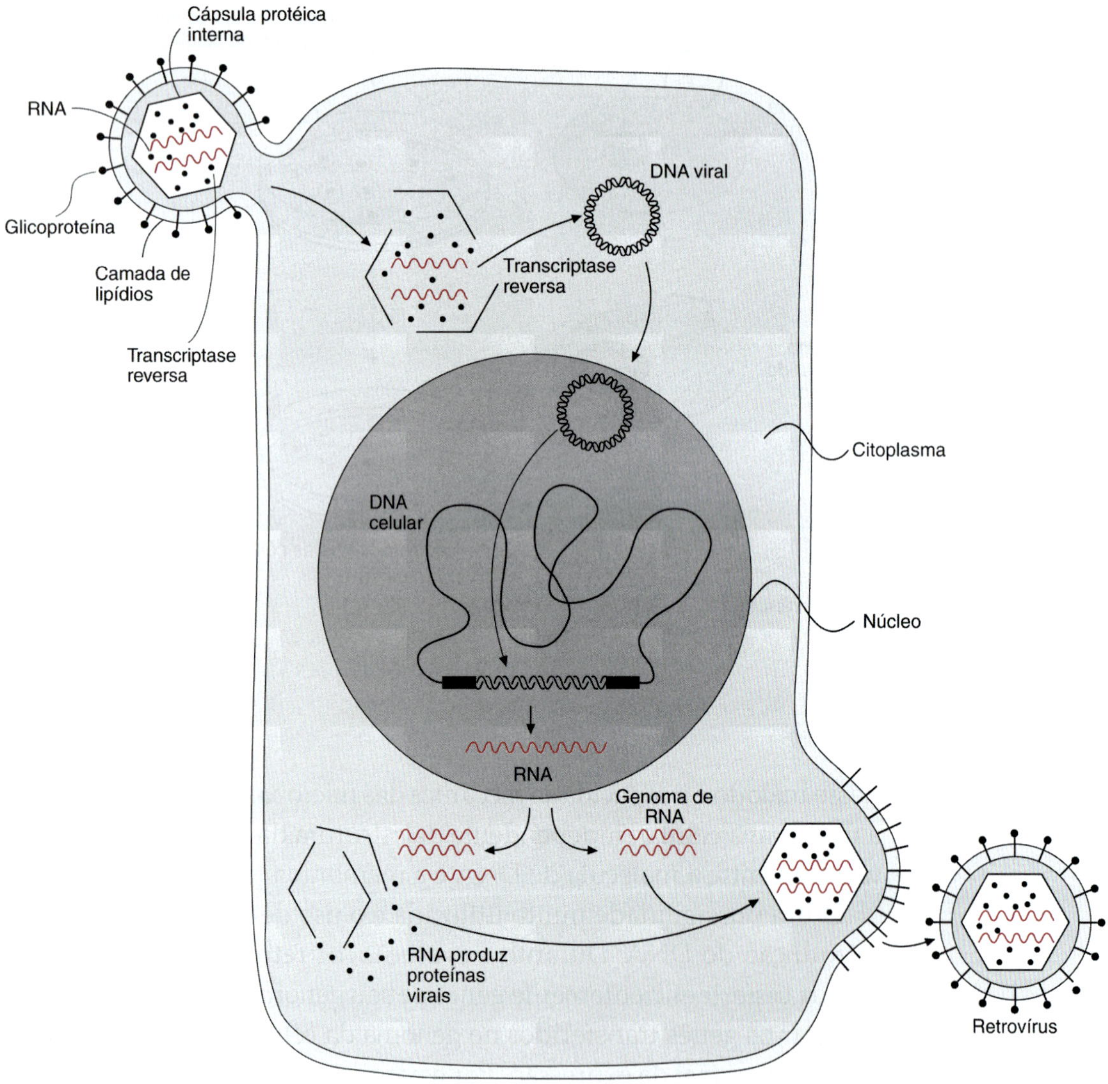

Figura 10.4 ■ Ciclo do retrovírus.

a integração, seqüências do DNA viral são transcritas produzindo um RNA complementar. Parte desse RNA funciona como RNA mensageiro e é traduzido, utilizando o maquinário de síntese de proteínas da célula hospedeira, para formar as glicoproteínas, a enzima transcriptase reversa e outras substâncias da capa protéica. A outra parte forma o RNA genômico e é empacotada em novas partículas de retrovírus, que saem da célula hospedeira sem provocar lise.

O genoma típico de um retrovírus (Figura 10.5A) consiste de três genes chamados de *gag*, *pol* e *env*, que codificam as proteínas da cápsula interna, as enzimas transcriptase reversa e integrase (que facilita a integração do DNA no genoma da célula hospedeira) e o envelope de glicoproteínas, respectivamente. A seqüência Psi é essencial para o empacotamento do material genético em novas partículas virais. Todo o genoma está ligado a duas seqüências idênticas, LTR (*long terminal repeats*), que contêm elementos de regulação da expressão gênica e controlam a infecção, a integração, a replicação do genoma do vírus e a transcrição das proteínas virais.

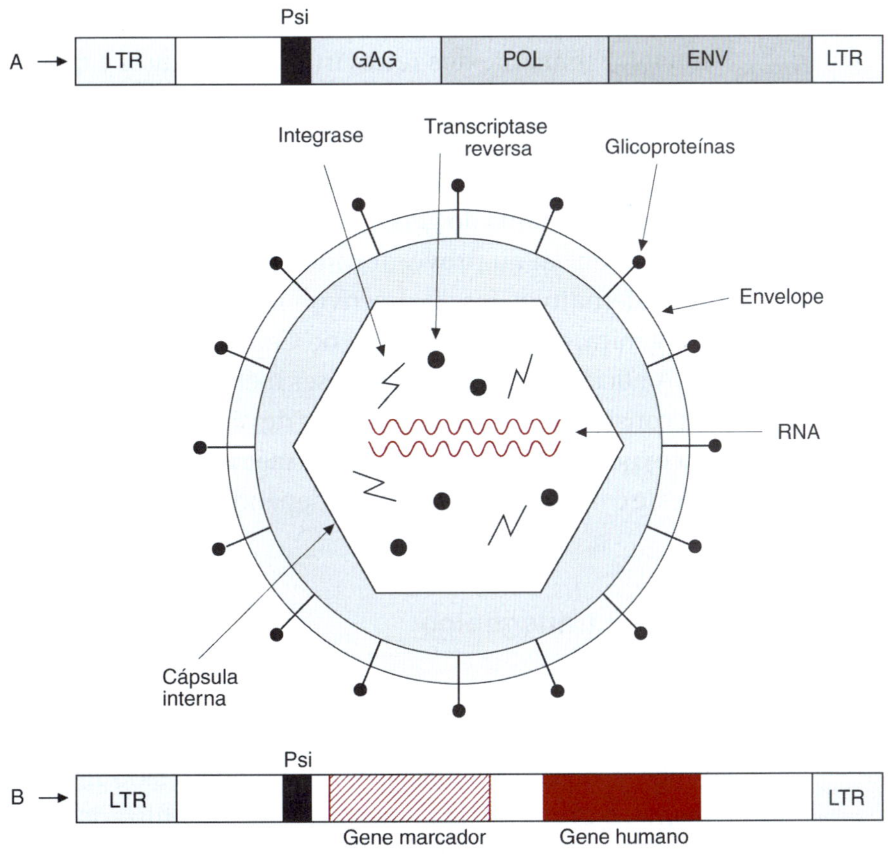

Figura 10.5 ■ Genoma do retrovírus (**A**) e após a substituição para ser utilizado como vetor (**B**).

Antes de o retrovírus ser utilizado como vetor, os genes *gag*, *pol* e *env*, que perfazem 80% de seu genoma, são retirados e substituídos pelo gene que se deseja transferir e por um gene marcador, o qual permite a seleção das células tranfectadas (Figura 10.5B). O retrovírus recombinante é agora capaz de infectar células de mamíferos e integrar seu genoma no DNA das células hospedeiras, mas é incapaz de produzir novas partículas virais, portanto, ele só pode passar por um ciclo de infecção. Essa estratégia é usada para garantir que, quando as células manipuladas em cultura forem introduzidas no organismo, os retrovírus recombinantes não irão reinfectar outras células de forma descontrolada.

Os retrovírus são os vetores mais bem caracterizados para a transferência de genes humanos e têm sido empregados nos protocolos iniciais de terapia gênica (Capítulo 12). Entre as grandes vantagens de se utilizar os retrovírus como vetores, podemos citar que eles são capazes de infectar, virtualmente, 100% das células-alvo em divisão, integram de forma estável poucas cópias do DNA no genoma da célula hospedeira e podem carregar fragmentos relativamente grandes de DNA, entre 8 e 10kb, o que geralmente permite a transferência do gene de interesse completo mais as seqüências que controlam sua expressão. Entretanto, um fator limitante dos retrovírus como vetores é que eles infectam somente células em divisão, o que impede seu uso em muitos tecidos. Outro problema é que sua integração no genoma se dá ao acaso. Portanto, sempre existe a probabilidade remota de o retrovírus se inserir em uma região importante do genoma e, dessa forma, alterar a expressão de um gene essencial ou provocar câncer. Por essas razões, vários vetores virais alternativos foram desenvolvidos, principalmente visando à terapia gênica, e serão discutidos no Capítulo 12.

A eficiência de cada um desses métodos de transfecção de genes varia consideravelmente com o tipo de célula utilizada e com as condições do experimento. Não existe um método perfeito para todas as situações, e o método de escolha vai depender da finalidade do experimento.

Criando um animal transgênico

Embora várias espécies animais já tenham sido modificadas geneticamente, o camundongo é freqüentemente utilizado para desenvolver e aperfeiçoar a tecnologia da produção de animais transgênicos em laboratório. O camundongo é a espécie de escolha para esse tipo de experimento devido ao conhecimento já adquirido sobre seu genoma, a similaridade do metabolismo e do genoma entre roedores e humanos, a reprodução rápida da espécie, bem como o custo baixo e a facilidade de manutenção dos animais em laboratório.

Basicamente, há três formas de se produzir animais transgênicos: 1. microinjeção; 2. células-tronco embrionárias; e 3. transferência nuclear.

Microinjeção

As primeiras tentativas de criar animais transgênicos foram realizadas no início dos anos 80, utilizando o método da microinjeção, por Richard Palmiter, da Universidade da Pensilvânia, e Ralph Brinster, da Universidade de Washington.

Nesse método, fêmeas de camundongo são estimuladas com injeção de hormônio para provocar uma superovulação, liberando cerca de 35 óvulos em vez do número normal de 5 a 10. Imediatamente após serem cruzadas com machos, as fêmeas superovuladas são sacrificadas e os óvulos fertilizados são recolhidos do oviduto. Nessa fase do desenvolvimento, a célula inicial apresenta os pronúcleos feminino e masculino ainda separados, os quais serão fundidos para formar o zigoto. A introdução do gene construído é feita diretamente em um dos pronúcleos com o auxílio do micromanipulador. Esse instrumento é, basicamente, um microscópio acoplado a controles remotos, o que permite que seus acessórios sejam manipulados de forma extremamente delicada. O zigoto é então mantido na posição correta por meio de uma pipeta de sucção, enquanto muitas cópias do transgene são injetadas com uma microagulha, geralmente direto no pronúcleo masculino (Figura 10.6).

Os zigotos injetados com DNA são mantidos em cultura e iniciam uma série de divisões celulares sucessivas. Geralmente, quando os embriões atingem a fase de uma esfera maciça com 16 células, chamada mórula, eles são implantados em fêmeas que funcionarão como incubadoras. As fêmeas que receberão os embriões tratados foram previamente cruzadas com machos vasectomizados. Dessa forma, com certeza, seus óvulos não terão sido fecundados, mas o corpo das fêmeas estará preparado para receber os embriões, sendo assim chamadas de pseudográvidas. Em camundongos, a cópula é a única forma conhecida de tornar o útero receptivo à implantação de embriões. Cerca de três semanas após a implantação, as fêmeas darão à luz. A presença e a expressão do gene introduzido no animal transgênico podem ser confirmadas utilizando-se métodos como Southern, Northern, Western e PCR, descritos no Capítulo 4. Uma gota de sangue é retirada da cauda do animal para a análise do DNA, RNA ou proteína referentes ao transgene.

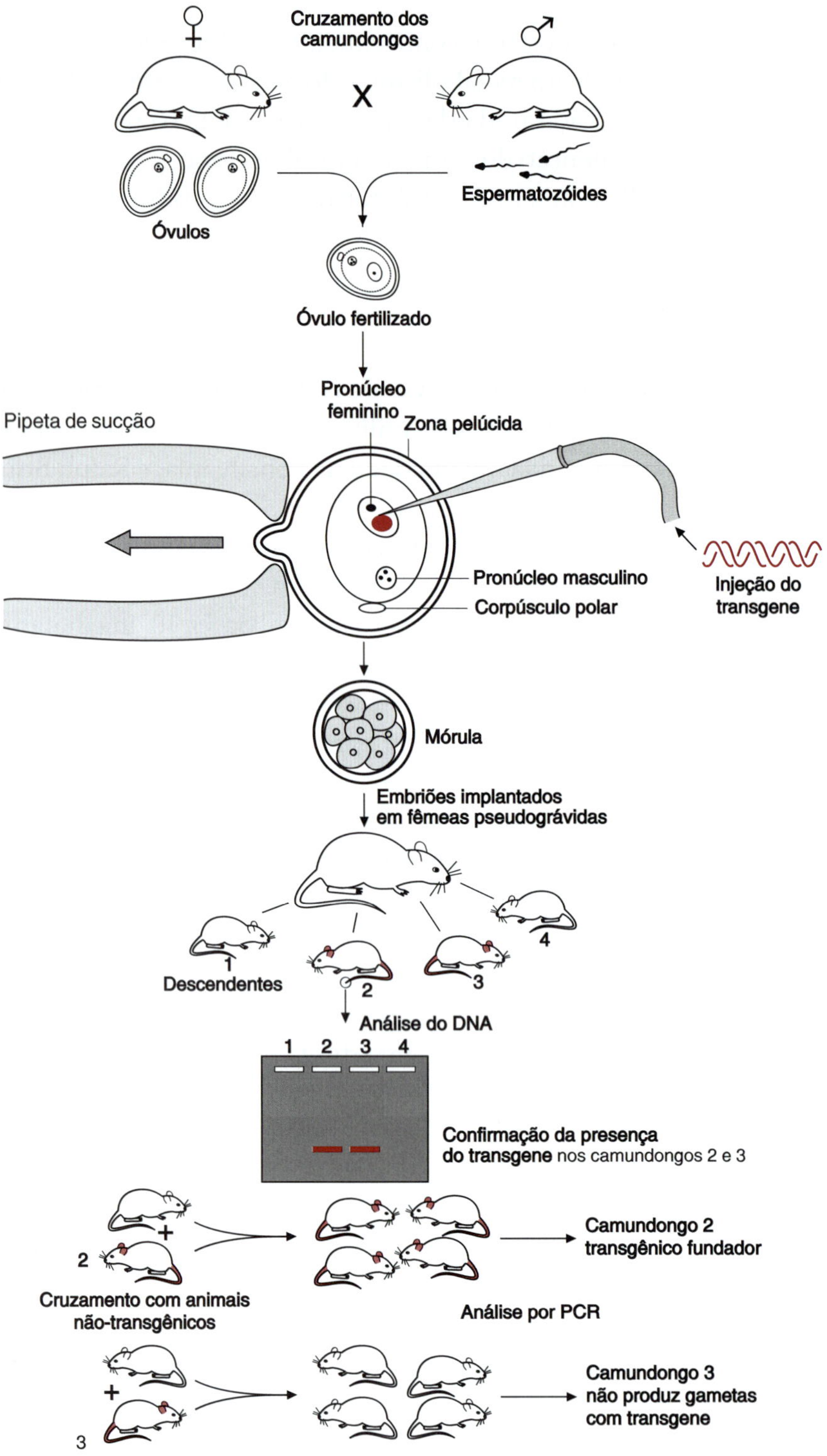

Figura 10.6 ■ Produção de camundongo transgênico pelo método de microinjeção. O transgene é introduzido no pronúcleo de óvulos fertilizados (zigoto), os quais são mantidos em cultura até o estágio de mórula. Os embriões são então implantados em fêmeas pseudo-grávidas e ao nascimento a prole é testada quanto à presença do transgene. Animais que forem positivos na PCR são cruzados com camundongos não-transgênicos para confirmar a presença do transgene na linhagem germinativa.

Esse procedimento, aparentemente simples, requer, entretanto, a coordenação de várias etapas do experimento, podendo levar meses para se obter um camundongo transgênico. Somente uma porcentagem dos ovos manipulados sobrevive e, em geral, desses não mais que 10 a 30% chegarão ao final da gestação. Dos embriões sobreviventes, no máximo 40% serão transgênicos, apresentando entre 1 e 100 cópias do transgene integrado de forma estável no genoma. Se o transgene é integrado no genoma antes da fusão dos dois pronúcleos, ele estará presente em todas as células do embrião e do futuro animal. Entretanto, na realidade, nem sempre o transgene é incorporado nesse estágio, mas sim após algumas divisões celulares do embrião. Isso resultaria em um animal mosaico, com o transgene presente em algumas células, mas ausente em outras. Por essa razão, aqueles animais que à PCR mostrarem que tem o DNA exógeno serão cruzados com animais não-transgênicos. Se o transgene é passado para a próxima geração, isso significa que ele foi incorporado também na linhagem germinativa, sendo este o **animal transgênico fundador**. O animal fundador é heterozigoto para o transgene. Entretanto, se necessário, o cruzamento entre dois animais heterozigotos poderá gerar um camundongo homozigoto para o gene inserido, na proporção de 1:4.

Como nenhum dos estágios do procedimento é 100% eficiente, muitos óvulos fertilizados devem ser injetados para se garantir algum sucesso no final. Estima-se que mais de 1000 oócitos de bovino, 300 de ovelha e 200 de cabra devam ser injetados para produzir um animal transgênico fundador.

Além disso, não há garantias de que o animal fundador ou sua prole apresentarão alta expressão do transgene. A integração de múltiplas cópias do DNA geralmente acontece em *tandem* e de modo aleatório, isto é, sem nenhuma localização preferencial nos cromossomos dos embriões, mas em um único loco do genoma. Assim, em alguns animais o transgene pode não se expressar porque o sítio de implantação não é adequado; enquanto em outros a entrada de muitas cópias do gene pode causar uma superexpressão, alterando a fisiologia normal do animal. Apesar de tantas dificuldades, esse método tem sido amplamente empregado para produzir camundongos transgênicos, bem como outras espécies, incluindo peixe, ave, porco, ovelha, rato, coelho e vaca. Uma das vantagens da microinjeção é que o DNA pode ser introduzido na forma linear e livre de qualquer vetor.

Células-tronco embrionárias

As células da massa celular interna (MCI) dos blastocistos (veja estágios do desenvolvimento embrionário, Capítulo1) têm a notável capacidade de se diferenciarem em qualquer tipo de célula do animal em formação. Por essa razão, tais células são chamadas de **pluripotentes** ou **células-tronco**. Além disso, elas podem ser mantidas em cultura por longo período de tempo, por meio de divisões celulares sucessivas, e permanecer indiferenciadas, desde que cresçam separadas umas das outras. Quando em cultura, essas células podem ser modificadas geneticamente sem que isso altere a propriedade de pluripotência. Mais ainda, se introduzidas em outros blastocistos, elas passarão a fazer parte do embrião em desenvolvimento, diferenciando-se nos diversos tipos de tecidos e órgãos do organismo.

Teoricamente, a estratégia de se criar animais transgênicos utilizando células-tronco é relativamente simples. Camundongos macho e fêmea são cruzados e os embriões de 3,5 dias, que se encontram na fase de blastocisto, são isolados. Células-tronco da MCI dos blastocistos doadores, mantidas em cultura em placas de Petri, podem ser modificadas geneticamente. Além disso, nessa fase é possível selecionar aquelas células que apresentam o transgene incorporado no genoma, cuja expressão gênica é adequada. Quando se obtém uma linhagem de células transgênica satisfatória, essas células-tronco são injetadas em outros blastocistos, os quais serão transferidos para fêmeas pseudográvidas a fim de completarem seu desenvolvimento. As células-tronco transplantadas serão assimiladas pelo blastocisto receptor e irão compor o novo organismo. Dessa forma, os animais que resultam desses embriões injetados com células-tronco serão **quimeras**, apresentando uma mistura de células com genótipos de origens diferentes. Algumas das células do animal têm o DNA exógeno presente e originaram-se do blastocisto doador, enquanto em outras células esse DNA está ausente, pois originaram-se do blastocisto receptor. Uma vez que as células pluripotentes do blastocisto podem contribuir para a formação de qualquer tecido, como músculos, nervos, vasos, ou até mesmo a linhagem germinativa, o cruzamento entre dois adultos quiméricos pode originar descendentes homozigotos para o transgene. A fim de facilitar a identificação dos animais transgênicos, é comum se utilizar camundongos com diferentes cores de pelagem. No exemplo da figura 10.7, as células-tronco eram de animais com pelagem escura e foram injetadas em blastocistos gerados por animais albinos. Os animais quiméricos resultantes apresentam manchas em sua pelagem, refletindo os genótipos diferentes.

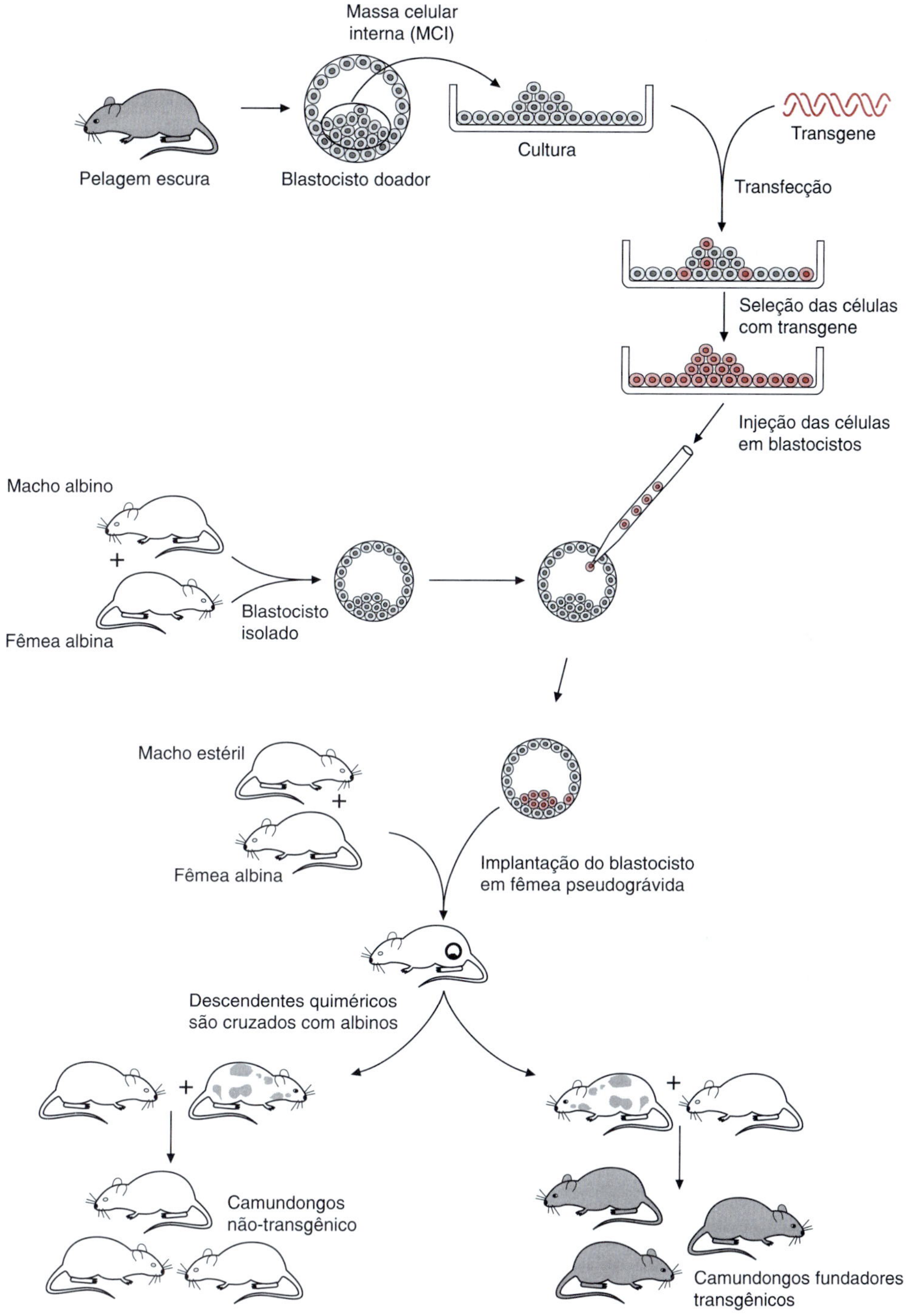

Figura 10.7 ■ Produção de camundongo transgênico com células-tronco embrionárias modificadas geneticamente. O transgene é transfectado por métodos usuais para uma cultura de células derivada da MCI de blastocistos de camundongos com pelagem escura. Células em cultura são selecionadas e aquelas que mostrarem presença do transgene incorporado de forma adequada no genoma são transferidas para blastocistos de camundongos albinos. Os embriões completam seu desenvolvimento em fêmeas pseudográvidas e a prole descendente apresenta pelagem com duas cores, refletindo o genótipo quimérico. Animal transgênico fundador é estabelecido pelo cruzamento dos descendentes quiméricos com camundongo albino.

Transferência nuclear

Esse método foi utilizado para criar a famosa ovelha Dolly, primeiro mamífero clonado. Discutiremos o procedimento em detalhes no Capítulo 11. Resumidamente, o núcleo do óvulo é retirado e substituído pelo núcleo de uma célula embrionária, fetal ou adulta, que tenha sido modificada geneticamente. Após alcançar *in vitro* a fase de blastocisto, o embrião é implantado no útero de uma fêmea recipiente para gerar o animal transgênico. A grande vantagem desse método é que a linhagem celular doadora do núcleo pode ser testada quanto à modificação genética, antes que se produza o animal transgênico. Desse modo, depois da tansfecção do gene de interesse na linhagem celular, é possível selecionar aquelas células que tiveram o DNA integrado de forma apropriada e estável no genoma cuja expressão do transgene ocorra em um nível adequado (Figura 10.8). A seleção prévia das células transfectadas evita que se perca tempo produzindo um animal transgênico a partir de uma célula onde a manipulação genética não foi bem-sucedida.

Uma vez que o método de transferência nuclear envolve a substituição do núcleo do óvulo pelo núcleo da célula da linhagem doadora, o animal resultante tem seu genoma derivado de uma única célula. Todas as células do animal transgênico assim formado, incluindo as células germinativas, serão idênticas geneticamente, eliminando-se os problemas com os animais quiméricos citados acima. Entretanto, a transferência nuclear apresenta outros desafios, que incluem a baixa taxa de gestação após a transferência dos embriões para fêmeas receptoras, bem como a alta freqüência de abortos e morte pós-natal. É interessante notar que a eficiência do método varia com a espécie de animal empregada. Isso sugere que as dificuldades enfrentadas na transferência nuclear poderão ser eventualmente superadas, ou eliminadas, com o melhoramento da técnica. Atualmente, apesar de tudo, esse é o método mais utilizado na produção de animais transgênicos de grande porte.

Recombinação homóloga

Logo nos primeiros experimentos realizados para se criar camundongos transgênicos, ficou claro que seria importante que o gene introduzido no animal substituísse o gene presente no genoma. A integração do DNA exógeno em um ponto aleatório do genoma freqüentemente leva a resultados variáveis de difícil interpretação. Primeiro, não é possível prever a localização e o número de cópias do transgene que serão incor-

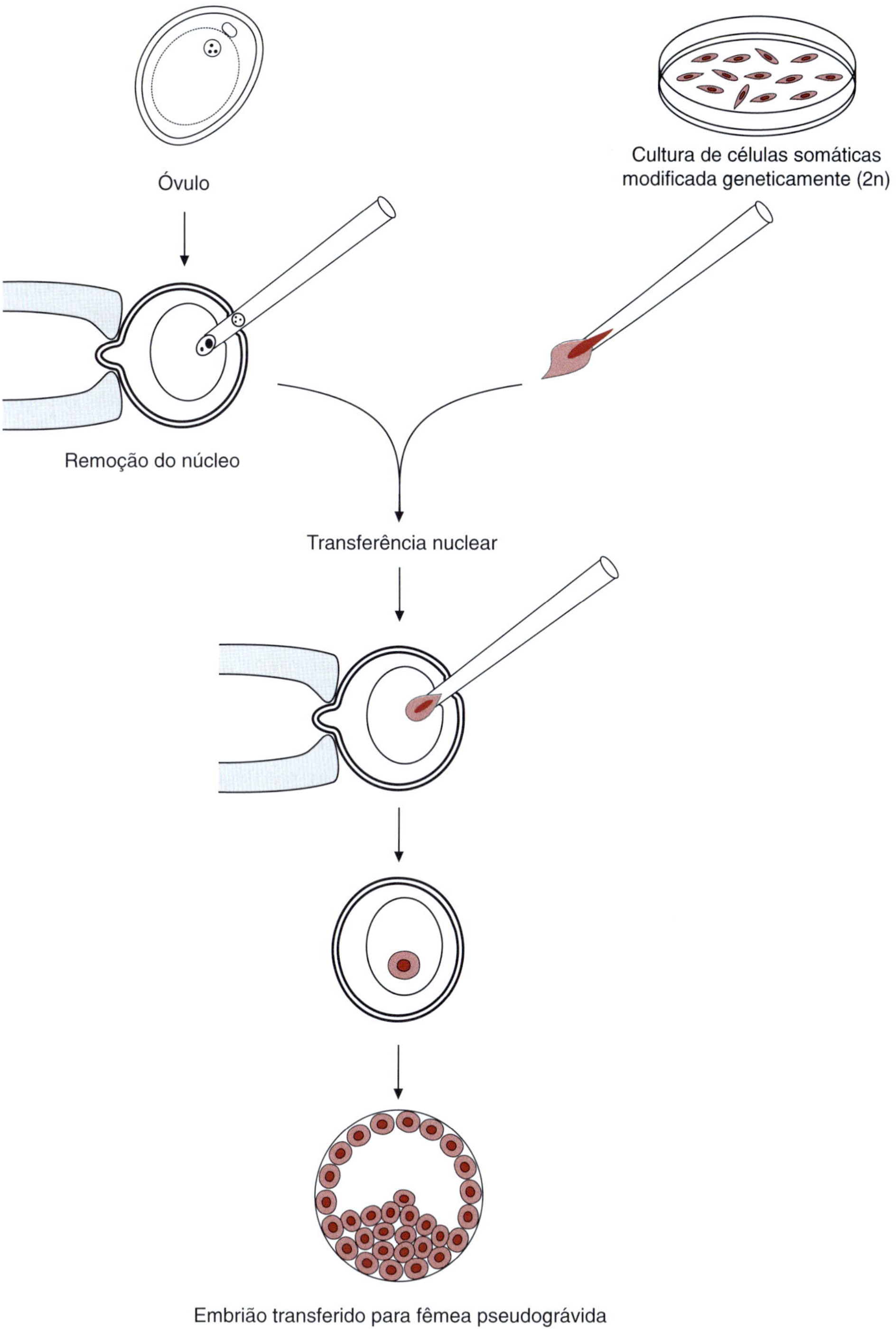

Figura 10.8 ■ Criação de animal transgênico por transferência nuclear. Células embrionárias, fetais ou adultas são mantidas em cultura e transfectadas com o gene de interesse. O núcleo de óvulo não-fertilizado é retirado e substituído por núcleo da célula somática em cultura. Após o desenvolvimento *in vitro* até o estágio de blastocisto, o embrião transfectado é transferido para fêmeas pseudográvidas.

poradas no genoma hospedeiro. Segundo, o transgene pode integrar-se exatamente no meio de um gene essencial, anulando sua expressão, o que poderia provocar conseqüências drásticas na fisiologia do animal. Mais ainda, ao integrar-se aleatoriamente, o transgene pode ativar um oncogene causando câncer.

O método que direciona o DNA introduzido para sua posição original no cromossomo é conhecido como **recombinação homóloga** ou **estratégia do gene-alvo**. O princípio desse método é colocar o transgene entre duas regiões de DNA que tenham a mesma seqüência de nucleotídeos das regiões adjacentes ao gene-alvo no cromossomo. Dessa forma, a identidade ou homologia das seqüências permite o pareamento do DNA exógeno com o gene-alvo no cromossomo, realizando a troca de seqüências correspondentes, ou seja, a recombinação homóloga. Mesmo nessas circunstâncias, o gene transfectado tende a se integrar em local não específico mas, ocasionalmente, o gene pode integrar-se precisamente na posição cromossômica do gene-alvo. Essa estratégia faz uso do processo natural de recombinação (*crossing-over*) pelo qual os genes são "misturados" para favorecer a diversidade das espécies (Capítulo 1).

Uma vez que a recombinação homóloga é um processo tão raro mesmo nessas circunstâncias, ocorrendo aproximadamente uma vez em cada 1.000 ou 10.000 recombinações ao acaso, a possibilidade de se utilizar esse evento para fins práticos depende da capacidade de se selecionar as células que sofreram recombinação homóloga.

Um método que permite identificar e selecionar as células com recombinação homóloga foi descrito por Mario Capecchi e colaboradores da Universidade de Utah, EUA, em 1986 (Figura 10.9). O vetor que será utilizado para a transferência do DNA é construído de tal forma que o transgene (gene TG) é seguido por um gene que confere resistência ao antibiótico neomicina (gene *neo*). Esse conjunto é ladeado por dois blocos de seqüências que encontram homologia no genoma (SH). Um pouco mais adiante, fora das seqüências homólogas, é inserido o gene da timidina quinase (gene *tk*). Após a transfecção, as células são selecionadas em um meio de cultura que contém um análogo da neomicina, G418. Somente as células que integraram de forma estável o DNA exógeno em seu genoma sobreviverão nesse meio, pois apresentam expressão do gene *neo* (seleção positiva). Para distinguir aquelas células que sofreram recombinação homóloga, as células sobreviventes são então cultivadas com ganciclovir, que, na presença de timidina quinase, inibe a atividade da enzima DNA polimerase, impedindo que as células sobrevivam. Portanto, células que expressam o gene *tk* serão eliminadas na presença de glanciclovir (seleção negativa). Uma vez que na recombi-

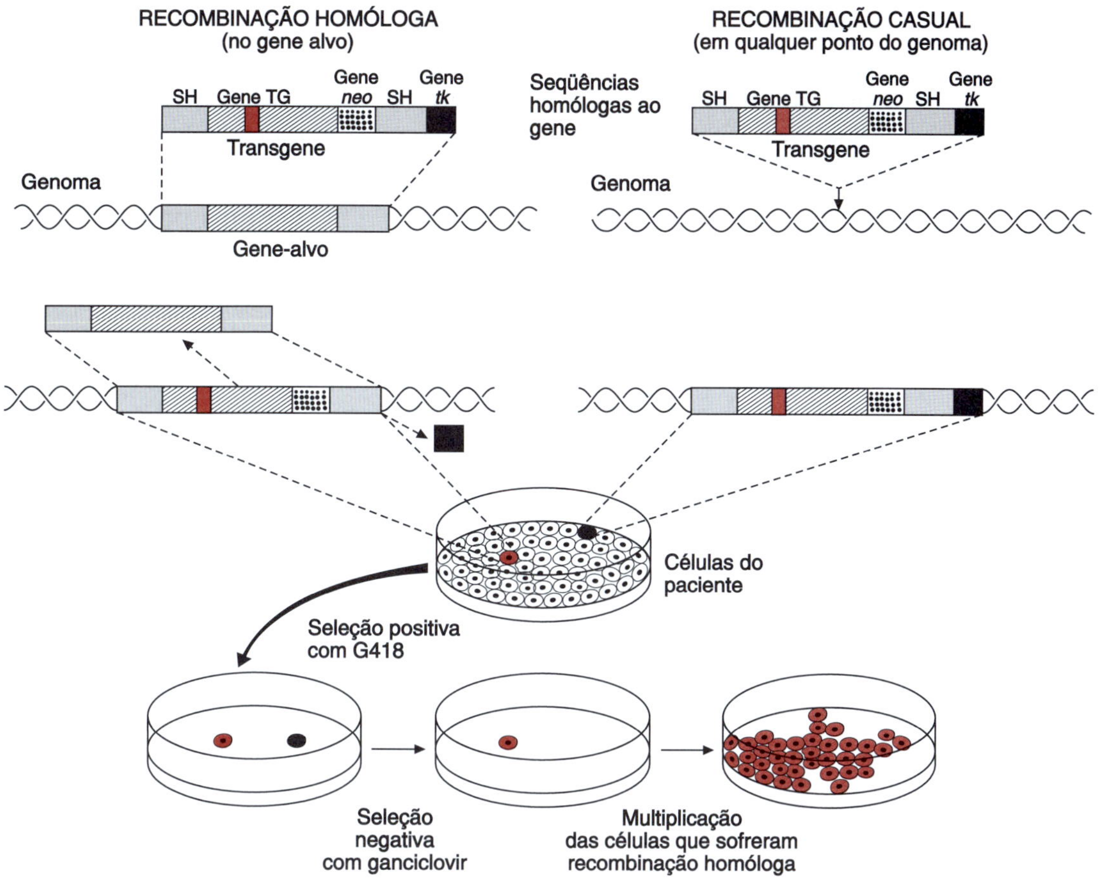

Figura 10.9 ■ Uso de marcadores positivo e negativo para selecionar a inserção gênica por recombinação homóloga. SH – seqüência de homologia.

nação heteróloga (ao acaso) o gene *tk* tende a permanecer ligado ao gene TG, sendo também transferido para o cromossomo, tais células serão eliminadas por ocasião da seleção negativa. Entretanto, nas células que sofreram recombinação homóloga, o gene *tk* não será incorporado no cromossomo, pois encontra-se fora da região de homologia e, portanto, tais células serão as únicas sobreviventes no processo de seleção. Esse sistema de dupla seleção, com marcadores positivo e negativo, permite selecionar as células que têm o transgene incorporado no local original do cromossomo. Células-tronco em cultura podem ser transfectadas com um transgene e selecionadas. Aquelas que apresentam recombinação homóloga serão transplantadas em blastocistos e os embriões resultantes poderão ser implantados em fêmeas peseudográvidas para a produção de animais transgênicos.

A reação de PCR é uma forma mais direta de se identificar as células que sofreram recombinação homóloga. Uma das possibilidades é colocar adjacente ao transgene uma seqüência de DNA única (SU), a qual não está presente em nenhum outro local do genoma do animal. A SU pode ser um DNA sintético ou um fragmento de DNA bacteriano, por exemplo. Os *primers* usados para a reação de PCR são desenhados para serem complementares especificamente a SU e a uma porção do cromossomo adjacente à região de homologia. Desse modo, como mostra a figura 10.10, se a recombinação foi homóloga, os dois *primers* hibridizam em pontos próximos no cromossomo, amplificando um fragmento de tamanho específico, o qual pode ser observado no gel da eletroforese como uma banda única. Entretanto, no caso de a recombinação ter sido ao acaso, a hibridização do *primer* 1 ocorrerá em um ponto muito distante da hibridização do *primer* 2. Nesse caso, o fragmento não será amplificado na reação de PCR e o gel não apresentará a banda específica.

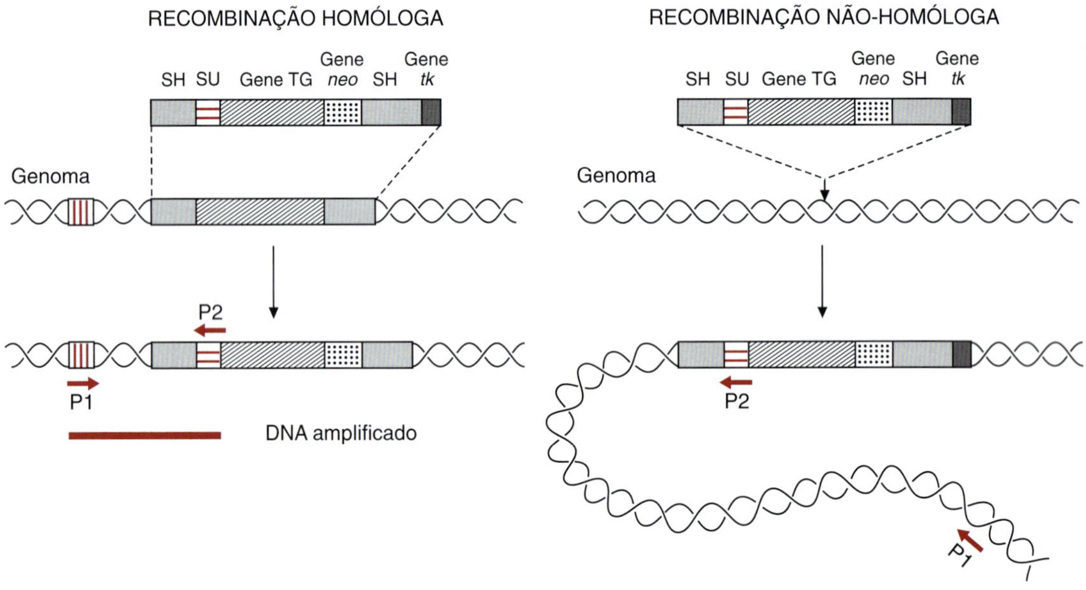

Figura 10.10 ■ PCR para testar se a integração do DNA foi homóloga. Na recombinação homóloga os dois *primers* hibridizam-se, um no cromossomo (P1) e outro no DNA inserido (P2), gerando a amplificação de um fragmento de tamanho específico, o qual é observado no gel de agarose como uma banda. Na recombinação não-homóloga um dos *primers* se ligará em uma região do genoma casual e muito distante. O fragmento de DNA não é amplificado e a banda não é observada no gel.

A experiência com esse sistema tem demonstrado que a freqüência de recombinação homóloga é proporcional à extensão da homologia entre o DNA endógeno e exógeno. O aumento de duas vezes no tamanho da seqüência homóloga resulta em 20 vezes mais recombinações com o gene-alvo. Além disso, a localização cromossômica do gene-alvo também é importante. Isso faz sentido, pois sabe-se que alguns sítios do genoma são muito mais sujeitos à recombinação que outros. Por outro lado, nem o aumento do número de cópias do gene no vetor, nem o aumento do número de seqüências-alvo no genoma aumentam a freqüência de recombinação homóloga. Isso sugere que o passo inicial, ou seja, a seqüência introduzida encontrar sua seqüência homóloga no genoma, não é um fator limitante do processo.

Cultura de células-tronco embrionárias funciona muito bem em camundongos; entretanto, tem sido muito difícil cultivar células pluripotentes em outras espécies de mamíferos. Tanto assim que até o momento não se conseguiu desenvolver um mamífero transgênico de grande porte pelo método de células-tronco que apresentasse o transgene também na linhagem germinativa. Por essa razão, a produção de grandes mamíferos transgênicos só foi acelerada depois que a técnica de transferência gênica se tornou disponível e pôde ser acoplada com o método de recombinação homóloga. Hoje em dia é possível transfectar um gene para um local específico do genoma de uma linhagem celular de origem embrionária, fetal ou adulta e realizar todos os testes necessários com essa cultura de células. Somente depois que a manipulação genética satisfatória for alcançada inicia-se os experimentos para a criação do animal transgênico. Nesse ponto, o núcleo da célula em cultura é transferido para o óvulo anucleado gerando um animal transgênico. Desse modo, a transferência nuclear combinada com a recombinação homóloga dispensa o método de células-tronco embrionárias nas espécies em que a cultura dessas células não é praticável.

Aplicações de animais transgênicos

Modelos animais

Um passo fundamental na pesquisa das doenças genéticas humanas é obter-se um animal com uma mutação que mimetiza as principais características de determinada anomalia. Tais **modelos animais** permitem o exame detalhado da fisiopatologia da doença, além de servirem para se delinear formas de tratamento das doenças genéticas, bem como testar novos produtos farmacêuticos. Evidentemente, mutações espontâneas ocorrem de forma natural também em animais e tem sido identificado um número crescente de animais mutantes, com fenótipos semelhantes aos observados em algumas doenças humanas. É o caso de cachorros com hemofilia B ou de porcos com arterosclerose, apresentando defeitos genéticos semelhantes àqueles que ocorrem no homem. Um outro exemplo interessante é uma mutação espontânea que apareceu em 1950 em uma colônia da camundongos criados no Laboratório Jackson, em Bar Harbor, Maine. Os animais portadores dessa mutação tornaram-se obesos, com um peso corporal que atingiu mais de três vezes o peso de camundongos normais, e desenvolveram uma forma de diabetes semelhante àquela que afeta pessoas idosas (diabetes tipo II, não-dependente de insulina). Trabalhos desenvolvidos por mais de duas décadas mostraram que nos camundongos mutantes um hormônio regulador da obesidade estava ausente. O gene responsável por esse hormônio foi mapeado e isolado em camundongos e, em dezembro de 1994, encontrou-se o gene humano correspondente. Essa foi considerada a descoberta mais importante realizada até então sobre obesidade, permitindo também o teste de novos produtos terapêuticos.

Assim, as mutações espontâneas em animais certamente são de grande utilidade para a melhor compreensão das doenças humanas. Entretanto, vários problemas estão associados ao emprego de modelos animais que ocorrem naturalmente. Em primeiro lugar, eles são raros; em segundo, às vezes é muito difícil identificar e caracterizar o defeito genético específico; em terceiro, os animais afetados freqüentemente diferem dos animais controles quanto a outros aspectos genéticos além do gene em questão; e, finalmente, a espécie em que se encontra a mutação espontânea pode ser muito difícil ou cara de se manter em laboratório.

Os métodos de transferência gênica oferecem a possibilidade de se criar modelos animais específicos para cada uma das doenças genéticas humanas. Não dependemos mais de mutações que ocorram ao acaso em animais de interesse ao pesquisador. Combinando-se a recombinação homóloga com o método de células-tronco para a criação de animais transgênicos é possível produzir camundongos que tenham um transgene inserido em um local específico do genoma. O fragmento de DNA inserido pode não somente adicionar uma função nova ao organismo, como também modificar, ou ainda anular, a função de um gene existente. Camundongos que apresentam a função de um gene anulada são conhecidos como *knock-out*. Por outro lado, quando se estabelece uma função adicional para um gene, o camundongo é chamado de *knock-in*.

A capacidade de se eliminar a função de um gene específico em camundongos representa uma poderosa ferramenta na determinação da função daquele gene no desenvolvimento e fisiologia do organismo vivo. Principalmente após o término do Projeto Genoma Humano, existem inúmeros genes seqüenciados que, entretanto, ainda não se conhece sua função. Nos primórdios da Medicina, a função básica de um órgão era determinada pela sua remoção em animais. Atualmente, estratégia semelhante pode ser alcançada ao nível molecular pela inativação de um gene individual. Além disso, com a inativação de um gene em camundongos transgênicos, espera-se criar um sistema que sirva de modelo para se estudar a patologia e as formas de tratamento de uma doença. O nocaute de um gene pode ser conseguido, por exemplo, pela introdução de um códon de terminação em um ponto crítico da seqüência gênica ou pela inserção de uma seqüência, geralmente um gene marcador, na região codificadora do gene. Alternativamente, a recombinação homóloga pode substituir um gene mutante por um gene normal, possibilitando estudar estratégias de terapia gênica (Figura 10.11).

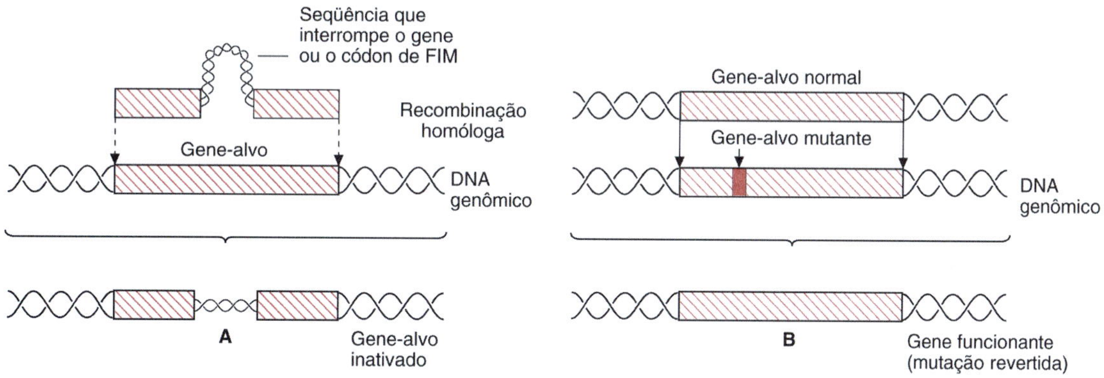

Figura 10.11 ■ Estratégia do gene-alvo para inativar um gene criando o camundongo *knock-out* (**A**) ou para reverter uma mutação (**B**).

Uma forma mais sofisticada, rápida e barata de se diminuir a expressão de um gene é empregando-se técnicas de RNAi (Capítulo 4). Quando um gene é silenciado por esse método, sua expressão é tipicamente reduzida em 70% ou mais. Por isso tais camundongos são chamados de *knock-down*, para diferenciar dos *knock-out*, cuja função gênica é completamente anulada. Portanto, o sistema RNAi pode ser utilizado mesmo em genes essenciais, os quais se nocauteados matariam o animal. Além disso, reduzir a função de um gene, em vez de anulá-la, algumas vezes mimetiza melhor o que realmente acontece na doença genética, criando um modelo de estudo mais refinado. Outra vantagem do sistema RNAi é que, depois de se inibir a expressão do gene, sua função pode ser revertida ao normal, sem deixar nenhum efeito residual. Isso permite que o pesquisador controle o tempo de inibição da expressão gênica e estude no mesmo animal a função reduzida e normal do gene, em diferentes fases do desenvolvimento.

A recombinação homóloga, como descrita acima, é somente o começo da história da manipulação do transgene. Atualmente, os pesquisadores têm disponível uma série de construções genéticas sofisticadas que permitem interferir na expressão gênica de modo preciso e específico. Um animal transgênico normalmente carrega a modificação gênica em todas as células, inclusive na linhagem germinativa. Isso permite a avaliação do efeito do gene em diferentes estágios do desenvolvimento, bem como nas gerações futuras. Entretanto, algumas vezes, para que o modelo animal seja mais fiel à realidade, é necessário que a expressão do gene aconteça em somente um tipo de célula ou tecido. Nesses casos, o gene introduzido é colocado sob o controle de um promotor específico do tecido. Assim, usando-se um promotor tecido-específico é possível restringir a expressão do transgene somente ao fígado, ao cérebro ou à glândula mamária, por exemplo. Se, ao contrário, a necessidade é inativar um gene em um tecido específico, existe disponível atualmente alguns sistemas que permitem alcançar esse objetivo. Um desses sistemas é conhecido como Cre-*loxP*, o qual utiliza genes normalmente presentes no bacteriófago P (semelhante ao bacteriófago λ), permitindo criar camundongos transgênicos com a função do transgene anulada especificamente em um órgão ou tecido. Por exemplo, a remoção do gene kinesin-II, especificamente das células fotorreceptoras da retina, permitiu criar um modelo animal para o estudo detalhado da anomalia retinite pigmentosa.

Outros sistemas permitem que o pesquisador ative um gene somente em um certo estágio do desenvolvimento animal. Na verdade, já é possível criar estratégias para ligar e desligar um gene de acordo com o interesse do investigador. Um desses sistemas de controle da expressão gênica que tem sido extensivamente usado é conhecido como sistema induzível da tetraciclina. Em animais transgênicos criados com esse sistema, o transgene não se expressa na presença da substância doxiciclina (Dox). Portanto, quando Dox é fornecida ao animal transgênico, juntamente com a água de beber, o gene inserido é desligado. Entretanto, na ausência da substância Dox, o transgene tem expressão contínua no tecido específico. Desse modo, a função de gene transfectado pode ser avaliada especificamente no embrião ou na fase adulta, por exemplo. De modo similar, a função do gene também pode ser analisada anulando-se a expressão por um certo período de tempo somente, e depois revertendo-se à função gênica normal. Restringindo-se a expressão do gene, é possível determinar exatamente o período de tempo em que a expressão desse gene é importante no desenvolvimento embrionário. Para dar uma idéia da precisão do sistema, a indução da transcrição ocorre dentro de 5 minutos em células em cultura e de 1 hora no fígado de camundongos transgênicos.

Algumas vezes, a inativação de um gene ou a introdução de um gene mutante causa conseqüências drásticas ao desenvolvimento animal, não permitindo que o embrião transgênico chegue a nascer. Nesse caso, o fornecimento de Dox à fêmea grávida evita que o gene deletério se expresse durante o desenvolvimento embrionário. Após o nascimento, o fornecimento de Dox pode ser suspendido para que gene mutante se expresse e seus efeitos sejam apreciados. Assim, o sistema de liga-e-desliga da tetraciclina (*tet-on* e *tet-off*) permite verificar em detalhes o efeito da produção de uma proteína mutante, estudar condições genéticas que acontecem especificamente em um tipo celular ou um determinado estágio do desenvolvimento, ou ainda delinear tratamentos para doenças tecido-específicas.

Outra estratégia para o estudo da expressão gênica é provocar a morte celular em um órgão específico do animal vivo em diferentes fases do desenvolvimento e sob condições diversas. Isso pode ser muito importante para se estudar o colapso de um órgão devido à morte celular ou para determinar como um órgão ou tecido se recupera após vários níveis de perda de células. Camundongos transgênicos foram criados para provocar a destruição celular especificamente no fígado. Mais ainda, como a destruição celular é provocada por um droga que atua somente nas células que expressam o transgene, é possível estabelecer o momento e a intensidade da morte celular que se deseja alcançar, uma vez que ela é proporcional à concentração da droga fornecida. Os tecidos do animal onde o transgene não se expressa não são afetados. É possível também estudar separadamente o efeito da remoção de diferentes tipos celulares no órgão, combinando-se esse sistema com seqüências promotoras específicas para cada tipo celular.

A expressão de um transgene pode ser acompanhada *in vivo* se na construção do inserto for acoplado um gene que produza uma molécula facilmente detectável, referida como **molécula repórter**. Esse objetivo pode ser alcançado, por exemplo, transfectando um gene que codifique uma molécula fluorescente sob o controle do mesmo promotor do transgene. Dessa forma, toda vez que o transgene é ativado e se expressa, a molécula fluorescente também é produzida. A água-viva *Aequora victoria* possui um gene que codifica para uma proteína fluorescente verde

(PFV), a qual produz bioluminescência no animal. Essa proteína tem somente 238 aminoácidos e o gene codificante pode ser facilmente clonado juntamente com o transgene para funcionar como uma molécula repórter. Moléculas fluorescentes de outras espécies têm sido também identificadas, como, por exemplo, a luciferase produzida em alguns insetos. A expressão de genes transfectados em animais transgênicos que apresentam esse tipo de molécula recombinante pode ser acompanhada *in vivo*, sob um microscópio especial que detecta e amplifica o sinal de fluorescência e envia a um computador que analisa a intensidade da expressão gênica (Figura 10.12).

Esses sistemas de controle e observação da expressão gênica, descritos aqui brevemente, têm gerado maravilhas na criação de modelos animais para estudo das doenças humanas. Um exemplo recente é o camundongo transgênico desenvolvido por Allison Barth e colaboradores na Universidade Carnegie Mellon, na Pensilvânia. Em meados de 2004, eles descreveram no *Jounal of Neuroscience* que conseguiram clonar o gene da PFV sob o controle do promotor do gene c-fos, de tal forma que, toda vez que uma célula nervosa particular é ativada no cérebro do animal, a PFV emitiria fluorescência. Os pesquisadores esperam identificar drogas ou estímulos ambientais que atuam em um neurônio específico, observando a luminescência. O camundongo já patenteado é uma ferramenta nova e possante para visualizar diretamente no tecido vivo um simples neurônio que tenha sido ativado, em resposta a um estímulo que o animal recebeu. Isso permite identificar as células que se alteram mais em um certo estado de comportamento e então definir as propriedades desses neurônios para desenvolver drogas que atuariam especificamente nessas células nervosas. Pela primeira vez pode-se observar o que está acontecendo no cérebro do animal vivo, pois em estudos anteriores as conclusões eram feitas com base somente no exame do animal após a morte. Os autores desse trabalho esperam um dia encontrar novas drogas para condições psiquiátricas, como a esquizofrenia, que sejam mais seguras, mais efetivas e que apresentem menos efeitos negativos.

Levando em consideração somente camundongos *knock-out*, existe atualmente mais de 360 tipos disponíveis que mimetizam as mais diferentes doenças humanas. A figura 10.13 apresenta somente alguns exemplos das doenças mais conhecidas com o modelo animal correspondente desenvolvido no camundongo.

Camundongos transgênicos são muito úteis também para testar novas drogas medicinais. A resposta obtida quanto à segurança de uma droga é muito mais rápida se for testada em animais transgênicos que sejam ultra-sensíveis a toxinas do meio ambiente. Porque a eficiência

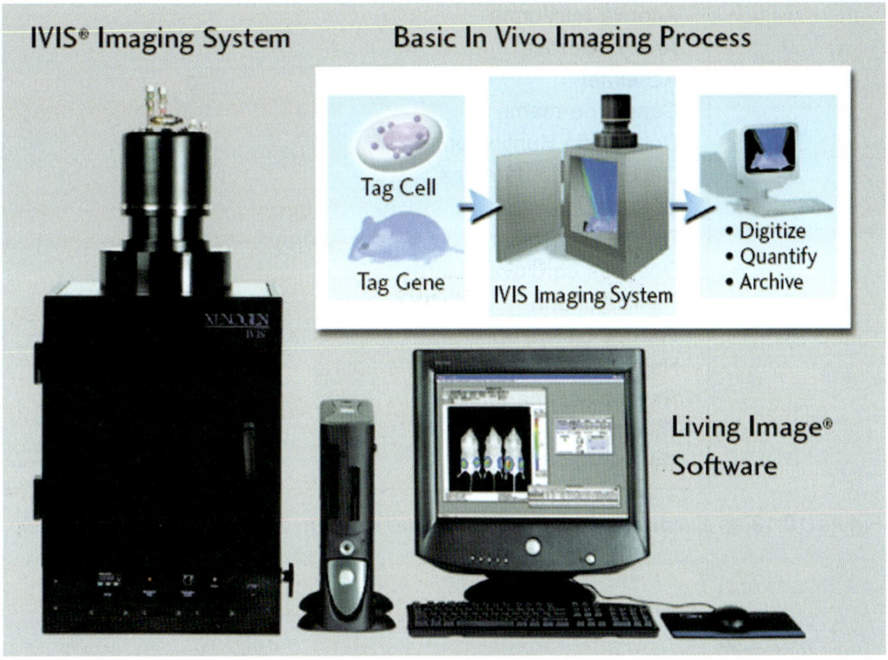

A

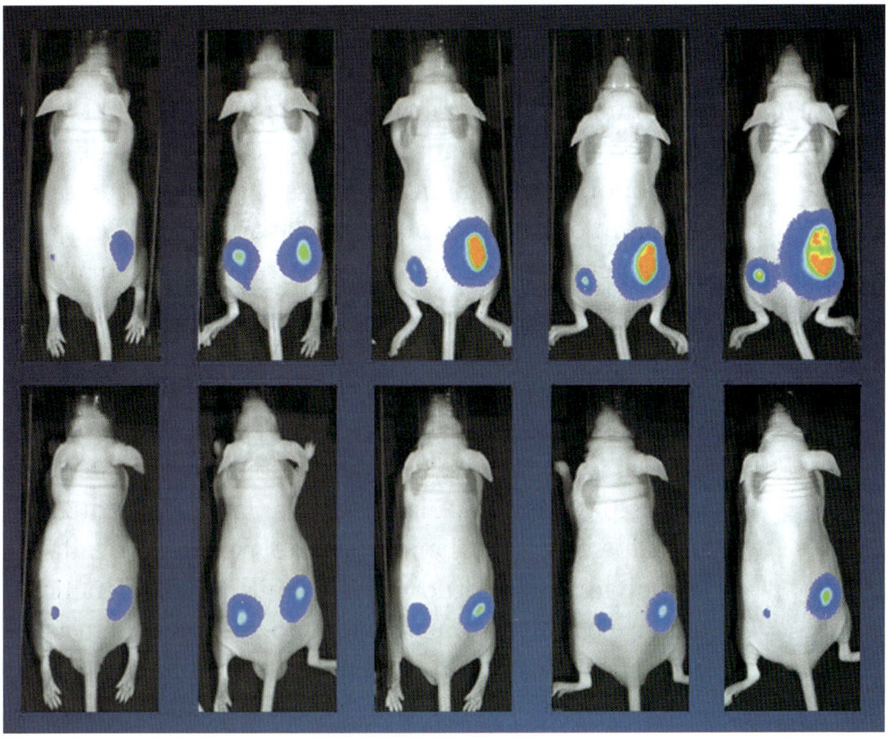

B

Figura 10.12 ■ A) Sistema de análise IVIS® Imaging System 200 Series produzido pela Xenogen. B) Medindo e analisando a expressão de luz, o pesquisador pode monitorar *in vivo* a atividade celular e genética utilizando estes resultados para seguir a expressão gênica, o desenvolvimento da doença ou a eficiência de uma droga candidata ao tratamento. (Reproduzido com permissão de *Xenogen Corporation*.)

Anemia falciforme
Arteriosclerose
Azheimer
Câncer de mama
Doença de Huntington
Degeneração da retina
Diabetes mellitus
Distrofia muscular
Doenças cardiovasculares
Fenilcetonúria
Fibrose cística
Hemofilia A
Retinoblastoma familial
Talassemia α
Talassemia β

Figura 10.13 ■ Exemplos de doenças humanas que têm camundongo como modelo animal.

deste teste é maior, é necessário um número muito menor de animais. A introdução de seqüências de DNA que sejam suscetíveis a quebras em camundongos transgênicos aumenta a capacidade de se avaliar a natureza mutagênica de uma determinada droga.

A tecnologia de transgênicos associada ao uso de células-tronco abriu uma oportunidade única de acesso ao genoma do camundongo, o que transformou esse roedor no mais avançado modelo animal para o estudo da genética de mamíferos. Entretanto, por mais sucesso que o camundongo tenha alcançado como modelo animal, parece que está surgindo um competidor a sua altura. O peixinho listrado, nativo do rio Ganges na Índia, conhecido como peixe-zebra, e que é criado em vários aquários como peixe de estimação, promete ser a nova estrela dos modelos animais. Exemplares dessa espécie apresentam uma série de vantagens para a manipulação gênica: tamanho reduzido (comparável a um clipe de papel), baixo custo de manutenção, alta fecundidade, desenvolvimento interno visível, similaridades genéticas com o camundongo e o homem e, acima de tudo, responde bem às técnicas de engenharia genética. Além dos estudos embrionários, novas técnicas foram desenvolvidas para se criar peixes *knock-out*, e milhares de mutantes foram gerados. A seleção de mutantes tem sido facilitada pela marcação com fluorescência, criando linhagens que expressam PFV especificamente nos neurônios ou sangue. Inúmeras doenças apresentam modelo experimental nessa espécie, entre elas, as cardiovasculares, a degeneração da retina e o câncer.

O primeiro macaco transgênico foi criado em janeiro de 2001, na Universidade de Portland, Oregon. Para produzir esse animal, 224 óvulos maduros foram transfectados com o gene marcador da PFV e, após a fertilização, os óvulos foram implantados em 20 fêmeas. Das cinco gestações resultantes, dois embriões sofreram aborto espontâneo e três resultaram em filhotes normais. Somente um deles era transgênico, apesar de não emitir fluorescência. Ele foi chamado de ANDi, designando "DNA inserido" soletrado de trás para frente. ANDi foi particularmente importante, pois mostrou a possibilidade de se criar um modelo animal capaz de diminuir a distância evolutiva entre o camundongo e o homem na pesquisa das doenças humanas.

Evidentemente, com o aumento do conhecimento da genética molecular em diferentes espécies, sistemas ainda mais sofisticados, específicos e de fácil aplicação serão desenvolvidos para criar modelos animais e manipular a expressão gênica. No esforço para se entender melhor a função de um gene *in vivo* e sua complexa interação com outros genes, não há limite para novas idéias.

Fábricas biológicas

Animais transgênicos têm sido considerados também como fábricas biológicas para a produção de proteínas raras e valiosas de uso principalmente terapêutico. À medida que aumenta nosso conhecimento sobre a bioquímica e a fisiologia celular, inúmeras doenças têm sido identificadas que são causadas pela deficiência de proteínas específicas. Como exemplos podemos citar a hemofilia B, provocada pela deficiência do fator IX de coagulação, e o diabetes, resultante da falta de insulina. Apesar de tais doenças poderem ser tratadas suplementando-se a proteína ausente ou deficiente, a produção das proteínas terapêuticas é, geralmente, muito cara, extremamente laboriosa e em quantidades insuficientes para a demanda do mercado de consumo.

Algumas das proteínas de aplicação farmacêutica podem ser extraídas do sangue humano. Entretanto, esta não é certamente a melhor alternativa. Por exemplo, mais de 4.000 litros de sangue humano devem ser processados para que se obtenha uma quantidade suficiente de fator IX para tratar somente um paciente hemofílico durante um ano. Além disso, a extração de produtos do sangue humano sempre guarda um risco potencial de transmissão de doenças infecciosas. Outra possibilidade é produzir-se proteínas terapêuticas a partir de genes clonados em bactérias. Embora atualmente essa alternativa seja uma realidade (Capítulo 9), não é aplicável para todos os tipos de proteínas. Muitas proteínas humanas contêm grupos laterais de lipídeos ou carboidratos que são adicionados na cadeia polipeptídica após a tradução do RNA mensageiro. Proteínas complexas devem ser produzidas em eucariotos, uma vez que as enzimas necessárias para realizar as modificações secundárias na cadeia de aminoácidos estão ausentes em procariotos. Bactérias recombinantes são capazes de sintetizar somente o polipeptídeo codificado pelo gene e não o produto final em sua forma modificada. Embora microorganismos sejam um sistema muito eficiente e de baixo custo, o custo adicional para processamento das proteínas na sua configuração final é significante. Atualmente, o método-padrão para se produzir proteínas complexas é em cultura de células de mamíferos. Nesse sistema, a proteína pode ser propriamente modificada, mas o alto custo e a baixa produção limitam o número de proteínas que podem ser obtidas dessa forma.

Por outro lado, a glândula mamária de animais é um biorreator ideal para a produção de proteínas recombinantes. Apresenta uma densidade celular 1.000 vezes maior que a cultura de células e, dependendo do animal utilizado, pode produzir até 10 gramas de proteína recombinante por cada litro de leite, por dia. A produção de proteína é contínua durante o período de lactação, o qual pode durar até 10 meses, dependendo do animal. Outras vantagens de se utilizar animais de grande porte na produção de agentes terapêuticos é que, após o estabelecimento do animal transgênico, as proteínas podem ser obtidas com baixos custos operacionais. Além disso, os animais que atuam como biorreatores podem ser multiplicados de forma ilimitada para a produção em larga escala.

Para que uma proteína recombinante seja produzida no leite de um animal de criação é necessário que o transgene seja ligado a seqüências promotoras específicas que induzam sua expressão na glândula mamária. Proteínas como caseína, lactalbumina ou lactoglobulina são normalmente encontradas somente no leite. Isso significa que os promotores desses genes são específicos para as glândulas mamárias e, portanto, podem ser utilizados para a expressão e excreção de proteínas recombinantes no leite de ovelhas, cabras e vacas. Algumas vezes, a construção do transgene inclui outros elementos que servem para aumentar ou modular a expressão do gene codificante. Uma questão-chave é que a proteína estranha não afete a saúde do animal. Nesse sentido, o leite é um veículo perfeito pois as proteínas aí produzidas não atingem outras partes do organismos, nem outros fluidos como o sangue.

Animais como coelho, porco, ovelha, cabra e vaca têm sido considerados para a produção de proteínas com valor comercial. A figura 10.14 apresenta uma comparação importante entre as características na utilização desses animais como fábricas biológicas.

	Coelho	Porco	Ovelha	Cabra	Vaca
Tempo de gestação (meses)	1	4	5	5	9
Idade da maturidade sexual (meses)	5	6	8	8	15
Número da prole	8	10	1-2	1-2	1
Primeira lactação no fundador (meses)	7	16	18	18	33
Produção anual de leite (litro)	4-5	300	500	800	8.000
Proteína recombinante por fêmea (kg/ano)	0,02	1,5	2,5	4	40

Figura 10.14 ■ Comparação das características importantes na produção de proteína recombinante.

O grande investimento para a produção de animais a serem utilizados como fábricas biológicas está no desenvolvimento do animal fundador. Uma vez que o DNA de interesse tenha sido incorporado estavelmente no genoma, o animal passa a produzir a proteína exatamente da mesma forma a cada ciclo de lactação. Além disso, o transgene é herdado como uma característica mendeliana, sendo que as filhas do animal fundador produzem exatamente a mesma proteína e de maneira semelhante. Isso permite que os testes clínicos sejam iniciados já com o animal fundador e que a produção seja expandida ao longo do caminho. Outra prática que é comum para se ganhar tempo é induzir com hormônios a lactação antes de o animal atingir a maturidade sexual. Dessa forma, pequenas quantidades de leite podem ser obtidas para o início dos testes da qualidade e eficiência da proteína, a fim de antecipar o processo.

A expressão de centenas de proteínas humanas já foi alcançada no leite de animais transgênicos e encontra-se em diferentes fases de teste ou aprovação. Uma pequena lista é apresentada na figura 10.15.

Além do leite, outros fluidos biológicos, como urina, saliva e sangue têm sido usados na expressão de proteínas recombinantes. Para tanto, a construção do transgene deve incluir seqüências promotoras que sejam específicas para o tecido-alvo desejado. Uma das alternativas que tem sido explorada é a produção de hemoglobina humana no sangue de porcos transgênicos. Hemoglobina humana é utilizada para substituir o sangue e apresenta um mercado potencial de 10 bilhões de dólares. Companhias envolvidas nesse tipo de projeto estimam que 100.000 porcos produziriam hemoglobina no valor de 300 milhões de dólares por ano.

O sistema de expressão de genes em glândulas mamárias não se restringe à produção de proteínas farmacêuticas. Na verdade, esse sistema tem sido explorado também para a produção de substâncias de uso

Animal	Proteína expressa
Coelho	Eritropoetina Hormônio do crescimento (*Insulin-like growth factor 1*) (Interleucina-2)
Porco	Fator VIII Proteína C
Ovelha	α1-Antitripsina Fator VIII Fator IX Fibrinogênio
Cabra	Antitrombina III α1-Antitripsina Hormônio do crescimento Anticorpos monoclonais
Vaca	Lactoferina Lactoalbumina humana Soro albumina humana

Figura 10.15 ■ Algumas proteínas recombinantes que foram expressas na glândula mamária de animais transgênicos.

industrial. As aranhas que produzem uma teia orbital sintetizam diferentes fibras com qualidades mecânicas muito especiais. Uma dessas substâncias apresenta propriedades que a distinguem de todas as outras fibras sintéticas ou naturais conhecidas. O material pode ser alongado até 35% do seu tamanho inicial e tem uma capacidade de absorção de energia antes de arrebentar que excede a do aço. Os monômeros da proteína que se ligam para formar a fibra da teia da aranha foram produzidos no leite de cabras transgênicas. Após a purificação dos monômeros a partir do leite, eles podem ser processados para produzir fibras que têm qualidades semelhantes às da teia de aranha. Esse material tem inúmeras aplicações potenciais em diferentes indústrias, como ligamentos artificiais e material de sutura para uso médico, colete a prova de balas, indústria automotiva e de aviação.

Pequenas quantidades de proteína podem ser produzidas também em ovos de galinha. Nesse caso, a proteína recombinante pode ser liberada na fração de albumina, facilitando sua recuperação e purificação a partir da clara do ovo. Outras vantagens desse sistema é que as galinhas têm um período de gestação de apenas 20 dias, atingem a maturidade sexual e começam a pôr ovos com somente seis meses e produzem até 250 ovos durante a vida. Além disso, o baixo custo de manutenção dos animais e da purificação das proteínas tornam esse sistema mais atraente do que a glândula mamária, quando a proteína recombinante não é requerida em grandes quantidades. Em um ano, é possível obter até 250g de proteína recombinante por galinha transgênica.

Melhoramento de animais de criação

Uma aplicação evidente da tecnologia de animais transgênicos é melhorar a saúde, a produção e a qualidade do produto de animais de criação. Técnicas de engenharia genética aplicadas às plantas têm realizado maravilhas para os agricultores (Capítulo 9). Portanto, teoricamente, o mesmo seria possível em relação aos animais. Na prática, entretanto, o emprego dessa tecnologia em animais de criação é ainda mais caro e complexo do que nas plantas. Após tantos anos de melhoramento animal por cruzamentos dirigidos, é difícil a incorporação de novas qualidades introduzidas por transgene, sem que se disturbe o equilíbrio gênico alcançado pela espécie. Dessa forma, genes candidatos a modificação devem ser cuidadosamente selecionados e testados, o que geralmente acontece primeiro em camundongos. Apesar das dificuldades, várias tentativas têm sido realizadas nesse sentido. Algumas das aplicações práticas dos transgênicos para o melhoramento na produção de animais de criação incluem: melhor composição do leite e aumento da sua produção, aumento na taxa de crescimento do animal e maior eficiência na utilização dos alimentos, melhora na composição da carcaça (menos gordura, por exemplo), aumento da resistência a doenças, melhora no desempenho reprodutivo e modificação do pêlo e fibra animal.

Os fazendeiros sabem, por mais de 60 anos, que a produção de leite aumenta em vacas injetadas com extrato da pituitária, uma glândula cerebral. Mais tarde foi encontrado que a molécula ativa de tal extrato é o hormônio do crescimento (GH) ou somatotrofina. Entretanto, a relação custo-benefício para a aplicação dessa estratégia somente se tornou favorável quando o hormônio do crescimento bovino passou a ser produzido em grandes quantidades por técnicas de DNA recombinante, por meio da expressão do gene em bactérias (Capítulo 8). O tratamento de vacas leiteiras com o GH demonstrou o que já havia sido encontrado com a injeção de extratos impuros da pituitária, ou seja, um aumento de pelo menos 14% na produção de leite e uma diminuição no alimento consumido pelas vacas por galão de leite extraído. Evidentemente, essa prática levantou diversas questões sobre riscos à saúde ao se consumir tais alimentos. Entretanto, o Departamento de Administração de Drogas e Alimentos dos Estados Unidos (FDA), após avaliar os resultados de uma série de estudos, concluiu que o leite e a carne de vacas tratadas com GH são seguros para o consumo humano, embora o uso do GH, com tal finalidade, tenha sido banido na Europa.

No início dos anos 80, Richard Palmiter, Universidade da Pensilvânia, e Ralph Birnster, da Universidade de Washington, realizaram um experimento que, provavelmente, foi o primeiro sobre animais transgênicos a ganhar grande publicidade. Os pesquisadores introduziram, em camundongos, uma cópia extra do gene do GH de ratos. Os camundongos que incorporaram esse gene, sob o controle de uma seqüência promotora que causava a superprodução do hormônio no fígado, cresceram muito mais rápido e atingiram um tamanho duas vezes maior que os controles. O camundongo "gigante" ficou famoso quando foi capa da revista *Nature*, em 16 de dezembro de 1982. O fato de o GH estar sendo produzido no fígado dos animais transgênicos, em vez de na glândula pituitária, aparentemente libera sua produção do controle de *feedback* normalmente exercido pelo hipotálamo. Entretanto, quando um procedimento semelhante foi tentado no porco, os resultados obtidos foram diferentes. Porcos transgênicos, apesar de não apresentarem maior taxa de crescimento, exibiam uma característica ainda mais desejável, que era a maior proporção de carne magra (músculos) em relação à gordura, devido ao estímulo da síntese de proteínas causado pelo hormônio. Infelizmente, uma série de outros efeitos indesejáveis foram observados paralelamente: as fêmeas eram estéreis e os animais de ambos os sexos apresentavam fraqueza muscular, alta suscetibilidade a doenças infecciosas, úlcera gástrica, artrites e doenças renais. É possível que o nível de GH, alcançado após a seleção por muitas gerações, seja o máximo para uma ótima adaptação e que qualquer aumento cause uma alteração no equilíbrio metabólico desses animais. Assim, tais resultados demonstram que nem sempre os camundongos representam o modelo ideal para se estudar os efeitos da expressão de um gene exógeno que pretendemos transferir para outros animais. Por outro lado, isso não significa que, futuramente, seja impossível se aumentar a taxa de crescimento ou a qualidade da carne em suínos usando outras estratégias. Mesmo porque animais criados em fazenda exigem somente uma adaptação suficiente para que possam sobreviver e se reproduzir confinados em currais.

A capacidade de expressar genes especificamente na glândula mamária de animais de grande porte e de controlar sua expressão levantou algumas possibilidades de alterações genéticas no gado leiteiro. Por exemplo, a quantidade de queijo produzida a partir do leite é diretamente proporcional ao conteúdo de caseína presente. Um aumento de 20% na quantidade dessa proteína no leite significaria um aumento de 200 milhões de dólares em lucro para a indústria leiteira nos EUA. Assim, provocando-se a superexpressão do gene codificante da caseína, esse objetivo poderia ser alcançado. Por outro lado, diminuindo-se a expressão do gene que produz lactose, poderíamos reduzir a quantidade desse açúcar no leite. Indivíduos com intolerância à lactose que apresentam sérios problemas digestivos ao consumir leite ou seus derivados com certeza apreciariam essa alteração genética.

Gado, ovelhas e cabras que têm sido cruzados e selecionados para a produção de carne nem sempre apresentam o maior potencial na produção de leite. Um aumento na produção e melhor composição do leite nessas espécies resultariam em melhor e mais rápido desenvolvimento da cria. Esse é o caso do gado Nelore criado no Brasil, no qual o melhoramento tem sido feito visando ao abate. Um aumento de 2 a 4 litros de leite por dia teria um profundo impacto no ganho de peso dos animais jovens.

À semelhança de plantas transgênicas resistentes às doenças, podem-se desenvolver animais de criação resistentes às infecções viral e bacteriana e doenças parasitárias. Por exemplo, a mastite é uma doença bacteriana que provoca abscesso na glândula mamária, causando redução, em média, de 20% de leite por vaca nas fazendas brasileiras. Normalmente, as doenças infecciosas são controladas por vacinação, medicamentos e isolamento físico, refletindo em aumento no custo da produção de 20% ou mais. O problema pode ser abordado de diferentes formas. Se a resistência a doença é provocada por um único gene, uma possibilidade seria isolar o gene no organismo que possui resistência e fazer sua transfecção para criar animais transgênicos resistentes. Outra possibilidade para se desenvolver resistência à doença seria transferir genes que conferem proteção imunológica aos animais transgênicos. Vários genes desempenham papel importante no mecanismo imunológico e, portanto, seriam os primeiros candidatos para essa abordagem. Entretanto, o que parece ser a melhor alternativa é fazer com que o animal transgênico expresse anticorpos contra o agente infeccioso. Nesse caso, é como se o animal estivesse produzindo sua própria vacina, eliminando a necessidade de vacinação.

Recentemente, ácidos graxos com ômega-3, normalmente encontrado no salmão e em outros peixes, têm sido apontados como gordura saudável. Aparentemente, esse tipo de gordura cria proteção contra problemas cardíacos, diminui os sintomas de doenças inflamatórias como a artrite reumatóide, controla a depressão, contribui para o desenvolvimento cerebral das crianças e evita a doença de Alzheimer. Devido a tantas qualidades positivas, a indústria alimentícia tem tentado aumentar os níveis de ômega-3 em alimentos como sorvete, suco de laranja e molho de salada.

Um grupo de Harvard, liderado pelo Dr. Jing Kang, tem estudado a possibilidade de tornar a carne, o leite e os ovos mais saudáveis, convertendo ômega-6 em ômega-3. Os pesquisadores esperam alcançar esse objetivo transferindo o gene da enzima ômega-3 desnaturase (gene fat-1), presente no nemátodo *C. elegans*, para animais como ovelha, galinha e gado. Resultados favoráveis já foram alcançados em camundongos e publicados na revista *Nature* em fevereiro de 2004. Em abril de 2006, o grupo descreveu a clonagem de um desses porcos transgênicos que apresentava alta expressão a enzima ômega-3 desnaturase. Resta saber se o alimento teria o mesmo sabor quando é enriquecido para ômega-3 e se o tipo de consumidor que se preocupa com dieta mais saudável consumiria alimento transgênico.

Uma outra aplicação da engenharia genética que tem sido testada em animais é o aumento na produção de lã. As principais proteínas que participam da composição da lã são as queratinas, ricas no aminoácido cisteína, o qual as ovelhas não sintetizam e nem sempre obtém em quantidade suficiente na dieta. Além disso, microorganismos, presentes no intestino das ovelhas, podem remover a maior parte da cisteína ingerida por elas. Um projeto iniciado na Austrália visa dotar as ovelhas com genes de origem bacteriana, que codificam enzimas capazes de converter um outro aminoácido, a serina, em cisteína. Assim, o estabelecimento desses genes em ovelhas transgênicas permitiria que elas sintetizassem sua própria cisteína, produzindo, portanto, mais lã. Falta ainda confirmar se tal objetivo poderá ser alcançado sem provocar efeitos colaterais indesejáveis nos animais transgênicos.

Ovelhas transgênicas podem também ser criadas para que liberem o pêlo em um tempo específico, eliminando a necessidade de tosar os animais. Genes para o fator de crescimento da epiderme foram transfectados para ovelhas sob o controle de promotores induzíveis. De tal forma que, quando a expressão do gene é induzida, um ponto fraco é produzido na fibra da lã, permitindo que o pêlo seja retirado do animal até com as mãos. A lã das ovelhas praticamente cai sozinha, não precisando usar máquina para tosquiar, reduzindo sobremaneira o custo de recuperação da lã.

As aves apresentam desafios particulares para a manipulação genética. O ovo é muito pequeno e camuflado pela gema, fazendo com que a microinjeção de DNA diretamente em núcleos de ovos fertilizados seja extremamente ineficiente. Outra desvantagem é que nas aves ocorre entrada de vários espermatozóides durante a fertilização. Isso complica a definição de qual pronúcleo masculino será o escolhido para a fusão com o pronúcleo feminino. Além disso, os ovos das aves, imediatamente após a fertilização, são envolvidos por uma membrana resistente, cobertos com albumina e enclausurados dentro de outra membrana e da casca. Apesar de todas as dificuldades, é possível injetar o DNA na região da gema onde os pronúcleos feminino e masculino estão presentes, o **disco germinal**. Um método engenhoso teve que ser desenvolvido para a produção de galinhas transgênicas. Após a injeção do DNA, os ovos são mantidos em cultura até que os embriões comecem a se desenvolver, quando então são transferidos para cascas de ovos com nutrientes no interior e incubados até a eclosão. Existem outros métodos de produção de galinhas transgênicas, embora nenhum deles tenha grande eficiência. O uso de retrovírus para a transfecção pode aumentar a eficiência do processo, embora o uso desse vetor é problemático quando se pretende o consumo do animal como alimento.

Algumas das qualidades genéticas que haveria interesse em se modificar em galinhas transgênicas estão relacionadas à produção de ovos, com taxas menores de colesterol, aumento da eficiência alimentar dos animais, resistência a doenças virais e bacterianas, diminuição da gordura e aumento da qualidade nutricional da carne.

O vírus ALV (*avian leukosis virus*) que infecta galinhas produtoras de ovos, por exemplo, causa perdas estimadas em 50 a 100 milhões de dólares por ano somente nos Estados Unidos. Foi observado que galinhas transgênicas que receberam o gene da proteína do envelope do vírus ALV são resistentes a essa infecção. Provavelmente, a proteína do envelope viral, produzida em grande quantidade nas galinhas transgênicas, liga-se aos receptores celulares para o ALV, bloqueando, dessa forma, a entrada do vírus infectante na célula.

Com a população crescente do mundo, aumentar o suprimento de peixes e frutos do mar tem sido uma necessidade absoluta. A única forma de alcançar esse objetivo, sem delapidar a biomassa dos oceanos, é por meio do desenvolvimento de aquacultura. Os peixes têm várias características que os tornam animais favoráveis para experimentos de transgênese com vistas ao melhoramento animal. Os ovos são produzidos em grande tamanho e número, sendo, portanto, fáceis de ser microinjetados com DNA exógeno, e desenvolvem-se fora do corpo materno após a fertilização.

A maioria dos peixes congela quando a temperatura da água chega a –0,7°C. Entretanto, algumas espécies são capazes de sobreviver em baixas temperaturas polares, quando a água do mar atinge menos de –1,8°C. Nessa situação, forma-se uma camada de gelo na superfície da água do mar e a neve que cai não derrete, permanecendo sobre o gelo como algodão. As espécies capazes de resistir a temperaturas tão baixas produzem uma proteína que reduz o ponto de congelamento no corpo, protegendo os peixes durante o inverno. Infelizmente, nem sempre essas espécies são as de maior interesse comercial.

Assim, os pesquisadores Garth Fletcher e Choy Hew, do Centro de Ciências Oceânicas em Newfoundland, juntamente com Peter Davies da Universidade de Queens, Canadá, pensaram que, se o gene codificante da proteína anticongelamento pudesse ser transferido para o salmão do Atlântico, eles poderiam criar um salmão resistente ao congelamento, permitindo sua criação em fazendas aquáticas na costa fria da Newfoundland. Para tanto, inúmeras cópias da construção gênica foram transferidas por microinjeção em ovos de salmão. Eventualmente, os pesquisadores conseguiram estabelecer uma linhagem de salmão transgênico; entretanto, a produção da proteína anticongelamento nesses peixes não era em quantidade suficiente para proteger o salmão das baixas temperaturas do inverno na costa canadense. Nessa altura, eles tiveram uma outra grande idéia.

O salmão produz hormônio de crescimento principalmente nos meses de verão. Para aumentar o período de crescimento, eles decidiram introduzir outra cópia do gene de GH sob o controle das seqüências promotoras do gene para a proteína anticongelamento, o qual é ativo principalmente no inverno. Dessa forma, eles esperavam que o salmão passasse a produzir GH continuamente durante o ano todo. O salmão transgênico resultante dessa tentativa alcança o mesmo tamanho final do salmão selvagem. Entretanto, ele é capaz de crescer quatro a seis vezes mais rápido sob as mesmas condições, atingindo o tamanho de comercialização em 18 meses em vez de 36. Além disso, com a taxa de crescimento aumentada, mesmo as fazendas de criação longe do oceano se tornaram economicamente viáveis. O sucesso dessa idéia foi tão grande que resultou na implantação da companhia canadense AQUA Bounty Farms, a qual está desenvolvendo projetos semelhantes em outras espécies como tilápia, truta e crustáceos, a fim de acelerar o crescimento e torná-los resistentes a doenças. Além disso, o projeto de proteção ao frio foi retomado.

Embora o sucesso dessas tentativas possa vir a ser de grande valia na produção de alimentos humanos, peixes transgênicos levantam muitas considerações em relação ao meio ambiente. Parece claro que peixes transgênicos deveriam ser mantidos em fazendas de criação em vez de serem liberados nos ecossistemas naturais, para evitar que o transgene passasse para as versão selvagem do animal. AQUA Bounty considerou essa questão tornando as fêmeas estéreis, a fim de eliminar o cruzamento potencial com o salmão natural e o risco de o salmão transgênico se estabelecer permanentemente em ecossistemas naturais.

Outra possibilidade para se abordar esse problema tem sido estudada pelo Dr T. J. Smith, do Centro Nacional de Diagnósticos, na Irlanda. Seu objetivo é inibir no cérebro a expressão do gene liberador do hormônio gonadotrofina, provocando a esterilidade nos peixes. O bloqueio da expressão gênica foi alcançado pela técnica do RNA anti-sense. A vantagem desse método é que a esterilidade poderia ser revertida a qualquer momento, tratando-se os peixes com o hormônio gonadotrofina. Assim, características importantes introduzidas nos peixes transgênicos poderiam ser transferidas para gerações futuras, sem risco de transmissão do transgene para as espécies selvagens.

Xenotransplante

O termo **xenotransplante** refere-se à transferência de células, tecido ou órgãos entre espécies diferentes. A discussão mais recente sobre o assunto diz respeito à proposta de se realizar transplantes de órgãos de espécies animais para a espécie humana. Essa possibilidade tem sido considerada uma saída para a escassez crônica de doadores de órgãos no mundo todo. Para citar só o caso do Canadá, cerca de 22.000 transplantes de coração, fígado, rins e pulmão seriam necessários em 1997, entretanto, somente 1.500 transplantes foram realizados.

O porco parece ser a espécie animal mais adequada para xenotransplantes porque tem órgãos de tamanho sememelhante aos encontrados em seres humanos, a anatomia e fisiologia dos suínos é similar à humana, apresenta crescimento rápido, produz prole grande, é de fácil manutenção e, aparentemente, nenhum dos agentes infecciosos que atacam os porcos são patogênicos ao homem. Além disso, como a espécie é sacrificada para alimento humano, é provável que o uso desses animais como doadores receba melhor aceitação do público em geral.

O maior problema de transplante entre espécies diferentes é a reação aguda de rejeição do órgão animal. Dentro de minutos depois de receber o transplante, muitos pacientes rejeitam o órgão porque o corpo o reconhece como um tecido estranho. Usando animais transgênicos é possível produzir um órgão que expresse na superfície celular uma proteína humana adequada, de tal forma que o organismo não reconhece órgão animal como estranho. Mais ainda, a maioria dos anticorpos em nosso corpo que reagiriam contra o órgão transplantado reconhece um simples açúcar no tecido do porco. Aparentemente, esse açúcar não é fundamental, pois não está presente no homem nem no macaco. Uma forma de se abordar o problema é eliminar a enzima responsável por ligar o resíduo desse açúcar, o que poderia ser alcançado anulando-se a função do gene correspondente (porco *knock-out*). Os pesquisadores que clonaram a ovelha Dolly estão envolvidos nessa pesquisa.

Uma alternativa diferente tem sido adotada pelo grupo da Universidade de Nevada, Reno, liderado por Esmail Zanjani. Eles mostraram que quando células-tronco humanas extraídas da medula óssea são injetadas em feto de ovelhas, as células humanas passam a fazer parte dos órgãos do organismo em formação, estando presentes no coração, pele, músculo, gordura e outros tecidos. As células humanas devem ser injetadas por volta da metade do período de gestação. O tempo de introdução das células humanas é crítico, porque deve ser antes que o sistema imunológico do feto animal seja capaz de reconhecer as células humanas como diferentes de suas próprias células, mas depois que o plano geral de desenvolvimento embrionário tenha sido estabelecido. Dessa forma, o animal resultante teria basicamente a aparência de uma ovelha, e não a de uma criatura estranha, tipo Minotauro. Entretanto, o organismo quimera, parte animal e parte humano, poderia apresentar uma porcentagem de células humanas de até 15%. Evidentemente, ter um órgão disponível para transplante que seja pelo menos parcialmente humano é uma alternativa mais satisfatória que transplantar um órgão exclusivamente animal. Se aperfeiçoada, essa técnica poderia um dia produzir quantidades significantes de qualquer tipo de célula ou tecido, sem que o pesquisador tivesse que ficar lidando com diferentes fatores de crescimento ou variando condições da cultura de células-tronco para atingir a diferenciação desejada. Na verdade, essa metodologia tira vantagem do crescimento natural do feto, sendo que seu programa normal de desenvolvimento é o que guia as células humanas para assumirem seu destino final.

Proteção do ambiente

Animais transgênicos podem um dia vir a ser uma alternativa para controlar e alterar condições do meio ambiente, com o objetivo de melhorar a saúde humana.

Cientistas do Departamento de Ciências Biológicas da Universidade de Cingapura, liderados pelo professor Gong Zhiyuan, estão desenvolvendo o peixe-zebra transgênico para ser usado comercialmente como detector de poluentes na água. O peixe-zebra normalmente é preto com listras prateadas, entretanto, os peixes transgênicos receberam uma construção genética e são capazes de exibir diferentes cores na presença de certos agentes químicos. A estratégia utilizada foi clonar o gene para a proteína fluorescente verde sob o controle de um promotor induzível por estrógenos. Eles também clonaram um promotor que é sensível a situações de estresse, controlando o gene que produz fluorescência vermelha. Assim, na presença de estrógenos, a expressão do gene é ativada e o peixe produz PFV. Enquanto em contato com metais pesados ou toxinas, o peixe exibe a cor vermelha.

Os pesquisadores revelaram que, embora estejam no momento lidando somente com duas cores, eles teriam capacidade de criar peixes transgênicos que emitem cinco cores diferentes, cada uma delas indicando um poluente diverso na água. A vantagem é que com uma rápida olhada poderia se identificar o agente poluente. O grupo também está desenvolvendo um sistema no qual o peixe emitiria cores diferentes, dependendo da temperatura da água, para ser usado como indicador de temperaturas.

Outra aplicação de transgênicos que tem sido aventada é na interrupção do ciclo de vida de organismos que causam doenças humanas. A esquistossomose é uma doença endêmica no Brasil e chega a matar 100 milhões de pessoas por ano no mundo todo. Os principais sintomas são febre, úlceras intestinais, diarréia, cansaço e, na fase adiantada da doença, cirrose hepática. É causada pelo verme *Schistosoma mansoni*, que apresenta um ciclo de vida muito peculiar, com uma fase de reprodução sexuada no homem, e outra fase de reprodução assexuada, na qual as larvas que são eliminadas nas fezes do homem tornam-se hospedeiras de um caramujo aquático (Figura 10.16).

Investigadores franceses estão tentando desenvolver um caramujo transgênico resistente à invasão do esquistossomo. A liberação do caramujo resistente no ambiente poderia competir e, eventualmente, substituir a população de caramujos selvagens, interrompendo o ciclo de vida do parasita.

Existe esperança também de um dia poder-se controlar a malária com o uso de transgênicos. A malária está presente em quase uma centena de países, infecta 500 milhões de pessoas por ano e mata por volta de 1 milhão, sendo a maioria na África. Os principais sintomas são calafrio, febre, náuseas e dor de cabeça. O agente infeccioso é um protozoário, o *Plasmodium falciparum*, o qual é transmitido pelo mosquito do gênero Anopheles. O mosquito adquire o parasita ao picar uma pessoa com malária. O plasmódio passa do intestino do inseto para a circulação, por onde alcança as glândulas salivares, permitindo que a doença seja transmitida quando o inseto pica uma outra pessoa. Alguns genes críticos, que conferem ao mosquito a capacidade de hospedar o parasita, já foram identificados. Alteração genética desses genes poderia criar um mosquito transgênico que perdeu a capacidade de abrigar o parasita. A idéia é que, com a liberação no ambiente de grandes quantidades

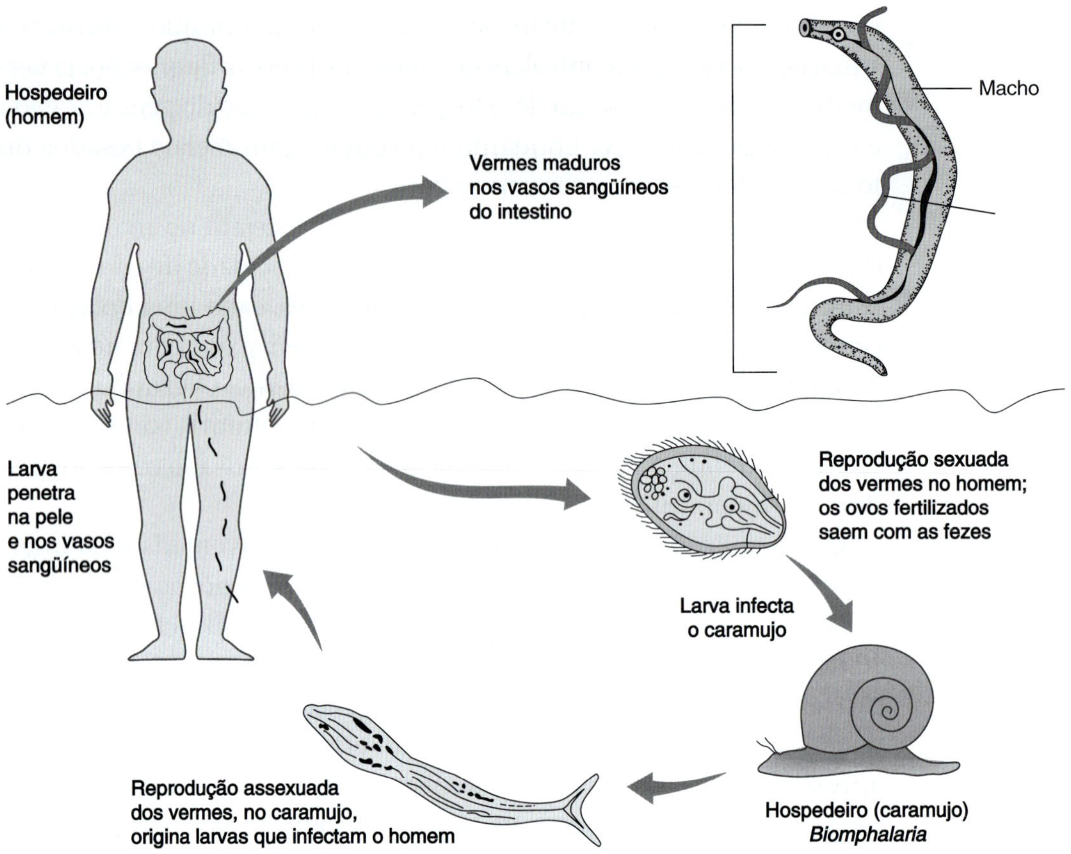

Figura 10.16 ■ Ciclo de vida do *Schistosoma mansoni* (adaptada de "Ecologia e Reprodução" da Série Caminhos da Vida. Oswaldo Frota Pessoa, Editora Scipione, 2001).

desse mosquito transgênico, haja redução do poder de transmissão da malária pelas populações selvagens de mosquitos. Entretanto, pesquisadores da Fundação Oswaldo Cruz (Fiocruz) em Minas Gerais optaram por outra abordagem. Em abril de 2006, eles anunciaram que conseguiram criar um mosquito transgênico que perdeu a capacidade de transmitir a malária. A estratégia utilizada pelos pesquisadores brasileiros foi clonar um gene retirado das abelhas, o qual produz uma proteína que impede que o plasmódio caia na circulação do inseto. Dessa maneira, o inseto se contamina mas não transmite a malária. Por questões de segurança, os pesquisadores inicialmente fizeram a modificação genética no mosquito (*Aedes fluviatilis*) que transmite o parasita da malária (*Plasmodium gallinaceum*) para aves. Entretanto, os pesquisadores informaram que os experimentos com a malária humana deverão ser concluídos brevemente.

Outra proposta de alteração genética em animais com impacto no meio ambiente é aumentar a eficiência da digestão de animais de criação. Porcos e galinhas produzem uma superabundância de fósforo na suas fezes. Esse elemento, que é usado como fertilizante, eventualmente pode contaminar o sistema de águas e causar uma explosão no crescimento de um certo tipo de alga, que por sua vez esgota o suprimento de oxigênio, matando peixes e outros organismos aquáticos.

A excreção de fósforo é alta nesses animais, pois ao contrário dos ruminantes, eles não digerem nem utilizam uma substância conhecida como fitato, devido à ausência da enzima fitase. Às vezes, fitase é adicionada na dieta desses animais a fim de facilitar a absorção do fósforo dos alimentos e diminuir sua excreção. Entretanto, a suplementação é cara e ineficiente, uma vez que grande parte da atividade enzimática é perdida durante a preparação e estocagem da ração.

A estratégia escolhida pelos pesquisadores da Universidade de Guelph, Ontário, Canadá, foi transferir para porcos o gene da enzima fitase presente em uma linhagem de *E. coli* não-patogênica. O gene codificante da enzima foi colocado sob o controle de uma seqüência promotora de camundongo que dirige a expressão do gene para as glândulas salivares. Dessa forma, os porcos transgênicos apresentam na saliva a enzima capaz de digerir o fitato, que passa a ser absorvido, provocando redução de até 75% de fósforo nas fezes de animais jovens. A enzima é razoavelmente estável e completamente ativa no estômago, sendo degradada no intestino pelas proteases pancreáticas, prevenindo que seja excretada. Além disso, dada a alta especificidade do promotor, a enzima fitase é expressa quase que exclusivamente na glândula salivar, com concentrações detectáveis de menos de 0,1% em tecidos como músculo, fígado, coração e pele. Nenhum efeito adverso ao animal foi registrado, sendo que animais transgênicos apresentam a mesma taxa de crescimento, condições de saúde ou características reprodutivas dos porcos que não expressam o gene da fitase. Adequadamente, esses porcos foram chamados de enviropigs™, em uma referência a porcos *enviroment friends,* ou seja, porcos amigos do meio ambiente.

Animais de estimação transgênicos?

O primeiro animal de estimação transgênico a ser vendido nos EUA foi o peixinho-zebra, capaz de iluminar o aquário, devido a sua habilidade de elimitir luz no escuro. O GloFish, como ficou conhecido, possui um gene da água viva ou do coral do mar que torna o animal verde ou vermelho-brilhante, sob luz normal, e fluorescente, sob luz ultravioleta.

Na verdade, o GloFish surgiu quando o TJ Tasi, professor da Universidade de Taiwan, estava pesquisando formas de tornar os órgãos do peixe-zebra mais visíveis, para facilitar sua pesquisa. Entretanto, após a transferência de genes para proteína fluorescente, para seu espanto, o peixe todo tornou-se fluorescente. Apresentando seus resultados em uma conferência, alguém na platéia percebeu o valor comercial de se lançar no mercado esses peixes como animais de estimação para serem criados em aquários. Com exceção do estado da Califórnia, que baniu a comercialização desse produto, o GloFish está sendo vendido na maioria dos estados americanos por US$ 5,00.

O FDA, que regulamenta animais transgênicos nos EUA, não achou necessário estabelecer nenhuma restrição a esse peixe. Em sua avaliação, o FDA declarou: "Porque o peixe tropical para aquário não será usado como alimento, eles não apresentam risco para o suplemento alimentar. Não há evidências de que o peixe-zebra modificado geneticamente apresente qualquer ameaça a mais para o ambiente que o peixe correspondente não modificado geneticamente, o qual tem sido amplamente comercializado nos Estados Unidos. Na ausência de risco evidente, o FDA não encontra razões para regulamentar esse peixe particular".

Enquanto essa decisão foi comemorada por alguns, outros acharam que abriria uma exceção para liberar animais transgênicos sem um profundo estudos de riscos e conseqüências ambientais. Algumas organizações ambientalistas chegaram a protestar na corte federal contra a decisão da FDA.

Mas essa não é a única tentativa de modificar geneticamente animais domésticos. Em outros experimentos realizados por firmas americanas de biotecnologia, animais de estimação estão sendo desenvolvidos para criar gatos que não provocam alergias ou cachorros que não perdem pêlo.

Será que a tecnologia de animais transgênicos um dia se tornará um procedimento tão comum e barato, a ponto de que até nossos animais de estimação sejam tranformados por essa inovação? Aparentemente, a resposta a essa pergunta vai depender somente da aceitação do público em relação ao produto.

Futuro dos animais transgênicos

Entre todas as aplicações discutidas aqui, a única disponível amplamente no mercado é a produção de modelos animais. Quanto às proteínas recombinantes produzidas em animais transgênicos, a primeira delas deve ser a Atryn® (antitrombina recombinante humana) produzida pela companhia GTC Biotherapeutics, em Framingham, Massachusetts. Esse produto é utilizado no tratamento da deficiência hereditária de trombina, um mercado avaliado em US$ 120 milhões na Europa e US$ 250 milhões no mundo. Atualmente a antitrombina disponível no comércio é a produzida a partir de sangue humano. A antitrombina produzida por GTC no leite de cabras apresenta pelo menos duas grandes vantagens em relação ao produto tradicional: é mais seguro e a produção é abundante. Em junho de 2006, o CHMP (Comitê para Produtos Medicinais de Uso Humano), pertencente a EMEA (Agência Européia de Avaliação de Medicamentos), recomendou a autorização para que esse produto seja comercializado, sendo que a aprovação final é esperada dentro dos próximos três meses. Quando realmente aprovado, a Atryn® será a primeira proteína terapêutica produzida em animais transgênicos no mercado, mas deve abrir o precedente para muitos outros medicamentos.

A metodologia para a criação de animais transgênicos ainda é ineficiente, trabalhosa e demorada. Entretanto, com a evolução das técnicas esse quadro certamente irá mudar. Cientistas do Instituto Rosalin, em Edinburgo, onde foi clonada a ovelha Dolly, anunciaram em abril de 2004 que eles melhoraram dramaticamente a técnica para a introdução de modificações genéticas em animais. A nova metodologia, que usa vírus para transfectar o gene escolhido em ovos fertilizados, resultou em 36 embriões de porcos transgênicos entre os 40 manipulados. Isso representa uma taxa de sucesso de 90%, ou seja, de 10 a 100 vezes mais eficiente que as técnicas anteriores. Uma vez alterado geneticamente, os ovos são implantados em fêmeas recipientes. O vírus usado pertence à família dos lentivírus, que tem sido extensivamente empregado na pesquisa médica. O gene selecionado para testar a eficiência desse novo método foi o da PFV da água viva. Transferido para galinhas e porcos, os animais carregando o gene marcador apresentaram uma coloração verde-brilhante nas partes do corpo que não são cobertas por pena ou pêlo. No caso das galinhas, a coloração fluorescente foi observada na cabeça e pés, enquanto nos porcos a fluorescência apareceu nas orelhas, focinho, patas e testículos. Esse gene marcador permite ver instantaneamente o animal que carrega o gene exógeno, sem necessidade de outros exames mais detalhados. A expressão gênica foi consistente e estável, sem outras conseqüências aparentes na saúde do animal. O próximo passo será aplicar essa técnica melhorada de produção de transgênicos para desenvolver galinhas que produzem proteínas farmacêuticas em seus ovos.

Outra inovação que tem o potencial de acelerar a produção de animais transgênicos é a modificação genética de espermatozóides mantidos em cultura. Pela primeira vez, células da linhagem que origina os espermatozóides foram cultivadas inteiramente *in vitro* e usadas para produzir animais transgênicos. O trabalho foi desenvolvido por um grupo japonês em colaboração com pesquisadores do Instituto Nacional de Pesquisa do Genoma Humano (NHGRI), e foi publicado no *Proceedings of National Academy of Sciences*, em janeiro de 2004. Até então não era possível se alterar geneticamente espermatozóides devido às dificuldades para manter essas células em cultura. Dessa vez, os pesquisadores desenvolveram um sistema que permite que células precursoras de espermatozóides, ou seja, espermatogônias, retiradas do peixe-zebra, sobrevivam *in vitro* tempo suficiente para receber o transgene transfectado por retrovírus. Após essas células alcançarem o estágio de espermatozóides funcionais maduros, são utilizadas na fertilização *in vitro* de ovos de peixe-zebra, os quais resultarão em peixes transgênicos. O segredo para o sucesso alcançado por esse grupo foi cultivar as espermatogônias sobre uma camada de células de uma linhagem de câncer testicular. As células cancerosas supostamente promovem o crescimento das espermatogônias, estimulando seu amadurecimento em espermatozóides funcionantes normais.

Uma das grandes vantagens desse método é que se evita o quimerismo inerente em outras técnicas. No caso do peixe-zebra, estima-se que somente 20% dos animais transgênicos produzidos por microinjeção de DNA apresentam o transgene também na linhagem germinativa, sendo capazes de transmiti-lo para a próxima geração. Assim, centenas de animais devem ser selecionados e cruzados para se obter uma linhagem transgênica estável. Entretanto, quando a alteração genética é feita no espermatozóide, o animal transgênico não é quimérico, dispensando a necessidade de seleção e futuros cruzamentos.

Parece claro, que quaisquer que sejam as dificuldades técnicas ainda existentes para a produção de animais transgênicos, elas serão eventualmente superadas. Sendo assim, vai depender dos órgãos reguladores e do público em geral determinar quais aplicações serão implantadas na prática durante os próximos anos.

RESUMO

1. A transferência de genes para células animais pode ser feita por métodos físicos ou químicos, como microinjeção, precipitado de fosfato de cálcio, eletroporação e lipossomos, ou por vetores virais.
2. Animais transgênicos podem ser produzidos por microinjeção de óvulos fertilizados, introdução de células-tronco embrionárias em blastocistos ou transferência de núcleo para óvulos anucleados.
3. Pelo método da recombinação homóloga ou estratégia do gene-alvo, um transgene pode ser integrado na posição exata que o gene original correspondente se encontra no cromossomo.
4. Uma das grandes aplicações de animais transgênicos é para a construção de modelos animais, que permitem o estudo detalhado das doenças humanas, delinear novas formas de tratamento e testar novos produtos farmacêuticos, bem como estabelecer a função gênica. A principal espécie usada para essa finalidade é o camundongo.
5. Camundongos *knock-out* têm a função anulada de um gene; camundongos *knock-in* apresentam um gene com função adicional; em camundongos *knock-down* a função gênica é reduzida, geralmente por meio de técnicas de RNAi.
6. Animais transgênicos podem ser utilizados também como fábricas biológicas na produção de proteínas raras. O primeiro medicamento produzido no leite de cabras transgênicas, a proteína antitrombina, deve entrar no mercado brevemente.
7. O melhoramento de animais de criação pode ser alcançado pela transfecção de genes que, por exemplo, conferem resistência a doenças, aumentam a capacidade de produção de leite ou lã, a qualidade da carne ou a taxa de crescimento do animal.
8. Porcos transgênicos têm sido desenvolvidos com a finalidade de produzirem órgãos mais similares aos humanos, para aumentar a taxa de sucesso em xenotransplantes.
9. Em algumas doenças infecciosas humanas, como malária e esquistossomose, é possível alterar geneticamente o organismo hospedeiro intermediário, a fim de se quebrar o ciclo de transmissão da doença.
10. Atualmente, a produção de animal transgênico ainda é um processo difícil e caro, especialmente para animais de grande porte. À medida que o processo de transgênese seja aperfeiçoado, espera-se que as possibilidades de aplicação sejam ampliadas.

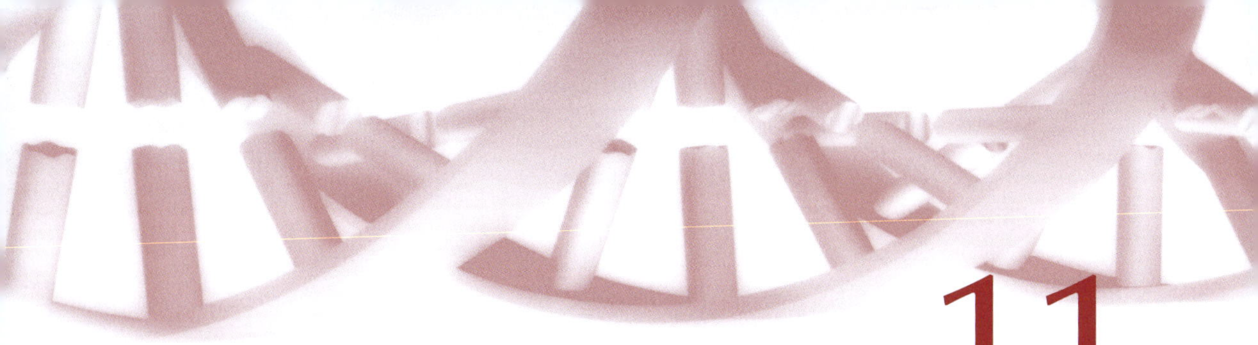

11

Clonagem

No dia 27 de fevereiro de 1997 o mundo acordou com a estupenda notícia de que no Instituto Roslin, Escócia, uma ovelha havia sido clonada a partir de uma célula adulta. O nascimento desse animal que possuía mãe, mas não tinha pai, provou que é possível criar um mamífero adulto a partir de uma de suas células isolada. Tal constatação representou um marco na biologia do desenvolvimento, surpreendeu a comunidade científica e introduziu novos desafios éticos. Os pesquisadores responsáveis por esse fato inusitado foram Ian Wilmut e Keith H. S. Campbell, que deram à ovelha o nome de **Dolly**, em homenagem à cantora de música country favorita deles, Dolly Parton. Ironicamente, Dolly tornou-se uma celebridade e, pelo menos nas semanas que se seguiram, sua fama superou em muito a fama da cantora que lhe inspirou o nome. Dolly apareceu na primeira página das revistas semanais mais conceituadas do mundo e, imediatamente, tornou-se personagem central de calorosos debates que giraram principalmente em torno da possibilidade de se clonar seres humanos. Aquela inocente ovelhinha, vivendo em uma tranqüila fazenda experimental na Escócia, jamais poderia imaginar o furor que sua presença causaria no mundo, mas certamente seus criadores anteciparam os fatos. Tanto assim que a Dolly nasceu em julho de 1996, mas foi apresentada ao mundo somente 8 meses depois. Os investigadores resolveram garantir que o animal sobreveria e que todos os artigos referentes ao assunto estivessem redigidos antes de tornar o fato público.

Neste Capítulo será apresentado o atual desenvolvimento nesta área de pesquisa, bem como as dificuldades, os riscos e as aplicações da clonagem.

O que é clone?

A intensa discussão iniciada sobre clonagem em 1997 gerou ainda mais confusão sobre o termo, o qual pode ser empregado para designar diferentes processos de duplicação do material biológico. Quando a imprensa pública descreve clonagem, na maioria das vezes refere-se à produção de organismos geneticamente idênticos. Entretanto, esse é somente um dos possíveis tipos de clonagem. O entendimento sobre os diferentes tipos de clonagem é o primeiro passo para se alcançar uma discussão inteligente e razoável sobre o assunto.

As expressões **clonagem gênica, clonagem do DNA, clonagem molecular**, ou **tecnologia do DNA recombinante** são todas usadas para designar um mesmo processo e referem-se à transferência de um fragmento de DNA, de um organismo para um vetor, com a finalidade de multiplicá-lo em inúmeras cópias dentro de uma célula hospedeira. Esse processo foi fartamente discutido no Capítulo 2.

O segundo tipo de clonagem é a **clonagem reprodutiva** e refere-se ao processo de gerar um animal com exatamente o mesmo DNA nuclear que outro animal existente. A Dolly foi criada por meio de clonagem reprodutiva. Os pesquisadores Wilmut e Campbell, do Instituto Roslin, primeiro obtiveram células da glândula mamária de uma ovelha grávida da raça **Finn Dorset** com 6 anos de idade. Em seguida, com o auxílio de uma microagulha, retiraram o núcleo de um óvulo não-fertilizado de uma ovelha da raça **Scottish Blackface**. Usando um pulso elétrico provocaram a fusão entre a célula da glândula mamária e o óvulo anucleado. A eletricidade rompe a membrana celular permitindo que o óvulo englobe o núcleo da célula da glândula mamária. Após várias divisões celulares em uma placa de Petri, o embrião foi implantado no útero de uma terceira ovelha, também da raça Scottish Blackface. Cinco meses depois, quando o embrião completou seu desenvolvimento na mãe substituta, nasceu a ovelha Dolly (Figura 11.1). Claramente a Dolly apresentava notáveis semelhanças físicas com a ovelha Fin Dorset, a qual lhe doou o núcleo e, portanto, o material genético. Por outro lado, era muito diferente das ovelhas da raça Scottish Blackface, tanto da primeira que lhe dou o citoplasma do óvulo como da segunda que a incubou durante a gestação. A utilização de raças diferentes de ovelhas foi uma estratégia empregada para evidenciar facilmente a origem do clone. Mas foi por meio da análise do genótipo que realmente ficou provado que a Dolly era um clone, pois seu DNA era igual ao da ovelha da raça Fin Dorset que lhe doou o núcleo da célula da glândula mamária.

A natureza tem produzido organismos clonados por bilhões de anos. Quando uma planta emite um ramo que desenvolve raízes e gera uma nova planta, isso é um clone. A segunda planta é geneticamente igual à primeira e originou-se sem reprodução sexual. Isso acontece, por exemplo, com plantas como morango, batata, grama e cebola. Como foi dis-

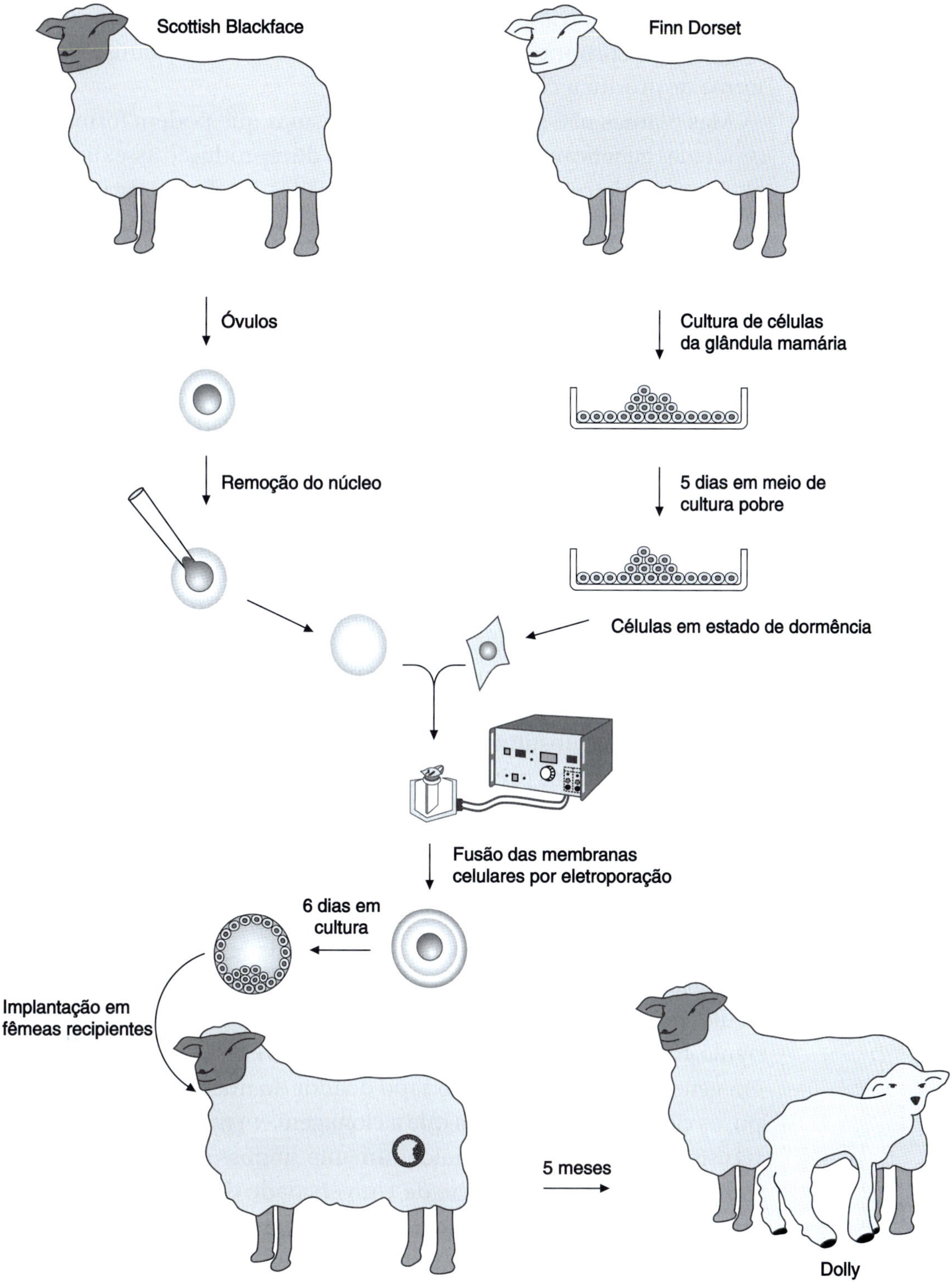

Figura 11.1 ■ Clonagem da ovelha Dolly por transferência nuclear. Células da glândula mamária mantidas em cultura foram fundidas a óvulos enucleados. Os blastocistos resultantes foram transferidos para fêmeas recipientes.

cutido no Capítulo 9, em plantas é relativamente comum a totipotência, e utilizar essa propriedade para desenvolver um novo organismo é uma forma de produzir clones.

Mas plantas não são os únicos organismos que podem formar descendentes geneticamente iguais por meio de reprodução assexuada. Em alguns animais, como pequenos invertebrados, insetos ou lagartos, óvulos não-fertilizados podem desenvolver-se em animais adultos em um processo conhecido como **partenogênese**. Nesse caso, os animais descendentes são clones da fêmea que produziu os óvulos.

Além disso, há anos que cientistas vêm clonando animais. Em 1891, Hans Driesch separou mecanicamente as duas células iniciais de um embrião de ouriço do mar e observou que as células começaram a crescer e se dividir independentemente até formar dois indivíduos completos. Em 1902, Hans Spemann obteve resultados semelhantes em um organismo vertebrado. Ele separou células de um embrião de salamandra e produziu dois novos indivíduos com exatamente o mesmo patrimônio genético. Basicamente, esses experimentos simulam o processo espontâneo de formação de gêmeos que acontece em mamíferos (Capítulo 1, Figura 1.27).

O primeiro animal clonado por transferência nuclear aconteceu em 1952, quando Robert Briggs e Thomas King, do Instituto Carnegie, Washington, EUA, substituíram o núcleo de um óvulo com o núcleo doador para produzir os primeiros clones de rãs. Inicialmente, o núcleo inserido foi obtido de um célula embrionária no estágio de blástula; mais tarde, os pesquisadores usaram células intestinais de girino. Entretanto, eles observaram que quanto mais diferenciada fosse a célula doadora do núcleo, menores eram as probabilidades de sucesso do experimento. Nos anos 60, John Gurdon da Universidade de Oxford, Inglaterra, transplantou o núcleo de uma célula intestinal adulta de sapo para um óvulo, no qual o núcleo havia sido destruído por luz ultravioleta. O óvulo com o núcleo transplantado desenvolveu-se em um girino que era geneticamente idêntico ao sapo doador do núcleo. Por algum tempo, os cientistas acreditaram que a clonagem em mamíferos através da transferência nuclear era biologicamente impossível. Entretanto, em 1986, Steen Malte Willardsen, da Universidade de Cambridge, obteve embriões de ovelha a partir da fusão de uma célula da blástula com um oócito anucleado.

Mas, então, por que o nascimento da Dolly foi tão excepcional e causou tremendo furor? É que pela primeira vez um mamífero havia sido clonado a partir de uma célula adulta. Os experimentos realizados por John Gurdon, embora o girino clonado não tivesse sobrevivido, serviram para provar que uma célula animal adulta pode readquirir sua totipotência e formar um novo organismo. Entretanto, até o nascimento da Dolly, restavam dúvidas de que a totipotência pudesse ser também recuperada em células adultas de mamíferos. Um embrião formado por transferência de um núcleo de célula adulta apresenta o mesmo número de cromossomos (2n) que a célula-ovo fertilizada (zigoto). A grande diferença é que no núcleo de uma célula adulta a maioria dos genes está inativada. Para que o oócito com transferência nuclear possa se desenvolver em um embrião, é necessário que haja reprogramação completa do material genético. Esta é a grande dificuldade para se restaurar a totipotência, principalmente em células de mamíferos.

Na verdade, Wilmut e Campbell realizaram 277 experimentos independentes de fusão de células adultas da glândula mamária com oócitos anucleados, para obter somente 13 gestações, das quais uma única gerou um animal vivo, a Dolly. Apesar do grande número de insucessos, os pesquisadores fizeram uma descoberta científica muito importante. Eles demonstraram que a totipotência podia ser restaurada em células adultas e especializadas de mamíferos. Em outras palavras, seus experimentos mostraram que a diferenciação celular não determinou modificações irreversíveis no DNA e que a reprogramação do material genético poderia eventualmente acontecer, levando ao desenvolvimento de um indivíduo adulto. Além disso, como a Dolly teve seis filhotes do modo convencional, ficou provado que o processo de reprogramação, iniciado com a transferência do núcleo, foi geneticamente completo. Esta foi a conclusão mais importante desse trabalho. A criação da Dolly também abriu novas possibilidades para a clonagem de seres humanos e, conseqüentemente, gerou grande polêmica sobre o assunto.

Aparentemente, os pesquisadores escoceses venceram a barreira para restaurar a totipotência privando as células adultas de mamíferos da maioria dos nutrientes. A escassez de alimento parece induzir as células adultas a abandonar seu ciclo normal de crescimento e a assumir um estado de dormência. Após cinco dias em meio de cultura pobre, quando a transferência nuclear foi executada, os genes tornaram-se ativos novamente e o oócito entrou em intensa divisão celular para a formação do embrião.

Existe ainda um terceiro tipo de clonagem conhecido como **clonagem terapêutica** ou **clonagem embrionária**, que é a produção de embriões humanos para uso em pesquisa. Embora seja realizada da mesma forma que a clonagem reprodutiva, o propósito aqui é completamente diferente. Nesse caso, o objetivo não é criar um ser humano clonado, mas sim recuperar as células pluripotentes, também chamadas de células-tronco, para serem usadas no estudo do desenvolvimento humano e no tratamento de doenças. As células-tronco são capazes de se diferenciar em qualquer um dos 216 tecidos que formam o corpo humano, podendo assim substituir células degeneradas em pacientes. O processo de extração das células-tronco destrói o embrião. Se, por um lado, isso impede a implantação do embrião em algum útero, garantido que o processo nunca resultará em um clone humano, por outro lado, destrói o embrião criando outras questões éticas. Embora atualmente a grande maioria dos pesquisadores seja contra a clonagem reprodutiva de seres humanos, muitos deles defendem que a clonagem terapêutica apresenta um enorme potencial para a cura de doenças humanas. Os problemas éticos da clonagem serão apresentados mais extensivamente no Capítulo 13.

Outros animais clonados

Depois da criação da Dolly, outros pesquisadores têm clonado animais de várias espécies diferentes, incluindo camundongo, vaca, macaco, cabra, porco, coelho, gato, mula, cavalo, rato e cachorro.

Em 1998, cientistas da Universidade do Havaí clonaram mais de 50 camundongos a partir de células adultas, criando três gerações de animais de laboratório idênticos. Por volta da mesma época, pesquisadores japoneses e americanos começaram a produzir bezerros clonados, alguns inclusive modificados geneticamente para criar resistência à bactéria que causa a mastite, infecção da glândula mamária. Alguns casos de vacas clonadas, a exemplo da Dolly, também se reproduziram, demonstrando que o processo de clonagem não afetou a fertilidade do animal. Clones de gado leiteiro premiado já foram leiloados, mesmo antes do nascimento, por 82 mil dólares.

O mundo balançou novamente quando, alguns meses após a revelação da Dolly, um grupo do Oregon, EUA, anunciou a clonagem dos primeiros macacos *rhesus*, tornando a clonagem de seres humanos mais próxima da realidade. Os pesquisadores foram capazes de produzir dois macacos clones pela técnica de transferência do núcleo de células embrionárias para óvulos anucleados. Os animais, que nasceram aparentemente normais, eram geneticamente idênticos. A possibilidade de se criar um grupo de animais geneticamente idênticos tem grande utilidade no teste de novas drogas, pois elimina certas variações nos resultados da pesquisa que poderiam ser atribuídas a diferenças genéticas entre os animais. Pelo menos esta foi a justificativa oficial dada pelos pesquisadores para a clonagem de macacos, e não a de se chegar mais próximo da clonagem humana. Os pesquisadores removeram o núcleo de cada uma das células de um embrião de macaco nos primeiros estágios de desenvolvimento quando ainda era composto por somente oito células. Os núcleos foram transferidos para óvulos anucleados e os oito embriões originários foram implantados em mães substitutas. Dois macacos clones nasceram desses experimentos.

Em fevereiro de 2002, pesquisadores da Universisdade A&M do Texas anunciaram que tinham clonado um gato doméstico pela primeira vez, e deram o nome de "cc" para designar *copy cat*. Esse fato representou um passo à frente na clonagem de animais domésticos. Atualmente existem companhias oferendo via internet a clonagem de animais de estimação pela bagatela de 50.000 dólares!

Em agosto de 2003, cientistas italianos declararam que haviam criado o primeiro cavalo clonado, chamado Prometea, a partir de células adultas.

Atualmente existem centenas de animais produzidos por clonagem, embora o número de espécies envolvidas ainda seja limitado. Há que se considerar também que muitos desses casos somente foram anunciados em conferência coletiva com a impressa e nunca chegaram a ser publicados em revistas científicas respeitáveis, gerando dúvidas sobre a autenticidade dos fatos. Por outro lado, o aspecto comercial de algumas dessas pesquisas pode ser tão atraente que acaba ofuscando o interesse em qualquer publicação científica que possa revelar segredos da técnica.

Riscos da clonagem

A taxa de sucesso na criação de animais clonados ainda é muito baixa em todas as espécies, sendo que em média somente 1% dos embriões criados por transferência nuclear nascem vivos. Aparentemente, algumas espécies são mais resistentes a esse processo do que outras, sendo que a taxa de sucesso na clonagem de gado é maior que em ovelhas. Além disso, diferentes espécies apresentam diferenças no desenvolvimento do embrião durante os primeiros estágios. Por exemplo, em ovelhas e humanos o embrião divide-se até o estágio de 8 a 16 células antes que os genes nucleares assumam o controle do desenvolvimento. Entretanto, a transição do controle genético em camundongos acontece já no estágio de 2 células. Uma reprogramação incompleta ou inadequada do material genético pode causar alterações na expressão gênica, impedindo que o embrião se desenvolva ou provocando anormalidades nos fetos que eventualmente sobreviverem. Por essa razão, muito clones acabam morrendo durante a gestação ou logo após o nascimento. Além disso, é comum que o desenvolvimento da placenta seja anormal e que os fetos apresentem aumento do peso e gestação prolongada. Mesmo os animais clonados, que nascem aparentemente normais, podem apresentar alterações posteriores do desenvolvimento e do sistema imunológico, causando altas taxas de infecção, tumores e outros problemas, como artrite, anemia e morte súbita.

Outra questão apontada é se os clones teriam um envelhecimento precoce. Cerca de um terço dos bezerros clonados que nasceram vivos morreram muito jovens e vários deles eram significativamente maiores que a média. A Dolly, por exemplo, foi sacrificada com uma injeção letal em 14 de fevereiro de 2003, quando tinha apenas 6 anos de idade, após ter sido confirmado que ela sofria de artrite e câncer pulmonar. O tempo de vida normal para sua espécie é de 12 anos. A ovelha a partir da qual Dolly foi criada havia morrido vários anos antes dos experimentos de clonagem e células da sua glândula mamária foram mantidas em cultura. Sabe-se que os telômeros, estruturas presentes no final dos cromossomos, diminuem gradualmente de tamanho com o envelhecimento. Essas estruturas cromossômicas têm sido apontadas como um relógio biológico capaz de expressar a idade celular. A Dolly apresentava um encurtamento dos telômeros para sua idade cronológica. Na verdade, o tamanho de seus telômeros era compatível com os da ovelha que lhe doou o núcleo aos 6 anos de idade. Entretanto, essa observação não é prova definitiva de que clonagem provoque envelhecimento precoce, pois outros animais clonados não exibiram encurtamento dos telômeros e alguns deles sobreviveram mais tempo que a média para a espécie.

Ainda não está claro porque animais clonados teriam mais freqüentemente problemas de saúde e, talvez, uma sobrevida menor que animais nascidos pelas vias tradicionais. Uma das hipóteses é que o traumatismo da remoção do núcleo do óvulo seria a causa dos defeitos observados nos fetos. Óvulos que tiveram seus núcleos removidos e colocados de volta apresentaram os mesmos tipos de anormalidades. Esses problemas também poderiam ser causados por erros na programação do material genético. Quando existe a fecundação natural, pelo encontro de um óvulo com o um espermatozóide, o embrião formado recebe duas cópias da maioria dos genes, com exceção dos genes presentes nos cromossomos sexuais. Um cópia é de origem materna e outra de origem paterna. Entretanto, o DNA é marcado quimicamente em um processo conhecido como ***imprinting***, e somente uma das duas cópias de cada gene estará ativada, a materna ou a paterna. Pesquisadores do Instituto Whitehead em Massachusetts, estudando o comportamento dos genes em embriões de camundongos em cultura, verificaram profundas alterações nos padrões de *imprinting*, o que possivelmente poderia explicar as anormalidades observadas nos embriões clonados.

Aplicações do processo de clonagem

Como foi discutido no Capítulo 10, a transferência nuclear é uma das formas de se criar um animal transgênico. Na verdade, para animais de grande porte, este é o método mais efetivo de se produzir um animal geneticamente modificado. Assim, todas as possibilidades de uso de animais transgênicos também se aplicam aos animais clonados (Capítulo 10, Aplicações dos animais transgênicos).

Animais transgênicos são criados, por exemplo, com a finalidade de atuarem como biorreatores ou fábricas biológicas de proteínas raras e importantes no tratamento de doenças humanas. Entretanto, tem sido estimado que para se desenvolver um único animal transgênico de grande porte pelo método de microinjeção (Capítulo 10, Figura 10.6) o custo pode atingir meio milhão de dólares, considerando-se a ineficiência do processo e o nível variável de expressão do gene introduzido. Além disso, após a obtenção de um animal transgênico satisfatório, são necessários muitos cruzamentos para se produzir um número suficiente de animais transgênicos heterozigotos que permita melhorar a relação custo-benefício do processo, e isto pode levar até 10 anos. A clonagem reprodutiva, além de possibilitar a criação do animal transgênico inicial, poderia ser a resposta para a rápida multiplicação de deste animal valioso, sem os custos e o tempo envolvidos com cruzamentos.

Somente quatro meses após a apresentação da Dolly ao público o Instituto Roslin anunciou o nascimento de duas ovelhas transgênicas, **Molly** e **Polly**. O que havia de especial com esses animais é que eles resultaram da combinação de técnicas de DNA recombinante para a produção de animais transgênicos com técnicas de transferência nuclear para a produção de clones. Eles foram clonados a partir de células fetais de uma ovelha, as quais haviam sido transfectadas com vetor carregando o gene humano para o fator IX de coagulação, juntamente com seqüências promotoras para induzir a expressão desse gene em glândulas mamárias. As células fetais, geneticamente modificadas, foram fundidas com óvulos anucleados e os embriões resultantes foram implantados no útero de ovelhas recipientes, levando ao nascimento de

Molly e Polly (Figura 11.2). Portanto, elas não eram somente geneticamente idênticas entre si, mas eram também transgênicas e representavam os primeiros clones de animais domésticos capazes de produzir grandes quantidades de proteína humana no leite. Apesar de a clonagem reprodutiva ainda não ser um processo eficiente, a criação dessas duas ovelhas transgênicas, clonadas pelo método de transferência nuclear, necessitou de menos da metade dos animais requeridos do que se elas tivessem sido criadas independentemente pelo método de microinjeção. Na verdade, a criação de mamíferos transgênicos de grande porte teve um impulso significante após a descrição do método de transferência nuclear.

Em algumas situações, animais de grande porte são modelos mais adequados para o estudo das doenças humanas e testes terapêuticos do que os camundongos. Ovelha, porco e macaco são animais ideais devido à maior semelhança com humanos quanto a fisiologia, tamanho dos órgãos e tempo de vida mais longo, o que permite observar o desenvolvimento das doenças. Portanto, a clonagem reprodutiva pode facilitar a criação de outros modelos animais além do camundongo.

Talvez a aplicação mais controvertida e distante de ser alcançada seja o emprego de animais clonados em xenotransplantes. Além dos problemas éticos envolvidos, antes que essa prática se torne realidade, inúmeros problemas de ordem científica e técnica terão de ser superados.

Se algum dia for possível aumentar a taxa de sucesso e baratear os custos, a clonagem reprodutiva poderia ser utilizada para multiplicar em larga escala animais de criação com qualidades especiais. Infinitos clones de um cavalo de raça vencedor ou um touro com excepcional patrimônio genético poderiam ser criados por esse método. Para que a clonagem seja uma estratégia efetiva, deve ser combinada com programas de cruzamento a fim de preservar a variabilidade genética. Resta saber se os clones exibiriam consistentemente o mesmo desempenho para atingir o valor comercial esperado.

A clonagem reprodutiva poderia ser usada também para aumentar o número de indivíduos em uma espécie com risco de extinção. Algumas tentativas já foram feitas nesse sentido. Em agosto de 2004, cientistas da Índia anunciaram um plano de salvar leões asiáticos de extinção utilizando a tecnologia de clonagem, a um custo estimado de um milhão de dólares. A clonagem de animais já extintos seria um desafio ainda maior. Em primeiro lugar, recuperar completamente o DNA de uma célula morta é muito difícil, pois a molécula pode estar muito degradada. Além disso, se não existe um animal da mesma espécie para gestar os embriões, os cientistas teriam que se valer de uma espécie próxima, o que aumentaria ainda mais o risco para os fetos. O que foi criado por Holywood no filme

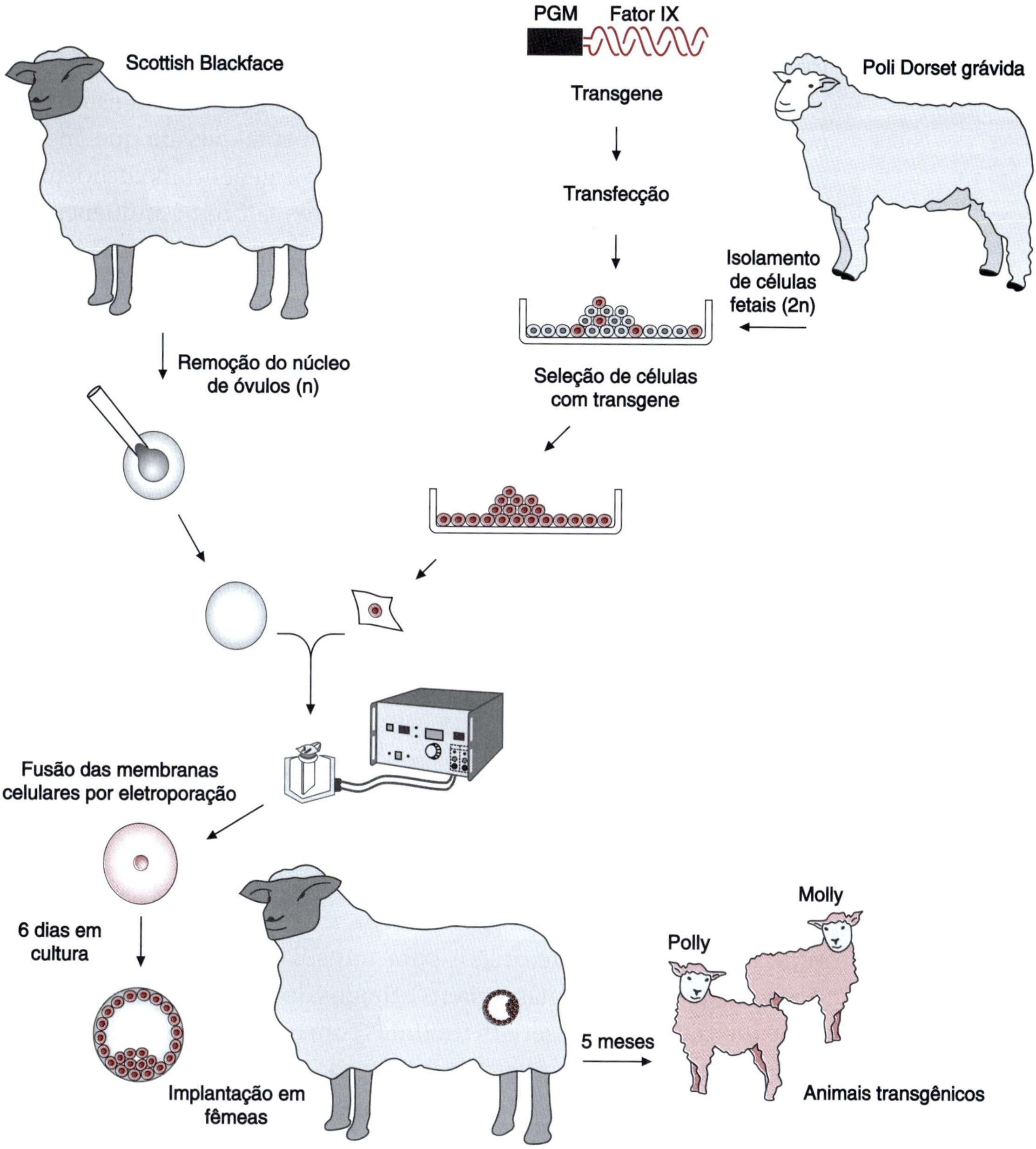

Figura 11.2 ■ Clonagem das ovelhas Molly e Polly. Células fetais foram transfectadas com o gene humano para o fator IX de coagulação e o promotor para sua expressão em glândula mamária (PGM). Depois de terem sido selecionadas quanto à incorporação do transgene, essas células foram fundidas com óvulos anucleados. Os blastocistos resultantes foram implantados em fêmeas recipientes e geraram duas ovelhas que produzem o fator IX humano de coagulação do leite.

Parque Jurássico, onde dinossauros foram clonados a partir de DNA recuperado de insetos que haviam picado esses animais antes de serem encapsulados por âmbar, atualmente ainda é só um fato de ficção científica. A transferência nuclear requer um núcleo intacto e com cromossomos funcionantes. DNA fragmentado não é suficiente.

A idéia de se clonar um ser humano ou um animal de estimação pensando com isso se criar uma cópia de um ente querido que faleceu é pura ilusão. Embora o clone possa ser 99,95% geneticamente idêntico ao original, temos que considerar dois outros fatores: a influência do meio ambiente e o DNA mitocondrial. Um clone criado de um indivíduo adulto e gerado em época diferente do original nunca será exposto aos mesmos fatores ambientais. Diferenças na nutrição, exposição a drogas e muitos outros fatores, dentro do útero ou após o nascimento, podem causar diferenças no tamanho, na personalidade e no comportamento. Afinal, o que somos é o resultado da interação dos nossos genes com o meio ambiente. Além disso, quando se usa o método de transferência nuclear para a produção de clones, a cópia clonada somente recebe o DNA nuclear do indivíduo original. O DNA mitocondrial vem do óvulo doado e, portanto, diferente do DNA mitocontrial do indivíduo que se está clonando. Tanto assim que uma das aplicações previstas para a clonagem reprodutiva é gerar um bebê quando existe na família uma doença genética devido a um gene presente nas mitocôndrias. Um bebê poderia ser criado removendo-se o núcleo de um zigoto produzido por fertilização *in vitro* e transferindo-se esse núcleo para o óvulo de uma mulher doadora não-aparentada. Desse modo, a criança teria praticamente todo o material genético herdado de seus pais, mas sem riscos de herdar a doença genética de origem mitocondrial.

A clonagem terapêutica, por sua vez, guarda inúmera perspetivas futuras na produção de órgãos para transplante e no tratamento de doenças humanas. Células seriam extraídas do paciente que necessitasse de um transplante e seriam fundidas com oócitos anucleados (ou teriam seus núcleos transplantados). Quando o embrião atingisse o estágio de blástula, as células-tronco seriam extraídas e transformadas em qualquer tipo de tecido ou órgão (Figura 11.3). Fígado, coração ou rim seriam produzidos especificamente para aquele paciente, eliminando a espera por doadores. Mais ainda, porque as células-tronco se originaram de embriões clonados com DNA nuclear do paciente não haveria problemas de rejeição, pois o órgão criado *in vitro* seria geneticamente idêntico ao corpo do paciente. A boa notícia com relação a essa possibilidade futura é que o fenômeno do *imprinting*, citado acima, é particularmente importante durante os primeiros estágios do desenvolvimento embrionário. O processo de diferenciação celular parece ser menos afe-

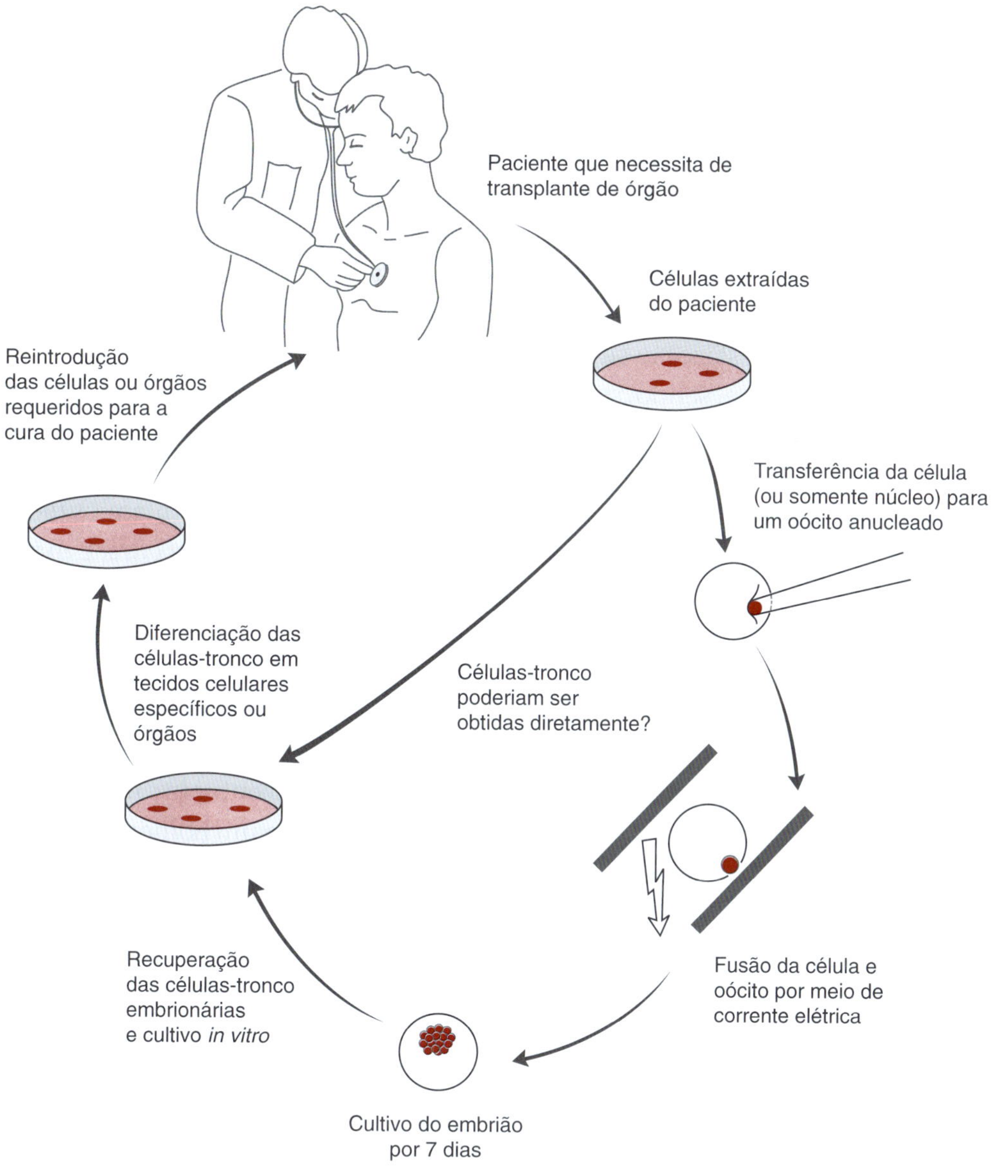

Figura 11.3 ■ Clonagem terapêutica.

tado por mudanças no padrão de *imprinting* que a organização geral de células e tecidos durante a formação de um embrião. Portanto, aparentemente seria seguro valer-se da clonagem terapêutica para converter células-tronco em órgãos visando ao futuro transplante. Células pluripotentes, criadas especificamente para um certo paciente, poderiam também substituir células danificadas em doenças degenerativas, como, por exemplo, diabetes, Parkinson, Alzheimer, leucemia ou lesão da medula espinhal.

Células-tronco embrionárias podem também diferenciar-se em espermatozóides. Em 2003, um grupo liderado por Toshiaki Noce, no Instituto de Ciências da Vida Mitsubishi Kagaku, em Tóquio, conseguiu essa façanha. Os pesquisadores permitiram que células-tronco de camundongo macho se desenvolvessem espontaneamente em vários tipos de células e separaram aquelas que se tornaram células germinativas. Tais células não foram adiante em cultura, mas quando implantadas em tecido testicular observou-se que após três meses essas células sofreram meiose e formaram espermatozóides aparentemente normais. Claro que resta saber se esses espermatozóides seriam capazes de fertilizar um óvulo e, sendo, se o animal gerado seria normal. Mesmo assim, pode-se vislumbrar o dia em que a clonagem terapêutica seria usada para criar células-tronco a partir de uma célula isolada de um indivíduo adulto e, então, fazer com que essas células se diferenciassem em óvulos ou espermatozóides para serem usados em fertilização *in vitro*. Um fato interessante é que células-tronco de origem masculina poderiam ser transformadas tanto em espermatozóide como em óvulos. Portanto, se algum dia essa técnica puder ser praticada em humanos, dois homens poderiam ser os pais biológicos de uma criança, só necessitando da mulher para atuar como barriga de aluguel na gestação do feto.

Agora vem a vingança das mulheres. Eventualmente, elas também poderiam gerar bebês sem a participação de um homem. O camundongo, chamado Kaguya, foi criado pela combinação do material genético de dois óvulos, na Universidade de Agricultura de Tóquio, pelo grupo do Dr. Tomohiro Kono. Normalmente, esse experimento, que se assemelha à parternogênese, não funcionaria em mamíferos. Entretanto, os pesquisadores superaram os problemas com *imprinting*, criando óvulos que produzem a proteína IGF-2, a qual é naturalmente produzida pelos espermatozóides e é crucial para o desenvolvimento embrionário. Para gerar um embrião sem a participação de um espermatozóide, os cientistas primeiro criaram um animal modificado que produzia a proteína IGF-2 em seus óvulos. O núcleo de tais óvulos foi transferido para óvulos regulares que, agora com o genoma de duas fêmeas, passaram a se dividir para formar o embrião. Entretanto, os 457 óvulos assim reconstruídos resultaram somente em dois animais vivos. O nascimento de Kaguya destruiu o dogma de que dois mamíferos do mesmo sexo não podem combinar seus genomas para dar origem à prole viável. Esse experimento terá certamente repercussão no entendimento do fenômeno do *imprinting* e deve ajudar a aperfeiçoar técnicas de fertilização *in vitro*.

Apesar de todas as fantásticas possibilidades descritas aqui e de todo *marketing* que as células-tronco têm recebido na mídia, é bom lembrar que "muita pesquisa deve passar por baixo da ponte" antes que isso tudo se torne realidade. As dificuldades para se estabelecer linhagens de células-tronco específicas para uma pessoa e posteriormente desenvolvê-las em um tipo particular de célula ainda são tremendas. A maior prova disso é o que aconteceu na Universidade Nacional de Seul, Coréia do Sul. Em fevereiro de 2004, pesquisadores liderados por Wook Suk Hwang anunciaram a criação de embriões humanos com o propósito de obter células-tronco embrionárias. Eles descreveram que usaram 242 óvulos doados por 16 mulheres saudáveis, os quais foram transplantados com núcleos de células cumulus dos ovários, as quais foram doadas pelas mesmas mulheres. Assim, cada mulher foi doadora do óvulo e do núcleo para a formação dos embriões e os clones eram, portanto, 100% cópias de cada mulher. Dos 242 óvulos manipulados eles obtiveram 30 blastocistos que atingiram o estágio de 100 células, da onde células-tronco foram removidas. Surpreendentemente, o grupo foi capaz de alcançar uma eficiência de clonagem considerada alta e só comparável com a observada em bovinos e suínos. Entretanto, dos 30 blastocistos produzidos, somente um deles gerou uma linhagem de células-tronco, a qual pode diferenciar-se virtualmente em qualquer tecido do corpo. Realmente, quando os pesquisadores injetaram essas células em camundongos, elas se diferenciaram em uma variedade de tipos, incluindo células do olho, músculo, cartilagem e osso.

Em junho de 2005, o mesmo grupo anunciou que havia estabelecido 11 linhagens de células-tronco paciente-específicas, produzidas por transferêcia nuclear. Com essa publicação na revista *Science*, o Dr. Hwang virou manchete em jornais e revistas, tornou-se herói na Coréia do Sul e iria chefiar o Centro Mundial de células-tronco, o qual se propunha a fornecer linhagens celulares para pesquisadores em países com restrição a esse tipo de pesquisa. Entretanto, depois, várias denúcias, muitas acusações e investigação, finalmente, em 10 de janeiro de 2006, representantes da Universidade de Seul vieram a público e anunciaram que "todos os clones humanos que o Dr. Hwang afirmava ter feito haviam sido fabricados; o grupo de pesquisa do Professor Hwang não possui linhagens de células-tronco paciente-específicas ou qualquer base científica para clamar ter jamais criado uma dessas linhagens". Esse foi o maior escândalo dentro da comunidade científica nos últimos anos. Colaboradores do Dr. Hwang, em outros países, pediram a retirada de seus nomes como autores dos trabalhos publicados. As revistas *Science* e *Nature*, onde os trabalhos do grupo foram publicados, promoveram investigações independentes sobre a fidelidade científica dos resultados das publicações. Ficou claro que as fotografias publicadas das células, bem como o DNA *fingerprinting* que comprovava tratar-se de clonagem, eram fraudulentos e haviam sido falseados. Entretanto, vale ressaltar que o cachorro chamado Snuppy, criado pelo mesmo grupo por meio de transferência nuclear de células adultas da pele, era um clone real, conforme investigação indepente da revista *Nature*.

Minha conclusão sobre esse episódio lamentável é que se fosse fácil criar linhagens de células-tronco e cumprir todas as promessas feitas não haveria necessidade de se falsificar dados. Afinal, um grupo internacional, com competência comprovada, financiamento garantido e todas as condições ideais de trabalho, não se arriscaria cair em desgraça caso tivesse encontrado uma saída honrosa.

RESUMO

1. O termo clonagem têm sido aplicado para designar clonagem gênica, clonagem reprodutiva e clonagem terapêutica.
2. A ovelha Dolly foi o primeiro mamífero clonado por transferência do núcleo de uma célula somática adulta para um óvulo anucleado, provando que é possível reprogramar completamente o material genético de uma célula diferenciada.
3. Depois de nascimento da Dolly em 1997, a clonagem de muitas outras espécies de mamíferos foi alcançada, embora a taxa de sucesso desse processo ainda permaneça baixa.
4. A clonagem feita pela transferência de núcleos para óvulos anucleados produz clones que não são cópias exatas do original, pois diferem quanto ao DNA mitocondrial.
5. O processo de clonagem apresenta uma série de complicações e riscos para os animais que podem se manifestar desde os primeiros estágios do desenvolvimento até o final da vida adulta.
6. Apesar das dificuldades técnicas, a transferência nuclear ainda é o método mais efetivo para se criar animais transgênicos de grande porte.
7. A tecnologia da clonagem reprodutiva, usada isoladamente ou em conjunto com modificação genética, encontra aplicações potenciais na criação de modelos animais, biorreatores para produção de proteínas raras, xenotransplantes, melhoramento de animais de criação e multiplicação de animais com patrimônio genético especial.
8. A clonagem terapêutica para a produção da células-tronco apresenta o potencial de no futuro permitir o tratamento de doenças degenerativas como diabetes, Parkinson, Alzheimer, leucemia ou lesão da medula espinhal.
9. O assunto clonagem levanta uma série de questões éticas e legais, sendo que a maior delas refere-se à clonagem de seres humanos.

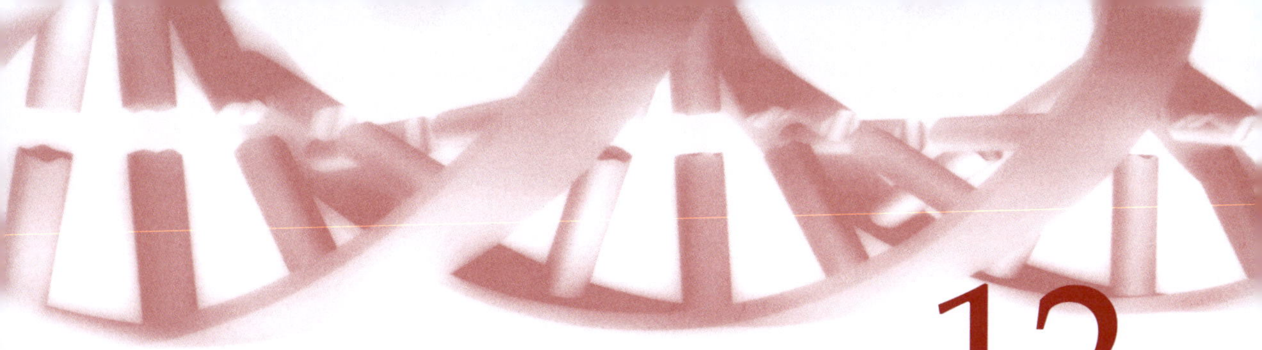

12

Terapia gênica

A força motora da pesquisa genômica na área da saúde e medicina é a esperança de um dia se curar as doenças genéticas. Todo o esforço colocado para seqüenciar o genoma humano, identificar os genes, entender suas funções e interações, estabelecer as variações genômicas, decifrar os passos metabólicos (Capítulo 5), caracterizar as mutações, planejar estratégias diagnósticas (Capítulo 6) e descobrir novas drogas tem como proposta final o tratamento das doenças. Embora inegáveis progressos tenham sido alcançados nesta área, o conhecimento adquirido ainda não provocou o impacto esperado na clínica médica. Atualmente, o tratamento das doenças genéticas, quando disponível, resume-se em amenizar os sintomas da doença e melhorar a qualidade de vida dos indivíduos afetados.

Grande parte da experiência adquirida no tratamento das doenças genéticas surgiu através da nossa compreensão dos erros inatos do metabolismo. Se um indivíduo herda dois alelos mutados de seus pais, o produto do gene não é formado ou não é funcional. A perda de função de uma enzima acarreta na interrupção de um passo dentro de uma via metabólica. Como conseqüência, o produto subseqüente ao bloqueio enzimático não se forma, enquanto o substrato da enzima tende a se acumular em excesso, algumas vezes tóxico, e vias metabólicas secundárias são estabelecidas ou incrementadas (Figura 12.1). Quando se

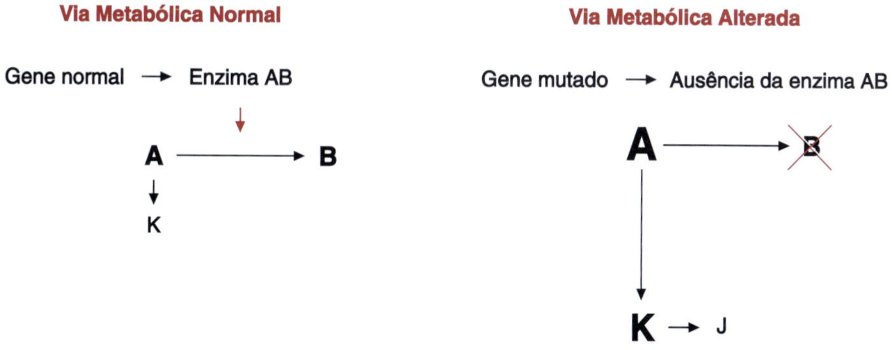

Figura 12.1 ■ Erro inato do metabolismo. Mutações nos dois alelos de gene causam a perda da função da enzima AB. Como conseqüência, o produto B não se forma, o substrato A é acumulado e as vias metabólicas secundárias são criadas e/ou incrementadas.

conhece em detalhes os passos bioquímicos e os danos causados pela ausência de uma enzima, é possível delinear estratégias a fim de se minimizar o problema principal que desencadeia os sintomas observados na doença.

Parece óbvio, por exemplo, que, se um gene mutante impede a produção de uma proteína fundamental, fornecendo-se essa proteína o paciente deve apresentar uma melhora. Na verdade, isso acontece em algumas doenças, como na hemofilia B, na qual o tratamento da deficiência do fator IX de coagulação é alcançado fornecendo-se a enzima correspondente. Outros exemplos dessa forma de terapia consistem na administração de hormônio do crescimento para pacientes com síndrome de Turner ou do hormônio da tireóide para crianças com hipotireoidismo congênito. Entretanto, na maioria das doenças, tal estratégia não produz resultados satisfatórios, quer pela rápida inativação da enzima introduzida, quer pelo aparecimento de anticorpos no paciente contra a proteína estranha ou por falha da enzima em desenvolver suas funções normais.

Algumas doenças genéticas se desenvolvem somente quando o paciente entra em contato com certos agentes do meio ambiente. Nesses casos, o paciente pode ser beneficiado evitando aquele determinado fator que lhe é prejudicial. Por exemplo, a xeroderma pigmentosa é uma doença provocada pela deficiência de uma enzima de reparo do DNA. Dessa forma, a exposição aos raios ultravioleta, incluindo o sol, provoca, quase que invariavelmente, o desenvolvimento de câncer de pele. Portanto, evitando exposições à luz do sol diminui-se a probabilidade de câncer. Outro exemplo clássico é a fenilcetonúria, uma doença autossômica recessiva causada pela deficiência da enzima fenilalanina hidroxilase, responsável pela conversão da fenilalanina em tirosina. A deficiência de tirosina não causa maiores problemas, pois esse aminoácido pode ser obtido na dieta. Entretanto, o aumento da concentração de fenilalanina nos líquidos corporais provoca acúmulo desse aminoácido no cérebro. Nesses casos, uma dieta pobre em fenilalanina previne o acúmulo de fenilalanina e o desenvolvimento do retardo mental associado a essa condição genética.

Outra alternativa terapêutica é retirar do organismo o produto tóxico que se acumula e provoca a manifestação do quadro clínico. Entretanto, os benefícios experimentados pelo paciente, com esse tipo de terapia, são, geralmente, acompanhados por inconvenientes efeitos colaterais que se seguem à administração do quimioterápico usado para remover o tóxico acumulado.

Quando um órgão, como fígado, ou o tecido da medula óssea, é transplantado de um indivíduo para outro, evidentemente as células transplantadas retêm o genótipo do doador. Dessa forma, os transplantes são uma maneira de se substituir o gene alterado, pelo menos, no órgão onde sua expressão é crucial. O transplante de medula óssea tem sido realizado, por exemplo, no tratamento das talassemias e de algumas deficiências imunológicas graves. Essa estratégia infelizmente implica todos os problemas decorrentes de qualquer transplante, ou seja, a falta de doadores e a rejeição do órgão. O tratamento das doenças genéticas inclui, obviamente, qualquer tipo de intervenção médica e cirúrgica comumente utilizada na medicina. O clínico procura resolver os sintomas usando todas as ferramentas disponíveis, sem fazer distinção se a doença é genética ou não.

Da rápida discussão apresentada aqui, podemos concluir que o tratamento aplicado a cada doença genética é específico para aquela condição. Mesmo assim, a verdade é que para a grande maioria das doenças genéticas não existe tratamento satisfatório. Normalmente, quanto mais cedo a doença genética é diagnosticada, melhor será o prognóstico. Além disso, como acontece em outras especialidades médicas, muitas vezes a prevenção é a melhor forma de se lidar com as doenças genéticas. Nesse sentido, os diagnósticos pré-natal, pré-sintomático e de portadores, juntamente com o aconselhamento genético, assumem um papel fundamental para diminuir o impacto das anomalias genéticas na saúde humana.

Diante desse quadro, nem sempre promissor para o paciente, não espanta saber que a possibilidade de se transferir genes para as células humanas tenha gerado um entusiasmo sem precedentes na comunidade científica. Finalmente parecia possível modificar o gene, o qual representa a causa primária das doenças genéticas, por meio da terapia gênica. Em princípio, o conceito é muito simples. Terapia gênica consiste em administrar uma cópia funcional do gene no corpo humano para corrigir um defeito genético. Entretanto, o grande desafio dessa metodologia está em colocar nas células humanas uma quantidade razoável do gene, com atividade suficiente e que se expresse por um período de tempo significativo para que alguma melhora clínica seja observada.

Como ficará claro até o final deste capítulo, o conceito básico de terapia gênica foi ampliado ao longo dos anos de experimentação. Hoje em dia a proposta de terapia gênica inclui muitas outras situações, além da correção de um gene anormal responsável pelo desenvolvimento de uma doença. Se por um lado o amadurecimento científico abriu novas possibilidades de aplicações do conceito, por outro lado trouxe a certeza de que a terapia gênica como uma prática médica de rotina está mais distante do que inicialmente se havia previsto.

Princípios da terapia gênica

Se pretendemos introduzir um gene no corpo humano para corrigir uma anomalia, é necessário garantirmos que esse gene será funcionalmente ativo. Portanto, além da seqüência de nucleotídeos que guarda a informação para sintetizar o produto gênico, todas as outras seqüências importantes para a regulação da expressão devem estar também presentes no transgene. As seqüências reguladoras incluem promotor, códons de iniciação e de finalização da tradução, sinal de poliadenina e seqüências para o processamento do mRNA.

Uma vez que nem todos os genes se expressam em todos os tecidos, podemos corrigir uma doença genética modificando o gene alterado somente no tecido ou órgão onde sua expressão é fundamental para o desenvolvimento normal do indivíduo. Esse tipo de abordagem é conhecido como **terapia das células somáticas**, na qual a modificação do gene se restringe a um tecido-alvo do paciente tratado. Em contraposição, na **terapia da linhagem germinativa** o gene modificado é introduzido no gameta, zigoto ou primeiras fases do embrião, produzindo a correção permanente da doença, pois o transgene é herdado nas próximas gerações. Enquanto a terapia das células somáticas é um procedimento amplamente aceito do ponto de vista ético, a maioria condena a modificação genética no nível da linhagem germinativa. Portanto, a prática da terapia gênica das células germinativas foi banida por vários governos e é provável que permaneça fora de cogitação por muito tempo ainda.

Sempre que possível, o método preferido de transferência gênica é o ***ex-vivo***, no qual as células são retiradas do paciente e tratadas com o trasgene em cultura. Aquelas células cuja transfecção foi um sucesso são então selecionadas, expandidas em cultura e reintroduzidas no paciente. A terapia gênica *ex-vivo* é adequada, por exemplo, para doenças hematológicas, como as talassemias e a anemia falciforme (Capítulo 6), pois a medula óssea permite fácil acesso a fim de se restaurar a função nas células-tronco da linhagem hematopoiética. Em doenças como a distrofia muscular de Duchenne ou fibrose cística, nas quais o tecido afetado é principalmente o músculo e os pulmões, respectivamente, a única opção de tratamento é a terapia gênica ***in vivo***. Nesse caso, o gene exógeno é transferido diretamente ao órgão-alvo (Figura 12.2). Uma vez que a terapia *in vivo* não permite a seleção das células que foram transfectadas e que expressam adequadamente o gene, é mais imperativo ainda que a transferência do gene para a célula-alvo apresente alta eficiência.

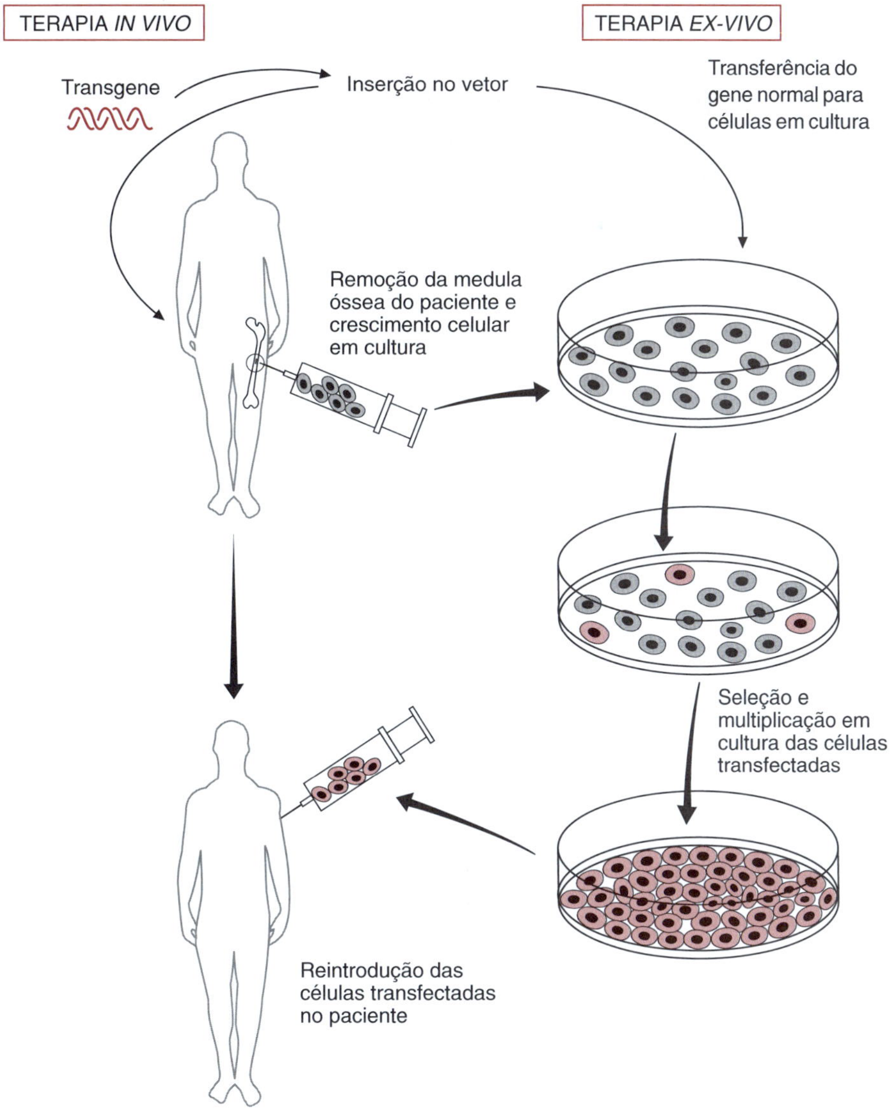

Figura 12.2 ■ Terapia gênica *in vivo* e *ex-vivo*. Na via *ex-vivo* o vetor carregando o transgene é transferido para as células fora do corpo do paciente, enquanto na via *in vivo* a transferência gênica é feita diretamente no paciente.

Aliás, um dos pontos cruciais da terapia gênica é encontrar um método eficiente e seguro de transferência do gene exógeno. Embora teoricamente todos os métodos descritos no Capítulo 10 para transferência de genes em células animais possam ser também usados na correção das doenças humanas, os vetores virais são de longe o sistema de transferência gênica mais empregado para esse fim. Um vetor ideal é aquele que tem capacidade de acomodar um transgene bastante grande, apresenta baixo custo, fácil produção e manipulação, pode ser direcionado para tipos específicos de células, garante expressão gênica a longo prazo, não é tóxico e não induz reação imune no hospedeiro. Infelizmente, até o momento nenhum dos vetores disponíveis preenche todas essas especificações. Além dos retrovírus discutido no Capítulo 10, vários outros vetores virais têm sido desenvolvidos, visando principalmente às aplicações em terapia gênica. Antes que um vírus possa ser utilizado como vetor, ele deve ser geneticamente modificado para evitar qualquer dano ao paciente. Para tanto, os genes virais necessários para sua replicação são deletados e o gene terapêutico a ser transferido é inserido no local. O vírus resultante tem a capacidade de infectar as células-alvo, algumas vezes integrar o material genético no genoma hospedeiro, embora perca a capacidade de se replicar, formar novos vírus e expandir a infecção para outras células. Cada um dos sistemas de transferência de genes apresenta vantagens e desvantagens que aparecem comparadas no quadro da figura 12.3 e a escolha do melhor método depende da situação terapêutica.

Sistema	Vantagens	Desvantagens
Retrovírus	Integram-se no genoma da célula hospedeira, resultando em expressão estável. Baixa imunidade	Infectam somente células em divisão, integrando-se ao acaso. Podem causar mutação. Baixos títulos
Adenovírus	Infectam também células que não estão se dividindo. Podem carregar até 30kb de DNA exógeno. Altos títulos. Vírus selvagem causa doença leve	Período curto de expressão devido à falta de integração. Muito imunogênico. Reversão para o tipo selvagem
Vírus adenoassociados	Integram-se no genoma em local específico. Não contêm genes virais. Não são patogênicos. Infectam células fora da divisão. Não induzem reações imunes	Carregam apenas genes pequenos. Difíceis de serem obtidos em grandes quantidades
Lentivírus	Infectam células fora da divisão. Integram-se no genoma ao acaso. Expressão por longo tempo. Provocam baixa resposta imune	Risco de mutação. Origem perigosa
Vírus herpes simples	Infecção latente por toda a vida, especialmente no sistema nervoso. Acomodam insertos grandes	Sistema em desenvolvimento ainda. Imunogênico
Lipossomos	Sem componentes virais. Não patogênicos. Transportam genes sem limite de tamanho	Baixa eficiência de transfecção. Baixa taxa de integração e de expressão em longo termo
Bombardeamento	Semelhante aos lipossomos. Boas perspectivas para vacinas	Limitado aos tecidos periféricos. Baixa integração estável

Figura 12.3 ■ Comparação entre os principais sistemas de transferência gênica.

Os **adenovírus**, responsáveis por grande parte dos resfriados que nos atacam, têm o genoma composto por uma fita dupla de DNA linear com aproximadamente 36kb de comprimento. Esse tipo de vírus é fácil de se multiplicar no laboratório e expressa seus genes sem se inserir no genoma hospedeiro, não apresentando risco, portanto, de causar mutação. Entretanto, justamente porque os adenovírus não se integram nos cromossomos, eles são lentamente eliminados das células infectadas, sendo sua expressão somente temporária nas células hospedeiras. Além disso, como a maioria das pessoas já foi exposta ao adenovírus e possui anticorpos, seu uso em terapia gênica pode ser prejudicado pelos anticorpos presentes, os quais eliminariam o vetor do organismo, tornando ineficiente a terapia a longo prazo.

O vírus **adenoassociado** (*AAV, adeno-associated virus*), apesar do nome, não pertence à família dos adenovírus. Na verdade, o AAV é um parvovírus que apresenta uma molécula de DNA em fita simples com aproximadamente 5.000pb, a qual somente se replica na presença de um vírus auxiliar (adenovírus ou vírus herpes). Na ausência do vírus auxiliar da replicação, o AAV integra-se no genoma da célula hospedeira em um local específico e aparentemente seguro. No caso do genoma humano, a inserção acontece no braço curto do cromossomo 19. Isso significa que os genes contidos no vetor podem expressar-se por longo período de tempo.

Outras possibilidades de vetor viral que têm sido consideradas são os **lentivírus** e **vírus herpes simples**. O vírus humano HIV, que causa a AIDS, pertence à família dos lentivírus. Assim, apesar de os lentivírus apresentarem características atraentes para seu emprego em terapia gênica, esse vírus exige uma construção extremamente cuidadosa a fim de torná-lo um vetor seguro. Teoricamente, mesmo o lentivírus modificado teria o potencial de se recombinar com seqüências virais endógenas e produzir vírus competente, os quais podem multiplicar-se. A capacidade que o vírus herpes apresenta de estabelecer infecções latentes no sistema nervoso central faz desse vetor um excelente candidato para o tratamento de doenças neurológicas, como o mal de Parkinson.

A terapia realizada em células somáticas somente será definitiva se o gene introduzido tiver expressão a longo prazo. Caso contrário, tratamentos repetidos são necessários. A expressão gênica a longo prazo é alcançada quando o transgene se integra no genoma da célula hospedeira. Entretanto, se a inserção do gene acontece ao acaso, em qualquer ponto do genoma hospedeiro, pode causar sérios danos. Uma possibilidade é que o gene introduzido perturbe as intrincadas relações entre genes de uma mesma família, envolvidos na síntese de produtos gênicos semelhantes. É possível também que a integração casual do transgene interrompa a seqüência de DNA de um gene essencial, provocando sua inativação e, talvez, com conseqüências clínicas sérias. Na verdade, esse evento é relativamente freqüente em experimentos com animais transgênicos. Mas, talvez a conseqüência mais assustadora da inserção casual seja a possibilidade de se ativar um oncogene e provocar o aparecimento de câncer no paciente. Na verdade, tal situação já foi observada na prática da terapia gênica, como será discutido adiante. Pelo menos até que o mecanismo de integração no genoma possa ser mais bem compreendido e controlado, vetores extracromossômicos devem ser os preferidos. Mesmo porque, se alguma coisa sair errada durante a terapia gênica, espera-se que o uso desses vetores evitem que o dano seja permanente e irreversível.

O objetivo a ser alcançado com a transferência de genes para as células humanas depende da doença a ser tratada. Doenças monogênicas envolvem uma abordagem mais direta de terapia gênica do que as doenças multifatoriais, cujo fenótipo é decorrente da interação de vários genes com fatores ambientais. Em condições genéticas nas quais o fenótipo afetado resulta da deficiência do produto de um único gene, teoricamente o problema pode ser resolvido introduzindo-se nas células-alvo uma cópia funcional desse gene. Tal alternativa costuma ser designada como **terapia de suplementação** e aplica-se particularmente bem nas doenças recessivas. Nessa categoria de doença monogênica, ambos os alelos perderam a função nos indivíduos afetados e os sintomas da doença são devido à completa, ou quase completa, ausência do produto gênico. Entre as anomalias recessivas, as mais adequadas à terapia gênica são aquelas cuja correção não exige controle restrito da expressão do gene. A talassemia β (Capítulo 6), por exemplo, à primeira vista parece ser excelente candidata. É uma doença recessiva, prevalente em certas populações, encontra-se muito bem caracterizada, afeta as células do sangue que tem simples acesso e o gene é pequeno e, portanto, fácil de ser acomodado em um vetor. Entretanto, a correção da talassemia β exige um nível de expressão gênica absolutamente correto. Cadeias β da hemoglobina devem ser produzidas na mesma quantidade das cadeias α, uma vez que os dois tipos de cadeias se unem para formar a hemoglobina A. Assim, se a expressão do gene da cadeia β for maior que o normal, haverá deficiência de cadeias α. Nesse caso, as tentativas para se corrigir a talassemia β poderiam resultar em talassemia α!

Em outras situações, entretanto, a adição de uma cópia funcional do gene não é suficiente para reverter o quadro clínico. Freqüentemente, doenças humanas, como câncer, infecção viral e algumas condições autoimunes, resultam da superprodução de uma proteína normal. Nesses casos, o procedimento terapêutico envolve inibir seletivamente o oncogene ativo, o gene viral patogênico ou o gene que está causando a reação imune, respectivamente. Além das situações citadas acima, a inibição da expressão gênica algumas vezes é a única forma de se corrigir doenças monogênicas dominantes. Se o indivíduo heterozigoto é afetado porque o gene mutado está exercendo uma função prejudicial, a introdução de mais uma cópia do gene normal provavelmente não soluciona o problema. Em casos de ganho de função, a única opção é remover ou inativar o gene nocivo ou seu produto, mas mantendo a função do gene normal. A inibição aleloespecífica da expressão do gene é mais fácil quando os alelos, normal e mutado, apresentam diferenças significativas em suas seqüências.

Várias estratégias permitem inibir a expressão de determinado gene. Em princípio, o alelo prejudicial pode ser fisicamente destruído, ter sua mutação corrigida ou ser substituído por uma cópia normal do gene (**terapia de substituição**). Essas três alternativas seriam alcançadas pela recombinação homóloga ou estratégia do gene-alvo (Capítulo 10). Entretanto, essa técnica ainda é muito ineficiente quando aplicada a células humanas para que resultados terapêuticos satisfatórios sejam alcançados. Dessa forma, é preferível utilizar métodos que inibem ou bloqueiam a expressão do gene do que se tentar corrigir a mutação. A expressão gênica pode ser bloqueada em diferentes níveis: do DNA, bloqueando a transcrição; do RNA, destruindo o transcrito; ou da proteína, inibindo a função do produto protéico (Figura 12.4).

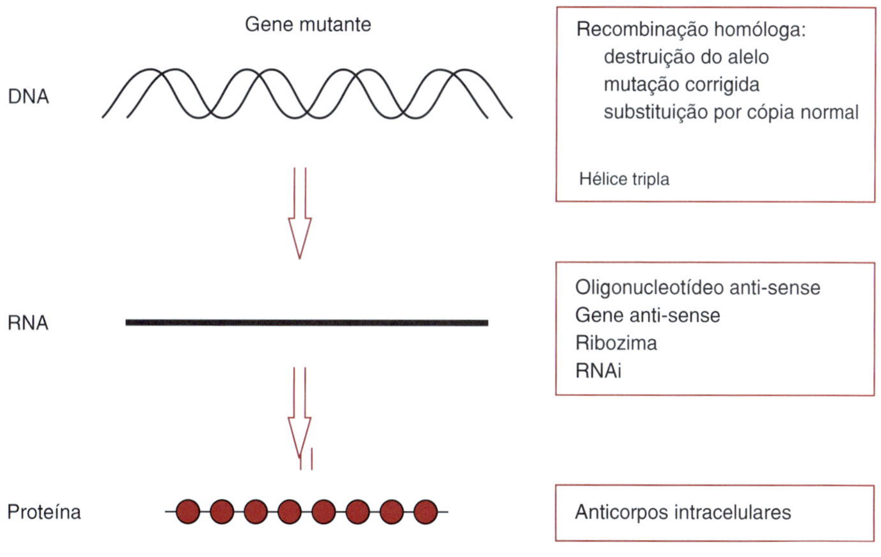

Figura 12.4 ■ Inibição da expressão gênica com vistas à terapia pode ser realizada em vários níveis.

Oligonucleotídeos podem ser sintetizados com a finalidade de se ligarem especificamente a dupla hélice do DNA, formando uma hélice tripla, o que impede a transcrição do gene. Normalmente, o oligonucleotídeo é modificado quimicamente a fim de evitar que seja destruído por enzimas dentro das células.

Durante a transcrição do DNA, somente uma das cadeias da dupla hélice serve de molde para produzir o RNA complementar. A outra fita contém essencialmente a mesma seqüência de bases do RNA transcrito, exceto que U é substituído por T, e é chamada de fita sense. Portanto, qualquer oligonucleotídeo complementar ao mRNA é considerado anti-sense, inclusive a fita-molde. Assim, uma alternativa para se bloquear a atividade de um gene é produzir um oligonucleotídeo sintético com seqüência complementar a um mRNA específico. A ligação do oligo anti-sense ao mRNA inibe a tradução e, conseqüentemente, diminui o produto gênico. Outra possibilidade (Capítulo 9) é transferir para as células-alvo a seqüência anti-sense do gene juntamente com um promotor forte. Isso garantiria a expressão contínua da seqüência anti-sense, particularmente se o vetor usado para a transferência se integrar no genoma. O transcrito do gene anti-sense introduzido na célula bloqueia a tradução quando se liga ao mRNA do gene cuja função pretendemos inibir.

Atualmente se reconhece que algumas moléculas de RNA tem função catalítica, atuando como enzimas e, portanto, são chamadas de ribozimas. Esse tipo de RNA é composto por uma seqüência capaz de reconhecer o substrato e pelo componente catalítico. Em termos de terapia gênica, as ribozimas mais importantes são aquelas capazes de quebrar a molécula do RNA. Tais ribozimas têm uma seqüência que se liga ao RNA por meio da complementação de bases, enquanto a porção catalítica cliva o RNA. Dessa forma, é possível construir ribozimas para que, especificamente, atuem em determinado mRNA, reduzindo a expressão do gene correspondente.

Entretanto, de todas as possibilidades para se inibir a expressão gênica, o sistema de interferência por RNA (Capítulo 4, RNAi) é atualmente considerado a alternativa mais promissora. Comparado com outros métodos, RNAi é uma técnica barata, eficiente, altamente específica, que inibe em até 90% a atividade do alelo escolhido, por meio da clivagem específica do mRNA complementar. Para fins de terapia gênica, pequenas moléculas de RNA de fita dupla com 21-23 nucleotídeos são sintetizadas e introduzidas diretamente nas células-alvo. Alternativamente, vetores plasmidiais ou virais podem transferir genes de micro-RNA (miRNA) regulados por promotores que, quando se integram no genoma das células hospedeiras, transcrevem *in vivo* e produzem a inibição permanente do gene (Figura 12. 5).

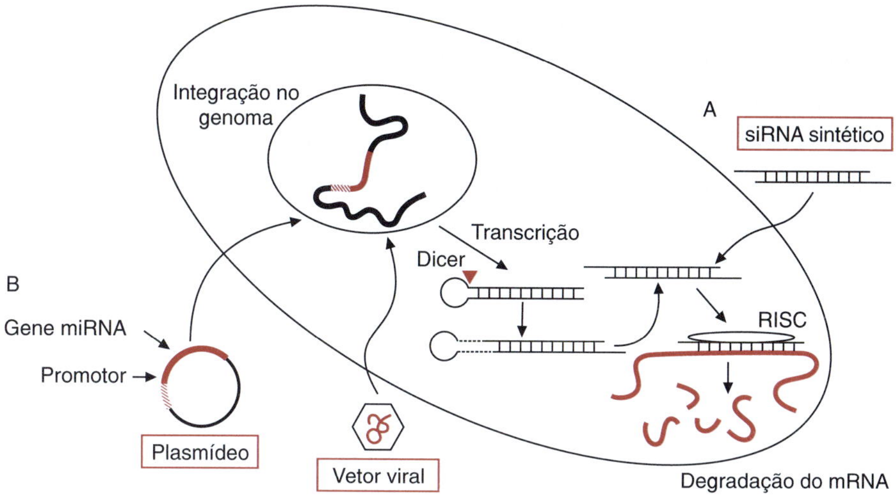

Figura 12.5 ■ Inibição da expressão gênica por RNAi. Pequenas moléculas de RNA podem ser introduzidas diretamente na célula (**A**). Alternativamente, genes de miRNA podem ser transferidos com o auxílio de vetores recombinantes que se integram no genoma (**B**). O produto da transcrição do transgene é transformado em siRNA pela enzima Dicer. O complexo RISC (siRNA + proteínas) degrada o mRNA com bases complementares.

A tecnologia para a inibição específica do gene no nível da proteína está muito menos desenvolvida. Entretanto, teoricamente, isso pode ser alcançado pela transferência de genes que codificam anticorpos intracelulares ou genes cujo produto se agrega à proteína específica, inibindo sua função.

A terapia gênica, como qualquer procedimento novo em medicina, tem levantado uma série de questões sociais, éticas e religiosas. Além disso, tal tecnologia envolve potencialmente riscos para o paciente e para os pesquisadores. Por essas razões, antes que qualquer tentativa clínica seja executada, o protocolo seguido no estudo deve ser aprovado em várias instâncias e uma série de pré-requisitos técnicos, éticos e legais devem ser cumpridos:

- escolher a doença apropriada a ser tratada;
- garantir que a relação risco-benefícios seja favorável quando comparada com outros métodos de tratamento;
- conhecer suficientemente os aspectos bioquímicos e moleculares da doença para assegurar que a terapia proposta irá corrigir a alteração;
- determinar as células-alvo ideais;
- obter dados experimentais em culturas de células e modelos animais confirmando o vetor, a construção gênica e as células-alvo como opções adequadas e seguras;

- manter alta expressão do gene transferido, com regulação apropriada no tecido correto e durante um período de tempo suficiente para causar melhora clínica;
- assegurar que o gene inserido não tenha efeitos prejudiciais;
- restringir a transferência do gene às células-alvo somáticas, evitando a transmissão para gerações futuras (transmissão vertical) ou para outros tecidos (transmissão horizontal);
- aprovar o protocolo de trabalho nos órgãos competentes;
- documentar e divulgar os resultados obtidos.

De acordo com *The Jounal of Gene Medicine*, de 1990 até abril de 2006, 1.145 protocolos tinham sido aprovados no mundo todo, sendo que 742 (64,8%) e 134 (11,7%) foram desenvolvidos nos Estados Unidos e Reino Unido, respectivamente. As indicações mais freqüentes desses protocolos foram câncer, contando 762 dos casos (66,6%), doenças monogênicas e cardiovasculares, com 100 protocolos cada (8,7%); enquanto os vetores mais utilizados foram adenovírus em 287 (25,1%) dos protocolos e retrovírus em 276 (24,1%) dos casos.

Algumas tentativas de terapia gênica humana

Descreveremos algumas tentativas pioneiras de terapia gênica, visando dar uma idéia geral em que ponto de desenvolvimento se encontra essa área do conhecimento.

Câncer

O câncer é derivado de um acúmulo de mutações, algumas herdadas, mas a maioria adquirida, que levam à perda do controle do ciclo celular. Dessa maneira, células tumorais dividem-se desorganizadamente. Em 1989, foi aprovado o primeiro protocolo permitindo a transferência de genes em seres humanos. A proposta dos pesquisadores Steven Rosemberg, French Anderson, Michael Blaese e seus colaboradores do NIH (National Institutes of Health) na verdade não visava à cura de nenhuma doença. Por essa ocasião, já se sabia que tumores sólidos são invadidos por uma classe especial de células, as quais são conhecidas como linfócitos T. Esses *linfócitos infiltrantes de tumores* (LITs) são glóbulos brancos do sangue envolvidos com a defesa imunológica, que se instalam no tumor na tentativa de combatê-lo. Uma das formas de se tratar pacientes com câncer é retirar os LITs diretamente do tumor, obter a multiplicação dessas células em culturas *in vitro* por quatro a seis semanas e transfundi-las de volta no paciente, por via intravenosa. Esse tratamento é feito em pacientes com câncer terminal na expectativa de que tais células, ao invadirem o tumor em grande número, causem sua regressão. Entretanto, além de ser um procedimento caro e clinicamente difícil, somente 35 a 40% dos pacientes respondem a essa forma de tratamento.

Os pesquisadores queriam descobrir por que só uma parcela dos pacientes responde a esse tratamento com regressão do tumor. Uma possibilidade é que somente um subconjunto das células administradas ao paciente efetivamente combate o tumor. A fim de seguir o caminho dos LITs, entender para onde se dirigem, como sobrevivem e determinar qual o tipo celular que combate o tumor, foi introduzido um gene marcador nos linfócitos antes de retorná-los ao paciente.

O protocolo propunha que, usando-se retrovírus como vetor, o gene da resistência à neomicina seria transferido para os LITs retirados do paciente, no início da cultura *in vitro*. Antes de injetar essas células no paciente, elas seriam selecionadas em meio de cultura contendo neomicina, de modo a se isolar aquelas que realmente incorporaram esse gene. A expressão do gene marcador resulta na produção de neomicina que pode ser detectada por reação de PCR. O experimento tinha dois objetivos principais: demonstrar que a transferência de genes é um procedimento seguro e que um gene exógeno transferido pode ser detectado posteriormente nas células do paciente.

Inicialmente, cinco pacientes foram tratados seguindo esse protocolo. Amostras de sangue eram retiradas dos pacientes antes e durante a transfusão das células, bem como em intervalos variados de tempo, após o procedimento. Paralelamente, eram examinadas também biópsias retiradas dos tumores. Os resultados indicaram que o gene marcador de neomicina podia ser detectado na corrente sangüínea, até três semanas, e nas biópsias de tumor, até nove semanas, após a infusão celular. Nenhum efeito colateral ou patológico foi observado em decorrência da transferência gênica.

A partir do sucesso dessa primeira experiência, um novo protocolo foi iniciado para o tratamento de pacientes com câncer avançado. A proteína TNF-α (fator de necrose do tumor) é naturalmente produzida pelos linfócitos T e, como havia sido demonstrado em camundongos, pode destruir o tumor se estiver presente em quantidade suficiente. Entretanto, por ser uma substância tóxica não pode ser injetada no paciente. A estratégia terapêutica foi usar o retrovírus na transferência do gene da TNF para uma população de LIT obtida previamente do tumor. As células geneticamente transformadas eram então transfundidas no paciente na expectativa de que o gene TNF se expressasse diretamente ao tumor causando sua regressão. Infelizmente, a transferência do gene e a expressão da proteína TNF não foram suficientes para que uma melhora clínica fosse observada.

Atualmente, já foram aprovadas algumas centenas de protocolos visando à terapia gênica do câncer, que envolvem diferentes estratégias com variado grau de sucesso:

- adição de genes para restaurar a função de genes supressores do tumor;
- inibição da expressão do oncogene ativo;
- expressão de genes nas células tumorais tornando-as mais imunogênicas a fim de serem destruídas pelo sistema imune;
- modificação genética das células tumorais para que somente elas sejam capazes de converter uma pró-droga em substância tóxica que causa a morte celular;
- introdução de genes suicidas nas células do tumor.

Deficiência da enzima desaminase de adenosina (ADA)

A deficiência da desaminase de adenosina (ADA) é uma doença genética autossômica recessiva que pertence ao grupo das imunodeficiências combinadas graves (SCID). O sistema imunológico, encarregado de defender o organismo das infecções, é tão falho nesses pacientes que, às vezes, eles são mantidos em bolhas plásticas com ar estéril, em tentativa desesperada de se evitar a contaminação por microorganismos. Apesar de a deficiência da enzima ADA ocorrer em todas as células do corpo, é nos linfócitos T que as conseqüências da falta da enzima são mais drásticas. Nessas células, como resultado da deficiência de ADA, ocorre grande acúmulo de trifosfato de deoxiadenosina, causando uma série de efeitos adversos à duplicação do DNA e à divisão celular. Todos os sintomas observados nessa doença são decorrentes da redução no número de linfócitos T que em alguns pacientes estão virtualmente ausentes. Pacientes não tratados morrem, em geral, nos primeiros meses de vida devido a infecções recorrentes com diversos micoorganismos que atacam o trato respiratório e gastrintestinal, a pele e até o sistema nervoso central; poucos bebês afetados sobrevivem até o segundo ano de vida. O tratamento usual para essa doença é o transplante de medula óssea, com sucesso em 75% dos casos. Entretanto, somente em menos de um terço dos casos é possível achar um doador compatível.

A deficiência de ADA apresenta várias características favoráveis para se tentar a transferência gênica. Os linfócitos T, que seriam as células-alvo, são acessíveis e facilmente mantidos em cultura, o que permite a terapia *ex-vivo*; o gene ADA é pequeno; existe uma grande variação no nível de expressão do gene ADA entre indivíduos normais, sugerindo que o controle da expressão desse gene não é crítico, como acontece na talassemia β. Mais ainda, em uma abordagem similar, camundongos imunodeficientes transfectados com o gene ADA apresentaram função imunológica normal por três meses. Finalmente, a correção do defeito genético levaria as células transfectadas a terem divisão celular normal; células corrigidas, portanto, devido a sua intensa multiplicação e vantagem seletiva, teriam grande probabilidade de substituir as células originais do paciente.

Por essas razões, o primeiro protocolo aprovado para terapia gênica foi para a correção da deficiência de ADA, e teve início em 14 de setembro de 1990. No tratamento proposto pelo Dr. French Anderson e seus colaboradores, do NIH, linfócitos T eram coletados do paciente e expandidos em cultura sob condições que estimulam a divisão celular. Quando as células se encontrassem em intensa divisão, seriam infectadas com retrovírus recombinante carregando o gene ADA. Após a seleção das células que incorporam o gene ADA no cromossomo, a população de linfócitos T transfectados seria transfundida no paciente. Inicialmente, duas meninas foram tratadas, de 4 e 9 anos de idade, com resultados encorajadores. Após a terapia gênica, observou-se melhora significante nas condições clínicas das duas crianças. A criança mais nova, que foi tratada por um período mais longo, passou a ter uma vida praticamente normal, freqüentando a escola e participando de atividades esportivas. Entretanto, como era esperado, o tratamento proposto não permite a cura permanente, uma vez que os linfócitos têm um curto período de vida, exigindo, portanto, repetidas transfusões. Por outro lado, os resultados indicaram que o gene ADA continua expressando-se durante todo o tempo de sobrevida dos linfócitos.

A partir do sucesso dessas primeiras tentativas, os investigadores propuseram um outro protocolo, no qual o gene ADA seria transferido para as células-tronco presentes na medula óssea. Com isso, todas as células do sangue, incluindo os linfócitos T, seriam constantemente repostas por uma linhagem com o gene ADA funcional, visando à correção definitiva da doença.

Fibrose cística

Dentre as doenças mendelianas, a fibrose cística é uma das mais apropriadas para terapia gênica (veja descrição da doença no Capítulo 6). Indivíduos afetados apresentam sérios problemas de saúde. É uma doença freqüente na população caucasóide e sabe-se que somente 5 a 10% do nível normal de expressão do gene produz uma melhora clínica significativa. Como é uma doença autossômica recessiva decorrente da falta de uma proteína, a adição da cópia funcional do gene no tecido apropriado deve reverter o quadro clínico. A doença afeta primariamente os pulmões, formando um muco espesso que se acumula, obstruindo as vias respiratórias e facilitando a infecção recorrente. Os tratamentos convencionais disponíveis, como suplementação de enzimas digestivas ou antibióticos, nem sempre dão resultados satisfatórios.

Dezenas de protocolos clínicos para fibrose cística já foram aprovados e a maioria deles utiliza como vetor o adenovírus ou lipossomos, pois, como as células epiteliais do pulmão são diferenciadas e não se encontram em divisão, o retrovírus não é aplicável. Uma vez que células do pulmão não são cultiváveis, a terapia gênica deve ser realizada *in vivo*, liberando o vetor contendo o transgene diretamente nas vias respiratórias com o auxílio de aerossol. Apesar de algum sucesso ter sido descrito com esse tipo de estratégia, antes que a terapia gênica para a cura da fibrose cística passe a ser um método de rotina, será necessário desenvolver novos vetores que permitam ultrapassar com maior eficiência a barreira criada pelo muco viscoso.

Hemofilia B

A hemofilia B é uma doença provocada pela deficiência de uma proteína produzida no fígado que é fundamental para a coagulação do sangue, o fator IX. Estando o gene responsável pela codificação do fator IX localizado no cromossomo X (herança recessiva ligada ao X, Capítulo 6), essa doença afeta, praticamente, só os indivíduos do sexo masculino. Um em cada 30.000 homens é afetado por hemofilia B, apresentando graves episódios de hemorragia espontânea ou provocada por traumatismo mínimo. Hematomas podem formar-se nos músculos ou articulações e ocorrer hemorragia intracraniana ou em algum órgão vital. Sem tratamento, a maioria dos pacientes morre ainda na infância. O tratamento usual consiste em se administrar ao paciente um concentrado de fator IX para suprir a deficiência. Entretanto, como o fator de coagulação é, normalmente, extraído do sangue humano, existe o risco potencial de transmissão de doenças como a AIDS e a hepatite. Para eliminar esse risco, o fator de coagulação pode ser fabricado utilizando-se a tecnologia do DNA recombinante, mas o custo do produto preparado com essa técnica é pelo menos duas vezes maior. Uma situação semelhante ocorre na hemofilia A, que afeta um em cada 10.000 homens e resulta da deficiência do fator VIII de coagulação. Dessa maneira, qualquer inovação nas formas de tratamento que pudessem liberar os hemofílicos da necessidade de receberem produtos preparados a partir do sangue humano seria extremamente bem-vinda.

Por métodos de terapia gênica seria possível atacar esse problema na sua origem, fornecendo aos pacientes uma cópia normal do gene do fator de coagulação. O Dr. Mark Kay e seus colaboradores, da Faculdade de Baylor de Medicina, em Houston, com outro grupo da Universidade da Carolina do Norte, em 1993, superaram uma importante etapa para atingir esse objetivo. Os pesquisadores conseguiram reduzir a menos da metade o tempo de coagulação do sangue em cachorros hemofílicos com ausência total de fator IX, introduzindo uma cópia do gene diretamente no fígado desses animais.

A maioria dos grupos que está tentando terapia gênica na hemofilia tem adotado uma abordagem indireta para a introdução do gene. Células do fígado (hepatócitos) em cultura, após serem transfectadas com o gene do fator de coagulação clonado em retrovírus, são transfundidas em animais de laboratório, geralmente o camundongo. No entanto, o grupo do Dr. Kay decidiu colocar o gene do fator IX diretamente no fígado dos animais e alcançou com isso resultados mais satisfatórios na correção da hemofilia B. Em primeiro lugar, eles colocaram uma cópia normal do gene canino do fator IX em retrovírus. Uma vez que os retrovírus só infectam células em divisão, eles tiveram que forçar as células do fígado a se dividirem. Para tanto, dois terços do fígado de quatro cachorros foram removidos, pois, a fim de regenerar o órgão, as células entram em divisão. No momento adequado, os retrovírus recombinantes foram injetados em uma veia que vai diretamente ao fígado.

Um dos animais morreu, provavelmente em conseqüência da cirurgia realizada para a remoção de parte do fígado. Os três cachorros sobreviventes foram capazes de produzir o fator IX por pelo menos nove meses após o procedimento, indicando que o tratamento pode ter efeito a longo prazo, como seria desejado na terapia humana. Embora esses resultados sejam muito promissores, esse método ainda não pode ser aplicado clinicamente. O nível de fator IX produzido pelos animais transfectados foi de somente 0,1% do normal. Entretanto, o tempo de coagulação do sangue passou de 50 minutos, nos animais hemofílicos, para 20 minutos, nos animais tratados. Esse tempo ainda está longe do normal, que é de 6 a 8 minutos, mas, tendo em vista o baixo nível do fator IX produzido pelo gene inserido, os resultados são surpreendentes. Conseguindo-se aumentar a expressão do gene transferido em 100 vezes, a produção de fator IX seria de somente 10% do normal; entretanto, esse nível deve ser mais que suficiente para corrigir a hemofilia em seres humanos. É reconhecido há alguns anos que pacientes hemofílicos que conseguem produzir pelo menos 1,5% da quantia normal do fator de coagulação têm um prognóstico muito melhor que aqueles onde esse produto está completamente ausente. Esses pacientes quase não apresentam hemorragia, nem degeneração das articulações. Assim, um método de terapia gênica capaz de aumentar a produção do fator IX em pacientes hemofílicos para 1,5% do normal já significará uma verdadeira revolução terapêutica.

Recentemente, o mesmo grupo de pesquisadores obteve alguns resultados positivos em testes clínicos, quando injetaram o vírus adeno-associado expressando o fator IX de coagulação diretamente na artéria hepática de pacientes com hemofilia B grave. A infusão do vetor não causou toxicidade e a expressão do transgene foi obtida em níveis terapêuticos nas doses mais altas, durante um período de aproximadamente oito semanas. Os autores concluíram que esse sistema de terapia *in vivo* resulta em níveis relevantes do fator IX, embora a expressão do gene ainda não tenha sido alcançada por longos períodos de tempo.

Hipercolesterolemia familial (HF)

Hipercolesterolemia familial é uma doença genética causada pela deficiência de receptores de lipoproteínas de baixa densidade (*low-density lipoprotein* – **LDL**). Esses receptores são proteínas presentes na membrana celular que se ligam às LDLs e as transportam para o interior da célula, onde serão metabolizadas. Mutações no gene estrutural que codifica os receptores impossibilitam a entrada das LDLs na célula e, como conseqüência, há elevação na taxa de colesterol no plasma sangüíneo. O colesterol é uma substância necessária em muitos processos celulares, inclusive na síntese da membrana celular e de alguns hormônios. O colesterol em excesso, no plasma, é depositado na pele e nas artérias, causando arteriosclerose precoce. Dessa forma, indivíduos afetados por HF apresentam uma taxa extremamente alta de colesterol no sangue, doenças das artérias coronárias e infarto do miocárdio. Apesar de ser uma doença de herança autossômica dominante, existe claramente um efeito de dose. Isto é, homozigotos para a doença, carregando dois genes de receptores de LDL alterados, apresentam manifestações da doença mais graves e mais precoces. Homozigotos desenvolvem doenças coronárias na infância e, se não tratados, raramente vivem até a segunda década, enquanto os heterozigotos, com um alelo normal do gene, apresentam esses problemas por volta da meia-idade. Embora a freqüência de indivíduos homozigotos na população seja muito baixa (um para um milhão), a freqüência de heterozigotos é de um para 500, o que torna a HF uma das doenças monogênicas mais comuns. O tratamento de HF consiste em uma dieta baixa em colesterol e na administração de drogas para diminuir o colesterol no plasma. Entretanto, homozigotos dificilmente respondem a esse tratamento.

Sendo o fígado o principal órgão de metabolização do colesterol, ele representa o órgão-alvo natural para a terapia gênica. Em abril de 1994, um grupo da Universidade de Michigan, comandado pelo Dr. James Wilson, conseguiu, pela primeira vez, a correção de um defeito genético, com grande melhora clínica, por um longo período de tempo. A terapia gênica foi realizada em uma mulher com HF que apresentava taxa de colesterol, no plasma, cinco vezes maior que o normal, havia enfartado aos 16 anos de idade e, além disso, não respondia às formas clássicas de tratamento.

Os investigadores retiraram cerca de um quinto (250g) do fígado da paciente e dissociaram esse material a fim de obter uma cultura de hepatócitos. As células em cultura foram expostas ao retrovírus recombinante, carregando o gene normal de receptores de LDL, por 12-18 horas, e, após isso, foram injetadas, de volta na paciente, diretamente na veia hepática. Após a terapia gênica, a paciente foi acompanhada por um ano e meio e, durante esse período, apresentou queda brutal na taxa de colesterol do sangue, passando a responder ao tratamento com drogas.

Essa tentativa de tratamento tão inovadora foi realizada com base nos dados conseguidos anteriormente, pelo mesmo grupo, na correção do gene de receptores de LDL em coelhos, que representam um modelo animal para a HF. Apesar de esses resultados apontarem para o primeiro sucesso da terapia gênica com a correção de um gene a longo prazo, algumas dificuldades devem ser consideradas. A remoção de uma porção tão grande de um fígado saudável é um procedimento no mínimo assustador. Outro ponto desfavorável foi a ineficiência no processo de transfecção do gene. Dos três bilhões de células removidas do fígado para a cultura, somente dois milhões sobreviveram e em somente 20% dessas houve expressão do transgene. A biópsia de fígado, realizada quatro meses após o procedimento, demonstrou que somente 1 em cada 1.000 ou 10.000 células do fígado apresentava expressão do gene exógeno. Esses dados indicam que, com o aprimoramento da técnica de transferência gênica diretamente no fígado, em vez de em cultura de células, talvez este se torne o método de preferência.

Doenças infecciosas (AIDS)

As doenças infecciosas também podem ser tratadas por terapia gênica e especial atenção tem sido dedicada para a AIDS. No caso, o agente infeccioso é um retrovírus conhecido como HIV-1, o qual infecta uma classe de linfócitos T que são de crucial importância para a resposta imune. Com isso, o paciente torna-se vulnerável a outras infecções. A terapia gênica da AIDS é dificultada pelo fato de que o vírus tende a persistir em um estado latente antes de ser ativado e seu genoma apresenta alta taxa de mutação.

Várias abordagens têm sido adotadas para a terapia gênica da AIDS. Como no caso do câncer, células infectadas por HIV podem ser destruídas diretamente, pela inserção de gene que codifica uma toxina ou uma pró-droga, ou indiretamente, aumentando-se a resposta imune contra essas células. Outra possibilidade é interferir no ciclo de vida do vírus a fim de bloquear a infecção. Por exemplo, a replicação do HIV requer a presença de duas proteínas reguladoras, Tat e Rev, pois elas são essenciais para a expressão de outros genes estruturais do vírus, como Gag, Pol e Env. Além de se atuar nos produtos virais, outro alvo interessante são os receptores celulares necessários para que o vírus penetre na célula e a infecção aconteça. Um dos receptores que tem sido explorado para fins terapêuticos é o CCR5, pois deleções em homozigose do gene que codifica esse receptor conferem proteção efetiva contra o vírus HIV sem causar danos na função imune. Portanto, uma estratégia óbvia para a terapia da AIDS seria a inibição das proteínas Tat e Rev ou do receptor CCR5, o que pode ser alcançado pelas técnicas de RNA anti-sense ou ribozima. Entretanto, uma vez que essas metodologias apresentaram várias limitações na fase I dos testes clínicos, grande esperança tem sido depositada no sistema de interferência por RNA para inibir proteínas indispensáveis para o ciclo viral.

Altos e baixos na história da terapia gênica

A breve história da terapia gênica é no mínimo turbulenta. A percepção inicial de que essa tecnologia resolveria o tratamento de qualquer doença, desde que se conhecesse suas bases moleculares e genéticas, foi substituída por uma atitude muito mais cautelosa à medida que os testes clínicos não alcançavam os resultados esperados. Foram tantas as ondas de entusiasmo seguidas por desapontamento que alguns cientistas ainda duvidam que um dia a terapia gênica atingirá as metas inicialmente propostas.

Em 1980, o Dr. Martin Cline e seus colaboradores, da Universidade da Califórnia, em Los Angeles (UCLA), realizaram um experimento até então inédito. Células da medula óssea de dois pacientes afetados por uma forma grave de talassemia foram removidas, transfectadas pelo método de precipitado de fosfato de cálcio com um plasmídeo recombinante contendo o gene normal da cadeia β da hemoglobina e transfundidas nos pacientes. Essa tentativa de terapia não causou nenhuma melhora clínica ou dano nos pacientes. Analisando o fato em retrospectiva, é fácil de compreender o ocorrido. O método do precipitado de fosfato de cálcio é ineficiente demais para que a transferência gênica seja significativa, principalmente considerando-se que não houve seleção das células transfectadas e que a intenção era atingir as raras células pluripotentes da medula óssea.

Apesar de esse estudo ter sido aparentemente inócuo aos pacientes, foi altamente criticado por grande parte da comunidade científica, pois vários procedimentos éticos foram violados, resultando em uma discussão pública sobre a validade da terapia gênica. O procedimento não tinha recebido aprovação do comitê de ética local. Foi realizado entre 10 e 15 de julho de 1980, e em 16 de julho o Comitê de Proteção aos Seres Humanos da UCLA desaprovou o trabalho. As principais críticas referiam-se à falta de dados em experimentos prévios com modelos animais e às medidas de segurança, consideradas insuficientes. Quando esses fatos vieram à tona, o Dr. Cline demitiu-se do Departamento de Hematologia da UCLA, do qual era chefe, e perdeu verbas já concedidas para suas pesquisas.

A importância desse episódio é que serviu para catalisar a opinião pública e demonstrar à comunidade científica a necessidade de intenso trabalho experimental antes de se realizar um procedimento clínico. De repente ficou claro que a terapia gênica envolve questões técnicas e éticas muito mais complicadas do que se imaginou inicialmente. Em conseqüência do trabalho do Dr. Cline, o comitê americano que regula os estudos com DNA recombinante, formado inicialmente em 1974 na conferência de Asilomar, CA, criou um subcomitê específico para a terapia gênica. Atualmente, antes que um protocolo clínico seja posto em prática, ele deve ser aprovado em vários níveis, incluindo o comitê de ética da instituição onde será executado, o subcomitê de terapia gênica do NIH, o comitê para estudos de DNA recombinante (RAC) e o Departamento de Administração de Drogas e Alimentos (FDA). O primeiro protocolo clínico para a transferência de gene só foi aprovado em maio de 1989, mesmo assim, somente para a introdução de um gene marcador que permite seguir o destino das células injetadas (discutido anteriormente no item *Câncer*).

Posteriormente, com o desenvolvimento de vetores mais eficientes de transferência gênica, que persistiam por períodos mais longos no hospedeiro e geravam maior expressão do transgene, bem como a obtenção das novas técnicas de RNA anti-sense e ribozima, criou-se um cenário otimista no campo da terapia gênica. Entretanto, em setembro de 1999 a morte de um paciente durante um experimento clínico na Universidade da Pensilvânia conscientizou a comunidade científica sobre as conseqüências fatais da terapia gênica. Jesse Gelsinger, um rapaz de 18 anos, apresentava deficiência parcial da ortinina transcarbamilase (OTC), uma enzima do fígado encarregada de remover a amônia do sangue. Na ausência dessa enzima, a amônia acumulada no sangue e cérebro leva os pacientes a coma, causando a morte logo após o nascimento. Indivíduos com deficiência parcial da enzima, como era o caso de Jesse, apresentam uma forma menos grave da doença, podendo ser controlada com dieta restrita e drogas. O experimento não visava ao tratamento dos 18 voluntários, mas sim verificar a segurança do vetor adenovírus no transporte do gene da OTC para o fígado. Determinado que o vetor era seguro, o plano seria tratar posteriormente bebês com a forma grave da doença. No entanto, 4 horas depois que o vetor foi injetado no corpo de Jesse através da artéria hepática, ele teve forte reação imune com febre e faleceu em quatro dias devido ao colapso de vários órgãos. A necropsia mostrou que o vetor havia se disseminado para o pâncreas, nódulos linfáticos e medula óssea. Exatamente o que provocou a morte trágica de Jesse nunca foi estabelecido, pois uma outra voluntária que recebeu dose semelhante do vetor não apresentou efeitos colaterais graves. Entretanto, esse evento fatal tornou clara a necessidade de se conhecer muito melhor a biologia dos vetores e as bases moleculares de suas interações com o sistema imune humano.

Finalmente, em abril de 2000 o mundo científico comemorou a primeira cura definitiva de uma doença por terapia gênica. Como a deficiência da ADA, a síndrome SCID-X1 pertence ao grupo das imunodeficiências combinadas graves, caracterizadas pela incapacidade de produzir linfócitos T, necessários para o desenvolvimento da resposta imune. No caso da SCID-X1, a mutação afeta um gene ligado ao cromossomo X que codifica a cadeia γ-c do receptor de citocina. Na ausência desse receptor, células precursoras dos linfócitos T não respondem ao sinal da citocina para se transformarem em linfócitos T maduros. Maria Cavazzana-Calvo, Alain Fischer e seus colaboradores do Hospital Necker para Crianças Doentes em Paris inseriram uma cópia funcional do gene da cadeia γ-c em retrovírus previamente modificados para evitar a replicação. Células-tronco da medula óssea de crianças afetadas por SCID-X1 foram infectadas com retrovírus recombinante através do método *ex-vivo*. Após a transfecção, o RNA viral é copiado em DNA e integra-se no genoma da célula hospedeira. Alguns dias depois, as células tratadas são transfundidas no paciente. Dos 16 pacientes submetidos a esse protocolo, 15 responderam ao tratamento e, na maioria dos casos, ocorreu reconstituição completa dos linfócitos T. O sucesso desse protocolo foi atribuído a três fatores: fácil acesso das células-tronco da linhagem hematopoiética; capacidade do transgene de promover a proliferação celular; e transfecção de células pluripotentes levando à expressão permanente do gene.

Entretanto, o entusiasmo provocado pelos resultados obtidos no Hospital Necker foi rapidamente transformado em desapontamento quando três pacientes tratados com o protocolo para SCID-X1 desenvolveram doenças semelhantes à leucemia e dois deles faleceram em

2003. A análise detalhada desses eventos mostrou que a inserção do transgene no genoma hospedeiro ocorreu próximo ou dentro do gene LMO-2, ativando esse oncogene. Aparentemente, o desenvolvimento de câncer nesses pacientes resultou da combinação particular do tipo de vetor usado, do transgene e da doença tratada. Duas possibilidades foram aventadas para explicar os fatos: o loco LMO-2 é o alvo preferencial para a integração do retrovírus ou, mais provável, células que expressam o loco LMO-2 apresentam vantagem seletiva, crescendo e multiplicando-se mais rapidamente. De toda maneira, após o ocorrido, um terço dos testes clínicos para terapia gênica foi suspenso temporariamente e praticamente todos os que envolviam o uso de retrovírus. Posteriormente, grande parte dos protocolos recebeu aprovação, mas com maior monitoração dos pacientes. Os comitês de segurança estabeleceram que a terapia gênica não deveria ser a primeira opção de terapia para SCID-X1, mas que poderia ser considerada na ausência de outras alternativas, como transplante da medula óssea.

A última onda de otimismo no campo da terapia gênica tem sido a descoberta do sistema de interferência por RNA. Muitos especialistas na área acreditam que técnicas de RNAi associadas aos protocolos de terapia gênica podem dar conta de várias doenças graves, incluindo a de Parkinson, AIDS, hepatite C e câncer. Entretanto, se o sistema RNAi vai realmente corresponder às expectativas ainda está para ser demonstrado. O primeiro teste clínico do sistema foi anunciado em agosto de 2004, quando a companhia Acuity iniciou a fase I do tratamento de degeneração macular.

A verdade é que em nenhuma área da biotecnologia as promessas têm sido mais fantásticas e os desapontamentos mais avassaladores do que na terapia gênica. A razão não é somente a falta de segurança; a eficácia do tratamento raramente é atingida. Em resumo, tem sido extremamente difícil obter um sistema de transferência gênica eficiente e que promova altos níveis de expressão do transgene por um período de tempo razoável.

Vários obstáculos devem ser superados antes que essa terapia inovadora possa ser amplamente aplicada na prática médica. Um deles é que a defesa imunológica natural que protege o organismo contra agentes infecciosos também é ativada para destruir o vetor ou o produto do transgene. Outra dificuldade é desenvolver um vetor específico para as células-alvo. A falta de especificidade do adenovírus induziu a resposta imune sistêmica massiva, a qual foi apontada como a causa da morte do paciente Jesse. A inserção do vetor no genoma hospedeiro também é uma questão problemática. Embora fosse previsto desde o início que esse evento poderia causar mutação e gerar câncer, as estimativas de que isso realmente ocorresse na prática eram muito pequenas. Aceitava-se o risco por ser a única alternativa para se alcançar a correção permanente da doença. Entretanto, depois da experiência do Hospital Necker, ficou claro que a probabilidade de câncer em decorrência de eventos mutacionais provocados pelo vetor é maior do que se imaginava. Provavelmente sempre existirá um certo risco para o paciente durante os testes clínicos, pois, não importa quantos experimentos se faça anteriormente em animais, os resultados no homem nem sempre são similares.

É muito difícil afirmar hoje qual será o futuro da terapia gênica. Mesmo as previsões mais otimistas sugerem que essa área do conhecimento ainda levará algumas décadas para deslanchar na prática.

RESUMO

1. O tratamento das doenças genéticas não evoluiu na mesma proporção que a identificação de genes ou os métodos de diagnóstico. Nas poucas situações em que existe tratamento convencional disponível, geralmente os resultados ainda são insatisfatórios. Permanece, portanto, a expectativa de se poder curar uma doença genética interferindo diretamente em sua causa primária, o gene.
2. Terapia gênica é um conceito novo de tratamento das doenças pela introdução de material genético no organismo. Pode ser realizada *in vivo*, sendo o gene exógeno injetado diretamente no paciente, ou *ex-vivo*, neste caso células do paciente são retiradas, transfectadas com o transgene e transfundidas novamente para o paciente.
3. Para a transferência gênica, têm sido desenvolvidos métodos físicos e químicos, que incluem microinjeção, precipitado de fosfato de cálcio, eletroporação e lipossomos, e biológicos, particularmente o uso de vírus como vetor.
4. Diante das dificuldades e riscos da terapia gênica, é requerida uma série de pré-requisitos técnicos, éticos e legais antes que qualquer tentativa seja realizada no nível clínico.
5. Com o desenvolvimento da pesquisa, o conceito de terapia gênica ampliou-se e hoje abrange doenças infecciosas e de herança multifatorial.
6. A evolução da terapia gênica tem sido uma sucessão de pequenos êxitos seguidos por grandes desapontamentos. As maiores dificuldades técnicas dessa proposta terapêutica são: baixa eficiência na transferência gênica, expressão inadequada do gene transferido, maiores dificuldades técnicas, falta de especificidade do vetor para atingir a célula-alvo, resposta imune contra o vetor ou o produto do transgene e eventos mutacionais decorrentes da inserção casual do vetor no genoma da célula hospedeira.
7. Não está claro ainda se algum dia a terapia gênica será um procedimento amplamente aplicado na prática médica.

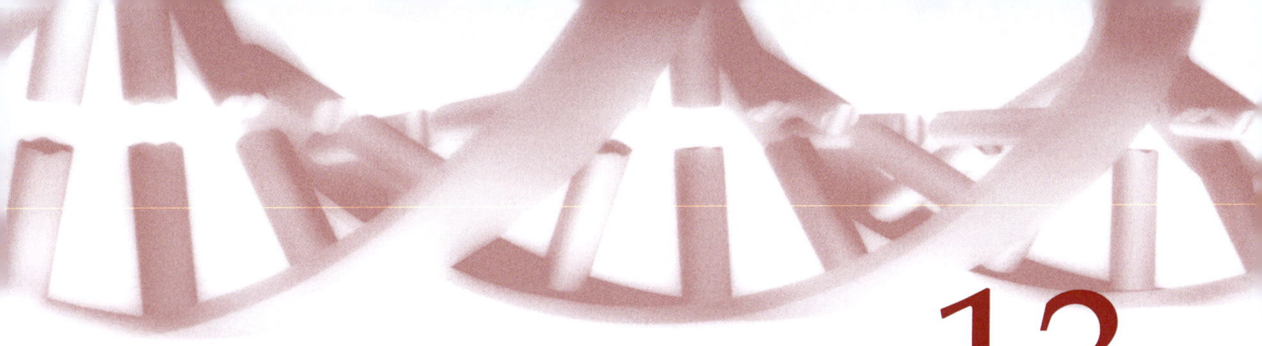

13

Ética da biotecnologia molecular

Qualquer revolução tecnológica que altera a maneira como os procedimentos tradicionais são realizados gera grande impacto na sociedade. Basta ver como a introdução da internet na vida diária modificou a pesquisa científica, a educação, a forma de se fazer negócios, a comunicação e até os relacionamentos humanos. A metodologia do DNA recombinante e toda sua gama de aplicações na biotecnologia molecular não é exceção a essa regra. Inegavelmente, esse conjunto de tecnologias tem importantes conseqüências econômicas, sociais, legais e de segurança. Porque a biotecnologia moderna altera as formas de vida levanta também questões religiosas e éticas que dizem respeito a toda a população humana. Mais ainda, muitas vezes as decisões tomadas hoje afetam não somente as partes envolvidas, mas também as gerações futuras. Assim, a reflexão sobre os problemas éticos advindos do desenvolvimento científico é não somente desejável, mas também necessária para garantir os direitos individuais e o uso do conhecimento adquirido para o bem da humanidade. Mesmo porque o impasse ético que estamos vivenciando atualmente provavelmente não será amenizado a curto prazo. Ao contrário, tende a se agravar na medida em que as técnicas se tornam mais usuais e baratas, sendo, portanto, aplicáveis a um número de casos cada vez maior.

A bioética é um campo interdisciplinar que estuda as implicações da pesquisa biológica e seu impacto potencial na sociedade. Essa área de estudo procura antecipar os problemas éticos oriundos da aplicação do conhecimento científico, reconhecendo a necessidade de se estabelecer normas e padrões morais a fim de que a informação adquirida seja utilizada de forma adequada.

Desde a descrição da primeira molécula de DNA recombinante em 1973, foram reconhecidos os perigos potenciais dessa nova tecnologia e que os riscos deveriam ser acessados antes da sua aplicação indiscriminada. Tanto assim que a comunidade científica se auto-impôs um *moratorium* para certos experimentos até que normas fossem estipuladas para proteger a sociedade de possíveis danos (veja Introdução). Hoje, as preocupações são outras, mas nem por isso menos complexas de serem resolvidas. Em uma sociedade tão diversificada, onde muitos assumem posições extremistas, é fácil antecipar que alcançar um consenso para garantir o direito de todos e preservar os valores morais e o meio ambiente não é tarefa simples. A forma mais racional de se lidar com essa problemática é por meio da educação e de uma discussão aberta entre os vários segmentos da sociedade. Nesse sentido, espero que este livro venha contribuir para criar um debate saudável, com argumentos baseados em verdades e não em medos e mitos. Minha intenção neste capítulo não é delinear soluções para problemas tão complexos, mas sim apontar os principais riscos e dilemas éticos que a sociedade tem enfrentado desde a introdução da tecnologia do DNA e, talvez, trazer alguma luz para a discussão de tais problemas ou pelo menos estimular o debate. Mesmo porque não acredito que atualmente exista alguém que tenha todas as respostas para essas questões, nem mesmo todas as perguntas cabíveis.

Riscos da liberação de microorganismos geneticamente modificados

As preocupações envolvidas na liberação de microorganismos geneticamente modificados (MGM) são, obviamente, maiores ainda que aquelas relacionadas com a liberação de plantas ou animais transgênicos visíveis a olho nu. Em princípio, não há razões para se supor que os exemplos de bactérias modificadas discutidos no Capítulo 8 representem causas diretas de riscos para o homem ou animais. A grande preocupação é que tais bactérias, se liberadas no meio ambiente, venham competir com espécies de micróbios selvagens na natureza, provocando efeitos não previsíveis para a fertilidade do solo e para a vida selvagem.

É reconhecido há algum tempo que o DNA é naturalmente transferido entre os microorganismos. Se por um lado pode-se determinar, com razoável margem de certeza, que um determinado MGM é seguro para ser liberado no meio ambiente, por outro lado é muito mais difícil se prever todas as possíveis transferências de seu DNA para outras espécies e as conseqüências disso. Assim, para se ter um mínimo de segurança que o DNA artificialmente modificado não persistirá no meio ambiente, o melhor é garantir que as bactérias, nas quais o transgene foi introduzido, terão um tempo limitado de sobrevida no ambiente. Isto reduziria a probabilidade de bactérias modificadas doarem seu DNA para outros organismos. Em outras palavras, MGM deveriam persistir na natureza somente o tempo suficiente para desempenhar a função para a qual foram criados. É possível criar um organismo modificado deficiente de modo que ele sobreviva, mas apresente desvantagens quando comparado com outros microorganismos selvagens com os quais normalmente compete na natureza.

Desde os primeiros testes realizados com *P. seryngae* na década de 1980, a liberação no meio ambiente de MGM tem sido uma prática relativamente comum. Para a tranqüilidade geral, os resultados desses experimentos têm mostrado que o microorganismo introduzido permanece confinado na área do teste, persiste por um tempo limitado, não transfere genes para microorganismos selvagens e apresenta na natureza funções biológicas similares àquelas exibidas no laboratório. Entretanto, isso não elimina a necessidade de regular e aprovar os testes de MGM em campo aberto.

Outra forma de se garantir segurança em relação aos MGM que devem ser liberados no meio ambiente é criar um organismo completamente sintético, desenhado para desempenhar funções específicas e que seja absolutamente seguro ao homem e ao meio ambiente. Embora essa proposta tenha ares de ficção científica, experimentos realizados recentemente comprovaram a viabilidade dessa idéia. Um grupo de cientistas do Instituto para Energia Biológica Alternativa (IBEA), em Rockville, Maryland, liderado por Craig Venter, anunciou em dezembro de 2003 que foi capaz de criar um vírus artificial, juntando pedaço por pedaço de DNA, até formar o genoma completo do fago phi X, um vírus que infecta bactéria. Isso significa que as implicações de se criar vida no laboratório podem ser consideradas atualmente como uma possibilidade real. O fago phi X foi caracterizado em 1950 e, devido à simplicidade do seu genoma, tem sido o protagonista de muitos experimentos pioneiros e históricos. Em 1959, seu cromossomo foi a primeira molécula de DNA purificada, em 1961 foi o primeiro DNA viral onde se demonstrou capacidade de infecção e em 1967 o DNA sintetizado desse vírus, usando-se a enzima DNA polimerase e o genoma intacto como molde, foi capaz de infectar bactérias. Esse último experimento ficou conhecido como "vida em tubo de ensaio". Além disso, o genoma do vírus phi X foi o primeiro DNA completamente seqüenciado por Sanger e seus colaboradores em 1978. Entretanto, talvez a principal razão por que esse vírus foi o escolhido como prova de conceito da criação de um organismo sintético foi o fato de que ele infecta bactéria, mas é totalmente inócuo ao homem, animais ou plantas. A idéia dos pesquisadores do IBEA foi escolher um organismo que permitisse analisar as questões éticas e os riscos envolvidos na criação de vida artificial, separadamente dos problemas de segurança. O trabalho somente teve início após ter sido analisado e aprovado por um comitê independente de bioética.

Entretanto, essa não foi a primeira vez que o genoma de um vírus foi criado usando somente pequenas seqüências de DNA, sem utilizar um molde natural para a síntese do genoma. Em julho de 2002, um grupo de virologistas da Universidade de New York foi capaz de recriar pela primeira vez o vírus da paralisia infantil. Usando dados sobre a seqüência genômica disponíveis na internet e adquirindo as seqüências de DNA correspondentes, o grupo de New York criou um vírus capaz de invadir células e de se reproduzir, o qual era virtualmente idêntico àquele que provoca a poliomielite. Evidentemente, esse trabalho provocou muitas críticas devido aos riscos envolvidos em se criar um organismo patogênico, altamente contagioso e que pode ser transmitido pelo ar. Mesmo assim, os autores justificaram que o propósito foi demonstrar a facilidade relativa de se produzir vírus patogênicos, a fim de alertar as autoridades quanto aos riscos de bioterrorismo ou de se reduzir programas de vacinação. Entretanto, foi o trabalho desenvolvido no IBEA que representou um real avanço na idéia de se sintetizar microorganismos. Embora o vírus da pólio seja só ligeiramente maior (7.440 bases) que o vírus phi X (5.385 bases), os pesquisadores levaram quase um ano para completar o projeto. O grupo do Dr. Venter, no entanto, sintetizou o genoma completo do vírus phi X a partir de oligonucleotídeos disponíveis comercialmente e criou um fago ativo, capaz de infectar bactérias, em somente 14 dias. Esse avanço tecnológico demonstra que seria viável, em um futuro não muito distante, a criação de micróbios celulares que tenham genomas 100 a 1.000 maiores que o vírus phi X. A importância desse trabalho é tão grande que foi designado um comitê independente para conduzir uma revisão completa dessa pesquisa, recomendar formas de acelerar os projetos e identificar os benefícios e as aplicações potenciais. A previsão é de que genomas sintéticos brevemente serão um lugar comum, gerando novas possibilidades de realizar processos químicos complexos, o que deverá alterar completamente a abordagem na produção de energia, fabricação de produtos industriais, farmacêuticos e vacinas. Outras aplicações dos microorganismos sintéticos que podem ser vislumbradas incluem estratégias mais seguras na terapia gênica, melhoramento da produção agrícola, aumento da nossa capacidade de detectar e combater agentes biológicos com uso potencial em bioterrorismo e redução de poluentes ou material radioativo no ambiente.

A possibilidade de se criar uma bactéria funcional completamente sintética levanta várias questões éticas. O que é vida? Genes somente chegam a definir a vida? É ético criarmos uma forma nova e única de vida em tubo de ensaio? O que virá a seguir quando vida sintética for alcançada?

Em um artigo publicado na *Science* em dezembro de 1999 por membros do Grupo de Ética da Genômica, os autores concluíram que não existe razões morais ou religiosas fundamentais contra a síntese de novos genomas, mas alertaram que é importante que os cientistas e o público considerem as implicações desse tipo de pesquisa. Para criar uma bactéria sintética com o mínimo de genes necessários para manter a vida, deve-se conhecer muito além de simplesmente juntar pedaços de DNA. Os cientistas deveriam saber exatamente como cada gene contribui para o desenvolvimento do organismo, caso contrário o resultado final pode ser desastroso mesmo que realizado com a melhor das intenções. Além disso, sabe-se que diferentes indivíduos exibem diferentes reações aos microorganismos, as quais podem estar relacionadas com o grupo racial que o indivíduo pertence. Considerando essas observações, seria possível sintetizar um microorganismo que atacasse especificamente um certo grupo racial?

Essas são somente algumas das questões que devem ser consideradas e discutidas antes que a pesquisa nesta área progrida.

Ética relacionada com plantas transgênicas

Medos e riscos

Ao contrário de outros experimentos com DNA recombinante realizados no laboratório, a criação de plantas transgênicas visa, como objetivo final, à liberação dos organismos geneticamente modificados (OGM) no meio ambiente. O impacto que esses organismos podem ter na saúde dos seres humanos e no ambiente gerou a necessidade de se exigir testes intensivos de campo antes de se liberar tais produtos, a fim de minimizar os possíveis riscos e proteger o público em geral. A questão agora não é mais se um dia a biotecnologia alcançará seus objetivos, mas sim quais são os desafios a serem enfrentados entre a criação de um produto GM e seu aparecimento no mercado.

Embora os métodos de engenharia genética tenham se tornado cada vez mais sofisticados, inúmeros experimentos demonstraram que a tecnologia do DNA recombinante, por si só, não representa aumento de riscos nem para os indivíduos nem para o meio ambiente. Em 1989, antes do início da comercialização de plantas transgênicas, o Conselho Nacional de Pesquisa dos Estados Unidos (NCR) preparou um relatório sobre testes de campo com OGM. Esse estudo concluiu que "não existe distinção conceitual entre a modificação genética de plantas e microorganismos pelos métodos clássicos ou por técnicas moleculares que modificam o DNA e transferem genes". Portanto, o que deveria ser avaliado quanto a riscos potenciais para a saúde pública e o meio ambiente seria o produto em si e não o processo pelo qual ele foi desenvolvido. Esse conceito gerou o princípio da *equivalência substancial*, o qual procura estabelecer se um alimento GM é tão seguro como o alimento correspondente convencional. Alguns países adotaram esse princípio e a aprovação de um produto gerado por engenharia genética é feita de forma comparativa com o produto tradicional no mercado. O relatório do NCR destacou também que, comparado com a imprecisão das técnicas tradicionais de modificação genética, "com os organismos modificados por métodos moleculares estamos em uma posição melhor, senão perfeita, para predizer a expressão fenotípica dos organismos testados no campo". Além disso, os genes introduzidos por técnicas de DNA recombinante serão em número muito menor e muito mais bem definidos do que aqueles transferidos por métodos clássicos. Mesmo assim, algumas agências ainda classificam como de maior risco organismos criados por técnicas moleculares. Isso leva a se estipular diferentes normas de regulamentação para organismos fenotipicamente idênticos, simplesmente porque diferentes técnicas genéticas foram empregadas.

Outro fato que poucos se dão conta é que as plantas exibem naturalmente certa resistência a fatores externos que tendem a inibir sua sobrevivência e produtividade, como insetos, doenças, herbicidas e condições de estresse do meio ambiente. Não importa se tal resistência foi adquirida por seleção natural ou por seleção artificialmente realizada pelo homem, ela é fundamental para a sobrevivência do vegetal. O que a biotecnologia vem fazendo é somente modificar e incrementar características já existentes na natureza, naquela ou em outras espécies vegetais.

Mas, tudo que é novo assusta e, se assusta, deve ser tratado com cuidado. Os riscos potenciais de plantas e alimentos GM que têm sido apontados poderiam ser resumidos como:

Riscos a saúde humana

- Toxina introduzida na planta GM (como no caso da resistência de insetos pela toxina Bt) pode ser tóxica também ao homem.
- Proteína nova produzida pela planta GM pode provocar alergia.
- Enzima codificada pelo gene exógeno pode interagir com outras substâncias na planta e formar um produto nocivo à saúde.
- Genes virais introduzidos para criar resistência à infecção podem interagir com vírus selvagens e criar linhagens ainda mais virulentas.

Riscos ao meio ambiente

- A planta GM pode passar a característica adquirida, por exemplo, resistência a herbicida, para outras plantas semelhantes no ambiente, criando ervas daninhas resistentes ao herbicida.
- A planta GM pode tornar-se invasiva na natureza.
- Insetos poderiam desenvolver resistência à toxina Bt expressa em planta transgênica.

Ao analisar riscos, devemos lembrar primeiramente que inúmeras variedades de plantas GM já foram aprovadas em vários países. Além disso, o cultivo, o comércio e o consumo extensivo de plantas transgênicas acontecem no mundo por mais de 10 anos. Com 90 milhões de hectares plantados com produtos transgênicos no mundo em 2005, não houve até o momento registro de nenhum efeito adverso à saúde humana ou ao ambiente. Ao contrário, os dados indicam que plantas transgênicas resistentes a herbicida ou insetos requerem menos pulverizações de agentes químicos. Estudos realizados independentemente na Austrália, China, África do Sul e EUA mostraram que o algodão Bt, por exemplo, reduziu de 40 a 60% o uso de pesticidas. Da mesma forma, a soja transgênica resistente a herbicida necessitou de 19 milhões de pulverização a menos que o tipo convencional. É claro que esses dados têm impacto não somente na melhora da qualidade do meio ambiente, como também na saúde do agricultor.

Entretanto, ninguém nega que riscos potenciais existem. Por essa razão, antes de uma planta GM ser comercializada passa por uma análise rigorosa em que fatores de riscos específicos são avaliados caso por caso. Mais ainda, muitos dos riscos apontados acima não são particulares de plantas GM, podendo acontecer também em plantas modificadas por outros métodos, como cruzamento e seleção.

Além disso, há formas de se gerenciar riscos. Por exemplo, não há dúvida que os insetos têm um potencial de desenvolver resistência às toxinas Bt inseticidas, e quanto mais essas toxinas sejam usadas, maior a probabilidade de que populações de insetos venham a acumular resistência a esse fator. Entretanto, algumas estratégias têm sido elaboradas para prevenir que plantas transgênicas, expressando o gene da toxina Bt, venham a atuar como um fator de seleção para insetos resistentes. Entre as abordagens sugeridas podemos citar:

- Limitar a ação da toxina a um curto período de tempo. Para tanto, o gene da toxina Bt seria transferido juntamente com um gene promotor do tabaco, que é normalmente induzido por organismos patogênicos ou por agentes químicos, como, por exemplo, ácido salicílico. Plantas Bt transgênicas tratadas com o químico indutor sintetizariam a toxina inseticida um dia após a aplicação. Dessa forma, seria possível induzir a produção da toxina somente quando sua presença fosse necessária durante o crescimento da lavoura, diminuindo a seleção de insetos resistentes.

- Gerar novas proteínas inseticidas híbridas fundindo porções da região ativa de dois genes de toxinas.
- Transformar plantas simultaneamente com o gene da toxina Bt e um gene para outra forma de inseticida biológico.
- Aplicar um baixo nível de inseticida químico em plantas transgênicas que expressam o gene da toxina Bt, para matar os insetos resistentes selecionados.
- Criar refúgios parciais para os insetos. Nessa abordagem, cada fazendeiro teria uma certa porção de sua lavoura, usualmente 20%, plantada com a versão selvagem de sua plantação, isto é, com plantas não-transgênicas. A idéia por trás dessa estratégia é que o pequeno número de insetos que fosse capaz de sobreviver na lavoura que expressa alto níveis da toxina se cruzaria com um grande número de insetos sensíveis à toxina na área com plantas não-transgênicas. Dessa forma, o gene para resistência seria diluído, uma vez que a toxina em alta dose mata 99% dos heterozigotos, mantendo a população sensível à ação da toxina Bt.

Quanto aos riscos apontados de que os transgênicos poderiam espalhar-se incontrolavelmente no meio ambiente, algumas opções têm sido propostas, incluindo reprodução assexuada, esterilidade da planta masculina, genoma da planta hospedeira incompatível com o de espécies próximas e transferência gênica para cloroplastos.

A atitude pública e a governamental diante de plantas e alimentos transgênicos têm variado muito de país para país. A Europa tem sido muito mais relutante em aceitar produtos transgênicos na agricultura que os países da América do Norte ou Ásia. O clímax da oposição européia aconteceu em 1999, na Inglaterra, quando ativistas destruíram campos de plantações de GM, munidos de máscaras cirúrgicas e vestimentas de proteção à radioatividade. Tal reação foi em parte devido ao incidente da doença bovina de encefalite espongiforme (vaca louca), que atingiu dramaticamente a Inglaterra nos anos 90, e a três eventos que aconteceram entre 1998 e 2000.

Em agosto de 1998, o cientista Arpad Pusztai, do Instituto de Pesquisa Rowett, em Aberdeen, Escócia, anunciou em uma rede de televisão britânica que ratos alimentados com batata transgênica por 110 dias tiveram a função imune suprimida e ficaram raquíticos. O que ele não mencionou é que o único alimento que os animais receberam no período foi a batata transgênica e que esses dados eram preliminares, e não cientificamente comprovados ainda. A história teve tal repercussão entre o público que a Sociedade Real Britânica apontou um grupo de cientistas para rever os experimentos e resultados. A conclusão do grupo foi de que ocorreram "falhas em muitos aspectos do planejamento, execução e análise" e que "conclusões não deveriam ser traçadas a partir desse trabalho". Outro relatório independente preparado pelo Instituto de Controle da Qualidade de Produtos Agrícolas da Holanda destacou também graves problemas na execução do experimento, colocando dúvidas sobre os resultados. Apesar de a comunidade científica ter desconsiderado o trabalho de Pusztai, a reputação de produtos GM já havia sido danificada. Pusztai, que teve um fim de carreira pouco glorioso, acabou se aposentando, tornou-se um herói entre os críticos de alimentos GM, para quem ele dá consultoria atualmente.

O segundo fato que contribuiu para levantar a opinião pública contra os produtos GM foi o artigo intitulado *Transgenic polem harms monarch larvae*, publicado na revista *Nature*, em maio de 1999, autoria de Losey e colaboradores. Nesse estudo, o pólen do milho Bt foi pulverizado sobre folhas fornecidas a larvas da borboleta monarca como única fonte de alimento. No laboratório, houve grande mortalidade das larvas e os autores advertiram que grandes áreas cultivadas com plantas Bt poderiam ter profundas implicações na conservação dessa borboleta. Entretanto, ficou constatado que o experimento não tinha controles adequados, que a quantidade de pólen nas folhas não foi calculada e que não havia indicação de que a época que o pólen é liberado coincide com o período de alimentação das larvas. Pior ainda, em momento algum o efeito do pólen GM que as larvas foram forçadas a comer foi comparado com o efeito de pesticidas pulverizados. Porque a borboleta monarca é um ícone na América do Norte, vários estudos detalhados sobre o assunto foram realizados e, dois anos depois, confirmou-se que o risco da toxina Bt em larvas de monarca é negligenciável. Mesmo assim, grande parte da literatura gerada pela facção antibiotecnologia continua a citar esse evento.

Em julho de 2000, o diretor do Programa Comunidade, Saúde e Ambiente dos EUA, afiliado ao Amigos da Terra, uma organização ambiental internacional, mandou examinar vários produtos adquiridos em supermercado derivados da farinha de milho, quanto à presença de uma variedade de milho Bt transgênico, chamada StarLink. O gene Bt presente nesse milho, codifica para a proteína CrypC, a qual, por ser mais resistente ao calor, não é digerida facilmente. Por essas razões, o milho StarLink foi aprovado pelo FDA somente para ser usado no consumo animal ou na indústria. Por meio de PCR, detectaram-se evidências do gene Bt da variedade StarLink em um dos produtos analisados. Sem dúvida alguma, o regulamento de segurança alimentar havia sido quebrado. A contaminação com o gene Bt dessa variedade de milho foi estimada na época em cerca de 0,125% de todos os alimentos derivados de milho. Depois disso, Aventis, a companhia que desenvolveu o StarLink, investiu mais de um bilhão de dólares para evitar que o produto entrasse no suplemento de alimentos humanos. O FDA declarou que não aprovaria mais produtos só para consumo animal. Métodos de laboratório foram desenvolvidos para detectar CryC9 no corpo humano. Uma série de comitês foi formada para estudar as conseqüências da proteína CryC9 na saúde humana e estabelecer formas de melhorar a regulação e controle de alimentos transgênicos. Enfim, o fiasco do milho StarLink levantou vozes contra a biotecnologia. Um ano após este fato ter ocorrido, não havia sido constatada ainda nenhuma reação alérgica ou doença decorrente do consumo de produtos contaminados com o StarLink. Mesmo assim, o episódio abriu um intenso debate sobre a necessidade de se criar um rótulo especial para alimentos transgênicos.

Rotulagem

Uma vez que existe uma preocupação crescente no mundo com a segurança dos alimentos e nem todas as pessoas estão convencidas que plantas GM são completamente seguras, uma solução seria rotular os alimentos que contêm produtos transgênicos. Isso daria ao consumidor o direito de escolha entre os alimentos tradicionais e aqueles produzidos por engenharia genética. Entretanto, a questão de rotular os produtos GM não é tão fácil assim. Em primeiro lugar, a legislação adotada por cada país é diferente, o que complica o comércio internacional de alimentos. O segundo problema referente à rotulagem diz respeito aos alimentos altamente processados. Grãos como soja e milho participam de uma enorme variedade de alimentos industrializados. Se produtos processados devem ser rotulados quanto à presença de componentes GM, a agricultura e a indústria de alimentos deverão criar mecanismos que mantenham separados os grãos GM daqueles tradicionais ou desenvolver a capacidade de detectar plantas e produtos transgênicos. Qualquer uma das duas hipóteses implica aumento no custo final do produto, que inevitavelmente acabaria sendo repassado para o consumidor. O custo maior estaria associado não em se colocar o rótulo de transgênico, mas em se provar que o alimento não é contaminado com produtos GM. Quem estiver empenhado em vender um alimento como não-transgênico, terá que documentar muito bem todos os passos da linha de produção, desde as sementes, até o plantio, processamento e distribuição do produto. Testes positivos custam menos que testes negativos. Um único resultado positivo confirma a presença de elementos GM, enquanto para se ter o direito de colocar uma etiqueta de "não-transgênico" tem que ser obtido resultado negativo em vários testes. Um estudo realizado no Canadá mostrou que o custo do rótulo de transgênico seria equivalente a 9-10% do preço ao consumidor do alimento processado e 35-41% do preço de produção. O estudo concluiu ainda que os alimentos produzidos ou não por engenharia genética seriam igualmente afetados pelo aumento no custo, em um total de 700-950 milhões de dólares por ano. Talvez seja a consideração desse fato que tem levado os países a adotar diferentes normas de rotulagem.

Nos EUA, por exemplo, a composição do produto, e não o processo pelo qual ele foi produzido, é que determina se o rótulo deve conter alguma informação específica. Dessa forma, uma etiqueta especial é requerida somente se o alimento GM é um produto novo no mercado, se é substancialmente diferente do tradicional, se tem o potencial de provocar alergia ou se apresenta uma toxina em nível aumentado. Embora não seja mandatório, a indústria pode decidir informar o consumidor quanto à presença ou ausência de ingredientes GM, desde que a informação seja correta e precisa. Outros países, como o Canadá, seguem as mesmas normas de rotulagem. Na Europa, por outro lado, o processo pelo qual o alimento foi desenvolvido é considerado anteriormente ao produto final. Dessa forma, apesar de o óleo de milho produzido com milho Bt ser exatamente igual ao óleo de milho produzido com milho tradicional, a legislação européia exige um rótulo designando o produto como GM. O rótulo especial é requerido em qualquer alimento que contenha 1% ou mais de ingredientes GM, incluindo óleos vegetais e outros produtos altamente refinados, apesar de que nesses produtos o DNA geneticamente modificado ou a proteína resultante dele não estão mais presentes. O regulamento estende-se ainda à carne de animais alimentados com plantas ou grãos GM, mas não aos produtos animais, como leite e ovos. A Austrália e a Nova Zelândia adotaram normas semelhantes à Europa, mas alimentos refinados, como óleo e açúcar, que não contenham mais o DNA exógeno ou a proteína, são excluídos da exigência de rotulagem. O Japão, por sua vez, requer rótulo de GM se algum ingrediente com DNA recombinante atinge pelo menos 5% do peso total do produto. No Brasil foi aprovada uma lei regulamentando a rotulagem de transgênicos, que entrou em vigor no final de março 2004. A lei exige que o símbolo de transgênico (Figura 13.1), não menor que 1 centímetro quadrado, apareça no rótulo de alimentos e ingredientes alimentares destinados ao consumo humano ou animal, que contenham ou sejam produzidos a partir de organismos geneticamente

Figura 13.1 ■ Símbolo de transgênico adotado no Brasil.

modificados, com presença acima do limite de 1%. O descumprimento da lei pode acarretar em punições às indústrias ou comércio, que vão desde multas entre R$ 200,00 a R$ 3 milhões, até embargo do lote do produto, de toda a produção ou da atividade completa da empresa.

Como as leis de rotulagem de alimentos GM estabelecem limites para a exigência do rótulo, não basta somente constatar a presença de um elemento transgênico. É necessário também a verificação efetiva da parcela de ingredientes GM no produto final. Atualmente existem diversas técnicas que possibilitam a detecção e quantificação de resíduos transgênicos em alimentos processados, permitindo a fiscalização das leis estabelecidas. Algumas dessas metodologias são sensíveis o suficiente para identificar contaminação de apenas 0,1% de material transgênico em uma amostra de alimento.

Diferenças nas legislações e conceitos quanto aos alimentos transgênicos têm levado alguns países a rejeitarem o comércio internacional de grãos. Em 1996, a Europa constatou que a soja e o milho importados dos EUA continham aproximadamente 2% de grãos GM misturados. A solução encontrada foi importar soja do Brasil nos anos seguintes, uma vez que o Brasil não permitia na época o plantio de transgênicos. Entretanto, o Brasil aprovou oficialmente a cultura de soja transgênica pela primeira vez em 2003. Dessa maneira, as opções de fornecedores para a Europa estão se fechando. Além disso, há indicações de que o Brasil plantava soja GM muito antes da aprovação oficial do plantio. Assim, é possível que no futuro a Europa não seja capaz de manter as mesmas restrições atuais aos transgênicos. Na verdade, a União Européia aprovou em setembro de 2004 a plantação e venda das primeiras sementes de 17 variedades de milho que vinham sendo extensivamente cultivadas na Espanha.

Segundo os especialistas, a controvérsia sobre rotulagem e legislação deverá prolongar-se por muitos anos ainda e, enquanto certos pontos não forem completamente esclarecidos, o público estará sujeito a situações paradoxais. Por exemplo, uma planta transgênica que produza seu próprio inseticida Bt deve ser rotulada como um alimento GM; entretanto, o mesmo não acontece se a toxina Bt for pulverizada sobre a planta. Outra situação estranha é que, embora a Europa crie leis que restringem cada vez mais o cultivo e a comercialização de plantas transgênicas, os queijos e iogurtes fabricados com enzimas produzidas em bactérias GM escapam a essas leis. Isso acaba soando como protecionismo, uma vez que a Europa tem uma agricultura limitada de grãos, mas utiliza enzimas recombinantes em grande parcela dos alimentos fabricados e exportados.

Uma coisa parece certa. À medida que os anos passam, mais países cultivam plantas transgênicas, assim como aumenta o número de espécies e a área de plantio no mundo.

Benefícios

Os benefícios mais evidentes das plantas transgênicas já liberadas para o plantio e comércio referem-se à redução no uso de pesticidas e herbicidas, com aumento correspondente da produção e lucros para o agricultor. Mas será que a utilização de técnicas de engenharia genética trará os mesmos benefícios para o pequeno agricultor de países da Ásia, África e América Latina?

De todos os pontos que têm sido levantados no debate internacional sobre alimentos GM, o valor potencial dessa tecnologia nos países em desenvolvimento talvez seja o mais contraditório deles. Sem dúvida alguma existe uma necessidade crescente de alimentos no mundo e os defensores da biotecnologia afirmam que, a menos que plantas transgênicas sejam definitivamente incorporadas na agricultura, não haverá como alimentar a população mundial nas próximas décadas. Eles argumentam também que produtos GM enriquecidos em valor nutricional, como por exemplo o arroz dourado, podem representar a solução para a fome e má nutrição nos países pobres. Alguns chegam mesmo a afirmar que enquanto a União Européia pode se dar ao luxo de recusar alimento transgênico devido ao excesso na disponibilidade, em países pobres a engenharia genética pode ser a diferença entre a fome e uma refeição decente. De fato, a revolução verde não alcançou o mesmo sucesso na África ou no Nordeste brasileiro, porque o pequeno agricultor tinha que aprender a tecnologia, por exemplo, como utilizar fertilizantes e modernos equipamentos agrícolas. Entretanto, com plantas transgênicas a tecnologia vem inserida na semente. O agricultor não necessita modificar seus métodos de plantio para ter um aumento significativo na produção.

No entanto, os críticos de alimentos GM apontam o impacto negativo que a plantação de produtos GM teria em países pobres, gerando dependência de uma tecnologia cara e controlada por multinacionais.

Na verdade, pelo menos dois produtos, prestes a serem comercializados, contradizem esse argumento. São eles: o arroz dourado, que produz betacaroteno, e a batata-doce resistente a vírus. Nesses dois exemplos, as companhias portadoras das patentes abriram mão de seus direitos para ceder a tecnologia gratuitamente ao pequeno agricultor. No caso específico do arroz dourado, as sementes serão fornecidas livres de taxas para o "uso humanitário", definido como uma renda alcançada com o plantio do arroz menor que US$ 10.000,00 por ano, por fazenda. Acima desse valor, taxas serão cobradas. Aliás, um dos cientistas que desenvolveu o arroz dourado, Ingo Potrykus, conta em um artigo muito interessante a sua saga para conseguir a liberação das patentes, apesar de o projeto ter sido financiado com dinheiro público (Golden Rice and Beyond. *Plant Physiology*, 125:1157-1161, 2001). Provavelmente, atitude tão inusitada por parte das multinacionais foi decorrente da necessidade de melhorar a imagem dos transgênicos junto ao público e opositores da tecnologia. Não importa a razão, desde que favoreça os povos necessitados.

O autor também destaca outras qualidades do arroz dourado que refutam a argumentação dos ativistas contra os alimentos GM. Entre elas:

- Não foi desenvolvido para beneficiar a indústria.
- Complementa modificações tradicionais.
- Representa uma solução atingível e sem custo.
- Evita os efeitos negativos da revolução verde.
- Os beneficiários são pobres e em desvantagem.
- Dá subsistência ao fazendeiro, livre de despesa e restrições.
- Não cria novas dependências.
- Não cria desvantagens para os fazendeiros ricos.
- Pode ser replantado a cada ano.
- Não reduz a biodiversidade agrícola.
- Não apresenta, até o momento, efeito negativo no ambiente.
- Não seria possível desenvolver essa característica utilizando métodos tradicionais.

Além disso, Potrykus considera o seguinte: uma semente que o fazendeiro põe no solo crescerá em uma planta que produzirá pelo menos 1.000 sementes; o replantio produzirá pelo menos 1.000.000 de sementes; na próxima geração já serão obtidas 1.000.000.000 sementes e na quarta geração 1.000.000.000.000 de sementes seriam alcançadas.

Isso representa 20.000 toneladas de arroz que foram produzidas em apenas dois anos e que são suficientes para 100.000 pessoas pobres sobreviverem por um ano, com suplementação automática de vitamina A. Se correta, essa projeção é impressionante!!!!

Mesmo assim, os opositores de produtos GM apontam que o arroz não resolverá o problema de subnutrição no mundo e duvidam que o público consumirá um arroz com cor e sabor diferentes do tradicional. Será interessante acompanhar o desenvolvimento de lavouras com o arroz dourado e ver se realmente a colheita trará os benefícios prometidos para os países em desenvolvimento. As experiências alcançadas com o algodão Bt na China, África do Sul e Argentina indicam que a tecnologia de plantas transgênicas, se bem aplicada, pode beneficiar também as populações menos favorecidas do mundo. É claro, entretanto, que nem todas as plantas modificadas terão o mesmo potencial para o agricultor e o consumidor, cabendo aos fazendeiros e governantes decidirem quais produtos devem ser adotados em cada país.

Ética relacionada com animais transgênicos

A modificação genética de animais também levanta uma série de questões sobre segurança e ética, embora nem sempre sejam as mesmas discutidas com relação às plantas. Muitas pessoas, as quais aceitam os benefícios da manipulação de bactérias, fungos e plantas, resistem em aceitar alterações genéticas em animais. Isso se deve em parte ao fato da percepção que temos em relação aos animais. A maioria das pessoas pensa que os animais são mais próximos ao homem que as espécies vegetais, sendo mais fácil fantasiar sobre o uso ou exploração de um cachorro, porco ou coelho que de uma planta de milho, batata ou soja. Além disso, a manipulação genética de animais levanta a possibilidade de alteração dos seres humanos, o que, sem dúvida, é muito controverso.

Preocupações sobre a utilização de animais transgênicos caem basicamente em três categorias:

- Segurança do produto para o consumo humano.
- Riscos para o meio ambiente.
- Bem-estar dos animais geneticamente manipulados.

Animais transgênicos criados para o consumo humano apresentam riscos semelhantes ao das plantas modificadas geneticamente, ou seja, a introdução de uma nova substância que seja tóxica ou que provoque alergia. Outro fator de risco potencial são os vírus utilizados no processo de transfecção. É imprescindível que se assegure que vetores biológicos sejam incapazes de se regenerarem como vírus infecciosos, por meio de mutações ou de recombinações com os vírus selvagens. Dessa forma, em aplicações nas quais um produto comercial será sintetizado por um animal transgênico (fábricas biológicas) ou quando o animal transgênico ou seus produtos serão utilizados como alimento, outros métodos de transferência de genes, não envolvendo o uso de vírus, devem ser utilizados preferencialmente.

Quanto aos riscos para o meio ambiente, animais de criação certamente apresentam menores riscos de se tornarem invasivos ou se cruzarem com animais selvagens na natureza que as plantas ou microorganismos. Tais preocupações talvez sejam válidas somente com relação aos peixes transgênicos. Uma das formas de se evitar o fluxo de gene entre peixes transgênicos e as populações de peixes selvagens é liberar somente peixes que sejam estéreis. Isso pode ser alcançado, por exemplo, criando-se fêmeas triplóides, geradas pela fertilização de um gameta normal e a preservação do segundo corpúsculo polar, por meio de choque de temperatura ou elétrico.

Quando os xenotransplantes se tornarem uma realidade na prática, o que deve demorar anos ou décadas, certamente sua aplicação levantará uma série de questões éticas. O mesmo pode ser dito sobre animais quimeras criados com uma porcentagem de células-tronco humanas para serem utilizados em transplante. Muitas pessoas não aceitariam a implantação de tais alternativas devido a princípios morais e religiosos, principalmente se restarem dúvidas de que o animal transgênico em questão é uma entidade biológica que apresenta qualquer característica humana.

Além dos problemas de segurança que os animais transgênicos podem apresentar para o homem, há que se considerar também os possíveis riscos para os animais envolvidos em tais experimentos. Direito dos animais é um assunto muito complexo e contraditório, mas que tem ganho uma crescente simpatia do público geral, particularmente nos países do Primeiro Mundo, a ponto de alguns clamarem pela exclusão total do uso de animais na pesquisa científica. Por outro lado, animais transgênicos são criados freqüentemente com finalidades médicas, como por exemplo, para a produção de modelos animais das doenças humanas ou para produzir proteínas terapêuticas recombinantes. Em tais situações, o benefício para a população é óbvio e talvez isso torne mais fácil a aceitação do uso de animais transgênicos pelo público geral. Entretanto, na verdade iremos saber a reação do público só nos próximos anos, pois, uma vez que os animais transgênicos não atingiram o mercado, ainda não teve início o grande debate sobre o assunto. É possível que um dia considerações sobre o bem-estar dos animais se tornem o principal fator limitante para a pesquisa e criação de animais transgênicos.

Ética da clonagem

Muitas considerações éticas têm sido levantadas sobre clonagem, sendo que a mais importante delas se refere à clonagem de indivíduos humanos. Imediatamente após o anúncio da criação da Dolly, o Presidente Bill Clinton dos EUA suspendeu o uso de fundos federais para esse tipo de pesquisa e pediu que o comitê Nacional de Bioética daquele país fizesse recomendações sobre o controle da pesquisa de clonagem humana. Ele também solicitou que companhias com verbas privadas honrassem um *moratorium* voluntário na área.

Quase dez anos após a criação da Dolly, a técnica de clonagem melhorou muito pouco, encontrando-se ainda em uma fase inicial. A taxa de sucesso permanece muito baixa e animais clonados, quando sobrevivem, exibem freqüência alta de anomalias graves ou morrem jovens para a espécie. Imagina-se que a clonagem humana exibirá os mesmos problemas, ou outros ainda mais graves, que a clonagem animal. No momento, cientistas não sabem qual o impacto da clonagem na saúde mental. Fatores que afetam a personalidade e o intelecto não seriam relevantes quando se trata de clonagem animal, mas é claro que seriam cruciais para o desenvolvimento de indivíduos saudáveis e normais. Com todas essas incertezas sobre a clonagem reprodutiva, considerar a clonagem humana nesse momento é, no mínimo, perigoso e irresponsável. Antes mesmo de se pensar se é certo ou errado desrespeitar o direito que todos nós temos de ser um indivíduo geneticamente único, devemos pensar nos altos riscos atuais da clonagem. Como alguém poderia decidir clonar um bebê quando os resultados ainda são tão imprevisíveis?

Pelas razões estabelecidas acima, a grande maioria dos cientistas no mundo todo é contra a clonagem reprodutiva de seres humanos. Entretanto, muitos vêem a clonagem terapêutica com outros olhos. Embora os dois procedimentos sejam muito similares no que se refere à transferência nuclear e a formação do embrião, as semelhanças acabam quando o estágio de aproximadamente 100 células, conhecido como blastocisto, é atingido. Na clonagem reprodutiva, o embrião seria implantado em um útero e levado a termo como um bebê normal. Na clonagem terapêutica, entretanto, células-tronco, que se formaram no embrião, seriam extraídas para a pesquisa médica. Dessa forma, o embrião seria destruído e nunca implantado em um útero para conceber um bebê.

Aqueles a favor da clonagem terapêutica argumentam que o potencial das células-tronco na cura de doenças humanas é enorme e que bloquear esse tipo de pesquisa seria inconcebível. Mesmo porque, alguns países já aprovaram legislação a favor da clonagem terapêutica e tentar banir em outros países só levaria à evasão de cientistas interessados em trabalhar nesse tipo de pesquisa. Por outro lado, pessoas contra afirmam que a aprovação da clonagem terapêutica abriria espaço para que a clonagem reprodutiva acontecesse. Afinal, quem conseguiria impedir um cientista, que criou legalmente um embrião, de implantá-lo no útero de uma mulher? Eles acreditam que não existiria lei ou princípio moral que impedisse um cientista, que acredita que clonagem humana é legítima, de criar um bebê clonado, seja pela fama seja pelo dinheiro. É bom lembrar também que, embora a clonagem reprodutiva seja um processo laborioso que exige muita paciência, o equipamento requerido é comum e uma clínica de fertilização *in vitro* necessitaria de modestos investimentos extras para estar apta a executar a clonagem humana. Isso considerando, obviamente, que as dificuldades técnicas sejam superadas.

Atualmente, a clonagem reprodutiva humana é condenada por todos os países, mas a posição de cada país é diferente diante da clonagem terapêutica. Enquanto países como os Estados Unidos, Canadá, Itália, Grécia e Vaticano clamam pela suspensão completa de qualquer tipo de clonagem na espécie humana, outros países já aprovaram legislação que permite a clonagem terapêutica e o uso de células-tronco na pesquisa médica.

A Grã-Bretanha emitiu a primeira licença para a clonagem de embriões humanos em agosto de 2004. A licença, concedida para um grupo da Universidade de Newcastle, permite que os cientistas criem embriões humanos para originar células-tronco com vistas à cura de doenças humanas. Os embriões devem ser destruídos antes que tenham 14 dias de vida e nunca será permitido que se desenvolvam além de um grupo de células do tamanho da cabeça de um alfinete. A Coréia do Sul assumiu a mesma posição e outros países como Suécia e Japão esperam aprovar legislação semelhante muito brevemente. Por outro lado, a Alemanha aprovou em 1991 uma lei de Proteção dos Embriões, que proíbe a produção de células-tronco em embriões humanos. A lei germânica permite a pesquisa somente com células-tronco embrionárias humanas que sejam importadas de outros países ou que foram criadas antes de janeiro de 2002, quando a lei de proteção aos embriões se tornou efetiva. Cientistas alemães que colaboraram com colegas de outros países, onde este tipo de pesquisa é permitido, estariam agindo ilegalmente, mesmo que só estivessem trocando idéias ou dando consultoria técnica sobre como desenvolver células embrionárias humanas em uma mensagem eletrônica ou telefonema. De acordo com a lei, eles poderiam ser processados e condenados a três-cinco anos de prisão. A Austrália, por sua vez, assumiu uma posição intermediária; em 2002, proibiu a clonagem humana e a criação de embriões humanos com propósito científico, mas permite a pesquisa com células-tronco de embriões congelados resultantes de fertilização *in vitro*, os quais seriam destruídos de toda forma.

No Brasil, a Comissão de Educação do Senado aprovou em agosto de 2004 uma alteração no projeto da Lei de Biossegurança que está em tramitação no Congresso Nacional, prestes a ser aprovada. Com essa modificação, fica permitido o uso de células-tronco de embriões produzidos por fertilização *in vitro*, os quais não produziram células em quantidade e qualidade suficientes para a implantação e que estejam congelados por mais de três anos. A utilização desses embriões somente poderá ocorrer com a autorização dos progenitores e a comercialização desse tipo de material será considerada criminosa no país. A estimativa é que atualmente existam cerca de 20 mil embriões congelados no Brasil.

A legislação da Espanha, aprovada em outubro de 2004, é muito semelhante à do Brasil; entretanto, os embriões devem estar congelados por mais de cinco anos. Pesquisas com embriões nesse país serão coordenadas pelo Instituto de Salud Carlos III, uma agência de pesquisa do Ministério da Saúde, o qual já garantiu 100 milhões de Euros para financiar os projetos e promete relaxar ainda mais nos próximos anos a legislação para esse tipo pesquisa. Mais ainda, qualquer linhagem celular originada deverá ser registrada no banco nacional de células-tronco e será fornecida gratuitamente para outros projetos.

Uma coisa é certa. Qualquer que seja o país e a posição que tenha assumido diante da clonagem humana, a legislação não tem sido capaz de agradar a todos e o debate continua. Por exemplo, a morte do ex-presidente Ronald Reagan em junho de 2004, vítima do mal de Alzheimer desde 1994, reabriu o debate sobre clonagem terapêutica. Algumas semanas antes da morte de Reagan, sua esposa e mais 58 senadores americanos pediram ao presidente George Bush que suspendesse a proibição do uso de verbas federais para pesquisas com células-tronco, imposta desde 2001. Bush rejeitou todos os pedidos, e o assunto ganhou grande repercussão na campanha política da última eleição presidencial americana. Entretanto, alterações no quadro político podem causar mudanças na posição assumida pelo país diante desse assunto. Nada de errado com isso. A visão ética pode e deve mudar com o tempo e circunstâncias. Quando novas técnicas ou descobertas aumentam a eficiência de um procedimento, a relação risco-benefício torna-se mais favorável e, certamente, isso afeta nossa postura quanto aos problemas éticos. De fato, a Califórnia, mantendo sua tradição de estado liberal, aprovou em plebiscito público a Proposição 71, a qual designa US$ 3 bilhões para a criação do Instituto de Medicina Regenerativa, onde será desenvolvida pesquisa com células-tronco.

Embora células-tronco possam ser encontradas também em adultos, existem limitações quanto a sua utilização. Tais células não são facilmente identificadas e seu uso em pesquisa é mais difícil do que as de origem embrionária. Os cientistas também acreditam que células-tronco embrionárias seriam mais efetivas na substituição de células e tecidos danificados dos pacientes que células-tronco adultas. Por outro lado, o uso de células-tronco de embriões resultantes de fertilização *in vitro,* que seriam descartados, também não resolve toda a questão. Quando se trata de substituir tecidos para a cura de doenças, as células-tronco deveriam ser extraídas de embriões clonados com DNA do paciente para evitar problemas de rejeição. Dessa forma, embora os pesquisadores possam contar com outras opções, células-tronco embrionárias geradas a partir de clones do paciente aparentemente seriam a forma ideal de se tratar doenças genéticas, degenerativas ou lesões que afetam milhões de pessoas. Por essas razões é que Ian Wilmut, criador da ovelha Dolly, anunciou seu desejo de clonar embriões humanos para estudar e um dia poder tratar doenças neuromotoras. Ele considera que "seria imoral não explorar essa oportunidade para estudar doenças".

É bom lembrar que, embora a pesquisa com células-tronco guarde um potencial incalculável, imensos obstáculos técnicos deverão ser enfrentados antes que essa metodologia possa ser utilizada na prática. Além disso, uma vez que anomalias graves foram observadas em animais criados por clonagem reprodutiva, a qualidade das linhagens celulares produzidas a partir de células-tronco clonadas deverão ser rigorosamente examinadas antes que se pense em introduzi-las em um ser humano.

Problemas éticos do Projeto Genoma Humano (PGH)

ELSI

Em princípio, não há nada de imoral na idéia de se mapear e seqüenciar o genoma humano. Entretanto, profundas considerações éticas podem ser levantadas em relação a como essa informação genética será utilizada pela sociedade.

Os cientistas que planejaram a execução do PGH foram os primeiros a reconhecer que a informação obtida com o seqüenciamento do genoma humano teria profundas implicações para os indivíduos, famílias e sociedade. O Programa de Pesquisa das Implicações Éticas, Legais e Sociais (ELSI) foi estabelecido como parte integrante do PGH para lidar com essas questões. Por insistência dos organizadores, entre 3 e 5% do orçamento anual do PGH foi dedicado ao estudo das implicações éticas, legais e sociais. Em valores reais, essa parcela representa mais de 18 milhões de dólares anuais, tornando o ELSI o maior programa de estudo nessa área. A verdade é que nunca se destinou tanto dinheiro às questões éticas.

Em janeiro de 1990, o grupo de trabalho do ELSI emitiu o primeiro relatório definindo a função e os objetivos do programa, os quais podem ser resumidos como:

- Antecipar e lidar com as implicações para os indivíduos e a sociedade do mapeamento e seqüenciamento do genoma humano.
- Examinar as conseqüências éticas, legais e sociais do mapeamento e seqüenciamento do genoma humano.
- Estimular a discussão pública sobre esses assuntos.
- Desenvolver uma política de opções a fim de assegurar que a informação será usada em benefício dos indivíduos e da sociedade.

O grupo do ELSI ainda trabalha em associação como NHGRI (The National Human Genome Research Institute) ajudando a identificar os problemas emergentes e as implicações da pesquisa genômica. Alguns dos pontos críticos que têm sido apontados durante os anos de trabalho desse grupo serão discutidos a seguir.

Testes genéticos

A localização e a identificação de genes específicos significa o primeiro passo para se revelar as mutações que alteram a informação genética e causam doenças; a partir daí, podemos estipular testes para diagnóstico, determinar os mecanismos que levam a manifestação dos sintomas, bem como delinear novas formas de prevenção, tratamento e, eventualmente, de cura completa da anomalia genética. Nesse sentido, o PGH tem trazido inúmeros benefícios para os pacientes e seus familiares. Um problema crucial que se apresenta, entretanto, é que existirá um grande lapso de tempo entre a localização de um gene e a disponibilidade de tratamento adequado. É nessa fase intermediária que teremos de conviver e aprender a contornar os dilemas éticos mais difíceis.

O desenvolvimento do Projeto Genoma Pessoal permitirá traçar o perfil genotípico dos indivíduos, isto é, determinar os genes presentes em cada um de nós que provocam doenças genéticas ou aumentam as probabilidades de desenvolvermos uma doença de fundo genético. Atualmente, podemos detectar os genes mutantes em relação a centenas de doenças, mas, quando todos os genes humanos forem identificados, chegará o momento em que o diagnóstico será possível para todas as doenças. É conveniente sermos capazes de prever nosso "futuro genético"? Com quais problemas éticos teremos que nos defrontar?

O diagnóstico genético difere de tantos outros realizados na medicina, principalmente em relação a dois aspectos fundamentais. Primeiro, na medida em que a carga genética não pode ser alterada, o teste oferece um resultado permanente e definitivo para o indivíduo. O defeito primário estará presente mesmo quando os sintomas podem ser controlados, sendo que a esperança de se mudar esse quadro reside na terapia gênica. Segundo, embora as decisões sejam tomadas individualmente, o diagnóstico genético traz implicações para outros membros da família e para sua prole. Devido a suas características próprias, o diagnóstico genético deve estar vinculado a um processo muito mais amplo dentro da prática médica, ou seja, o aconselhamento genético. O profissional que realiza o aconselhamento genético deve informar-se sobre as características da doença, sua provável evolução (prognóstico) e formas de tratamento, bem como ajudar os indivíduos a entenderem como a carga genética interfere naquela doença e aumenta a probabilidade de ela reaparecer em gerações futuras (risco de recorrência), permitindo que se tomem decisões conscientes sobre a vida reprodutiva em função do risco apresentado. Além disso, o aconselhador deve esclarecer sobre os riscos do teste genético e que um resultado negativo para a mutação pesquisada muitas vezes não garante a ausência da doença. O processo de aconselhamento genético é, acima de tudo, não-diretivo, devendo respeitar as liberdades individuais e a autonomia dos consulentes. Qualquer que seja a decisão adotada pelos indivíduos ou casais, deve ser defendida e apoiada pelos profissionais envolvidos.

Atualmente, os testes genéticos são realizados nas seguintes circunstâncias: diagnóstico pré-natal, detecção de indivíduos adultos portadores do gene ou assintomáticos visando ao aconselhamento genético ou em programas de triagem populacional. Cada uma dessas situações envolve questões éticas diferentes e, particularmente, difíceis, quando se detecta a presença de um gene causador de uma doença grave e incurável.

Diagnóstico pré-natal – o diagnóstico pré-natal permite determinar se o feto que está sendo gerado é afetado ou não, para um número crescente de doenças genéticas. Que atitudes podem ser tomadas diante do diagnóstico de um feto portador de uma doença grave, para a qual não se dispõe de tratamento ou de meios para se evitar sua manifestação? Os pais teriam o direito de optar pela interrupção da gravidez? Quais seriam os direitos da criança que está por nascer? Que qualidade de vida queremos garantir aos nossos filhos?

Diagnóstico pré-natal e aborto seletivo sempre serão assuntos polêmicos, pois envolvem questões filosóficas e religiosas, como, por exemplo, a definição do exato momento em que a vida se inicia, ou seja, a partir de que momento o feto deve ser considerado como um paciente e merece ser protegido pela lei como qualquer ser humano.

Não existem respostas simples para essas questões, mas nem por isso o assunto deve ser evitado. A complexa situação ética do diagnóstico pré-natal é anterior à introdução da metodologia do DNA recombinante na genética humana. Na verdade, o diagnóstico pré-natal de doenças cromossômicas, por meio do cariótipo de células fetais obtidas por amniocentese, foi introduzido no início da década de 1970, nos países desenvolvidos, e no início da década de 1980, no Brasil. Tal possibilidade, somada aos diagnósticos de malformações fetais realizados por ultra-sonografia, deu início à discussão sobre aborto terapêutico. O término do PGH tem multiplicado as situações na quais o diagnóstico pré-natal é disponível, aumentando o número de casais que se encontram diante da difícil decisão do que fazer no caso de diagnóstico de uma anomalia fetal grave e incurável. Isso torna ainda mais urgente que a sociedade participe honestamente da discussão sobre o problema, em vez de abandonar os casais a sua própria sorte, como tem freqüentemente acontecido.

Diante da situação de diagnóstico pré-natal para uma doença incurável, uma das premissas do aconselhamento genético, ou seja, a livre escolha do casal, esbarra nos problemas legais envolvidos com a interrupção da gestação. As leis relativas ao aborto induzido diferem muito de país para país, desde aqueles que adotam a proibição total, sob quaisquer circunstâncias, até aqueles onde o aborto é explicitamente reconhecido, como um direito da mulher grávida, mesmo que seja por sua simples opção. No Brasil, a lei proibe o aborto voluntário, excetuando-se os casos de estupro ou risco de vida materna. É necessário salientar, entretanto, que essa lei data de 1940 e, portanto, encontra-se totalmente defasada com o desenvolvimento científico atual. Esse fato é reconhecido por alguns legisladores e médicos brasileiros, tanto assim que um grande esforço tem sido dedicado para se banir os impedimentos legais e garantir aos pais o direito de interromper a gestação em caso de anomalias fetais graves, permitindo que a mulher grávida receba assistência médica adequada e legal nessas circunstâncias.

Outra questão que se levanta imediatamente é: quando uma anomalia fetal deve ser considerada grave a ponto de justificar a interrupção da gestação? Algumas afecções, como, por exemplo, anencefalia e certas aberrações cromossômicas, podem ser facilmente definidas como graves, pois determinam um quadro clínico incompatível com a vida. Assim, se o feto sobreviver até o final da gestação, virá a óbito em algumas horas ou, no máximo, alguns meses após o nascimento. Nesses casos a escolha do casal talvez seja menos dolorosa, uma vez que o aborto abreviaria o sofrimento de todos. Entretanto, existem situações nas quais a criança terá alguns anos de vida normal até o aparecimento dos primeiros sintomas de uma doença que é degenerativa, progressiva e fatal, como é o caso de algumas distrofias musculares. Certamente, o conflito vivido pelos pais é ainda pior nessa situação, e deveria ser-lhes garantido o direito de escolha, principalmente em sociedades que dão tão pouco apoio e condições para se criar uma criança afetada por uma doença grave. Entretanto, na prática, é justamente o contrário que se observa.

Se por um lado o diagnóstico pré-natal leva ao dilema ético da interrupção da gestação, por outro lado apresenta o mérito de, geralmente, lidar com certezas e não com probabilidades. Quando o máximo que um geneticista podia informar a um casal era que eles apresentavam uma probabilidade de, por exemplo, 50% de gerar um filho afetado por um doença genética grave, talvez, eles optassem por interromper qualquer gestação, diante de alto risco. Entretanto, se é possível oferecer a esse casal o diagnóstico pré-natal e, talvez, garantir que o feto que está sendo gerado é normal, muito provavelmente a escolha dos pais será diferente. Nesse caso, o diagnóstico pré-natal estaria salvando uma vida, e uma vida normal. Uma outra situação semelhante refere-se aos diagnósticos de doenças recessivas ligadas ao cromossomo X. Pelo padrão de herança sabemos que, quando a mãe é portadora de um gene recessivo ligado ao X, os filhos do sexo masculino apresentam um risco de 50% de serem afetados, enquanto para as filhas esse risco é zero. Assim, quando não se dispunha de meios para se detectar com precisão se o feto era normal ou afetado, o diagnóstico pré-natal baseava-se unicamente na determinação do sexo fetal. Atualmente, com a introdução do diagnóstico pela análise do DNA, é possível se determinar com certeza, no caso de várias doenças recessivas ligadas ao X, se o feto é afetado ou não, evitando-se o aborto de fetos normais do sexo masculino.

Identificação de genes de suscetibilidade – as características do nosso fenótipo são determinadas pela interação dos genes que possuímos com os fatores do meio ambiente. Os genes são transmitidos conforme os padrões de herança (discutidos no Capítulo 6) e, atualmente, existe muito pouco que se pode fazer para modificar a informação genética que herdamos, embora a terapia gênica seja uma promessa futura. Fatores do meio ambiente incluem nossos hábitos de vida e, quanto a esse lado da balança, nosso controle é muito maior. Mas qual é o peso que os genes e o meio ambiente têm individualmente na determinação de uma característica em particular? Depende da característica a que nos referimos. Em relação a algumas delas, o papel do meio ambiente é mínimo, e não importa que alterações sejam feitas em nosso dia-a-dia, dificilmente conseguiremos modificar a predestinação genética. Entretanto, em relação a outras características, a importância dos fatores do meio ambiente é muito maior e, nesses casos, podemos, eventualmente, evitar a manifestação de uma doença mesmo que isso esteja "escrito" em nossos genes.

Grosso modo, as características normais (como inteligência, altura, cor da pele) e as doenças mais comuns (como hipertensão, ataque cardíaco, diabetes, alguns tipos de câncer e distúrbios psiquiátricos) são determinadas por herança multifatorial, em que o fenótipo é resultado da interação entre vários genes com diversos fatores ambientais. Nesse caso, o meio ambiente desempenha um papel muito importante e determinar em uma pessoa a presença de genes que aumentam a predisposição genética não significa que a ocorrência da doença seja inevitável. Ao contrário, saber do risco mais elevado precocemente talvez incentive esse indivíduo a reconsiderar seus hábitos de alimentação e estilo de vida, de forma a prevenir o aparecimento dos sintomas. Assim, pessoas com propensão genética à hipertensão, por exemplo, teriam oportunidade de abster-se do cigarro, fazer exercícios físicos, ter uma dieta mais saudável e garantir um acompanhamento médico mais cuidadoso, para evitar problemas futuros. Portanto, os testes genéticos para as doenças comuns, de herança multifatorial, mesmo quando não existe cura disponível, auxiliariam na prevenção. Entretanto, é válido realizar um teste genético mesmo quando não fornece resultados de certeza? Isso aconteceu, por exemplo, logo que se detectou a associação entre o gene BRCA1 e o câncer de mama. Muitas mulheres, levadas pela propaganda dos laboratórios, optaram por fazer o teste, sem mesmo ter consciência que um resultado negativo não excluiria a doença e vice-versa.

As doenças monogênicas, em contraposição às doenças multifatoriais, são muito mais raras, geralmente mais graves e com pequena influência dos fatores ambientais. Assim, as implicações éticas dos testes genéticos para doenças monogênicas são bem diferentes. Nesse caso, a presença de genes defeituosos em um indivíduo não indica apenas uma propensão a desenvolver uma certa doença. Indivíduos que carregam genes deletérios para doenças monogênicas, em geral, apresentam um risco alto de ser afetados ou de gerar filhos afetados. Em outras palavras, doenças monogênicas envolvem afecções graves, cujos sintomas não podem ser prevenidos ou evitados e, até o momento, raramente apresentam tratamento satisfatório. Por essas razões, antes que o teste genético seja executado é necessário o consentimento da pessoa interessada, a preparação psicológica para lidar com os resultados do exame e o suporte adequado nas decisões por ela optadas.

Testes preditivos – uma outra situação, ainda mais delicada, refere-se ao diagnóstico de indivíduos assintomáticos para doenças genéticas de manifestação tardia. Qual seria a validade de se determinar que um indivíduo sadio desenvolverá uma doença genética grave e fatal se não existem formas de tratamento?

O melhor exemplo desse caso é a doença de Huntington, uma condição degenerativa que causa demência progressiva e morte. Por ser autossômica dominante, os portadores do gene irão desenvolver a doença e apresentam uma probabilidade de 50% de transmiti-la a seus filhos. O que torna a doença de Huntington um exemplo dramático de diagnóstico genético é que os sintomas somente têm início, em geral, por volta da terceira ou quarta década da vida, quando a maioria das pessoas já teve seus filhos e, portanto, já transmitiu o gene deletério. Assim, o diagnóstico feito pela análise do DNA para indivíduos assintomáticos daria aos portadores pelo menos a oportunidade de decidir não terem filhos, evitando a transmissão do gene. Por outro lado, seria adequado oferecer o diagnóstico genético a uma pessoa jovem e saudável considerando que nada pode ser feito para se aliviar os sintomas quando eles surgirem? Vale a pena angustiar um adolescente com a possibilidade de vir a ter uma doença incurável ou é melhor que ele viva na incerteza? Quais seriam os riscos psicológicos nesse caso?

Essas questões são tão polêmicas que alguns laboratórios simplesmente optaram por não oferecer o teste genético para a doença de Huntington. Aqueles laboratórios que se dispõem a fazê-lo tomam inúmeros cuidados para minimizar os problemas éticos pertinentes à situação. Por exemplo, na Universidade da British Columbia, Canadá, um rígido protocolo é seguido para todos aqueles que decidem solicitar os testes genéticos para a doença de Huntington. A participação no teste é absolutamente voluntária, permitida somente aos indivíduos com idade superior a 18 anos e o consentimento deve ser dado por escrito. Entre o primeiro interesse demonstrado em se submeter aos exames e a liberação dos resultados, o indivíduo passa por várias sessões para receber avaliação psicológica e informações sobre a doença e o teste genético. Tais consultas são propositadamente feitas dentro de um período mínimo de um mês, para dar ao participante a oportunidade de desistir em qualquer ponto do programa, caso ele não se sinta seguro. Após a divulgação dos resultados, o paciente é acompanhado por um ano, durante o qual lhe é oferecido apoio psicológico. Mesmo assim, aproximadamente 10% das pessoas testadas não conseguem jamais uma adaptação satisfatória após receber as informações sobre sua condição genética. É interessante notar que essa parcela de 10% inclui tanto indivíduos detectados como portadores do gene como aqueles com diagnóstico negativo, que podem também apresentar dificuldades devido a sentimentos de culpa em relação aos familiares afetados.

Teste de triagem populacional – os programas de triagem populacional visam detectar os portadores de genes deletérios antes do aparecimento dos sintomas da doença ou do nascimento de uma criança afetada na família. Geralmente esses programas são dirigidos a populações nas quais a freqüência do gene é relativamente alta, como é o caso da doença de Tay Sachs, entre os judeus Aschkenazis (incidência de 1 em 3.600), e da anemia falciforme, entre afro-descendentes (incidência de 1 em 500). A experiência obtida com programas de detecção de heterozigotos no passado mostrou que é de importância fundamental esclarecer o público sobre a doença genética que está sendo testada, oferecer aconselhamento genético, antes e depois dos testes, e apoio psicológico se necessário.

É evidente que a finalidade de se detectar indivíduos heterozigotos é ajudá-los a tomarem decisões conscientes sobre suas vidas reprodutivas e diagnóstico pré-natal, portanto, o programa só terá sucesso se acompanhado de campanhas educacionais. Entretanto, alguns programas de triagem populacional realizados no passado não deram a devida atenção a esse fato. No início da década de 1970, foi implantado nos Estados Unidos um programa de triagem de portadores do gene da anemia falciforme. Uma vez que a população não foi devidamente esclarecida sobre os objetivos da triagem, o programa serviu somente para suscitar a discriminação racial contra a comunidade negra, à qual se destinava. Pior ainda, em alguns estados americanos os testes eram feitos de modo obrigatório, sem levar em consideração, entretanto, os riscos potenciais e sem definir previamente como preparar os portadores detectados na população. Os resultados dessa experiência foram desastrosos e têm servido como constante sinal de alerta sobre os danos que atividades desse tipo podem causar em uma sociedade despreparada para lidar com a informação genética. Por outro lado, como exemplos de programas de triagem populacional bem-sucedidos podemos citar aqueles desenvolvidos para a identificação de portadores da talassemia, em Chipre, e portadores da doença de Tay-Sachs, nos Estados Unidos.

Com o aumento da identificação de genes causadores de doenças, a população poderá ser testada para um número cada vez maior de condições genéticas. Mas, se não quisermos causar mais danos que benefícios à sociedade, é necessário garantirmos que os testes sejam voluntários e que aqueles que se disponham a participar recebam informação adequada, aconselhamento genético e alta qualidade nos serviços executados.

Privacidade e confidencialidade

Quando os testes genéticos são aplicados em adultos nos defrontamos com outros dilemas éticos. Uma vez que os testes genéticos, feitos pela análise do DNA, avaliam a presença de genes mutantes e não os sintomas clínicos, podemos identificar em uma família quais os portadores de um gene deletério e, portanto, apresentam alto risco de ter filhos afetados. Suponhamos, entretanto, que um indivíduo identificado como portador não concorde que essa informação seja divulgada aos seus parentes. Nesse caso, o que deveria prevalecer: o princípio da privacidade do indivíduo que está sendo atendido ou o direito de seus parentes de receberem a informação genética? O profissional que está conduzindo o aconselhamento genético teria o direito de romper o sigilo e informar aos outros membros da família sobre o alto risco de também serem portadores do gene? É ético que os parentes sejam privados de receberem a informação genética e de tomarem suas próprias decisões quanto à reprodução? É sensato submetermos as outras gerações a altos riscos genéticos?

O direito à privacidade e à confidência são princípios básicos da prática médica em geral, e devem ser respeitados também nas novas situações clínicas criadas pela introdução da tecnologia do DNA recombinante. Questões como as apontadas acima têm sido altamente debatidas nos países desenvolvidos e, alguns deles, já estipularam leis proibindo que a informação genética, relativa a um indivíduo em particular, seja desvendada para uma terceira parte não diretamente relacionada com o caso. Excluem-se dessa proibição médicos e instituições clínicas.

Outra situação de conflito ético acontece quando durante um teste genético descobre-se falsa paternidade. Embora a Organização Mundial da Saúde recomende que a família não seja informada a fim de se evitar problemas familiares, o sigilo dessa informação pode apresentar sérias conseqüências no cálculo do risco para a prole. Se o casal tem um filho afetado por uma doença autossômica recessiva, o risco para a próxima gestação é de 25%. Entretanto, diante de um caso de falsa paternidade, o mesmo risco seria praticamente nulo. Nesse caso, se o diagnóstico pré-natal for solicitado pelo casal, a omissão dessa informação colocaria a gravidez em uma situação de risco desnecessário.

Em situações nas quais existe um risco real para uma pessoa identificável e que poderia ser evitado, justifica-se a violação do princípio da confidencialidade. Fora isso, os resultados dos testes genéticos nunca devem ser divulgados a uma terceira parte.

Espera-se que uma legislação que venha coibir a divulgação da informação genética apareça em vários países nos próximos anos. Em 8 de fevereiro de 2000, o presidente Clinton dos EUA assinou uma ordem executiva proibindo todos os departamentos e agências federais de usar a informação genética para contratar ou promover os empregados. A ordem executiva também determina que, toda vez que informação genética a respeito de um empregado for obtida, ela estará sujeita às leis federais e estaduais de proteção da privacidade.

Discriminação genética

Será que com a possibilidade de se determinar a herança genética de cada um as pessoas não passariam a ser "rotuladas" e discriminadas? As agências de empregos poderiam exigir testes genéticos aos seus candidatos? As companhias de seguro saúde iriam utilizar os testes genéticos para excluir pessoas de seus programas ou estabelecer valores muito altos para a apólice daqueles com maior propensão genética para desenvolverem doenças? Afinal, quem teria acesso as informações obtidas em testes genéticos?

Se por um lado o desvendamento completo do genoma humano dá margens à discriminação genética, por outro lado, temos em mãos ferramentas concretas para lutar contra uma série de preconceitos. Um dos frutos do PGH tem sido ampliar o nosso entendimento sobre a variabilidade genética e como ela é determinada. Estima-se que cada um de nós possui em média cinco genes recessivos para condições que seriam letais, caso tais genes estivessem presentes em dose dupla. Em outras palavras, a análise completa do genoma evidencia a variabilidade genética entre os seres humanos e, com isso, deixa claro que *todos* somos portadores de genes defeituosos. A conscientização geral de que *ninguém* é perfeito geneticamente talvez ajude a inibir ações discriminatórias. Mais ainda, estudos sobre a variação das seqüências genéticas entre diferentes populações ao redor do mundo vêm demonstrando que a maior parte da variabilidade observada entre os seres humanos ocorre entre os membros de uma mesma raça e não entre indivíduos de raças diferentes, como se poderia imaginar intuitivamente. Essa informação deve ajudar a banir discriminações raciais, uma vez que demonstra o quão supérfluas são as diferenças raciais. Os genomas de quaisquer dois indivíduos apresentam grande similaridade, independente da raça que eles pertencem.

Acesso às tecnologias genômicas avançadas

Com o avanço de tecnologias modernas para o diagnóstico e tratamento das doenças genéticas, surgem algumas questões cruciais:

- Quem será beneficiado?
- Como será preservado e garantido o acesso justo a essas tecnologias?
- Aumentará ainda mais as desigualdades no tratamento médico entre os países?

Tais questões merecem atenção por parte dos legisladores e governantes a fim de diminuir possíveis injustiças sociais. Por exemplo, o "teste do pezinho", destinado aos recém-nascidos para diagnosticar várias doenças genéticas, é oferecido gratuitamente no Brasil em vários estados. Iniciativas desse tipo ajudam a disseminar o acesso aos avanços científicos recentes.

Educação

Uma das funções do grupo de trabalho do programa ELSI é educar os profissionais da saúde, indivíduos identificados com doenças genéticas e o público em geral para a nova era genômica. Somente por meio da educação e do debate as questões éticas aqui levantadas serão abordadas de modo justo para garantir o bem da maioria. A internet tem sido o grande fórum, oferecendo informações em todos os níveis técnicos. Somente uma sociedade informada será capaz de restringir abusos e tomar decisões acertadas.

Ética da terapia gênica

Pela primeira vez na história da humanidade se vislumbra a possibilidade de se alterar o programa genético dos seres humanos. É natural, portanto, que isso suscite uma série de questões éticas e apaixonadas discussões. Alguns simplesmente são cépticos sobre o futuro sucesso da terapia gênica. Outros se opõem radicalmente e se preocupam com as questões morais e religiosas da intervenção direta no genoma humano. Há ainda aqueles que esperam pacientemente que a aplicação desses métodos venha curar um dia as doenças genéticas que ameaçam a vida, ou porque se sentem condenados a uma morte prematura ou porque não aceitam o aborto terapêutico.

A consideração dos problemas éticos potenciais da terapia gênica deve levar em conta as diferenças intrínsecas entre a terapia das células somáticas e da linhagem germinativa. Na proposta atual da terapia somática, um gene é inserido no indivíduo com a finalidade de corrigir uma doença genética e, caso o tratamento seja um sucesso, o gene funcionará somente durante o período de vida daquela pessoa. Por ser um procedimento que, do ponto de vista ético, não difere de um transplante de órgãos, tem sido, geralmente, aceito por grupos religiosos e aprovado por vários governos. Ainda assim, é necessário que se garanta, tanto quanto possível, a segurança dos pacientes submetidos a esse tratamento. Até o momento, todos os protocolos clínicos de terapia gênica são previamente aprovados e os resultados acompanhados pelos órgãos competentes. Apesar desse controle rígido, a morte de Jesse Gelsinger (veja discussão no Capítulo 12) suscitou dúvidas sobre a maneira como os testes de terapia gênica vinham sendo conduzidos. Vários pontos foram levantados com relação ao protocolo seguido, o termo de consentimento assinado pelo paciente, o esclarecimento dos riscos e benefícios para o paciente e a comunicação de eventos adversos ocorridos em ensaios prévios. Esse episódio veio enfatizar ainda mais a importância de se monitorar de forma cuidadosa e transparente todos os testes clínicos e os resultados obtidos em terapia gênica. Mais ainda, com um número crescente de companhias de biotecnologia envolvidas com o patrocínio e desenvolvimento de projetos nesta área, teme-se que conflitos de interesse venham interferir com a conduta ética na terapia gênica. A Sociedade Americana de Terapia Gênica, por exemplo, estabeleceu que os cientistas responsáveis pela seleção dos pacientes, obtenção do consentimento e análise dos dados clínicos estão proibidos de fazer parte ou possuir ações das companhias que financiam os testes clínicos.

Se, algum dia, os problemas práticos e técnicos desse procedimento forem resolvidos, é possível que se apresente a questão ética do melhoramento das características normais. Podemos imaginar que naquela altura existirão companhias oferecendo genes para olhos azuis, inteligência, talento musical ou juventude e pais interessados em adquirir tais características para seus filhos. Será válido alterar geneticamente as características normais na busca de um aprimoramento? Muitos acreditam que esse é um caminho inevitável no momento em que os riscos da terapia gênica caiam para níveis aceitáveis. Basta ver quantas pessoas atualmente se submetem aos riscos da cirurgia plástica por simples vaidade. Mesmo metodologias que tenham sido desenvolvidas visando à cura de uma doença poderiam ser adaptadas para esse fim. Um exemplo dessa situação é a terapia gênica que está sendo desenvolvida para restaurar a perda muscular devido a idade ou doenças, mas que infelizmente poderia ser usada pelos atletas para melhorar o desempenho esportivo. Será que a terapia gênica vai tornar-se o *doping* do futuro? É possível. Na verdade, com o início dos testes clínicos, a agência mundial de antientorpecentes (WADA – The World Anti-Doping Agency) tem consultado o Dr. Sweeney, líder desse projeto na Universidade da Pensilvânia, quanto às formas de se prever que a terapia gênica venha a ser a nova maneira de enganar em jogos olímpicos. Uma vez que esse procedimento não deixaria nenhum resquício químico nos fluidos do corpo, testes na urina ou sangue não revelariam a presença do gene exógeno. A única forma de detecção seria por meio da biópsia muscular, que é um teste muito invasivo para se impor ao atleta. A médio prazo, não há com o que se preocupar. Primeiro, por ser a terapia gênica um procedimento ainda experimental, que apresenta inúmeras dificuldades técnicas, não se cogita aplicá-la em indivíduos sadios. Segundo, a maioria das características normais é controlada por vários genes, tornando a manipulação genética um processo ainda mais complexo. Entretanto, quando a segurança do tratamento for alcançada em pacientes, será muito difícil evitar sua aplicação na população sadia. É provável que naquela altura o posicionamento da sociedade sobre essa questão seja completamente diferente do atual.

No caso da terapia gênica das células germinativas, que na prática significa inserir um gene em ovos fertilizados ou em embriões no início do desenvolvimento, o transgene estaria presente em todas as células do futuro indivíduo, podendo também ser transmitido para as gerações futuras. Certamente tal proposta envolve problemas éticos muito mais sérios e tem sido desconsiderada até o momento. Primeiro, a inserção de genes em ovos fertilizados envolve riscos aceitáveis para a criação de animais transgênicos, mas inconcebíveis para a espécie humana. Segundo, no que se refere à eliminação de defeitos genéticos graves, o diagnóstico pré-natal e o aborto terapêutico serão, por longo tempo ainda, soluções muito mais seguras e com menores conseqüências éticas e morais. Além disso, a identificação de várias doenças genéticas em embriões recém formados tende a se tornar mais comum. Assim, para casais com alto risco de gerarem uma criança com anomalia genética grave, os óvulos poderiam ser coletados para fertilização *in vitro* e somente aqueles embriões que não apresentassem a doença seriam reimplantados. Em terceiro lugar, a terapia de células germinativas estaria alterando o patrimônio genético da espécie, com implicações na evolução humana. O impacto desse tipo de manipulação genética no conjunto gênico deve ser pequeno; dependeria do gene em questão, sua freqüência na população, o padrão de herança, autossômico ou recessivo, a gravidade do quadro clínico e o número de indivíduos tratados. Nesse sentido, a terapia de células somáticas também teria um efeito sobre o conjunto gênico das gerações futuras, à medida que estaria preservando vidas que, de outra forma, não sobreviveriam até a reprodução. Entretanto, no caso da terapia somática, o efeito na freqüência gênica não deve ser maior que aquele observado em conseqüência da melhora do atendimento médico e das condições higiênicas e ambientais. Outro ponto a ser considerado é que atualmente não se tem idéia sobre qual seria a estabilidade de um gene exógeno nas gerações futuras nem sobre seus possíveis efeitos deletérios a longo prazo.

Pelas razões apresentadas acima, a curto ou médio prazo não há razões para se considerar a terapia de células germinativas como um procedimento aceitável na espécie humana e a maioria dos cientistas está convencida de que experimentos de transferência gênica, envolvendo a linhagem germinativa, não deveriam ser realizados no homem. Um fato marcante que demonstra a posição assumida por alguns cientistas ocorreu em novembro de 1994, quando o Dr. John Fagan da Universidade Internacional de Maharishi, anunciou que estava devolvendo ao governo federal americano uma verba de 600.000 dólares, pois os resultados de suas pesquisas poderiam um dia ser aplicados na engenharia genética de células germinativas. O pesquisador justificou seu gesto como um protesto contra esse tipo de experimento e como um alerta para o público geral. Além disso, sugeriu que a pesquisa sobre transferência gênica em células germinativas humanas fosse suspensa por meio de um *moratorium* por um período inicial de 50 anos. Nem todos os pesquisadores, entretanto, têm assumido posições tão radicais contra a terapia de células germinativas. Segundo o Dr. Martin Dym, da Universidade Georgetown, Washington, a terapia gênica de células germinativas poderá trazer no futuro imensos benefícios ao homem, embora ele reconheça que uma série de questões éticas e dificuldades técnicas devam ser superadas, antes que essa técnica possa ser adotada como um procedimento seguro e eficiente. De toda a forma, dos mais de 1.000 protocolos aprovados para terapia gênica pelos comitês competentes, até o momento todos se restringem ao nível das células somáticas.

A sociedade e a ética

Um dos pontos que provocou maior ansiedade quando ficou decidido se desvendar completamente o genoma humano foi a possibilidade de que o conhecimento adquirido viesse um dia a ser utilizado em medidas eugênicas compulsórias. A palavra **eugenia** foi criada em 1865 por Francis Galton, um cientista inglês talentoso, que nasceu no mesmo ano que Mendel, para descrever o melhoramento das espécies por meio da reprodução seletiva. Entretanto, tornou-se uma expressão assustadora e repulsiva, quando foram cometidos crimes atrozes durante a Segunda Guerra Mundial e adotadas ações discriminatórias nos Estados Unidos nas décadas de 1920 e 1930, em nome do movimento eugênico e do melhoramento da raça humana. Na verdade, o que se teme é que um regime autoritário pretenda, no futuro, não somente eliminar características que sejam consideradas indesejáveis, como também reestruturar os seres humanos conforme os interesses políticos.

Antes de mais nada, é necessário reconhecermos que qualquer hipótese desse tipo se encontra completamente fora de uma realidade viável atualmente, ou mesmo dentro de um futuro previsível. O fato de conhecermos a seqüência completa de bases do genoma humano e a localização de todos genes não significa, absolutamente, que teremos a capacidade de alterar características humanas e funções complexas da forma que desejarmos. A complexa rede de interações entre os diversos genes, e entre o genótipo e os fatores ambientais, deve ser completamente desvendada, antes que se possa interferir de modo previsível no comportamento humano ou alterar nossas características fundamentais. Em outras palavras, embora possamos modificar seqüências de DNA, não será possível, por muito tempo ainda, criarmos um indivíduo que corresponda aos nossos interesses nem aos de ninguém. Essa visão distorcida, de um dia se criar "cientificamente indivíduos escravos de um sistema", tem sido favorecida por livros de ficção científica, como aqueles escritos por Aldous Huxley e George Orwell. Entretanto, quando discutimos as possibilidades concretas da engenharia genética, é preciso termos em mente o nível de desconhecimento atual. É claro que a terapia gênica representa uma perspectiva futura concreta, mas entre substituirmos um gene defeituoso e alterarmos geneticamente seres humanos para cumprirem determinadas funções conforme os interesses de alguns existe uma brutal diferença. A maior parte desse tipo de preocupação baseia-se no medo do desconhecido, e por isso é tão importante que a sociedade se inteire dos avanços científicos e de suas reais possibilidades.

Além do mais, se um regime autoritário realmente decidisse guiar a população para uma certa direção genética, não necessitaria de métodos sofisticados e caros que manipulam o DNA. Bastaria somente lançar mão do princípio de casamentos seletivos, como tem sido feito há tantos anos com os animais, para se atingir um determinado fenótipo. O problema é muito mais político, e a forma de evitarmos situações desastrosas como essas reside em garantirmos o direito individual dentro de sociedades democráticas e não em negarmos o conhecimento e a evolução científica. Mesmo porque, todas as vezes que a humanidade resolveu violar os direitos humanos e cometer atrocidades, não precisou da engenharia genética ou de qualquer outra tecnologia sofisticada. Um ditador e uma sociedade omissa têm sido, geralmente, suficientes.

A possibilidade aventada acima nem poderia ser designada como um dilema ético. O dilema ético surge quando, tendo-se a intenção honesta de tomar a atitude mais correta, é difícil escolher qual seria a melhor ação naquelas circunstâncias. Entretanto, quando o propósito é, em princípio, ilícito, pode ser impossível evitarmos o pior. É necessário reconhecer que as técnicas de DNA recombinante se prestam até para o desenvolvimento de armas biológicas. Mas, se com tantos benefícios que essa metodologia pode nos trazer, decidirmos pelas aplicações eticamente inaceitáveis, de quem é a responsabilidade? Seria justo negarmos a evolução do conhecimento temendo que a humanidade não esteja preparada para lidar com tais ferramentas? Isso seria mais ou menos como condenarmos o inventor do machado poque alguém resolveu usá-lo para decepar cabeças.

Enquanto não era possível a interferência humana no processo reprodutivo, não havia conduta humana a ser julgada, portanto, não existiam os problemas éticos. Qualquer erro era aceito como uma falha divina inevitável. À medida que o progresso científico e tecnológico permitiu a fertilização *in vitro*, o diagnóstico pré-natal e a medicina fetal, surgiram dilemas éticos sobre os embriões congelados, o aborto terapêutico e o tratamento intra-útero, para citar somente algumas poucas situações. Grande parte desses dilemas éticos é anterior à era do DNA recombinante ou existiria independente dessa nova tecnologia. Entretanto, uma vez que a possibilidade de se manipular o material genético abriu uma vasta gama de oportunidades para se prever falhas e se interferir nos processos biológicos, aumentou imensamente a magnitude dos dilemas éticos.

Os problemas éticos são geralmente muito complexos de ser resolvidos, pois em relação a inúmeras situações decidir onde está o bem e o mal depende de que lado do problema nos encontramos. A relutância do FDA em aprovar um protocolo de terapia gênica pode significar o fim das esperanças de vida para um paciente em estado terminal, que talvez preferisse assumir os riscos e submeter-se ao tratamento, mesmo consciente que esse ainda se encontra em fase experimental. Um casal que teve a infelicidade de acompanhar o desenvolvimento de uma doença genética grave e progressiva até o óbito de seu filho, certamente terá uma visão diferente daquela de um casal que não vivenciou experiência tão devastadora. Dessa forma, diferenças nas experiências pessoais, culturais e religiosas devem ser ponderadas e respeitadas.

A discussão dos problemas éticos, portanto, necessita ser realizada tendo-se como pano de fundo a certeza de que não existe uma verdade absoluta, válida para todas as situações, em todos os momentos. Ao contrário, precisa-se estar atento para mudanças que tornam a escolha entre o certo e o errado um processo dinâmico. Se por um lado os avanços científicos são a principal origem dos dilemas éticos na genética, por outro lado à medida que o conhecimento se acumula pode trazer consigo as soluções para esses mesmos problemas. Nesse sentido, a concepção do que é ético e bom se transforma diante de novos conceitos adquiridos. A lei pode coibir os abusos ou definir as diretrizes gerais do que seria um procedimento ético em uma dada situação, mas não pode prever todas as circunstâncias enfrentadas por um geneticista na rotina de seu consultório. Na prática, cada caso é um caso. Assim, as decisões devem ser tomadas levando-se em consideração o conhecimento técnico e científico atualizado, as diferenças, o bom senso, mas, acima de tudo, a consciência das partes envolvidas no problema.

O conhecimento científico adquirido nos últimos anos impõe uma série de escolhas conflitantes para toda a população. Apesar de os dilemas éticos serem decorrentes do desenvolvimento científico e tecnológico, que nos abrem novas opções, diante das quais devemos fazer uma escolha difícil, a responsabilidade da escolha é nossa, é disso que não podemos nos furtar. Será que não é preferível termos de decidir sobre uma questão difícil do que não termos nenhuma escolha? Nosso amadurecimento individual é alcançado por meio das escolhas que fazemos ao longo de nossas vidas e fugir de escolhas difíceis é um "comportamento de avestruz", que enfia a cabeça em um buraco para não ver o que ocorre ao seu redor.

Na verdade, as questões éticas, geradas pela aplicação de novas tecnologias na genética humana, deveriam servir como estímulo para que toda a sociedade se envolvesse na discussão e participasse das decisões sobre os caminhos que serão tomados. Mesmo porque, de um modo ou outro, todos estamos envolvidos nesse processo de escolhas conflitantes. Ao indivíduo ou grupo familiar cabe decidir quando participar de um teste genético, a quem dar o direito de receber os resultados e que atitudes tomar diante de um diagnóstico para uma doença grave incurável; aos profissionais da saúde cabe desenvolver métodos e técnicas que tornem o diagnóstico e o aconselhamento genético mais humanos, educar o público sobre a disponibilidade desses métodos e suas implicações, decidir a quem oferecer os testes e, principalmente, respeitar a decisão no nível individual; aos governantes e legisladores cabe regular as questões legais, garantir o acesso de todos à informação e ao aconselhamento genético e assegurar a qualidade dos serviços prestados; à sociedade, em geral, cabe buscar a compreensão das questões científicas e suas implicações sociais e éticas, participando do processo decisório, de modo a tirar o melhor proveito dos benefícios da informação gerada e minimizar suas possibilidades de mau uso.

Embora os problemas éticos advindos dessas novas metodologias sejam muitos e sérios, não devem servir como desculpa para se estancar a evolução do conhecimento científico, que representa uma parcela do desenvolvimento da humanidade. Se esse é o preço que devemos pagar, melhor fazê-lo, pois sem atravessarmos essa fase intermediária de conflitos éticos não chegaremos ao dia em que uma doença genética grave poderá ser corrigida em sua essência. Afinal, a maioria dos problemas éticos apontados neste capítulo poderia ser resumida na seguinte assertiva: a tecnologia tem sido, até o momento, muito mais eficiente em predizer riscos que em oferecer intervenções para solucionar esses riscos. Embora essa situação tende a se reverter com o progresso do conhecimento científico, outras questões éticas surgirão.

No Brasil, um País tão cheio de contrastes, as situações mais diversas acontecem simultaneamente, representando uma das faces da injustiça social que estamos acostumados a conviver. Enquanto pessoas morrem nas portas dos hospitais por falta de atendimento médico e a principal causa de morte infantil ainda é a desidratação, outras tantas têm acesso aos diagnósticos genéticos mais sofisticados. Entretanto, o atendimento genético vem multiplicando-se e queremos acreditar que um dia será disponível a todos. Mesmo porque a genética médica há muito tempo deixou de ser considerada como um "ramo sem importância" dentro da medicina. Assim, a aplicação dessas novas tecnologias estão chegando e com elas os problemas éticos decorrentes e o aumento das nossas responsabilidades. As decisões legais devem ser tomadas por cada sociedade com base em muita discussão e a partir da disseminação da informação correta. Leis e normas brasileiras que regulam o uso das técnicas de engenharia genética vêm sendo elaboradas principalmente pela intervenção da Comissão Técnica Nacional de Biossegurança (CTNBio). A participação da sociedade é fundamental para garantir as escolhas corretas.

Além disso, a evolução da engenharia genética, parece-me, é um caminho sem volta, e decisões tomadas hoje terão um impacto real somente nas gerações futuras. É por isso que vários países entenderam que a melhor forma de disseminar a informação genética seria atuando hoje junto aos alunos da escola primária, e programas especiais têm sido implantados. Assim, esse é o momento de adquirirmos a informação necessária para desenvolvermos um visão crítica e podermos participar do processo decisório de forma consciente. Em alguns anos, as pessoas carregarão no bolso, ao lado dos cartões de crédito, um mapa completo de seus genomas, que, ao ser introduzido em um computador, informará o patrimônio genético do indivíduo. Seria interessante alcançarmos esse ponto? Será que as pessoas não seriam discriminadas por apresentarem diferenças em suas constituições genética em relação a um genoma considerado "normal"? Quem deveria ter acesso a essa informação? As pessoas consultariam o mapa genético de seu companheiro antes de fazerem uma decisão de casamento ou de ter filhos?

As questões éticas dizem respeito a todos nós e são muito sérias para ser decididas somente pelos médicos e cientistas. Mesmo porque, acima de tudo, esses profissionais são seres humanos e, portanto, sujeitos aos sentimentos de vaidade e ambição como qualquer outro. Conflitos de interesses sempre existem, e esses incluem a curiosidade natural de todo pesquisador e o desejo de alcançar a fama e a fortuna. É difícil predizer até que ponto esses interesses interferem no julgamento clínico na hora que um diagnóstico genético caro ou uma terapia experimental são sugeridos.

Assim, quem vai deixar decisões tão importantes, que afetam nossas vidas e a de nossos filhos, nas mãos de outros? Eu, definitivamente, não.

Patentes

Há muito tempo as sociedades criaram uma série de normas e leis que concedem direitos exclusivos ao inventor de um novo produto ou processo desenvolvido. Em seu conjunto esses privilégios são chamados de direitos da propriedade intelectual e incluem: informação confidencial, direitos autorais, marca registrada e patentes. Quando um produto não foi patenteado ainda, as companhias evitam que o segredo da invenção caia em domínio público definindo aquela informação como confidencial e exigindo que os empregados com privilégio de acesso assinem um acordo de não divulgá-la. Proteger um segredo industrial dessa forma é mais barato, entretanto menos seguro, que aplicar para uma patente. Direitos autorais protegem o autor de um trabalho publicado ou de uma criação artística e musical do uso indevido do material. Marca registrada refere-se a palavras ou símbolos que identificam um produto, um processo ou uma companhia particular e que não podem ser usados por outros sem autorização. As patentes são a forma mais comum e importante de proteger a propriedade intelectual em biotecnologia.

Patente é um documento legal que concede ao seu detentor o direito de fazer, usar, vender, importar ou implementar um produto ou um processo. A pessoa ou companhia que retém o direito da patente pode desenvolver outros produtos diretamente relacionados, enquanto outros competidores necessitam de licença prévia para adquirir o direito de explorar aquela invenção comercialmente ou de incrementá-la. Tais direitos exclusivos são concedidos por 20 anos a partir da data de submissão da patente; depois desse período, a invenção é liberada para o público. Em contrapartida, para obter a patente, o aplicante deve produzir uma descrição detalhada da invenção a fim de que outros, trabalhando no mesmo campo, possam decidir se compensa continuar investindo naquele caminho ou possam utilizar a informação divulgada em inovações futuras. A idéia por trás do princípio das patentes é que, em troca dos direitos exclusivos sobre a invenção e do reconhecimento da criatividade do inventor, a nova informação é divulgada a fim de que o conhecimento continue progredindo. Afinal, que companhia investiria centenas de milhões de dólares no desenvolvimento de uma nova droga sem ter o monopólio de exploração do produto por um período de tempo suficiente para recuperar seus investimentos? Além disso, negando-se aos cientistas o acesso às leis de propriedade intelectual, provavelmente haveria uma tendência de não se divulgar de imediato os resultados das pesquisas, reduzindo a disseminação do conhecimento.

As leis de patentes variam de país para país, embora a obtenção de uma patente seja sempre um processo caro e complicado, que pode levar de dois a cinco anos. Por isso, critérios restritos devem ser seguidos. Em geral, cinco princípios fundamentais são observados para que um produto ou processo receba patente:

- Cada aplicação à patente deve conter uma descrição do produto detalhada o suficiente para que outras pessoas com conhecimento na área façam uso da invenção.
- O inventor deve fazer ou construir a invenção para provar que funciona.

- A invenção deve ser nova, ou seja, não pode ser uma cópia ou repetição de outras invenções existentes cuja patente já tenha sido fornecida para alguém; alguns países exigem também que a invenção não tenha sido publicada antes de submeter a aplicação.
- A invenção deve ser útil; quer seja um instrumento, quer um processo, composto, microorganismo ou organismo multicelular, ela deve ter uma aplicação prática.
- Patentes não são fornecidas para meras descobertas; a invenção deve conter um passo criativo que não seja óbvio para outros que trabalham na mesma área.

As leis estabelecidas não permitem patentear nada que seja um produto da natureza. A lógica dessa regra é que não seria apropriado dar a alguém o monopólio de alguma coisa que ocorre naturalmente e, portanto, pertence a todos. Entretanto, muitas vezes, as companhias driblam essa norma aplicando as patentes para o processo de purificação do produto. Outra questão que levanta dúvidas é que a linha divisória que separa "invenção" de "descobrimento" é muito tênue em vários casos. Por isso, as leis de patentes aplicadas à biotecnologia geram, muitas vezes, diferentes interpretações, sendo que inúmeras disputas acabam sendo resolvidas na justiça. A objeção mais comum para a patente de seqüências gênicas é que os genes ocorrem naturalmente, sendo descobertos e não inventados. No entanto, esse argumento foi rebatido há algum tempo com base no fato de que o DNA isolado não ocorre naturalmente; e, sem o isolamento e clonagem do gene, não é possível decifrar sua seqüência. Alguém que detenha a patente de um gene, na verdade, não possui direitos sobre ele enquanto no organismo vivo, mas sim sobre a forma isolada e purificada do gene. Atualmente, está bem estabelecido o patenteamento de genes, seqüências de DNA, células e organismos vivos.

Em 1980, a Suprema Corte Americana tomou uma decisão histórica em um caso de apelação pelo direito de patente, estabelecendo que organismos vivos são patenteáveis desde que incorporem intervenção humana. A corte entendeu que a linhagem da bactéria *Pseudomonas* desenvolvida por Ananda Chakrabarty para degradar derramamento de petróleo (veja discussão no Capítulo 8) não era um produto da natureza, e concedeu a patente. Uma questão óbvia levantada a partir dessa decisão foi qual o limite de complexidade para se patentear organismos vivos? Organismos superiores são também patenteáveis? Oito anos após o caso Chakrabarty foi concedida para Philip Leder e Timothy Stewart, ambos da Universidade de Harvard, a patente para *todos* os mamíferos transgênicos não-humanos. Mais tarde, a companhia Du-

Pont comprou os direitos dessa patente extremamente ampla por 6 milhões de dólares e adicionou a duas outras patentes que incluem métodos para se criar camundongos transgênicos. A DuPont agregou as três patentes em um pacote conhecido como *oncomouse* de Harvard (camundongo oncogênico) e hoje vende para companhias privadas licenças para o uso de camundongos transgênicos em estudos científicos. O camundongo oncogênico contém um gene que o predispõe ao câncer, com inúmeras aplicações na pesquisa médica. A concessão dessa patente foi uma batalha de 10 anos e a justificativa dada para a aprovação é que a adição do oncogene tornou o camundongo uma "invenção" do homem. Entretanto, a patente de animais superiores é um assunto ainda extremamente polêmico. Embora pesquisadores que utilizam o camundongo oncogenes para pesquisa sem fins lucrativos estejam dispensados de pagar a licença, a DuPont exige que eles façam relatórios precisos sobre a utilização dos animais para garantir que nem o animal nem os resultados serão repassados para outros que possam tirar lucro. Essa burocracia representa um enorme obstáculo à livre distribuição da informação, o que geralmente inibe o pesquisador de usar esses animais. A DuPont não divulga o lucro obtido com a venda de licenças para o uso do *oncomouse*, mas sabe-se que essa patente é uma das mais valiosas propriedades intelectuais já concedidas. Porque patente de animais superiores é um assunto discutível, não são todos os países que concordam com a decisão americana. A Suprema Corte do Canadá, por exemplo, decidiu rejeitar a patente do *oncomouse* de Harvard.

O seqüenciamento em alta escala e velocidade devido ao Projeto Genoma Humano produziu, a partir de 1990, uma quantidade imensa de informação sobre seqüências de DNA. Milhares de seqüências ESTs (*expressed sequece tag*), que reconhecem cDNA de diferentes tecidos e órgãos, foram depositadas em bancos de dados. Pesquisadores começaram então a solicitar patentes dessas seqüências, muitas vezes sem mesmo ter uma idéia clara sobre a função da EST. A justificativa para solicitar patentes de seqüências EST era que elas poderiam ser utilizadas como sondas em diagnóstico. Em uma única dessas aplicações, solicitava-se a proteção para 18.500 ESTs. Nesse momento, houve uma polêmica muito grande sobre a validade de tais patentes. Temia-se que o fornecimento indiscriminado de tais patentes daria ao beneficiado um controle muito grande, impedindo o desenvolvimento de vários métodos diagnósticos e agentes terapêuticos. Finalmente, em janeiro de 2001, o instituto de patentes americano concluiu que genes e seqüências parciais de DNA poderiam ser patenteados e estipulou normas para a concessão de patentes em biotecnologia. O requisito principal foi que cada seqüência de DNA deveria apresentar uma utilidade específica e substancial, devendo ser demonstrado o uso real da seqüência e não somente sua função potencial. O conjunto de normas estabelecido preveniu que um número grande de patentes fosse concedida para ESTs e diminuiu significativamente as aplicações para patentes desse tipo. Outro fator que veio contribuir para a mudança de atitude entre os pesquisadores foi o compromisso assumido em 1996 pelos participantes do PGH, o qual ficou conhecido como acordo de Bermuda, onde se estabeleceu que a informação sobre todas as seqüências de DNA produzidas por esse projeto deveriam ser imediatamente colocadas em bancos de dados abertos e tornadas de domínio público. Mesmo assim, mais de 20% dos genes presentes no genoma humano aparecem associados a pelo menos uma patente. Uma das patentes mais valiosas até o momento em biotecnologia é para a produção de eritropoetina recombinante (Capítulo 8), a qual foi vendida por cerca de quatro bilhões de dólares. É possível que essa situação se torne ainda mais grave com o desenvolvimento da genômica e proteômica. Uma vez que tais áreas permitem a análise simultânea de milhares de genes e proteínas, existe uma possibilidade real que as patentes impeçam o progresso científico devido a restrições no uso de informação prévia. Esse quadro é tão preocupante que o conselho de Pesquisa da Academia Nacional americana realizou uma enquete entre 655 investigadores selecionados ao acaso nas indústrias, universidades e laboratórios governamentais, a fim de verificar o efeito das patentes na genômica, proteômica e desenvolvimento de drogas. O relatório final dessa pesquisa foi publicado em novembro de 2005 e concluiu que até o momento patentes fornecidas na área biomédica raramente atrasam ou impedem a pesquisa acadêmica. Entretanto, há razões concretas para a preocupação sobre o impacto futuro das patentes no avanço científico.

Patentes de linhagens celulares não é um assunto menos polêmico. Em maio de 2004, o instituto de patentes europeu concedeu para Oliver Brüstle da Universidade de Bonn uma patente relacionada com um método para produzir células neurais a partir de células-tronco embrionárias. Entretanto, um grupo do Greenpeace contestou essa patente, sugerindo que permitiria a exploração de células-tronco humanas.

Ao que parece, a controvérsia sobre patentes não será resolvida a curto prazo. Aparentemente, a livre e amigável troca de informações entre os cientistas é hoje considerada, infelizmente, uma atitude romântica do passado.

RESUMO

1. A aplicação das técnicas que compõem a biotecnologia molecular tem implicações econômicas, éticas, sociais e legais.
2. Bioética é um campo interdisciplinar que procura antecipar os problemas éticos relacionados com a pesquisa biológica e seu impacto na sociedade.
3. A maior preocupação em se liberar microorganismos geneticamente modificados (MGM) no meio ambiente é que esses organismos venham a competir com os micróbios selvagens com resultados inesperados.
4. Uma forma de garantir que os MGMs não persistiram no meio ambiente é torná-los deficientes, a fim de que sobrevivam somente o tempo necessário para desempenhar a função a que se destinam.
5. Outra forma de garantir a segurança em relação aos MGM é criando um microorganismo sintético em tubo de ensaio, embora isso levante outras questões éticas.
6. Plantas transgênicas e alimentos geneticamente modificados apresentam potencialmente riscos para a saúde humana e para o meio ambiente. Por isso são exigidos análise rigorosa e testes em campo aberto antes que o produto seja comercializado.
7. Os riscos potenciais das plantas transgênicas podem ser gerenciados para que a sociedade desfrute dos benefícios dessa tecnologia.
8. As preocupações éticas relacionadas com animais transgênicos caem em três categorias: segurança do produto para consumo humano, riscos com o meio ambiente e o bem-estar dos animais geneticamente manipulados.
9. Devido aos altos riscos inerentes da clonagem reprodutiva, esse procedimento é considerado eticamente inaceitável na espécie humana. Entretanto, a clonagem terapêutica realizada para a obtenção de célula-tronco é aceita pela maioria, pois apresenta grande potencial no tratamento de doenças graves.
10. Grande parte das questões éticas enfrentadas atualmente na genética humana são anteriores à introdução de tecnologia do DNA recombinante. Entretanto, o desenvolvimento do Projeto Genoma (PGH) ampliou muito as possibilidades de diagnóstico genético e, com isso, exacerbou os problemas éticos.
11. Os organizadores do PGH destinaram uma porção significativa do orçamento para estudar os possíveis problemas éticos, legais e sociais que poderiam surgir.
12. As novas tecnologias são mais eficientes na previsão de riscos do que em encontrar soluções para esses riscos; em conseqüência, existe um grande lapso de tempo entre a disponibilidade de diagnóstico e o aparecimento de um tratamento adequado.
13. Os testes genéticos são realizados principalmente para o diagnóstico pré-natal e detecção de indivíduos heterozigotos e assintomáticos, para

fins de aconselhamento genético, ou em programas de triagem populacional. Cada uma dessas categorias apresenta problemas éticos particulares.

14. A detecção precoce de genes que causam propensão aumentada para certas doenças pode ajudar a prevenir o aparecimento dos sintomas, alterando-se as condições ambientais e os hábitos de vida.
15. Embora o diagnóstico genético de doenças monogênicas graves, incuráveis e de manifestação tardia seja muito problemático do ponto de vista ético, pode ser de grande importância para prevenir que o gene seja transmitido para as gerações futuras.
16. O perfil genético individual, que será possível nos próximos anos, poderia suscitar a discriminação genética, assim, o direito à privacidade e as liberdades individuais devem ser assegurados.
17. A terapia gênica de células somáticas não apresenta maiores problemas éticos do que os transplantes de órgãos; nesse caso, é necessário prevenir conflitos de interesse e garantir a segurança dos pacientes submetidos a testes clínicos.
18. A terapia gênica que envolve a linhagem germinativa provavelmente não será aceitável por um longo período de tempo, pois ainda envolve grandes riscos, além de alterar o patrimônio genético das gerações futuras e da espécie humana.
19. Patentes são a forma mais comum de proteger a propriedade intelectual em biotecnologia. Patente é um documento legal que concede ao seu detentor o direito de fazer, usar, vender, importar ou implementar um produto ou processo durante 20 anos. Tal proteção do monopólio estimula o desenvolvimento científico e tecnológico e facilita a divulgação dos resultados.
20. Atualmente está bem estabelecido o patenteamento de genes, seqüências de DNA, células e organismos vivos.
21. A melhor forma de se garantir que as técnicas desenvolvidas na biotecnologia molecular serão utilizadas em benefício da humanidade é disseminando a informação científica correta, estimulando o debate na sociedade e garantindo a participação de todos nas decisões sobre os rumos tomados.

Glossário

Os números após o termo são referências de páginas das entradas principais.

Os números em negrito indicam figuras relacionadas com o termo.

A

Ácido desoxirribonucléico (DNA) Uma classe das macromoléculas que consiste de duas cadeias longas de nucleotídeos; molécula que codifica a informação genética em todas as espécies, com exceção dos vírus de RNA, controla o funcionamento e a divisão celular e tem a capacidade de se autoduplicar passando de uma geração para a seguinte. 1, 19, **20**, **22-23**

Ácido ribonucléico (RNA) Molécula com estrutura semelhante ao DNA, geralmente apresentando uma cadeia simples de nucleotídeos, que contém o açúcar ribose em vez da desoxirribose. Colabora na execução das informações genéticas codificadas no DNA ou, em raras espécies como os retrovírus, é a molécula que guarda a informação genética. Há três tipos de RNA: mensageiro, ribossômico e transportador. 19, **24**

Ácidos nucléicos Moléculas orgânicas complexas, formadas pela polimerização de nucleotídeos. Há dois tipos de ácidos nucléicos: DNA e RNA. 13, 19, 88, 101, **103**

Aconselhamento genético O processo de comunicação que oferece, aos indivíduos afetados e seus familiares, informações sobre uma doença com relação a suas conseqüências, formas de tratamento, probabilidades de desenvolvê-la e transmiti-la, permitindo que casais com alto risco tomem decisões conscientes sobre suas vidas reprodutivas. 205, 213, 234, 236, 435, 480- 481, 485-486

Acrocêntrico Cromossomo no qual o centrômero está quase na ponta do cromossomo. **160**, 163

Adenina Uma das bases nitrogenadas, abreviada como **A**, presente nos nucleotídeos que se unem para formar o DNA e RNA; emparelha com a timina (**T**) no DNA e com a uracila (**U**) no RNA. 20, **22**, 127, 130

Adenovírus Um tipo de vírus que tem como material genético o DNA e tem sido extensivamente utilizado para transferência gênica em células humanas. **438**, 439, 444, 448, 454-455

Agarose Veja eletroforese. 104, **105**, 108

Alelos Formas alternativas de um gene em um dado loco. 42, **43**, 44, **45-46**, 47, 54, **245-247**, **251**

Aminoácido A unidade química básica das proteínas; nos organismos vivos, encontram-se 20 tipos de aminoácidos. 13, **14-15**, 16, 18-19, 25, **26**, 28, **29**, 30, 32

Amniocentese Procedimento utilizado no diagnóstico pré-natal, no qual o líquido amniótico (líquido que circunda o feto) é aspirado com o auxílio de uma seringa e de um aparelho de ultra-som. **214**, 481

Amplificação Aumentar o número de cópias de uma seqüência de DNA (ou gene), *in vivo*, pela sua inserção em um vetor que se replica dentro de uma célula hospedeira, ou *in vitro*, pela reação em cadeia da polimerase (PCR). 69, **73**, 74, 114, **116-117**, 119-120, **266**

Análise de localização Veja imunoprecipitação da cromatina. 140

Anelamento Pareamento complementar de seqüências de DNA ou RNA por intermédio de pontes de hidrogênio, formando uma cadeia dupla de polinucleotídeos. O termo é freqüentemente usado para descrever a ligação de um *primer* ou sonda a uma fita de DNA ou RNA. 115, **116-117**, 118, 252

Anemia falciforme Doença genética autossômica recessiva na qual uma mutação de ponto no gene da cadeia β globina causa a produção de uma hemoglobina anormal e, conseqüentemente, os glóbulos vermelhos do sangue assumem a forma de uma foice, dificultando o transporte de oxigênio, bloqueando os pequenos vasos e provocando anemia. 48, 217-219, **220**

Animal transgênico fundador É a primeira geração do animal transgênico que se desenvolve diretamente do embrião transfectado e carrega o transgene integrado estavelmente no genoma. **376**, 377

Antecipação Fenômeno observado em algumas doenças genéticas no qual existe um aumento da gravidade e/ou início mais precoce dos sintomas a cada geração. **225**

Anticódon A seqüência de três nucleotídeos presente no RNA transportador que se emparelha com um códon do RNA mensageiro durante o processo de tradução. 28, **29**

Anticorpo A proteína produzida pelo sistema imunológico em resposta à presença de uma substância estranha (antígeno) ou de um organismo invasor; cada anticorpo é específico para um antígeno, ao qual se liga para anular sua ação. 16, 140, 238, 291, **348**

Antígeno Uma substância, normalmente uma proteína, que provoca a formação de um anticorpo quando é introduzida em um organismo no qual não está usualmente presente. 291-296, 298, 299

ASO (*Allele-Specific Oligonucleotides*) Técnica de hibridização do DNA com oligonucletídeos específicos, complementares ao gene mutante e ao gene normal. 113, **114**, **224**, 238

Ativador de plasmiogênio no tecido (TPA) Substância que atua na dissolução de coágulos de sangue e que é usada no tratamento de vítimas de ataque cardíaco e trombose. **287**

Átomos Minúsculas partículas que compõem a matéria. São constituídos de partículas subatômicas ainda menores, prótons, nêutrons e elétrons. 12-13, **20**, 90, 315

Auto-radiografia Processo que utiliza filme de raios X para detectar moléculas que incorporaram componentes radioativos. 110, **111**, 112-113

Autossomos Qualquer cromossomo nuclear que não sejam os sexuais; na espécie humana há 22 pares de autossomos. **35**, 38, 159, 188

B

BAC (*Bacterial Artificial Chromosome*) Um vetor de clonagem capaz de carregar entre 100 e 300kb da seqüência-alvo. Eles se propagam como minicromossomos na bactéria hospedeira. BAC é um vetor ideal para ser usado em projetos de seqüenciamento de genomas grandes, pois o genoma inteiro pode ser clonado em bancos de BAC. 174

Bacteriófago Um vírus que infecta bactérias para se reproduzir; em engenharia genética é utilizado como vetor. 51, **52**, **73**, 96, 275, **276**

Banco (de DNA) Uma grande coleção de fragmentos de DNA recombinantes clonados em um determinado vetor. 83, **84**, 85, 87

Banco cromossômico Uma coleção de fragmentos de DNA recombinante que representa um cromossomo específico de um organismo. 85, **86**

Banco de cDNA Uma coleção de fragmentos de DNA recombinante que representa os genes que se expressam em um dado tecido de um organismo. 87-88, 181

Banco genômico Uma coleção de fragmentos de DNA recombinante que representa o genoma completo de um organismo. 83, **84**, 94- 95

Banda G Bandas claras e escuras visualizadas nos cromossomos após o tratamento com tripsina e corante Giemsa, que permitem identificar cada par cromossômico individualmente. 161, **162**

Base nitrogenada Uma molécula pequena que compõe o nucleotídeo e pode ser de quatro tipos no DNA: adenina, guanina, citosina e timina. O RNA possui os mesmos três primeiros tipos, mas a timina é substituída por uracila. **20**

Biblioteca (de DNA) Veja banco. 83, **84**, 85, 87, 121, 150

Biochipe Veja *Microarray* de DNA. 132

Biodegradável Produto que tem a capacidade de ser quebrado em substâncias mais simples pela atividade de organismos vivos, portanto, não persistindo no meio ambiente. 304-306

Bioinformática Uso da matemática, estatística e computação para gerenciar e analisar a informação de origem biológica, em particular os dados obtidos em projetos genomas. 151-154, 179, 200

Biologia de sistemas Envolve a integração da genômica, proteômica e da bioinformática para criar uma visão global de uma entidade biológica. 153, 191, 197

Biomassa Massa orgânica que pode ser usada como fonte de energia ou utilizada pelos seus componentes químicos. 305, 307

Bioplásticos Plásticos produzidos a partir de material biológico, em particular plantas. 305

Bioprospecção A busca de novos organismos vivos, principalmente microorganismos. 302

Biorremediação Uso de microorganismos ou plantas, que ocorrem natural ou geneticamente modificados, para eliminar ou reduzir a presença de materiais tóxicos de sítios contaminados, especialmente da água e solo (veja fitorremediação). 310-313, 320

Biotecnologia O uso de um organismo vivo ou de um componente derivado de um organismo vivo para produzir uma variedade de substâncias. 271

BLAST (*Basic Local Alignment Search Tool*) Programa de computador usado para comparar seqüências de nucleotídeos ou de aminoácidos. 153

Blastocisto Células da blástula, uma fase precoce do desenvolvimento embrionário. 40, **41**, 378, **379**, 380, **381**, **425**

Blástula Estágio do desenvolvimento embrionário constituído por uma esfera oca formada por uma camada celular que apresenta no seu interior uma massa celular interna. 40, **41**, 418, 426

Bombardeamento Método de transferência de genes utilizado principalmente em células vegetais, no qual micropartículas de ouro ou tungstênio carregando o transgene são bombardeadas diretamente no tecido. 297, 328, **329**, **438**

Brometo de etílio Corante fluorescente que se intercala entre os nucleotídeos de DNA e RNA permitindo a observação dessas moléculas sob luz ultravioleta. 106, **107**, 108, 124

C

Cadeias polipeptídicas Uma molécula formada pela ligação linear de aminoácidos. Uma proteína pode conter uma ou mais cadeias polipeptídicas, cada uma delas codificada por um gene. 16, **17**, 217, **218**, 284, **285**, 347, **348**

Caenorhabditis elegans (*C. elegans*) Uma espécie de nemátodo (verme) amplamente utilizada na pesquisa biológica, genética e como modelo animal devido a sua simplicidade. 147

Callus (plural *calli*) Massa de células vegetais indiferenciadas que cresce sob condições especiais em cultura ou que se forma na planta em resposta a um ferimento. 325, 328

Cariótipo A constituição cromossômica de um indivíduo ou a fotografia dos cromossomos tirada ao microscópio, em que os pares foram arranjados conforme uma classificação convencional. **35**, 223

Casamento consangüíneo Casamento entre indivíduos que têm pelo menos um ancestral comum. **210**

Célula A menor unidade dos organismos vivos capaz de se multiplicar através da divisão celular. A célula é formada pela **membrana celular**, que isola seu conteúdo do meio ambiente, **citoplasma**, onde estão presentes várias organelas que desempenham diferentes funções, e **núcleo**, que contém o material genético, o DNA. Organismos inferiores, como as bactérias, são formados por uma única célula, a qual não apresenta um núcleo isolado. Organismos superiores apresentam um grande número de células, cada uma delas contendo um conjunto completo de genes. Veja procariotos e eucariotos. 9-10, **11**, 12

Células germinativas Células reprodutivas que nos organismos com reprodução sexuada se unem para formar um novo ser. Na espécie humana e em animais essas células são o oócito, nas fêmeas, e o espermatozóide, nos machos. Veja também gametas e haplóide. Veja linhagem germinativa. 37, **38-39**, 49, 53, 380, 428, 436

Células pluripotentes Células que conseguem se diferenciar em quase todos os tecidos, menos placenta e anexos embionários. Encontradas no embrião na fase de blastocisto. 378, 385, 419, 427

Células somáticas Todas as células do corpo, menos as que se destinam a formar os gametas. Veja diplóide. 37, **38**, 49, 53

Células somáticas híbridas Células formadas pela fusão de duas células de origens diferentes, com um único núcleo resultante da fusão. 171, **172**

Células totipotentes Células que conseguem se diferenciar em todos os 216 tecidos (inclusive placenta e anexos embrionários) que formam o corpo humano. 325, 418

Células-tronco Células precursoras que sofrem várias divisões celulares, dando origem a linhagens de células diferenciadas. 378, 383, 385-386, 392, 404

CentiMorgan (cM) Unidade de distância genética. Dois locos estão distantes a 1cM quando a probabilidade de recombinação entre eles na meiose é de 1%. **169**

Centrômero Região do cromossomo que mantém as cromátides-irmãs unidas até a divisão celular. 36, **37**, **160**

ChIP-on-Chip Análise em larga escala da imunoprecipitação da cromatina. 140, **141**, 195

Chipe biológico Veja *Microarray* de DNA. 132

Chipe de DNA Veja *Microarray* de DNA. 132-135, 140

Ciclo lisogênico Ciclo de reprodução dos vírus, quando o DNA viral se integra no genoma da célula hospedeira. 51, **52**

Ciclo lítico Ciclo de reprodução dos vírus, quando o DNA viral se multiplica para formar novas partículas que acabam por romper a célula hospedeira (lise). 51, **52**, 66, 74

Citogenética molecular Área de estudo da genética que agrega as técnicas moleculares às técnicas convencionais da citogenética a fim de aumentar o nível de resolução na observação dos cromossomos ao microscópio. 216

Citoplasma A porção da célula que se estende da membrana celular até o núcleo e onde ocorre a síntese das proteínas e grande parte das reações químicas. 10, **11**, 12, 19, 24-25, 27-28, 32, 40, 53, 86

Citosina Uma das bases nitrogenadas, abreviada como **C**, presente nos nucleotídeos que se unem para formar o DNA e o RNA. Emparelha com a guanina (**G**) tanto no DNA como no RNA. 20, **22**, 53, 130

Clonagem do DNA Veja clonagem gênica. **64**, 416

Clonagem gênica O termo é usado em engenharia genética para descrever a seqüência de eventos pela qual um fragmento de DNA (ou gene) é ligado em um vetor e duplicado em um grande número de cópias em células hospedeiras. 58, **64**, 76, 78-79, 114, 271, 317, 416, 430

Clonagem molecular Veja clonagem gênica. 416

Clonagem posicional Estratégia para o isolamento de genes que utiliza o mapeamento físico do gene em um clone específico, sem requerer o conhecimento prévio do produto gênico. **176**, 206

Clonagem reprodutiva Tecnologia usada para gerar um animal com o mesmo DNA nuclear de outro animal preexistente. 416, 419-420, 423-424, 426, 430, 475-476, 478, 501

Clonagem terapêutica Produção de embriões a fim de coletar células-tronco para uso em pesquisa. 419-420, 426-428, 430, 475-477, 501

Clone Uma população de organismos, células ou moléculas replicados de um simples progenitor e, portanto, idênticos. **72-73**, 74, 79, 83, 415-416, **417**, 420

Cloroplasto Organela citoplasmática da célula vegetal na qual ocorre a fotossíntese. **11**, 12, 332

Código genético O código pelo qual a informação genética, contida na seqüência de nucleotídeos do DNA, relaciona-se com a seqüência de aminoácidos da proteína; cada três bases do DNA (códon ou tríplex) especificam um dos 20 animoácidos na proteína. 25, **26**, 28, **29**, 166, 183

Codominante A característica (ou alelos) quando ambos os alelos de um par são expressos no heterozigoto. 44

Códon Uma seqüência de três bases do DNA ou RNA que codifica um aminoácido na proteína. 25, **26**, 28, **29**

Colônia (de bactérias) Uma colônia de bactérias representa um clone, em que todos os organismos são geneticamente idênticos. Uma colônia pode ser visualizada crescendo em meio sólido como um ponto de 1-2mm de diâmetro, consistindo de milhões de bactérias. 71, **72**, 74, 96

Complexo de Golgi Organela citoplasmática que concentra e armazena as proteínas até que elas sejam excretadas da célula. **11**, 12

Contig Um grupo de clones que se sobrepõe representando uma região contínua do genoma. **175**

Cosmídeo Um vetor usado em engenharia genética na clonagem de genes e que apresenta algumas vantagens dos plasmídeos associadas com características dos bacteriófagos. 68

CP (*crossing point*) Valor acima do qual a reação de PCR em tempo real é detectável pelo equipamento. **126**

Cromátides-irmãs As duas moléculas de DNA paralelas que se unem pelo centrômero e formam um cromossomo após a duplicação do DNA. 36, **37**, **43**, **160**

Cromossomos Formados por uma molécula muito longa de DNA empacotada com proteínas; podem ser facilmente visualizados ao microscópio nas células em divisão. O número de cromossomos é característico de cada espécie e na espécie humana é 46. 33, **34**, **37**, 39, **40-41**, 51, **52**, 53-54

Cromossomos homólogos Os dois elementos que formam um par de cromossomos, um de origem materna e o outro de origem paterna. Cromossomos homólogos têm os mesmos locos gênicos e na mesma ordem. 36, **38**, 42, **43**, 44, **46**, 47, **247**, 253

Cromossomos sexuais Cromossomos responsáveis pela determinação sexual; na espécie humana são XX, na mulher, e XY, no homem. **35**, **223**, 240

Crossing-over (ou permuta) A troca recíproca entre segmentos correspondentes de cromossomos homólogos, a qual ocorre na primeira divisão da meiose. **46**, 47, 54, **169**, **247**, 281

CT (*Cycle Threshould*) Veja CP. **126**

D

Deleção Perda de um segmento do material genético, cujo tamanho pode variar de um simples par de bases no DNA a porções cromossômicas ou até mesmo um cromossomo completo. 48, **49**, **173**, **222-224**, **226**, 316

Desnaturação do DNA O processo de separação das fitas complementares do DNA, que rompe as pontes de hidrogênio através de altas temperaturas ou do tratamento com solução alcalina. 23, 115

Desoxirribonuclease I (DNase I) Uma enzima que degrada o DNA de fita dupla ou simples em nucleotídeos. 290

Desoxirribose Molécula de açúcar que compõe os nucleotídeos do DNA. 20-21, **24**

DGGE (*Denaturing Gradient Gel Electrophoresis*) Método utilizado para a triagem de mutações, no qual a eletroforese do DNA com fita dupla é feita em gel com gradiente de um agente desnaturante. Quando a molécula atinge o ponto do gel onde é desnaturada, sua mobilidade diminui dramaticamente, o que permite a identificação de pequenas diferenças na seqüência do DNA. 227, **228**, 240

Diagnóstico pré-natal Diagnóstico de uma doença realizado intra-útero antes do nascimento. 119, 213, **214**, 264, 480-482

Dicer Enzima pertencente ao grupo RNase III, a qual corta RNA com fita dupla gerando siRNA ou corta o pré-micro RNA para dar origem ao miRNA. **148, 443**

Diferenciação celular Processo pelo qual a célula adquire funções mais especializadas. 9, 31, 35, 289

Dipeptídeo Dois aminoácidos unidos por ligação peptídica. **15**, 16

Diplóide Simbolizado por 2n, refere-se ao número cromossômico quando dois conjuntos completos de cromossomos estão presentes (pares de cromossomos). A maioria das células somáticas é diplóide e na espécie humana o número 2n é igual a 46. **38**, **41**, 53

Disco germinal Região dos ovos das aves e répteis onde acontece a segmentação durante a embriogênese. 401

Distrofia muscular de Duchenne Doença genética de herança recessiva ligada ao X causada por mutações no gene da distrofina e caracterizada por degeneração progressiva e irreversível da musculatura esquelética. 176, 185, 206, 226, 436

DNA Veja ácido desoxirribonucléico.

DNA complementar (cDNA) DNA sintetizado pela enzima transcriptase reversa, tendo como molde uma fita de mRNA. 87-88, 110, 181

DNA exógeno DNA estranho àquela célula ou organismo, na maioria das vezes introduzido artificialmente. 74, 277, 324-325, 328, 368, **376**, 377

DNA extragênico Seqüências de DNA que não transcrevem e encontram-se espalhadas no genoma entre os genes. **159**, 163

DNA *fingerprinting* O padrão único de fragmentos de DNA observado para cada indivíduo, que se assemelha ao código de barras usado no comércio e que reflete a variação de regiões altamente polimórficas do genoma. 243-244, **248**, 249, 267-268

DNA ligase Veja Ligase. 60, **61**, 79, 275

DNA marcador Um ou mais pedaços de DNA de tamanhos conhecidos utilizados em gel de eletroforese a fim de determinar por comparação o tamanho de um DNA desconhecido. 108, **109**

DNA microssatélite DNA que contém múltiplas repetições em *tandem* de uma unidade representada por uma seqüência de 1 a 4pb. Veja também DNA minissatélite e satélite. 163-164

DNA minissatélite DNA que contém múltiplas repetições em *tandem* de uma unidade representada por uma seqüência de tamanho moderado. Veja DNA satélite e microssatélite. 163

DNA mitocondrial (DNAmt) O DNA do cromossomo circular presente nas mitocôndrias. **159**, **166-167**, 252, 268

DNA polimerase Enzima que sintetiza o DNA de fita dupla usando um *primer* de iniciação e um DNA como fita-molde. 27, 115, **116-117**

DNA recombinante Molécula de DNA construída por segmentos de diferentes origens. 1-4, **61**, 62-63, **64**, 71, 74, 76, **77**, 79

DNA repetido Consiste de seqüências de DNA que estão presentes em múltiplas cópias no genoma. 163, 164

DNA satélite DNA que contém múltiplas repetições em *tandem* de uma unidade representada por uma seqüência relativamente grande (da ordem de centenas de pb). Veja DNA micro e minissatélite. 163

Doença cromossômica Resulta de qualquer alteração no número ou estrutura dos cromossomos, visível ao microscópio. 207

Doença de Huntington Doença genética autossômica dominante que provoca a degeneração progressiva das células nervosas causando movimentos involuntários e demência. Os sintomas geralmente aparecem aos 40 anos, mas a idade de início da manifestação clínica é muito variável. A morte do paciente ocorre 12-15 anos mais tarde. 206-207, 224, **225**, 235, 484

Doença genética das células somáticas Decorrente de mutações nas células somáticas. 207

Doença mendeliana Veja monogênica. 207

Doença monogênica Veja monogênica. 206

Doença multifatorial veja multifatorial. **207**, 233

Dogma central Conceito da biologia molecular que explica como a informação genética flui do DNA para o RNA (transcrição) e do RNA para a proteína (tradução). 26, **27**, 53, 187

Dominante Uma característica (ou alelo) que se expressa no fenótipo mesmo na presença de um alelo recessivo (expressa-se em heterozigotos). 44, **45**, 208, **209**

Dosagem gênica Número de cópias de um particular gene no genoma; método pelo qual um gene é mapeado em um cromossomo quando o produto gênico está aumentado (células trissômicas) ou diminuido (células com deleção) em relação às células normais. 171

Dot-blotting Técnica de hibridização na qual as amostras contendo o ácido nucléico-alvo são aplicadas diretamente na membrana conforme um padrão regular e hibridizadas com sondas específicas. 113-114

***Dot-blotting* invertido** Técnica de hibridização na qual as sondas são aplicadas diretamente na membrana conforme um padrão regular e hibridizadas com o DNA-alvo. 132, **133**, 219, **220**

dsRNA (*duble strand RNA*) RNA de fita dupla envolvido no sistema de interferência por RNA. **148**

Dupla hélice Estrutura da fita dupla na molécula do DNA, com cada uma delas enrolada sobre a outra. 21, **23**, 24, 27, 33, **34**, 36

Duplicação do DNA Processo pelo qual o DNA copia a si próprio por intermédio da enzima DNA polimerase. **27**, 36, **37**, 69

E

Elemento químico Uma substância pura que não pode ser simplificada por processos como fervura ou congelamento. 12-13

Eletroforese Método para a separação de macromoléculas (DNA, RNA e proteínas) em uma matriz na qual se aplica um campo elétrico. A migração de cada fragmento depende de sua carga elétrica. A matriz (gel) pode ser preparada com agarose ou poliacrilamida, dependendo do tamanho do fragmento que se deseja separar. 103-104, **105**, 106, 108, **111**, 112

Eletroforese em campo pulsado (**PFGE** – *pulse-field gel electrophoresis*) Separação de grandes moléculas de DNA pela aplicação de um campo elétrico intermitente em dois eixos perpendiculares. 104, **107**

Eletroporação Um método de transferência gênica, utilizado principalmente em plantas, no qual um pulso elétrico de alta voltagem é empregado para abrir poros na membrana celular através dos quais o DNA pode passar. 328, 369, **370**

Endonuclease Veja enzima de restrição. 59

Engenharia de proteínas Um campo novo da ciência que visa modificar artificialmente a cadeia polipeptídica de uma proteína para aperfeiçoar o desempenho de suas funções. 273-274, 276

Engenharia genética Tecnologia na qual os genes podem ser isolados, transferidos para outras células ou organismos, replicados e ativados; permite a manipulação do material genético de um organismo, introduzindo ou eliminando genes específicos. 3-4, 59-60, 66, 68, 78, 201, 271, 273

Enhancer Seqüência de DNA que aumenta a atividade do promotor, podendo estar localizada muitos quilobases distante do gene. 195

Enzima Uma molécula de proteína que promove e acelera determinada reação química biológica sem ser alterada ou destruída. 16, **18**

Enzima de restrição Uma enzima derivada de bactérias que pode reconhecer uma seqüência específica de bases no DNA e cortar a molécula de DNA no sítio de reconhecimento ou próximo a ele. **59-62**, 63, **64**, 66, **67**, 74, **75**, 76, 79, 83

Epigenética É o estudo de mudanças reversíveis herdadas na função do gene que ocorrem sem alteração da seqüência de nucleotídeos no DNA. **186**, 187

Epitopo Propriedade estrutural de um antígeno, a qual se liga a um anticorpo específico. Quando o antígeno é uma proteína, o epitopo corresponde a vários aminoácidos. 294-295

Eritropoetina (EPO) Uma proteína natural do corpo que estimula a produção de células vermelhas do sangue. 287, 500

Espermátide Célula haplóide resultante da meiose nos testículos que, sem outras divisões, diferencia-se em espermatozóide. **39**

Espermatócito primário Célula diplóide resultante do crescimento de uma espermatogônia, a qual entra na primeira divisão da meiose e origina dois espermatócitos secundários. **39**

Espermatócito secundário Célula haplóide resultante da primeira divisão da meiose do espermatócito primário que dá origem à espermátide. **39**

Espermatogênese Processo de formação dos espermatozóides. **39**, 40

Espermatogônia Célula diplóide dos túbulos seminíferos que cresce para originar o espermatócito primário. **39**, 40, 410

EST *(Expressed Sequence Tags)* Uma molécula ou clone de cDNA que foi escolhido ao acaso dentro de uma biblioteca e parcialmente seqüenciado. 181-182, 499

Estratégia do gene-alvo Veja recombinação homóloga. 382-**383**, 411, 441

Estringência Condições que afetam a hibridização de moléculas de DNA em fita simples; a alta estringência (alta temperatura e/ou baixa concentração de sal) demanda que o emparelhamento entre as duas moléculas seja mais perfeito para que ocorra hibridização. 91, **92**, 94, 96, 98, 110, 219, **220**

Estrutura primária da proteína A seqüência de aminoácidos na proteína. 18

Estrutura terciária da proteína A conformação espacial que a molécula de proteína assume. 18

Eucariotos Organismos cujas células apresentam núcleo bem caracterizado, separado do citoplasma pela membrana nuclear, organelas especializadas e divisão mitótica. Todos os organismos vivos, com exceção das bactérias, vírus e algumas algas, são eucatiotos. Veja procarioto. **11**, 12, 30, 51, 279, 394

Eugenia Estratégia que tenta melhorar as qualidades humanas hereditárias por meio de casamentos seletivos, encorajando a transmissão de características "desejáveis" e inibindo a transmissão daquelas "não-desejáveis". 492

Éxons A porção do gene que está presente no RNA mensageiro maduro, em contraste ao íntron, que é retirado. Um gene pode ter vários éxons. 27, **29**, **32**, 95, 178

Expressão gênica Representa a ativação de um gene. A dupla hélice do DNA desenrola-se e o mRNA correspondente é transcrito, o qual será posteriormente traduzido em proteína. **29**, 31, **32**, **113**

Expressividade variável É a variação na gravidade de uma doença genética entre indivíduos com o mesmo genótipo mutante para um dado loco. 213

Extremófilos Microorganismos que vivem em condições extremas de temperatura, pH ou salinidade. 302

F

Fábricas biológicas Planta ou animal transgênico usado para a produção de proteína heteróloga. 344-346, 350, 361

Fago abreviatura de bacteriófago. 51, 66, **68**, 69, 108

Família de multigenes Um conjunto de genes com estrutura muito semelhante indicando que todos evoluíram de um gene ancestral por meio de duplicações e posteriores divergências. **159**, 163

Farmacogenética Estudo da variação genética que gera diferenças nas respostas aos medicamentos observadas entre os indivíduos. 198

Farmacogenômica Muitas vezes farmacogenética e famacogenômica são usadas como sinônimos; entretanto, na farmacogenética o estudo é feito ao nível de um ou poucos genes, enquanto a farmacogenômica considera o genoma todo. 198, 202

Fatores de crescimento Proteínas do soro que estimulam a divisão das células quando se ligam aos seus receptores celulares. 289, 404

Fenilcetonúria Doença genética autossômica recessiva causada pela deficiência da enzima fenilalanina hidroxilase necessária para converter o excesso de fenilalanina em tirosina; o acúmulo de fenilalanina nos tecidos interfere com o desenvolvimento normal do cérebro e provoca grave retardo mental. 214, 235, 434

Fenótipo As características observáveis em um organismo ao nível bioquímico, fisiológico ou morfológico, determinadas pela interação de sua constituição genética (genótipo) com fatores do meio ambiente. 42-44, 54

Fibrose cística Doença genética de herança autossômica recessiva causada por mutação em um gene que codifica uma proteína envolvida no transporte de íons; como conseqüência, as secreções mucosas são muito viscosas, resultando na obstrução dos pulmões, com infecções recorrentes, e na má absorção dos alimentos devido à insuficiência pancreática. 176, 178, 206, 223, **224**, 226, **231**, 236, 290

FISH Método de hibridização *in situ* utilizando sondas marcadas com corantes fluorescentes. 174

Fitorremediação Uso das propriedades naturais ou geneticamente modificadas das plantas para retirar poluentes do solo. Veja birremediação. 313, 354, **355**, 356, 363

Flow sorter Equipamento capaz de separar individualmente cada cromossomo do cariótipo de acordo com a fluorescência emitida, a qual reflete o conteúdo de DNA. 85, **86**

G

Gametas As células reprodutivas, óvulo e espermatozóide, que possuem um número haplóide de cromossomos. 36-37, **38-39**, 42, 44, 47-48, 159

Gametogênese Processo de formação dos gametas. **39**

Gástrula Estágio do desenvolvimento embrionário caracterizado por duas camadas celulares: ectoderma e endoderma. 40, **41**

Gene A unidade de herança localizada nos cromossomos; em termos moleculares, é uma porção de DNA que contém em sua seqüência de bases a informação específica para a síntese de uma cadeia polipeptídica ou uma molécula de RNA. 30-31, **32**, **178**, 179, **180**, 187

Gene repórter Gene que codifica uma substância facilmente detectável, permitindo a análise de sua expressão em uma célula, tecido ou órgão. 369, **391**

Genes candidatos São todos os genes que se encontram localizados no cromossomo em uma região que aparentemente contém o gene para uma característica ou doença. 175, **176**, 182

Genes ligados Genes que estão próximos em um mesmo cromossomo e têm a tendência de serem transmitidos juntos através da meiose. **168**, 169, 171

Genes reguladores Genes que codificam um RNA ou uma proteína cuja função é controlar a expressão de outros genes. 148, 186-187, 195

Genes sintênicos Genes presentes em um mesmo cromossomo, quer apresentem ou não a tendência de serem transmitidos juntos após a meiose. 168-169

Genética clássica Estudo genético que não emprega técnicas moleculares. 95

Genética inversa A estratégia molecular para se identificar genes com base em sua localização no genoma, sem conhecimento prévio do produto gênico ou do defeito metabólico. A partir da clonagem do gene, pode-se deduzir a seqüência de aminoácidos na proteína que ele codifica; esse termo é usado em oposição ao estudo das doenças pela genética clássica, que não emprega técnicas moleculares. 95, 98

Genoma O conjunto completo de cromossomos haplóides que contém toda a informação genética de um indivíduo. 58, 101, **159**, 160-161, 163-164

Genômica Estudo do genoma completo de um organismo. 190

Genótipo A constituição genética de um indivíduo ou, mais especificamente, os alelos presentes em um loco gênico. 42-44, 54

Gônada Glândula do corpo na qual se formam os gametas (testículo ou ovário). 39

Grupo fosfato Uma molécula que compõe os nucleotídeos do DNA e RNA. **20**, 21

Guanina Uma das bases nitrogenadas, abreviada como **G**, presente nos nucleotídeos que se unem para formar o DNA e o RNA. Pareia com a citosina (**C**) tanto no DNA como no RNA. 20, **22**, 130

H

Haplóide Simbolizado por n, refere-se ao número cromossômico quando está presente um único conjunto de cromossomos, metade do número diplóide. Óvulos e espermatozóides são células haplóides e na espécie humana o número n é igual a 23. **38**, 159-161, 253

Haplótipo Combinação de alelos e/ou polimorfismos de DNA que se encontram ligados em um único cromossomo e que tendem a ser herdados em conjunto. **194**, 195

Hemácias Células vermelhas do sangue que transportam oxigênio e gás carbônico e no processo de diferenciação celular perdem o núcleo. 9, 217-218, **220**, 287-288

Hemizigose Refere-se aos genes ligados ao cromossomo X em indivíduos do sexo masculino. 210, **211**

Hemofilia Doença genética recessiva ligada ao cromossomo X, causada por mutação no gene do fator de coagulação VIII (hemofilia A) ou IX (hemofilia B), provocando a coagulação anormal do sangue; apresenta expressão variável, podendo ser muito grave devido a recorrentes episódios de hemorragia nas articulações. 207, 226, 288, 386, 393

Hemoglobina Proteína encontrada nas células vermelhas do sangue responsável pelo transporte de oxigênio e gás carbônico; é formada por quatro cadeias de globina, cada uma delas circundando um grupo heme. 163, 173, 217, **218**, 219, **220**, **222**, 236, **237**, 395

Hemoglobinopatias Um grupo de doenças causadas por mutação em um dos genes das cadeias da hemoglobina, provocando alteração em sua estrutura ou taxa de síntese. 217, 219

Heredograma Diagrama que resume a história genética de uma família particular, indicando seus membros, a relação de parentesco entre eles e suas condições a respeito de determinada característica hereditária. 208, **209**

Heterocarion Uma célula com dois núcleos separados formada pela fusão de duas células geneticamente diferentes. 171, **172**

Heterocromatina A cromatina que se cora fortemente após tratamento com tripsina e o corante Giemsa; é composta por seqüências repetidas de DNA e, geralmente, inativa do ponto de vista genético. 160-161, **162**, 164, **188**, 189

Heterodúplex Uma molécula de DNA com fita dupla, onde as fitas não apresentam perfeita complementaridade de bases. 229, **230**, 240

Heterogeneidade genética Condição na qual diferentes genes mutantes produzem o mesmo fenótipo. 213, 236, 240

Heterozigoto Indivíduo (ou genótipo) com dois alelos diferentes em um dado loco de cromossomos homólogos. 42, 43, **45**, 206, 208, 229

Hibridização Ligação de fitas simples de DNA e/ou RNA por pontes de hidrogênio para formar uma cadeia de fita dupla, através do parelhamento de bases complementares. 23, 88, **91**, 219, **220**, 224, 238, 240

Hibridização *in situ* Método de mapeamento de um gene pela hibridização molecular da sonda diretamente nos cromossomos. 173, **174**

Hidrofilia Propriedade de ter afinidade por água. 28

Hidrofobia Propriedade de repelir a água. 28

Histonas Proteínas básicas que se associam fortemente com o DNA nos cromossomos, têm importante papel na regulação dos genes e são encontradas em todas as células eucarióticas. 33, **34**

Homodúplex DNA de fita dupla, no qual as fitas apresentam perfeita complementaridade de bases. 229, **230**

Homologia Similaridade entre seqüências de DNA ou proteína pertencentes a indivíduos da mesma espécie ou de espécies diferentes. O termo é usado também para descrever duas moléculas de DNA com seqüências semelhantes o suficiente para hibridizar em cadeias complementares. 91, 98, 110, **276**, 281

Homozigoto Indivíduo (ou genótipo) com um par de alelos idênticos em um dado loco de cromossomos homólogos. 42, **43**, **45**, 377

Hormônio do crescimento Proteína secretada pela glândula pituitária no cérebro que é carregada pela circulação sangüínea e estimula o crescimento dos ossos e músculos. **284**, 285, **286**, 402

I

Ilhas de CpG Regiões ricas em dinucleotídeos CG nas imediações de um gene. A letra **p** significa ponte de fosfodiéster, para salientar que as duas bases se encontram em uma mesma fita de DNA, não sendo, portanto, um par de bases. 179

Imprinting Processo de influenciar a expressão gênica sem alterar a seqüência nucleotídica do gene; ocorre de modo diferente no testículo e ovário, fazendo com que o mesmo gene tenha efeitos diferentes, dependendo se transmissão foi paterna ou materna. 422-423, 426-428

Imunização pelo DNA Injeção direta de genes que codificam antígenos para a imunização de um organismo, significando uma nova proposta para a produção de vacinas. 296, 320

Imunoprecipitação da cromatina (ChIP) Método experimental utilizado para determinar as proteínas que se ligam a uma região particular da cromatina nas células vivas. 140, **141**

Inserção Alteração cromossômica na qual um segmento de DNA de um cromossomo está inserido em outro cromossomo não-homólogo. 165, **217**

Insulina Hormônio protéico secretado pelo pâncreas que regula o nível de açúcar no sangue. **17**, 31, 53, 57, 78, 94, 273, 283-284, **285**

Interferência por RNA (RNAi) Mecanismo no qual a presença de fragmentos de RNA com fita dupla interferem na expressão de um gene que apresenta seqüência complementar aos fragmentos de RNA. 146-147, **148**, 150-151, 154, 340, 442, **443**

Interferon Uma família de pequenas moléculas protéicas que são sintetizadas pelas células em resposta a uma infecção viral e temporariamente interferem com o crescimento de outros vírus naquelas células ou nas vizinhanças. 149, 289-290

Íntrons A porção do gene que está ausente no RNA mensageiro maduro e não aparece representada na proteína. 27, **29**, 30, **32**, 163

L

Lentivírus Vírus pertencente à mesma família do vírus da AIDS e é usado como vetor em terapia gênica. 409, **438**, 439

Leveduras Organismos unicelulares que possuem núcleo verdadeiro (eucarioto) e que têm propriedades bioquímicas muito semelhantes aos organismos superiores; extensivamente utilizados em engenharia genética. 69, 106, 280, 284, 368

Ligação fosfodiéster Um tipo de ligação química que ocorre entre nucleotídeos para formar uma das cadeias de DNA. 21, **22**, 129

Ligação peptídica A ligação química que ocorre entre dois aminoácidos para a formação de um polipeptídeo. O grupo carboxil de um aminoácido reage com o grupo amino do outro, ocorrendo a eliminação de uma molécula de água. **15**

Ligado ao X Refere-se a características ou genes presentes no cromossomo X. 208, **211-212**, 213, 235

Ligase Enzima que catalisa a união de duas moléculas; a DNA ligase catalisa a junção de duas moléculas de DNA pela formação de ponte fosfodiéster entre o fosfato 5′ e o grupo OH 3′. 60, **61**, 275

Linfócitos B Um tipo de células brancas do sangue responsável pela produção de anticorpos em resposta a um antígeno específico. 291

Linfócitos T Um tipo de células brancas do sangue, produzidas no timo, capazes de reconhecer e destruir uma célula infectada por um micróbio. 291-293, 444-447, 451, 454

Linhagem germinativa Células das quais os gametas derivam. Veja células germinativas. 37, **38-39**, 436

Linker Pequena seqüência de oligoncleotídeo sintético com terminações abruptas e um sítio de restrição interno. Usada para criar pontas coesivas em moléculas de DNA com terminações abruptas ou para alterar terminações coesivas existentes na molécula. 144

Lipossomos Vesículas de fosfolipídeos sintetizadas artificialmente que se assemelham à membrana celular e são utilizadas para introduzir DNA diretamente dentro da célula. 370, **371**, 411, **438**, 448, 456

Lisossomos Pequenas vesículas do citoplasma, que contêm enzimas capazes de digerir as substâncias que entram nas células. **11**, 12

Loco (do latim *locus*; plural *loci*) Localização precisa em um cromossomo, a qual pode ser ocupada por um gene ou por uma seqüência de DNA não codificador. 42, **43**, 44, 54, 167, **169**

M

Macromoléculas Classe de polímeros que compreende os ácidos nucléicos (DNA e RNA) e as proteínas. 13, 19, 57

Mapa de ligação Veja mapa genético. 168

Mapa físico Mapa de uma estrutura identificável no genoma, como sítio de restrição, sítio de clonagem, gene etc., independente de sua herança. As distâncias são medidas em pares de bases. 168, 170-171, 174-175

Mapa genético Mapa da posição relativa dos locos no cromossomo, determinado com base na freqüência com a qual os locos são herdados juntos. As distâncias são medidas em centimorgans (cM). 168, 170

Mapeamento A determinação da localização física de um gene ou marcador genético em um cromossomo. 95, 106, 166

Marcador genético Loco cujos alelos são facilmente detectáveis, utilizado em estudos genéticos. Pode ser um gene, um sítio de restrição ou qualquer outra característica do DNA que permita distinguir as diferentes versões naquele loco. 170, 206

Massa celular interna (MCI) Conjunto de células presentes no interior dos blastocistos. 40, 378

Megabase (Mg) Um segmento de DNA com 1.000kb ou 1.000.000pb de comprimento. 160

Meiose Um tipo especial de divisão celular que ocorre na produção dos gametas; consiste de duas divisões sucessivas do núcleo com uma única replicação dos cromossomos, resultando em quatro células-filhas e na redução do número diplóide para haplóide. 36-37, **38-39**, 40, **41**, 44, 47, 49, 53-54

Metacêntrico Cromossomo no qual o centrômero está no meio do cromossomo. **160**

***Microarray* de DNA** Técnica de hibridização que utiliza um conjunto muito grande de moléculas de DNA imobilizadas em uma lâmina de vidro; utilizada para estudos comparativos de genomas e transcriptomas. 132, **135**, 136

Microinjenção Uma forma de introduzir DNA, proteína ou outro material solúvel em uma célula por meio de uma pipeta muito fina. 328, 368, 375, **376**, 377, 400, 402, 410-411, 423-424, 456

Microorganismo virulento Organismo com capacidade de provocar doenças. 292, 298

miRNA (micro-RNA) São genes que transcrevem em RNA mas não são traduzidos em proteína e atuam na regulação gênica. A seqüência de DNA que codifica um miRNA é transcrita em uma longa molécula de RNA fita simples, a qual tem uma estrutura palindrômica e dobra sobre si mesma para formar o pré-miRNA; nesse momento, a enzima dicer corta os 20-25 nucleotídeos terminais e libera o miRNA maduro. **148**, 149, 442, **443**

Mismatches Duas seqüências de DNA que são complementares, a não ser por um ou poucos pares de bases. O pareamento incorreto pode ser, por exemplo, de uma citosina com uma timina. 91, **92**, 96, 137, 229, **230**

Mitocôndria Organela citoplasmática que produz energia química que será utilizada pela célula para realizar suas funções. **11**, 12, 165

Mitose O processo de divisão celular que origina duas células-filhas geneticamente idênticas à célula parental. Ocorre nas células somáticas para o crescimento do organismo e reposição celular. 36-37, **38**, 40, **41**, 49, 53

Modelo animal Animal que tem uma doença genética similar a uma doença humana, devido a uma mutação espontânea ou a transferência de um gene e que serve como modelo experimental. 192, 385, 388, 390, **392**

Molécula Grupamento de átomos que juntos formam uma substância estável. 13

Molécula repórter Molécula que pode ser facilmente detectada para analisar a expressão do gene que a codifica. 124, **125**, 389, **391**

Monogênica (ou mendeliana) Característica ou doença controlada por um simples par de alelos que é transmitido segundo as leis de Mendel. 206-208, 219

Monômeros A menor unidade que se repete em uma molécula longa, o polímero. 13, 20, 304

Mórula Fase inicial do desenvolvimento embrionário, na qual várias células assumem o aspecto de uma esfera maciça. 40, **41**, 375

MSY (*Male Specific Region of the Y chromosome*) Região do genoma específica do sexo masculino presente no cromossomo Y. **188**, 189

Multifatorial Característica ou doença resultante da interação de vários genes em diferentes locos com múltiplos fatores do ambiente. 207

Mutação Mudança brusca na informação genética; normalmente, refere-se à alteração de um simples par de base no DNA, mas o termo também inclui alterações maiores, visíveis ao microscópio, como as aberrações cromossômicas. 48, **49**, 110, 166, **173**, 208, 216, **217**

Mutação de ponto Mutação que envolve somente um par de bases. 293

Mutagênese oligonucleotídeo dirigida Processo pelo qual se muda um ou mais nucleotídeos no gene clonado a fim de se criar uma forma alterada de proteína pela mudança de um aminoácido específico. Também chamada de mutagênese sítio-específica. 275, **276**, 286

Mutagênese sítio-específica Veja Mutagênese oligonucleotídeo dirigida. 275

N

***Nested* PCR** Veja PCR interna. 119, **120**

Northern *blotting* Técnica de transferência de fragmentos de RNA que tenham sido separados por eletroforese, para uma membrana de nitrocelulose ou náilon. 112, 121, 154

Núcleo O centro de controle da célula onde o DNA reside; nos eucaritos, aparece separado do citoplasma pela membrana nuclear. 10, **11**, 12, 19, 32-33, **34**, 35, 53

Nucleossomo A unidade estrutural básica da cromatina que consiste de um *core* de proteínas histônicas no qual a molécula de DNA dá duas voltas, formando uma fibra com aspecto de contas de um colar. 33, **34**

Nucleotídeo A unidade das moléculas de ácidos nucléicos (DNA e RNA), composto por uma molécula de açúcar, um grupo fosfato e uma base nitrogenada. **20**, 21, **22-23**, 25, 53

O

Oligonucleotídeo Um fragmento sintético de DNA composto por somente alguns poucos nucleotídeos (normalmente de 8 a 50pb). 93, 115, 127, 128

Oogênese Processo de formação dos gametas femininos (óvulos). **39**, 40

ORF (*Open Reading Frame*) Uma seqüência no ácido nucléico sem código de terminação e que pode ser traduzida potencialmente em um polipeptídeo. No gene, a ORF está localizada entre o códon de iniciação e o códon de terminação. **180**

Organelas celulares Pequenas estruturas que desempenham funções específicas nas células. **11**, 12

Organismos multicelulares Seres vivos formados por inúmeras células que cooperam entre si e apresentam diferentes especialidades, contribuindo para a sobrevivência do indivíduo. 9, 31, 51

Organismos unicelulares Seres vivos formados por uma única célula capaz de sobreviver, reproduzir-se e, algumas vezes, cruzar-se; exemplo, bactérias. 9, **11**, 69

Origem de replicação (ori) Posição na molécula de DNA na qual a duplicação se inicia; o termo comumente se refere à porção da molécula de plasmídeo necessária para a duplicação. 63, 66, 69, **70**, 71

P

Par de base (pb) Um par de bases complementares presente entre as duas cadeias da dupla hélice do DNA. 21, **23**, 31, 48, **49**

Parede celular Parede rígida, composta principalmente por celulose, presente no exterior da membrana citoplasmática das células vegetais. **11**, 12, 96, 325

Partenogênese Tipo de reprodução em que a fêmea produz embriões, que dão origem a indivíduos adultos, sem ter havido fecundação. 418

PCR (*polymerase chain reaction*) Técnica de amplificação enzimática de um pequeno segmento de DNA ou RNA. 114-115, **116-117**, 118-120

PCR de transcrição reversa (RT-PCR) Técnica para produzir um produto de DNA amplificado a partir de um mRNA usado como fita-molde. 121, **122**

PCR em tempo real Variação na técnica de PCR que, usando corantes fluorescentes, torna possível monitorar a reação de amplificação enquanto acontece. 124, **125-126**, 127, 239

PCR interna (*nested* PCR) Técnica que na segunda reação de PCR aumenta a sensibilidade e especificidade pelo uso de *primers* internos ao primeiro par usado. 119, **120**

PCR inversa Estratégia na técnica da PCR que permite amplificar uma seqüência de DNA, mesmo quando não se conhece a seqüência de bases para desenhar os *primers*. **123**

Penetrância Um conceito de tudo ou nada que se refere à probabilidade de um gene ou uma característica genética se manisfestar no fenótipo dos seus portadores. Veja expressividade variável. 212, 215, 240

Penetrânica completa O gene (ou uma combinação de genes) expressa-se em todos os indivíduos da população que o possuem. 212

Penetrância incompleta A característica genética que se expressa em somente uma parte da população. 212, 215, 240

Permuta Veja *crossing-over*. **46**, 47, 253

Placa de lise Uma zona clara em uma cultura confluente de bactérias em meio sólido resultado da lise das células devido à infecção viral. **73**, 74, 83

Plasmídeo Molécula circular de DNA encontrada em muitos tipos de bactérias e em outras espécies, que se replica independentemente do cromossomo principal e que é transferida naturalmente de uma espécie a outra; em engenharia genética, é utilizado como vetor. 63, **64-65**, 66, **67**, 69, 74, **75**, 76, 281, **282**

Plasmídeo Ti (plasmídeo indutor de tumor) Um plasmídeo muito grande presente na *Agrobacterium tumefaciens* responsável pela formação de tumor em plantas infectadas por essa bactéria. Os plasmídeos Ti são utilizados como vetores para introduzir DNA exógeno em células vegetais. 326, **327**, 334, 342, 363

Plásticos ecológicos Veja plásticos verdes. 305

Plásticos verdes É como têm sido chamados os plásticos biodegradáveis, por preservarem o meio ambiente. 305

Poliacrilamida Veja eletroforese. 104, 119, 130-131

Poliedrina Proteína que empacota partículas de basculovírus, formando os corpúsculos de inclusão que aparecem dentro das células de insetos infectadas pelo vírus. 281, **282**

Poliidroxialcanoato (PHA) Polímero biodegradável produzido por bactérias, o qual exibe as propriedades de plástico. 305

Polilactídeo (PLA) Polímero biodegradável derivado do ácido láctico. 305

Polímero Molécula muito longa composta por um grande número de subunidades pequenas que se repetem, os monômeros. Exemplos de polímeros são amido, proteína e plástico. 13, 20, 305, 307, 349

Polimorfismo A ocorrência em uma população de dois ou mais genótipos alternativos, quando a freqüência de cada um deles é superior àquela que poderia ser mantida somente por mutações recorrentes; na prática, um loco é considerado polimórfico quando a freqüência do genótipo mais raro é de no mínimo 1%. 170, 230, **231**, 232, 236

Poliploidia Um múltiplo no número haplóide que resulta da replicação dos cromossomos sem a que ocorra a divisão do núcleo. 325

Pontes de hidrogênio Em uma ponte de hidrogênio, o átomo de hidrogênio é dividido por dois outros átomos, que em sistemas biológicos podem ser nitrogênio ou oxigênio.

As pontes de hidrogênio mantêm as duas fitas de DNA unidas na dupla hélice e estabilizam a estrutura de proteínas. 21, **23**, 115, 118, 228

Portador Indivíduo heterozigoto para um alelo mutante que, geralmente, causa doença somente nos homozigotos. O termo é particularmente empregado em relação às mulheres heterozigotas para genes ligados ao cromossomo X. **211**, 486

Precipitado de fosfato de cálcio Um método utilizado na transferência de genes, em que se adiciona cloreto de cálcio ao DNA diluído em tampão fosfato; o precipitado que se forma é capaz de penetrar nas células carregando consigo os fragmentos de DNA. 368, **369**, 411, 452, 456

Primeiro corpúsculo polar Pequena célula haplóide produzida pela primeira divisão meiótica do oócito primário. **39**, 40

Primer Um pequeno segmento de DNA ou RNA que, anelado à fita simples de DNA, permite que a enzima DNA polimerase sintetize a segunda fita formando a dupla hélice. 115, **116-117**, 118, 128, **129**, 226, 275, 384

Probiótica Uma espécie de bactéria (ou uma mistura de espécies) que colabora com o crescimento de um animal, provavelmente competindo com outras bactérias prejudiciais presentes no trato intestinal. 314

Procariotos Organismos cujo material genético não está contido dentro de um núcleo bem definido por membrana nuclear. Incluem vírus, bactérias e algumas algas. Veja eucarioto. **11**, 12, 30, 51, 279, 346, 394

Processamento do RNA Veja *splicing*.

Prognóstico Julgamento médico a respeito do desenvolvimento e evolução de uma doença. 146, 213, 435, 449, 480

Projeto Genoma Humano (PGH) Projeto de pesquisa desenvolvido em colaboração internacional, que teve como objetivos mapear e seqüenciar todos os genes presentes nos 3 bilhões de pares de bases do genoma humano. 157-158, 176, 201, 478-479, 499

Projeto Genoma Pessoal (PGP) Uma proposta para reduzir o custo do seqüenciamento do genoma humano para 1.000 dólares, permitindo assim obter a seqüência completa do genoma de vários voluntários a fim de criar uma medicina personalizada. 199, 202, 480

Promotor Veja seqüências promotoras.

Proteína de fusão Uma proteína recombinante que resulta das seqüências codificadoras de dois ou mais genes que foram clonados juntos e traduzidos de forma contínua, resultando em uma única cadeia de polipeptídeos; também chamada de proteína híbrida ou quimérica. **278**

Proteína heteróloga Proteína estranha ao organismo resultante da expressão de um transgene. 344, 346

Proteínas Moléculas formadas por uma ou mais cadeias lineares de aminoácidos (cadeia polipeptídica). Realizam a maior parte das tarefas dentro das células e incluem enzimas, hormônios, anticorpos, moléculas receptoras e estruturais. 12-13, **14-15**, 16, **17-18**, 53

Proteínas estruturais Formam as estruturas das células e tecidos, como, por exemplo, as membranas celulares. 16, 208

Protoplasto Célula vegetal na qual a parede celular composta de celulose foi retirada por digestão enzimática. 325, 328

Pseudogene Seqüência de DNA muito semelhante a um gene que se expressa, mas que se tornou inativa durante a evolução devido ao acúmulo de mutações. **159**, 163

Q

Quilobase (kb) Um segmento de DNA com 1.000 bases de comprimento. 95

Quimera Indivíduo composto por duas linhagens celulares derivadas de zigotos independentes. Em camundongos, quimeras podem ser criadas experimentalmente por meio da transferência gênica. 378, 404

R

RAPD (*Random Amplified Polymorphic DNA*) Variação do método de PCR para tipagem do DNA, o qual envolve amplificação das seqüências usando *primers* aleatórios; fragmentos amplificados geram no gel da eletroforese um padrão de DNA *fingerprinting* que pode ser usado para identificar o organismo. **266**, 267

Rearranjos (cromossômicos) Alteração cromossômica devido à transferência de um segmento cromossômico para outro cromossomo. **173**, 226

Recessiva Uma característica (ou alelo) que deve estar presente em dose dupla (homozigose) para ser expressa no fenótipo. 44, 54, 206, **210-211**, 217, 223, 235, 240

Recombinação homóloga Troca de fragmentos de DNA entre duas moléculas de DNA ou cromossomos pareados durante a divisão celular, envolvendo seqüências idênticas ou muito semelhantes de nucleotídeos. 380, 382, **383-384**, 385-388, 411, 441

Região controle Veja região D-*loop*. 165, 252, 268

Região D-*loop* Região do DNA mitocondrial com aproximadamente 1.000pb muito variável de um indivíduo para outro. 165, 252, 268

Renaturação (do DNA) Quando duas fitas complementares de DNA voltam a se unir, por meio de pontes de hidrogênio, para formar a dupla hélice. 23, 115, 226, 229

Replicação do DNA Veja duplicação e síntese do DNA. 48, 114, 252

Retículo endoplasmático Um sistema de membranas que forma canais dentro do citoplasma a fim de conduzir uma substância para o exterior da célula. 12

Retrovírus Um tipo de vírus que tem como material genético o RNA e tem sido extensivamente utilizado para transferência gênica em células humanas, quando essas se encontram em divisão. 289, 371, **372-373**, 374, 401, 410, **438**

RFLP (*Restriction Fragment Length Polymorphism*) Polimorfismo do DNA resultante de uma mutação que cria ou destrói um sítio de restrição. 170, 230, **231**, **245**, 246, 268

Ribose Molécula de açúcar que compõe os nucleotídeos do RNA. **24**

Ribossomo Pequenas partículas presentes no citoplasma das células nas quais o RNA mensageiro se prende para que sua mensagem seja traduzida em uma particular seqüência de aminoácidos; estruturas fundamentais para a síntese de proteínas. **11**, 12, 28

RISC Complexo de proteínas mais RNA de fita simples que corta molécula complementar de mRNA. **148**, 149-150

Risco de recorrência A probabilidade de que uma doença genética presente em um ou mais membros de uma família venha a aparecer novamente em outro membro na mesma geração ou de gerações futuras. 213

RNA Veja ácido ribonucléico.

RNA heterogêneo nuclear (hnRNA) Veja transcrito primário. **32**

RNA mensageiro (mRNA) Classe de RNA que copia a mensagem de um gene no DNA e dirige-se para os ribossomos no citoplasma onde a informação é utilizada para sintetizar uma proteína. 24-25, **26-27**, 28, **29**, **32**, 86-87, 94, 147, 277, 297, 338, 346

RNA polimerase A enzima que catalisa a síntese de RNA a partir da cadeia-molde de DNA. 27, **32**

RNA ribossômico (rRNA) Classe de RNA que se agrega com proteínas para formar os ribossomos. 24, 30, 87, 163

RNA transportador (tRNA) Classe de RNA que carrega os aminoácidos que serão ligados na cadeia polipeptídica em formação nos ribossomos; para cada aminoácido, existe um tipo de RNA transportador. 25, 28, **29**, 278

RT-PCR Veja PCR de transcrição reversa. 121, **122**, 126, 134

S

SAGE (*Serial Analysis of Gene Expression*) Técnica utilizada para produzir um quadro geral da população de moléculas de mRNA presentes em uma amostra de interesse, através da detecção e contagem de pequenas seqüências (*tags*). 140, 142, **143**, 144, **145**, 146, 153-154

Segundo corpúsculo polar Pequena célula haplóide, resultante da segunda divisão meiótica, a qual é eliminada no momento da fecundação do oócito secundário. **39**, 40

Seqüência palindrômica Seqüências de DNA complementar que apresentam as mesmas bases nas duas fitas quando a leitura em ambas é feita na direção 5'→3'. 60, **188**, 189

Seqüência promotora Seqüência de DNA localizada anteriormente aos genes que determina o início da transcrição, a quantidade de RNA transcrito e, algumas vezes, os tecidos em que a transcrição ocorre. **32**, 69, **180**, 281, **282**, 333-334, 336-337, **338**, 341

Seqüência simples Seqüência de DNA que é única no genoma ou que aparece poucas vezes representada. 167

Seqüenciamento Método para determinar a seqüência de nucleotídeos em um fragmento de DNA. 128, **129**, 130, **131**

Síntese de DNA Processo de copiar a fita dupla do DNA nas células antes de cada divisão. A síntese artificial do DNA *in vitro* pode ser feita pela técnica da PCR. 36, **37**, 115, 139, 199, 275

Síntese de oligonucleotídeos Processo químico por meio do qual se ligam nucleotídeos de acordo com o padrão estabelecido para obter a seqüência que desejamos. 127, **138**, 139

Síntese de proteínas Processo pelo qual se ligam os aminoácidos para formar uma proteína. 19, 24, 27-28, **29**, 50, 346

siRNA (*short interfering* RNA) Pequenas moléculas de RNA com fita dupla resultantes da ação da enzima dicer quando corta longas moléculas de dsRNA. **148**, 149-151, 339-340

Sistema de reparo do DNA O conjunto de enzimas que desempenha as funções de reconhecer uma mutação no DNA e consertar (reparar) o erro. 48

Sítio de restrição Pequena seqüência de bases no DNA que pode ser reconhecida e cortada por uma enzima de restrição específica. **61-62**, 110, **112**, 121, **123**, 179, **221**, **231**, **237**, 238, **245**

Slicer Enzima presente no complexo RISC do sistema de interferência por RNA, a qual corta o mRNA na porção central depois de ter sido reconhecido pela complementação de bases. 149

SNP (*Single Nucleotide Polymorphism*) Diferença na seqüência de DNA envolvendo um simples par de base que ocorre em freqüência maior que 1% na população. 170, 182, 245, 250

Solenóide Um dos níveis de empacotamento do DNA nos cromossomos; a fibra de nucleossomos enrola-se sobre si mesma, formando um estrutura que pode ser visualizada ao microscópio eletrônico. 33

Somatostatina Veja hormônio do crescimento. 273, 283, 317

Sonda Uma fita simples de DNA ou RNA que tenha sido marcada (na maioria das vezes radioativamente) e usada para identificar genes ou fragmentos de DNA de interesse por meio da complementaridade da seqüência de bases; ferramenta capaz de reconhecer um clone desejado dentro de uma mistura de muitos fragmentos de DNA ou RNA. 88, **90-92**, 93-94, 96, **97**, 98

Southern *blotting* Técnica de transferência de fragmentos de DNA, que tenham sido separados por eletroforese, para uma membrana de nitrocelulose ou náilon. 110, **111-112**, **231**

Splicing Processo que remove os íntrons e liga as terminações dos éxons para formar o mRNA maduro. 27, **184**, 185-186, 191, 197, 201, 217

***Splicing* alternativo** Mecanismo pelo qual vários mRNAs são produzidos a partir do mesmo transcrito primário por meio de variações no processo de remoção de íntrons (*splicing*). 184, 191, 197, 201

SSCP (*Single Strand Conformation Polymorphism*) Método para a rápida triagem de mutações no DNA, no qual a separação eletroforética de ácido nucléico de fita simples é feita com base em pequenas diferenças na seqüência (geralmente em um simples par de base) que resultam em diferenças na estrutura secundária e na mobilidade da molécula. 226, **227**, 229, 240

STR (*Short Tandem Repeat*) Classe de polimorfismo na qual de dois a oito nucleotídeos são repetidos, sendo que as seqüências de repetição aparecem adjacentes, uma após a outra. 250-251, 253, 255, 268

STS (*Sequence Tagged Site*) Seqüência única de DNA usada como ponto de referência (marcador) no cromossomo. 175

Submetacêntrico Cromossomo no qual o centrômero está distante do centro do cromossomo. **160**

Substrato A substância-alvo da ação de uma enzima. 16, **18**

T

Talassemias Doenças genéticas autossômicas recessivas decorrentes de uma mutação que causa decréscimo ou ausência de síntese das cadeias globínicas α (talassemia α) ou β (talassemia β) da hemoglobina. 207, 219, **222**, 435-436, 440

Tandem Uma seqüência de DNA se repete em *tandem* quando as cópias estão em seguida, uma após a outra, em um dado ponto do genoma. 163-164, 217

T-DNA (DNA transferido) Porção do plasmídeo Ti que se integra no cromossomo da célula hospedeira e que pode carregar consigo seqüências de DNA de qualquer espécie para o genoma de uma planta suscetível à infecção pela *Agrobacterium tumefaciens*. 326, **327**, 328, 331, 337, 363

Tecido Conjunto de células que desempenham as mesmas funções. 9

Telômero A região terminal dos cromossomos. 69, 164

Terapia de substituição Estratégia de terapia gênica na qual o gene mutante é substituído por uma cópia normal usando recombinação homóloga. 441

Terapia de suplementação Estratégia de terapia gênica na qual uma ou mais cópias do gene são transferidas para a célula ou organismo. 440

Terapia gênica O reparo ou substituição de um gene defeituoso visando ao tratamento e à cura de uma doença. 374, 387, 435-436, **437**, 438-439, 442-444, 456

Timina Uma das bases nitrogenadas, abreviada como **T**, presente nos nucleotídeos que se unem para formar o DNA e emparelha com a adenina (A). 20, **22**, 24-25, 53

Totipotência Capacidade que algumas plantas apresentam de se regenerarem a partir de uma única célula. 325, 418-419

Tradução Processo pelo qual a mensagem codificada no mRNA é lida, resultando na formação da cadeia de polipeptídeos correspondentes. 25, **26-27**, **29**, 30, **32**, 53

Transcrição Processo pelo qual a dupla hélice de DNA se desenrola e uma cópia de RNA é sintetizada a partir de uma das fitas complementares de um gene. 25, **26-27**, **29**, **32**, 33, 53

Transcrição reversa Processo pelo qual a molécula de RNA é copiada em DNA com o auxílio da enzima transcriptase reversa. **27**, 87, **89**, 121, **122**

Transcriptase reversa Enzima que catalisa a síntese de uma cadeia de DNA a partir de uma molécula molde de RNA; *in vitro*, essa enzima é usada para sintetizar o cDNA. 27, 87, **89**, 121, **122**, **135**, 137, 181, **372-373**

Transcrito primário Produto inicial da transcrição de um gene eucariótico que será submetido ao processamento para produzir o mRNA maduro. **32**

Transfecção Transferência de DNA exógeno para células de eucariotos superiores. 330, 334, 368

Transferência gênica Quando um gene é isolado de certas células e introduzido em outras, da mesma espécie ou de espécie diferente. **64, 297, 327, 369, 370-371**

Transformação 1. Introdução de DNA em bactéria ou levedura, o qual freqüentemente provoca alterações no fenótipo do organismo recipiente; 2. alterações do padrão de crescimento de células animais em cultura de tecido provocadas por diferentes agentes que tornam as células cancerosas. 284, 311, 328, 330, 346-347, 368

Transgene O gene exógeno presente em organismos transgênicos. 324, **425**

Transgênese Conjunto de técnicas para criar um organismo transgênico. 324, 401, 411

Transgênico Termo usado para designar um organismo que carrega um gene exógeno incorporado de forma estável em seu genoma, tanto nas células somáticas como nas germinativas, o qual se expressa em um ou mais tecidos e é transmitido para as gerações futuras segundo as leis de Mendel. 324, 342, 350, 423

Transposons Seqüências de DNA contendo genes que podem deslocar-se de determinado local do cromossomo para outro sítio, inserindo-se ao acaso no genoma; essas seqüências são chamadas também de elementos genéticos móveis ou *jumping genes* (genes que pulam). 146-148, 164

Tripeptídeo Três aminoácidos unidos por ligações peptídicas. 16

Trofoblasto Camada superficial de células que envolve o blastocisto. 40

U

Unidade de transcrição Seqüência de DNA contida entre os sinais de início e término da transcrição, a qual codifica uma molécula de RNA. **32**, 33, 53

Uracila Uma das bases nitrogenadas, abreviada como **U**, presente nos nucleotídeos que se unem para formar o RNA e pareia com a adenina. 24, 25

V

Vacina atenuada Preparação de um agente patogênico, bactéria ou vírus enfraquecido, que é usada para induzir a resposta imune sem provocar a doença. 293, 296

Vacina comestível Vacina produzida em alimento geneticamente modificado. 298

Vacina de subunidade A resposta imune é induzida por um determinante antigênico separado do organismo virulento. 294, 319

Vacina inativada O agente patogênico (bactéria ou vírus) é injetado morto para induzir a formação de anticorpos. 292

Vacina sintética Pequenos polipeptídeos correspondentes aos epitopos de um agente patogênico são sintetizados e introduzidos no indivíduo para desencadear a formação de anticorpos. 295

Vacúolo Cavidade dentro da célula circundada por membrana que pode atuar na digestão, armazenamento, secreção e excreção celular. **11**, 12, 343

Vacúolo central Grande cavidade central encontrada nas células vegetais que serve para acumular certos produtos, como proteínas de reserva, substâncias de excreção ou corantes, participando do processo de transporte da seiva bruta. **11**, 12, 343

Vetor Uma molécula de DNA com replicação autônoma, na qual um fragmento de DNA estranho pode ser inserido para sua multiplicação em uma célula hospedeira ou para a integração no genoma. Alguns vetores são construídos especificamente para promoverem a expressão do gene inserido. 62-63, **64-65**, 66, **67-68**, 69, **70**

Vetor de expressão Um vetor especificamente construído, no qual seqüências promotoras estão presentes para promover a expressão do gene clonado. 69, **70**, 277

Vetor *shuttle* Vetor, normalmente plasmídeo, construído de tal forma que pode replicar em pelo menos duas espécies diferentes de hospedeiros, isto é, procarioto e eucarioto; o DNA clonado neste tipo de vetor pode ser manipulado e testado em vários tipos celulares. 71

Vilosidade coriônica Tecido de origem fetal que se desenvolve na placenta; é coletado entre a 7ª e 12ª semanas de gestação para fins de diagnóstico pré-natal. **214**

Vírus adenoassociado Vírus que possui fita simples de DNA como material genético e que necessita de um vírus auxiliar para sua replicação; é utilizado como vetor em terapia gênica. **438**, 439, 450

Vírus herpes Permanece latente no sistema nervoso central e por isso é usado como vetor na terapia de doenças neurológicas. **438**, 439

VNTR (*Variable Number of Tandem Repeats*) Um tipo de polimorfismo do DNA que consiste de uma pequena seqüência repetida em *tandem*, cujo número presente varia em diferentes indivíduos; utilizado em estudos de ligação e em DNA *fingerprinting* para testes de paternidade e identificação dos indivíduos. **246-247**, 249, 268

W

Western *blotting* Técnica de transferência de proteínas separadas por eletroforese para uma membrana a fim de serem identificadas por anticorpos. 113

X

Xenotransplante Transplante de células, tecidos ou órgãos de uma espécie para outra, como por exemplo de suínos para humanos. 403

Xeroderma pigmentosa Doença genética de herança autossômica recessiva, na qual existe uma incapacidade de corrigir os danos provocados no DNA por agentes que causam mutação, particularmente a luz ultravioleta. Os pacientes apresentam alterações na pele, predisposição ao câncer e deterioração das células nervosas. 434

Y

YAC (*Yeast Artificial Chromosome*) Vetor usado para clonar fragmentos de DNA com mais de 400.000pb, os quais contêm as seqüências mínimas do cromossomo de levedura (telômero, centrômero e origem de replicação) para permitir sua replicação em leveduras. 69, **70**, 106, 174

Z

Zigoto Célula diplóide resultante da união do óvulo e espermatozóide. 36, 40, **41**, 44, **47**, 51, 53, 375, **376**

Referências

1. Da Célula ao DNA

Descrição da molécula de DNA

Watson, J.D.; Crick, F.C.H. – Molecular structure of nucleic acids. A structure for deoxyribose nucleic acid. *Nature*, **171**:737-738, 1953.

Dogma central da biologia molecular

Crick, F.H.C. – Nucleic acids. *Sci. Am.*, **197**:188-200, 1957.

Código genético

Freeland, S.J.; Hurst, L.D. – Evolution encoded. *Sci. Am.* **290**(4):84-91, 2004.

Niremberg, M.; Leder, P.; Bernfield, M. et al. – RNA code words and protein synthesis, VII. On the general nature of the RNA code. *Proc. Natl. Acad. Sci. USA*, **53**:1161-1168, 1965.

Soll, D.; Ohtsuka, E.; Iones, D.S. et al. – Studies on polynucleotides, XLIX. Stimulation of the binding of aminoacyl-sRNAs to ribossomes by ribonucleotides and a survey of codon assignments for 20 amino acids. *Proc. Natl. Acad. Sci. USA*, **54**:1378-1385, 1965.

2. Construindo a Molécula de DNA Recombinante

Cohen, S.N.; Chang, A.C.Y.; Boyer, H.W.; Helling, R.B. – Construction of biologically functional bacteria plasmids *in vitro*. *Proc. Natl. Acad. USA*, **70**:3240-3244, 1973.

Hohn, B.; Murray, K. – Packaging recombinant DNA molecules into bacteriophage particles *in vitro*. *Proc. Natl. Acad. Sci. USA*, **74**:3259-3264, 1977.

Jackson, D.A.; Symons, R.H.; Berg, P. – Biochemical methods for inserting new genetic information into DNA of Simian Virus 40: circular SV40 DNA molecules containing lambda phage genes and galactose operon of *Escherichia coli*. *Proc. Natl. Acad. Sci. USA*, **69**:2904-2909, 1972.

3. Isolamento de um Gene Específico

Grunstein, M.; Hogness, D. – Colony hybridization: a method for the isolation of cloned DNA's that contain a specific gene. *Proc. Natl. Acad. Sci. USA*, **72**:3961-3965, 1975.

Jacobs, K. et al. – Isolation and characterization of genomic and cDNA clones of human erythropoietin. *Nature*, **313**:806-810, 1985.

Maniatis, T. et al. – The isolation of structural genes from libraries of eukaryotic DNA. *Cell*, **15**:687-697, 1978.

Young, R.A.; Davis, R.W. – Efficient isolation of genes using antibody probes. *Proc. Natl. Acad. Sci. USA*, **80**:1194-1199, 1983.

4. Métodos de Análise dos Ácidos Nucléicos

Método de Southern

Southern, E.M. – Detection of specific sequences among DNA fragments separeted by gel electrophoresis. *J. Mol. Biol*, **98**:503-517, 1975.

PCR

Mullis, K.B.; Faloona, F.A. – Specific synthesis of DNA *in vitro via* a polymerase-catalyzed chain rection. *Methods Enzymol.*, **155**:335-350, 1987.

DNA-*microarrays*

DeRisi, J.L. et al. – Exploring the metabolic and genetic control of gene expression on a genomic scale. *Science*, **278**:680-686, 1997.

Schena, M.E. et al. – Quantitative monitoring of gene expression pattern with a complementary DNA microarray. *Science*, **270**:467-470, 1995.

GeneChip

Fodor, S.P. et al. – Light-directed, spatially addressable parallel chemical synthesis. *Science*, **251**:767-773, 1991.

Fodor, S.P. et al. – Multiplex biochemical assay with biological chips. *Nature*, **364**:555-556, 1993.

Síntese de DNA com tecnologia de *microarrays*

Tian, J. et al. – Accurate multiplex gene synthesis from programmable DNA microchips. *Nature*, **432**: 050-1054, 2004.

SAGE

Cerutti, J.M.; Riggins, G.J.; de Souza, S.J. – What can digital transcript profiling reveal about human cancers? *Braz. J. Med. Biol. Res.*, **36**:975-985, 2003.

Velculescu, V.E.; Zhang, L.; Volgelstein, B.; Kinzler, K.W. – Serial analysis of gene expression. *Science*, **270**:484-487, 1995.

iRNA

Downward, J. – RNA interference. *BMJ*, **328**:1245-1248, 2004.

Fire, A.; Xu, S.; Montgomery, M.K.; Kostas, S.A.; Driver, S.E.; Mello, C.C. – Potent and specific genetic interference by double-stranded RNA in *Caenorhabditis elegans*. *Nature*, **391**:806-811, 1998.

Jorgensen, R. – Altered gene expression in plants due to *trans* interactions between homologous genes. *Trends Biotechnol.*, **8**:340-344, 1990.

Lau, N.C.; Bartel, D.P. – Censors of the genome. *Sci. Am.*, **289**:34-41, 2003.

Napoli, C.; Lemieux, C.; Jorgensen, R. – Introduction of a chimeric chalcone synthase gene into petunia results in reversible co-suppression of homologous genes in trans. *Plan. Cell*, **2**:279-289, 1990.

Tuschl, T.; Borkhardt, A. – Small interfering RNAs: a revolutionary tool for the analysis of genes function and gene therapy. *Mol. Interventions*, **2**:158-167, 2002.

Bioinformática

Kanehisa, M.; Bork, P. – Bioinformatics in the post-sequence era. *Nature Genetics*, **33**(Suppl.):305-310, 2003.

Setubal, J.C. – Bioinformática. **In**: Mir, L. *Genômica*. CIB – Conselho de Informações sobre Biotecnologia. Ed. Atheneu, São Paulo, 2004, Cap. 6. p. 105-107.

5. Decifrando o Genoma Humano

Seqüenciamento de genomas

Fiegler, H. et al. – Accurate and reliable high-throughput detection of copy number variation in the human genome. *Genome Res.*, **16**(12):1566-1574, 2006.

International Human Genome Sequencing Consortium. Finishing the euchromatic sequence of human genome. *Nature*, **431**:931-945, 2003.

International Human Genome Sequencing Consortium. Initial sequencing and analysis of the human genome. *Nature*, **409**:860-921, 2001.

Khaja, R. et al. – Genome assembly comparison identifies structural variants in the human genome. *Nat. Genet.*, **38**(12):1413-1418, 2006.

Komura, D. – Genome-wide detection of human copy number variations using high-density DNA oligonucleotide arrays. *Genome Res.*, **16**(12):1575-1584, 2006.

Redon, R. et al. – Global variation in copy number in the human genome. *Nature*, 2006 Nov 23; **444**(7118):444-454, 2006.

Simpson, A.J. et al. – The genome sequence of the plant pathogen *Xylella fastidiosa*. The *Xylella fastidiosa* Consortium of the Organization for Nucleotide Sequencing and Analysis. *Nature*, **406**(6792):151-157, 2000.

Venter, J.C.; Adams, M.D.; Myers, E.W.; Li, P.W.; Mural, R.J.; Sutton, G.G. et al. – The sequence of human genome. *Science*, **291**:1304-1351, 2001.

Splicing alternativo

Ast, G. – Alternative genome. *Sci. Am.*, **292**(4):58-65, 2005.

Modrek, B.; Lee, C.J. – Alternative splicing in human, mouse and rat genomes is associated with an incresead frequency of exon creation and/or loss. *Nat. Genet.*, **34**(2):177-180, 2003.

Schmucker, D. et al. – *Drosophila* Dscam in an axon guidance receptor exhibiting extraordinary molecular diversity. *Cell*, **101**:671-684, 2000.

RNA

Gibbs, W.W. – The unseen genome: gems among the junk. *Sci. Am.*, **289**(5):26-33, 2003.

Gibbs, W.W. – The unseen genome: beyond DNA. *Sci. Am.*, **289**(6):106-113, 2003.

Mattick, J.S. – The hidden program of complex organisms. *Sci. Am.*, **291**(4):61-67, 2004.

Cromossomo Y

Skaletsky, H. et al. – The male-specific region of the human Y chromosome is a mosaic of discrete sequence classes. *Nature*, **423**:825-837, 2003.

Genoma mínimo

Kobayashi, K. et al. – Essential *Bacillus subtilis* genes. *Proc. Natl. Acad. Sci. USA*, **100**:4678-4683, 2003.

Genoma: do laboratório ao consultório

Baker, D. et al. – Engineering life: building a fab for biology. *Sci., Am.*, **294**(6):44-51, 2006.

Church, G.M. – Genomes for all. *Sci., Am.*, **294**(1):46-54, 2006.

Collins, S.F. et al. – A vision for the future of genomics research. A blueprint for the genomic era. *Nature*, **422**:1-13, 2003.

7. DNA na Identificação Humana

Findlay, I. et al. – DNA fingerprinting from sungle cells. *Nature*, **38**:555-556, 1997.

Gill, P.; Jeffreys, A.J.; Werrett, D.J. – Forensic applications of DNA "fingerprints". *Nature*, **318**:577-579, 1985.

Gill, P. et al. – Identification of the remains of the Romanov family by DNA analysis. *Nat Genet*, **6**(2):130-135, 1994.

Jeffreys, A.J.; Wilson, V.; Thein, S. – Hypervariable "minisatellite" regions in human DNA. *Nature*, **314**:67-73, 1985. **(Descrição do DNA *fingerprinting*)**.

Kobilinsky, L.; Liotti, T.F.; Oeser-Sweat, J. – DNA: forensic and legal applications. John Wiley & Sons, Inc. Publication, New Jersey, 2005.

Korpelainen, H.; Virtanen, V. – DNA fingerprinting of mosses. *J. Forensic Sci.*, **48**:804-807, 2003.

Menotti-Raymond, M.A. et al. – Pet cat hair implicates murder suspect. *Nature*, **386**:774, 1997.

Prinz, M. et al. – Validations and casework application of a Y chromosome specific STR multiplex. *Forensic Sci. Int.*, **120**:177-188, 2001.

Van Oorschot, R.A.H.; Jones, M.K. – DNA fingerprinting from fingerprinting. *Nature*, **387**:767, 1997.

Wells, J.D. et al. – Human maggots and insect mitochondrial DNA analysis from maggots. *J. Forensic Sci.*, **46**(3):685-687, 2001.

8. Microorganismos Modificados

Vacinas

Alpar, H.O.; Papanicolaou, I.; Bramwell, V.W. – Strategies for DNA vaccine delivery. *Expert Opin. Drug Deliv.*, **2**(5):829-842, 2005.

Azad, N.; Rojanasakul, Y. – Vaccine delivery: current trends and future. *Curr. Drug Deliv.*, **3**(2):137-146, 2006.

Liu, M.A.; Ulmer, J.B. – Human clinical trials of plasmid DNA vaccines. *Adv. Genet.*, **55**:25-40, 2005.

Ulmer, J.B. et al. – Heterologous protection against influenza by injection of DNA encoding a viral protein. *Science*, **259**:1745-1749, 1993.

Weiner, D.B.; Kennedy, R.C. – Genetic vaccines. *Sci. Am.*, **281**(1):50-57, 1999.

Biorremediação

Chakrabarty, A.M. – Microorganisms having multiple compatible degradative energy-generating plasmids and preparation thereof. U.S. patent 4.259.444, March 1991.

Deng, X.; Wilson, D.B. – Bioaccumulation of mercury from wastewater by genetically engineered *Escherichia coli*. *Appl. Microbiol. Biotechnol.*, **56**(1-2):276-279, 2001.

Vida sintética

Gibbs, W.W. – Synthetic life. *Sci. Am.*, **290**(5):74-81, 2004.

9. Plantas Transgênicas

Resistência a vírus

Abel, P.P. et al. – Delay of disease development in transgenic plants that express the tabacco mosaic virus coat protein gene. *Science*, **232**(4751):738-743, 1986.

Silenciamento de genes por RNAi

Escobar, M.A.; Civerolo, E.L.; Summerfelt, K.R.; Dandekar, A.M. – RNAi-mediated oncogene silencing confers resistance to crown gall tumorigenesis. *Proc. Natl. Acad. Sci. USA*, **98**(23):13437-13442, 2001.

Ogita, S.; Uefuji, H.; Yamaguchi, Y.; Koizumi, N.; Sano, H. – Producing decaffeinated coffee plants. *Nature*, **423**(6942):823, 2003.

Golden rice

Burkhardt, P.K. et al. – Transgenic rice (*Oryza sativa*) endosperm expressing daffodil (*Narcissus pseudonarcissus*) phytoene synthase accumulates phytoene, a key intermediate of provitamin A biosynthesis. *Plant J.*, **11**:1071-1078, 1997.

Potrykus, I. – Golden rice and beyond. *Plant Physiol.*, **125**:1157-1161, 2001.

Ye, X. et al. – Engineering provitamin A (b-carotene) biosynthetic pathway into (carotenoid-free) rice endosperm. *Science*, **287**:303-305, 2000.

Tolerância ao sal

Apse, M.P.; Sottosanto, J.B.; Blumwald, E. – Vacuolar cation/H^+ exchange, ion homeostasis, and leaf development are altered in a T-DNA insertional mutant of AtNHX1, the Arabidopsis vacuolar Na^+/H^+ antiporter. *Plant J.*, **36**(2):229-239, 2003.

Blumwald, E. – Engineering salt tolerance in plants. *Biotechnol. Genet. Eng. Rev.*, **20**:261-275, 2003.

Yamaguchi, T.; Blumwald, E. – Developing salt-tolerant crop plants: challenges and opportunities. *Trends Plant Sci.*, **10**(12):615-620, 2005.

Fábricas biológicas

Felton, L.A. – Molecular farming. *Drug Dev. Ind. Pharm.*, **32**(5):647, 2006.

Giddings, G. et al. – Transgenic plants as factories for biopharmaceuticals. *Nature Biotechnol.*, **20**:522-531, 2002.

Stoger, E. et al. – Plantibodies: applications, advantages and bottlenecks. *Curr. Opin. Biotechnol.*, **13**:161-166, 2002.

Vacinas comestíveis

Jani, D. et al. – Studies on the immunogenic potential of plant-expressed cholera toxin B subunit. *Plant Cell. Rep.*, **22**(7):471-477, 2004.

Mason, H.S.; Warzecha, H.; Mor, T.; Arntzen, C.J. – Edible plant vaccines: applications for prophylactic and therapeutic molecular medicine. *Trends Mol. Med.*, **8**(7):324-329, 2002.

Richter, L.J.; Thanavala, Y.; Arntzen, C.J.; Mason, H.S. – Production of hepatitis B surface antigen in transgenic plants for oral immunization. *Nat. Biotechnol.*, **18**(11):1167-1171, 2000.

Wen, S.X.; Teel, L.D.; Judge, N.A.; O'Brien, A.D. – A plant-based oral vaccine to protect against systemic intoxication by Shiga toxin type 2. *Proc. Natl. Acad. Sci. USA*, **103**(18):7082-7087, 2006.

Wen, S.X.; Teel, L.D.; Judge, N.A.; O'Brien, A.D. – Genetic toxoids of Shiga toxin types 1 and 2 protect mice against homologous but not heterologous toxin challenge. *Vaccine*, **24**(8):1142-1148, 2006.

Fitorremediação

Hannink, N.; Rosser, S.J.; French, C.E.; Basran, A.; Murray, J.A.; Nicklin, S.; Bruce, N.C. – Phytodetoxification of TNT by transgenic plants expressing a bacterial nitroreductase. *Nat. Biotechnol.*, **19**(12):1168-1172, 2001.

Nelson, L. – Plants to uncover landmines. News@nature.com, 29 de janeiro de 2004; news04126-10.

Williams, R.E.; Rathbone, D.A.; Scrutton, N.S.; Bruce, N.C. – Biotransformation of explosives by the old yellow enzyme family of flavoproteins. *Appl. Environ. Microbiol.*, **70**(6):3566-3574, 2004.

Biocombustíveis

Tschaplinski, T. et al. – The path forward for biofuels and biomaterials. *Science*, **311**:484-489, 2006.

10. Animais Transgênicos

Barth, A.L.; Gerkin, R.C.; Dean, K.L. – Alteration of neuronal firing properties after *in vivo* experience in a FosGFP transgenic mouse. *J. Neurosci.*, **24**(29):6466-6475, 2004.

Fletcher, G.L.; Hew, C.L.; Davies, P.L. – Antifreeze proteins of teleost fishes. *Annu. Rev. Physiol.*, **63**:359-390, 2001.

Grunwald, D.J.; Eisen, J.S. – Headwaters of the zebrafish: emergence of a new model vertebrate. *Nat. Rev. Genet.*, **3**:717-724, 2002.

Kang, J.X.; Wang, J.; Wu, L.; Kang, Z.B. – Transgenic mice: fat-1 mice convert n-6 to n-3 fatty acids. *Nature*, **427**(6974):504, 2004.

Kurita, K.; Burgess, S.M.; Sakai, N. – Transgenic zebrafish produced by retroviral infection of in vitro-cultured sperm. *Proc. Natl. Acad. Sci. USA*, **101**(5):1263-1267, 2004.

Lai, L. et al. – Generation of cloned transgenic pigs rich in omega-3 fatty acids. *Nat. Biotechnol.*, **24**(4):435-436, 2006.

Lavitrano, M. et al. – Sperm-mediated gene transfer. *Reprod. Fertil. Dev.*, **18**(1-2):19-23, 2006.

Lyons, S.K. et al. – Noninvasive bioluminescence imaging of normal and spontaneously transformed prostate tissue in mice. *Cancer Res.*, **66**(9):4701-4707, 2006.

Narayan, A.D.; Chase, J.L.; Lewis, R.L.; Tian, X.; Kaufman, D.S.; Thomson, J.A.; Zanjani, E.D. – Human embryonic stem cell-derived hematopoietic cells are capable of engrafting primary as well as secondary fetal sheep recipients. *Blood*, **107**(5):2180-2183, 2006.

Palmiter, R.D. et al. – Dramatic growth of mice that develop from eggs microinjected with metallothionein-growth hormone fusion genes. *Nature*, **300**:611-615, 1982.

Park, J.K. et al. – Recombinant human erythropoietin produced in milk of transgenic pigs. *J. Biotechnol.*, **122**(3):362-371, 2006.

Stix, G. – The land of milk & money. *Sci. Am.*, **293**(5):102-105, 2005.

Thomas, K.R.; Folger, K.R.; Capecchi, M.R. – High frequency targeting of genes to specific sites in the mammalian genome. *Cell*, **44**(3):419-428, 1986.

Thomas, K.R.; Folger, K.R.; Capecchi, M.R. – Site-directed mutagenesis by gene targeting in mouse embryo-derived stem cells. *Cell*, **51**(3):503-512, 1987.

11. Clonagem

Briggs, R.; King, T.J. – Nuclear transplantation studies on the early gastrula (*Rana pipiens*). *Dev. Biol.*, **2**:252-270, 1952.

Gurdon, J.B. – Adult frogs derived from nuclei of single somatic cell. *Dev. Biol.*, **4**:256-273, 1962.

Hwang, W.S. et al. – Evidence of a pluripotent human embryonic stem cell line derived from a cloned blastocyst. *Science*, **303**(5664):1669-1674, 2004.

Hwang, W.S. et al. – Patient-specific embryonic stem cells derived from human SCNT blastocysts. *Science*, **308**(5729):1777-1783, 2005.

Kono, T. et al. – Birth of parthenogenetic mice that can develop to adulthood. *Nature*, **428**(6985):860-864, 2004.

Lee, B.C. et al. – Dogs cloned from adult somatic cells. *Nature*, **436**(7051):641, 2005.

Toyooka, Y.; Tsunekawa, N.; Akasu, R.; Noce, T. – Embryonic stem cells can form germ cells in vitro. *Proc. Natl. Acad. Sci. USA*, **100**(20):11457-11462, 2003.

Vajta, G.; Gjerris, M. – Science and technology of farm animal cloning: state of the art. *Anim. Reprod. Sci.*, **92**(3-4):211-230, 2006.

Willadsen, S.M. – Nuclear transplantation in sheep embryos. *Nature*, **320**(6057):63-65, 1986.

Wilmut, I. et al. – Viable offspring derived from fetal and adult mammalian cells. *Nature*, **385**:810-813, 1997.

12. Terapia Gênica

Gerais

Branca, M.A. – Gene therapy: cursed or inching towards credibility? *Nature Biotech.*, **23**:519-521, 2005.

Mountain, A. – Gene therapy: the first decade. *Trends Biotechnol.*, **18**(3):119-128, 2000.

Thomas, C.E.; Ehrhardt, A.; Kay, M.A. – Progress and problems with the use of viral vector for gene therapy. *Nature Rev.*, **4**:346-358, 2003.

Imunodeficiências combinadas graves

Cavazzana-Calvo, M. et al. – Gene therapy of human severe combined immunodeficiency (SCID)-X1 disease. *Science*, **288**:669-672, 2000.

Hacein-Bey-Abina, S. et al. – A serious adverse event after successful gene therapy for X-linked severe combined immunodeficiency. *N. Engl. J. Med.*, **348**:255-256, 2003.

Hacein-Bey-Abina, S. et al. – LMO2-asociated clonal T cell proliferation in two patients after gene therapy for SCID-X1. *Science*, **302**:415-419, 2003.

Marshall, E. – Gene therapy death prompts review of adenovirus vector. *Science*, **286**:2244-2245, 1999.

Fibrose cística

Crystal, R.G. et al. – Administration of an adenovirus containing the human CFTR cDNA to the respiratory tract of individuals with cystic fibrosis. *Nature Genet.*, **8**:42-51, 1994.

Davies, J.C. – Gene and cell therapy for cystic fibrosis. *Paediatr. Respir. Rev.*, **7**(Suppl. 1):S163-S165, 2006.

Griesenbach, U.; Geddes, D.M.; Alton, E.W. – Gene therapy progress and prospects: cystic fibrosis. *Gene Ther.*, **13**(14):1061-1067, 2006.

Hemofilia B

Kay, M.A. et al. – In vivo gene therapy of hemophilia B: sustained partial correction in factor IX-deficient dogs. *Science*, **262**(5130):117-119, 1993.

Manno, C.S. et al. – Successful transduction of liver in hemophilia by AAV-Factor IX and limitations imposed by the host immune response. *Nat. Med.*, **12**(3):342-347, 2006.

Snyder, R.O. et al. – Correction of hemophilia B in canine and murine models using recombinant adeno-associated viral vectors. *Nat. Med.*, **5**(1):64-70, 1990.

Hipercolesterolemia familial

Grossman, M. et al. – Successful ex vivo gene therapy directed to liver in a patient with familial hypercholesterolaemia. *Nat. Genet.*, **6**(4):335-341, 1994.

Raper, S.E.; Wilson, J.M. – Gene therapy for human liver disease. *Prog. Liver Dis.*, **13**:201-230, 1995.

AIDS

Lee, N.S.; Rossi, J.J. – Control of HIV-1 replication by RNA interference. *Virus Res.*, **102**:53-58, 2004.

13. Ética da Biotecnologia Molecular

Organismos geneticamente modificados

Cho, M.K.; Magnus, D.; Caplan, A.L.; McGee, D. – Ethical considerations in synthesizing a minimal genome. *Science*, **286**(5447):2087, 2089-2090, 1999.

Jaffe, S. – Ongoing battle over transgenic mice. *Scientist*, **18**(14):46, 2004.

Leder, P. et al. – Transgenic non-human mammals, US patent 4.736.866, 1988.

Losey, J.E.; Rayor, L.S.; Carter, M.E. – Transgenic pollen harms monarch larvae. *Nature*, **399**(6733):214, 1999.

Smith, H.O.; Hutchison III, C.A.; Pfannkoch, C.; Venter, J.C. – Generanting a synthetic genome by whole genome assembly: ΦX174 bacteriophage from synthetic oligonucleotides. *PNAS*, **100**(26):15440-15445, 2003.

Clonagem

Christiansen, S.B.; Sandoe, P. – Bioethics: limits to the interference with life. *Anim. Reprod. Sci.*, **60-61**:15-29, 2000.

Einsiedel, E.F. – Public perceptions of transgenic animals. *Rev. Sci. Tech.*, **24**(1):149-157, 2005.

Kaiser, M. – Assessing ethics and animal welfare in animal biotechnology for farm production. *Rev. Sci. Tech.*, **24**(1):5-87, 2005.

Lassen, J.; Gjerris, M.; Sandoe, P. – After Dolly: ethical limits to the use of biotechnology on farm animals. *Theriogenology*, **65**(5):992-1004, 2006.

Thompson, P.B. – Ethical issues in livestock cloning. *J. Agric. Environ. Ethics*, **11**(3):197-217, 1999.

Patentes

Stix, G. – Owning the stuff of life. *Sci. Am.*, **294**:76-83, 2006,

Terapia gênica

Sweeney, H.L. – Gene doping. *Sci. Am.*, **291**:63-69, 2004.

LEITURA COMPLEMENTAR

Acquaah, G. – *Understanding Biotechnology: An Integrated and Cyber-Based Approach.* Pearson Education, Inc., Upper Saddle River, New Jersey, 2004, p. 402.

Dale, J.W.; von Schantz, M. – *From Genes to Genomes.* John Wiley & Sons, Ltd., West Sussex, 2002, p. 360.

Glick, B.R.; Pasternak, J.J. – *Molecular Biotechnology: Principles and Applications of Recombinant DNA.* ASM Press, Washington, D.C., 2003, p. 760.

Mir, L. – *Genômica.* Editora Atheneu, São Paulo, 2004, p. 1114.

Nicholl, D.S.T. – *An Introduction to Genetic Engineering.* Crambridge University Press, Cambridge, 2002, p. 293.

Primrose, S.B.; Twyman, R.M. – *Principles of Genome Analysis and Genomics.* Malden, Backwell Science, 2003, p. 263.

Reece, R.J. – *Analysis of Genes and Genomes.* John Wiley & Sons, Ltd., West Sussex, 2004, p. 470.

Strachan, T.; Read, A.P. – *Human Molecular Genetics 3.* Garland Science, New York, 2004, p. 674.

Watson, J. – *DNA – O Segredo da Vida.* Companhia das Letras, São Paulo, 2005. p.470.

Sites comentados

Capítulos 1, 2 e 3

www.emc.maricopa.edu/faculty/farabee/BIOBK/BioBookTOC.html

Informação básica sobre biologia com diagramas muito compreensíveis.

www.bioteach.ubc.ca/index.htm

Informação básica sobre biologia molecular e biotecnologia.

www.bioteach.ubc.ca/TeachingResources/Applications/GMOpkgJKloseGLampard2.swf

Desenho animado sobre molécula de DNA recombinante. Explore o site, exite muita informação importante e de fácil compreensão, inclusive descrição de técnicas.

www.dnai.org/b/index.html?m=1,3

Informação sobre a construção da molécula de DNA recombinante. Explore o site, vale a pena. Veja também a cronologia das principais descobertas em genética e biologia molecular.

www1.folha.uol.com.br/folha/especial/2003/dna/fe0703200312.shtml

Cronologia do DNA.

Capítulo 4 (Técnicas)

catalog.invitrogen.com/index.cfm?fuseaction=iProtocol.home

Informações sobre o princípio, protocolo e referências de várias técnicas utilizadas em biologia molecular, com ótimos diagramas explicativos.

www.dnalc.org/ddnalc/redirect.html?/shockwave/pcranwhole.html

Assista a desenhos animados das técnicas de PCR, Southern blotting, seqüenciamento automático e mais.

www.roche-diagnostics.com/ba_rmd/vídeos_on_pcr.html

Vídeo sobre PCR.

Microarrays

www.roche.com/home/media/med_iam/med_iam_clip/med_iam_amplitrailer.htm

Desenho animado da construção de GeneChipe.

www.bioteach.ubc.ca/MolecularBiology/microarray/index.htm

Explicação geral sobre os dois modelos de DNA microarrays.

Companhias que produzem DNA chipe

www.affymetrix.com/technology/manufacturing/index.affx
Companhia produtora do GeneChip.

www.operon.com/index.php
DNA microarrays *produzidas pela colocação de oligos.*

Companhias que lançaram ou pretendem lançar no mercado nova geração de aparelhos para seqüenciamento

www.454.com/enabling-technology/the-system.asp
Vídeo sobre técnica de nova geração de seqüenciamento.

www.solexa.com/wt/page/overview_techapproach
Companhia de superseqüenciamento.

www.helicosbio.com/
Show de slides mostrando a nova tecnologia proposta.

jrb.typepad.com/personalgenome/

SAGE

www.embl-heidelberg.de/info/sage/
Infomação simples e básica sobre o método SAGE.

www.sagenet.org/findings/index.html
Recentes aplicações do método SAGE.

www.bioteach.ubc.ca/MolecularBiology/PainlessGeneExpressionProfiling/index.htm#Fig1

ChIP-on-Chip

www.nimblegen.com/products/chip/index.html
Companhia que oferece ChIP-on-Chip.

www.agilent.com

RNAi

www.hhmi.org/biointeractive/rna/rnai/index.html
Conjunto de 16 figuras resumindo o processo de interferência por RNA.

www.nature.com/focus/rnai/animations/animation/animation.htm
Vídeo resumindo o processo de interferência por RNA.

catalog.invitrogen.com/index.cfm? fuseaction =iProtocol.viewUnit&title =20&unit=1654&section=12980
Histórico e protocolo da Invitrogen.

ehp.niehs.nih.gov/txg/docs/2004/112-4/focabs.html?section=toxicogenomics
Artigo simples de revisão.

www.ambion.com/techlib/resources/RNAi/
Artigos de dificuldade média sobre RNAi, apresentação de vídeo e slides. Aconselhável começar por "New to RNAi?"

Capítulo 5 – Decifrando o Genoma Humano

www.ornl.gov/sci/techresources/Human_Genome/project/timeline.shtml

jgi.doe.gov/education/how/
Faça um tour sobre as estratégias e técnicas utilizadas no seqüenciamento do genoma humano.

www.genome.gov/Pages/EducationKit/online.htm

Simples material informativo sobre o PGH e o seqüenciamento.

Encontrando genes

www.dnai.org/c/index.html

Explore esse site, principalmente o item "finding genes", para entender como computadores encontram genes nas seqüências de DNA do genoma. Você vai entender também como a Bioinformática funciona.

Seqüenciamento do cromossomo Y

www.wi.mit.edu/news/archives/2003/dp_0618.html

Artigo sobre os resultados do seqüenciamento do cromossomo Y e desenho animado sobre recombinação gênica nas seqüências palindrômicas.

Capítulo 6 – DNA no Diagnóstico da Doenças Humanas

www.ornl.gov/sci/techresources/Human_Genome/medicine/genetest.shtml

Informação geral sobre testes genéticos com vários links para outras webpages.

www.ncbi.nlm.nih.gov/books/bv.fcgi?call=bv.View..ShowTOC&rid=gnd.TOC&depth=2

Simples explicação dos sinais clínicos das doenças genéticas e a localização de seus genes nos cromossomos.

www.ncbi.nlm.nih.gov/entrez/query.fcgi?db=OMIM

Catálogo em constante atualização dos genes humanos e doenças genéticas. Inclui informações sobre os sinais clínicos, a base genética da condição e as mutações que foram encontradas.

www.genetests.org/

Pesquisar se um determinado teste genético se encontra disponível.

www.ncbi.nlm.nih.gov/Omim/Index/mutation.html

Este site relaciona outras webpages para algumas das doenças genéticas.

Companhias produtoras de equipamentos portáteis para testes genéticos

www.iquum.com/

Lab-on-a-tube.

www.idahotech.com/

trace.smithsdetection.com/

www.csl.gov.uk/shownews.cfm?id=521

Lab-on-a-Chip.

Capítulo 7 – DNA na Identificação Humana

www.dnai.org/d/index.html?m=2,1

Explore o item "Human Identification" e "Recovering Romanovs" neste site.

science.howstuffworks.com/dna-evidence.htm/printable

Informação geral e simples sobre o assunto.

www.ojp.usdoj.gov/nij/pubs-sum/194197.htm

Relatório do Instituto Nacional de Justiça americano de 2002, com visão geral sobre a tecnologia da tipagem do DNA, banco de dados e considerações práticas para aplicação dessas técnicas na solução de casos criminais.

www.ornl.gov/sci/techresources/Human_Genome/elsi/forensics.shtml

Resumo dos pontos principais da análise de DNA na medicina legal e vários links com outros sites.

www.vivo.colostate.edu/hbooks/genetics/medgen/dnatesting/index.html
Texto didático e simples.

faculty.ncwc.edu/TOConnor/425/425lect15.htm
Visão geral das técnicas com análise estatística e populacional.

www.scientific.org/tutorials/articles/riley/riley.html
Testes de DNA: uma introdução para não-cientistas.

www.fbi.gov/hq/lab/codis/brochure.pdf
Brochura explicativa do CODIS.

www.interpol.int/public/Forensic/dna/dnafaq.asp#faq1
Perguntas e respostas sobre tipagem do DNA no site da Interpol.

www.innocenceproject.org/about/
Projeto Inocência.

www.ethicapublishing.com/CH3.htm
Identificação genética: implicações para a sociedade e investigação da cena do crime.

www.rvc.ac.uk/review/DNA_1/5_RAPD.cfm
Explicação animada da técnica de RADP-PCR.

Capítulo 8 – Microorganismos Geneticamente Modificados

www.whitehouse.gov/news/releases/2003/02/print/20030203.html
Projeto Bioshield.

water.usgs.gov/wid/html/bioremed.html
Biorremediação.

photoscience.la.asu.edu/photosyn/courses/BIO_343/lecture/bioremed.html
Biorremediação.

www.doegenomestolife.org/news/111303press.shtml
Micróbios sintéticos.

www.genomenewsnetwork.org/articles/11_03/synthetic_genome.shtml
Micróbios sintéticos.

www.comciencia.br/reportagens/biodiversidade/bio15.htm
Plásticos biodegradáveis.

www.jorplast.com.br/jpago00/ago006.html
Plásticos biodegradáveis.

inventabrasilnet.t5.com.br/plastico.htm
Plásticos biodegradáveis.

science.bio.org/
Últimas notícias em biodefesa, alimentos, cloning, ética etc.

www.ualberta.ca/~csps/JPPS1%282%29/biotech.htm
Produção de produtos farmacêuticos.

www.bio.org/speeches/pubs/
Indústria da Biotecnologia.

Capítulo 9 – Plantas Transgênicas

www2.uol.com.br/cienciahoje/ch/ch203/ogm.htm
Site em português da revista Ciência Hoje, *com artigos especiais sobre transgênicos.*

www.whybiotech.com/index.asp?id=2852
Informação geral.

www.agbios.com/dbase.php?action=Synopsis

Lista completa das plantas transgênicas aprovadas para comercialização.

www.isaaa.org/kc/

Excelente site incluindo relatório anual sobre plantações transgênicas no mundo e legislação adotada em diferentes países sobre produtos GM na agricultura e indústria de alimento.

www.bio.org/foodag/faq.asp#4

Freqüentes questões e respostas sobre biotecnologia na agricultura.

www.sciencedaily.com/releases/2004/08/040816001548.htm

Capítulo 10 – Animais Transgênicos

users.rcn.com/jkimball.ma.ultranet/BiologyPages/T/TransgenicAnimals.html#TransgenicPigs

Informação geral sobre animais transgênicos.

Peixes

www.aquabounty.com/

Peixes transgênicos.

www.nus.edu.sg/corporate/research/gallery/research12.htm

Peixe-zebra como detector de poluentes.

Modelos animais

www.nih.gov/science/models/

Modelos animais para a pesquisa biomédica.

www.bioscience.org/knockout/alphabet.htm

Lista alfabética dos genes nocauteados em camundongo.

www.bioscience.org/knockout/alphabet.htm

Camundongos como modelos animais.

www.nih.gov/science/models/

Modelos animais.

www.xenogen.com/demo1.html#

Fluorescência para detectar expressão gênica.

dragon.zoo.utoronto.ca/~J02T0202C/genotype.html

Site didático sobre construção de modelos animais.

Fábricas biológicas

www.transgenics.com/science/howitworks.html

Site da companhia GTC. Biotherapeutics *com informação didática sobre produção de proteína em leite de cabras.*

www.pharming.com/index.php?act=tech&pg=1&more=true

Site da companhiaPharming com desenho animado sobre a criação de vacas e coelhos transgênicos.

Animais fluorescentes

times.hankooki.com/cgi-bin/hkiprn.cgi?pa=/lpage/biz/200407/kt2004071219063811910.htm&ur=times.hankooki.com&fo=print_kt.htm

Veja uma foto de galinha fluorescente.

www.fiocruz.br/ccs/novidades/mar06/transgenico_cpqrr.htm

Site da Fiocruz sobre mosquito transgênico.

Capítulo 11 – Clonagem

www.ualberta.ca/~csps/JPPS1%282%29/biotech.htm

library.thinkquest.org/24355/data/details/media/roslinanim.html
Animação sobre como foi criada a Dolly.

msnbc.msn.com/id/3039955/
História da clonagem interativa e o posicionamento de várias religiões.

www2.uol.com.br/cienciahoje/ch/ch176/clone.htm
Site em português da revista Ciência Hoje, *com artigos especiais sobre clonagem.*

www.ornl.gov/sci/techresources/Human_Genome/elsi/cloning.shtml
Excelente site para responder questões básicas sobre clonagem.

www.newscientist.com/hottopics/cloning/cloningfaq.jsp
Respostas a freqüentes questões sobre clonagem.

Capítulo 12 – Terapia Gênica

www.mydna.com/genes/genetics/genetics101/gene_therapy.html

www.ornl.gov/sci/techresources/Human_Genome/medicine/genetherapy.shtml

www.cancerbackup.org.uk/Treatments/Biologicaltherapies/Genetherapy

www.cancer.gov/cancertopics/factsheet/Therapy/gene

cosmos.ucdavis.edu/2005/Cluster%201/Gene%20Therapy%20Canlas.pdf
Apresentação compreensiva de slides sobre terapia gênica.

gslc.genetics.utah.edu/units/genetherapy/gtchallenges/
Desafios da terapia gênica.

www.wiley.co.uk/genetherapy/clinical/
Página com dados regularmente atualizados sobre os protocolos clínicos aprovados no mundo.

www4.od.nih.gov/oba/rac/clinicaltrial.htm
Lista dos protocolos clínicos aprovados nos Estados Unidos e relatório periódico sobre as normas adotadas.

Capítulo 13 – Ética da Biotecnologia Molecular

www2.uol.com.br/cienciahoje/especial/bioetica/beindex.htm
Site em português com artigos especiais sobre bioética.

www.bioetica.ufrgs.br/textos.htm
Coletânea de textos em português sobre inúmeros aspectos de bioética.

www.ghente.org/
Projeto Ghente, *criado para levantar e discutir questões éticas relacionadas com a pesquisa científica.*

www.genome.gov/10001618
Proposta geral do programa ELSI.

www.genome.gov/10001727
Relatório final do ELSI.

www.genome.gov/10001754
Histórico da criação do programa ELSI.

fermat.nap.edu/catalog/11487.html?onpi_newsdoc11172005
Relatório sobre patentes.

www.uspto.gov/
Webpage do escritório de patentes americano (United States Patent and Trademark Office).